U0397935

中国家庭养生保健书库

刮痧拔罐针灸指南

|《中国家庭养生保健书库》编委会　编|

上海科学普及出版社

图书在版编目（CIP）数据

刮痧拔罐针灸指南 /《中国家庭养生保健书库》编委会编. —
上海：上海科学普及出版社，2015.7

（中国家庭养生保健书库）

ISBN 978-7-5427-6432-4

Ⅰ.①刮… Ⅱ.①中… Ⅲ.①刮搓疗法—指南②拔罐疗法—指
南③针灸疗法—指南 Ⅳ.①R24-62

中国版本图书馆CIP数据核字（2015）第059130号

策　划　胡名正

责任编辑　刘湘雯

中国家庭养生保健书库

刮痧拔罐针灸指南

《中国家庭养生保健书库》编委会　编

上海科学普及出版社出版发行

（上海市中山北路832号　邮政编码 200070）

http://www.pspsh.com

各地新华书店经销　　北京中创彩色印刷有限公司印刷

开本　720mm×1040mm　1/16　印张 26　字数 640 000

2015年7月第1版　2015年7月第1次印刷

ISBN 978-7-5427-6432-4　　　　　定价：59.00元

前言

随着现代社会的发展、生活节奏的加快，人们生活紧张，工作压力大，身心处在亚健康状态而不自知，不是感觉腰酸背痛、颈肩疼痛，就是浑身没劲，但是去医院检查又没有什么病。这时，人们需要一些简单方便的方法来调理身体、放松身心。刮痧、拔罐和针灸正是很好的选择。刮痧、拔罐、针灸疗法皆为中医外治法中的重要手段，并都以中医针灸学知识为基础，自古以来广泛应用于临床各科疾病的治疗。现代科学研究也在很多方面证实了它们具有良好的临床疗效。它们以简单、方便、廉价、效验等特点，受到广大群众的欢迎。刮痧、拔罐和针灸疗法作为自然疗法的重要组成部分，是人类医学领域的瑰宝。它们均是以中医的脏腑、经络、气血等理论为基础的医术，都采用"内病外治"的方法，是基于民族文化和科学传统产生的宝贵遗产，历史悠久，源远流长，千百年来广泛流传于民间。

刮痧疗法的起源可追溯到旧石器时代，先人在长期的生活与实践中，逐步摸索并积累经验而形成了刮痧疗法。刮痧一般是用光滑的硬物器具或刮痧板等工具在人体皮肤的特定部位，进行反复摩擦等一系列良性的物理刺激，通过刮拭经络，造成皮肤表面瘀血点、瘀血斑或点状出血，从而改善局部气血循环，达到祛除邪气、活血散瘀、舒筋理气、清热解毒、开窍益神等功效。刮痧以中医的脏腑经络学说为理论基础，在疾病未起或初起的时候，刮痧可以帮助身体排出毒素、激发人体的"正气"，达到防病、治病的目的。在疾病比较严重时，刮痧也可以帮助人体疏通经络，促进病邪排出，起到辅助治疗的作用。不仅可用于临床各科疾病的防治，还适用于美容养颜和预防衰老。

拔罐疗法是我国劳动人民在几千年与疾病的坚强抗争中总结出来的一种绿色健康疗法。它是以罐为工具，利用燃烧、挤压等方法排除罐内空气，使罐吸附于体表特定部位，产生刺激，形成局部充血或瘀血现象，而达到防病治病，强壮身体为目的的一种治疗方法。拔罐疗法通过拔罐对皮肤、毛孔、经络、穴位的吸拔作用，可以引导营卫之气始行输布，鼓动经脉气血，濡养脏腑组织器官、温煦皮毛，同时使虚衰的脏腑功能得以振奋，畅通经络，调整机体的阴阳平衡，使气血得以调整，从而达到健身祛病疗疾的目的。因为拔罐疗法对人体是一种全身的综合性疗法，所以无论什么样的疾病，根据病情选用不同的拔罐手法，都会起到很好的治疗和辅助治疗作用。尤其对失眠、疲劳综合征、亚健康状态、颈椎病、肩周炎、腰椎病等常见疾病有很好的缓解和治疗效果。

针灸也是一门源远流长的中医疗法，是祖国医学的重要组成部分。针灸疗法是一种以针刺艾灸来防治疾病的方法。针法是用金属制成的针，刺入人体一定的穴位，运用手

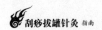

法，以调整营卫气血；灸法是用艾绒搓成艾条或艾炷，点燃以温灼穴位的皮肤表面，达到温通经脉、调和气血的目的。针灸疗法通过经络、穴位的传导作用，以及运用一定的操作法，来治疗全身疾病。在临床上按中医的诊疗方法诊断出病因，找出疾病的关键，辨别疾病的性质，确定病变，做出诊断。然后进行相应的配穴处方，进行治疗。以通经脉，调气血，使阴阳平衡，脏腑调和，从而达到防治疾病的目的。针灸疗法适应证很广，可用于内、外、妇、儿、五官等科多种疾病的治疗和预防；治疗疾病的效果比较迅速和显著，特别是具有良好的兴奋身体功能，提高抗病能力和镇静、镇痛等作用。

本书用通俗易懂的语言讲解了刮痧、拔罐和针灸的中医理论基础，如经络、穴位的基本知识，全息理论，各种穴位的适应证。并分别介绍了各种刮痧用具，常见疾病的刮痧治疗方法，不同体质的刮痧方案等；拔罐的理论基础，各种拔罐用具，常见疾病的拔罐方案，拔罐的注意事项等；针灸的理论基础，常见疾病的针灸治疗方案，针灸的适应证，还有其他常见的针灸疗法，如三棱针针灸、皮肤针、耳内针等。本书教给你简便、实用又有效的防病、保健、治疗方法。让你掌握使潜藏的疾病无所遁形的刮痧术，学会扶正人体阳气，驱除体内寒邪、瘀滞的拔罐法，认识内病外治的针灸术。这些疗法简单易学，疗效显著，不仅适用于生病的人，健康人也可以进行刮痧、拔罐和针灸，特别是当前处于亚健康状态的人群。现在，你只需一步一步跟着本书的讲解，就可以进行自我诊断和保健。无论有无医学基础，都可以轻松入门。为自己、为家人解急时之需，疗身体之疾。

编 者

目录

刮痧篇

针灸篇

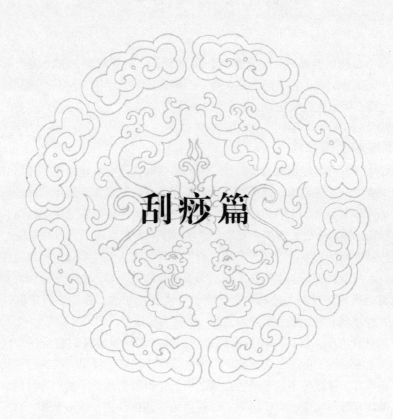

刮痧篇

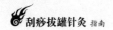

第一章
了解刮痧及其基本原理

刮痧以中医理论为基础，历史悠久，源远流长。明朝时期的郭志邃著有《痧胀玉衡》一书，完整地记录了各类痧症百余种。刮痧通过刮拭经络穴位，改善局部微循环，起到疏通经络、活血化瘀等功效，是防病治病的好方法。

·底蕴深厚的刮痧疗法

刮痧疗法雏形可追溯到旧石器时代，人们患病时往往会本能地用手或石片抚摩、捶击体表某一部位，竟使疾病获得缓解。通过长期的发展与积累，逐步形成砭石治病的方法。砭石是针刺术、刮痧法的萌芽阶段，刮痧疗法可以说是砭石疗法的延续、发展或另一种存在形式。随着历史的演变和发展，医学书籍中逐渐出现了刮痧的记载。

传统的刮痧疗法主要适应证为痧病，所用工具有瓷器类（碗盘勺杯之边缘）、金属类（铜银铝币及金属板）、生物类（麻毛棉线团、蚌壳）等，刮痧部位为脊背、颈部、胸腹、肘窝。所用润滑剂为植物油类、酒类、滑石粉和水，在皮肤特定部位进行刮、挤、拍等手法，至出现紫黑色瘀点为度的一种民间疗法。

随着刮痧技术的发展，中国刮痧健康法逐步兴起发展起来，它是在古代传统刮痧疗法的基础上发展衍变而来。中国刮痧健康法是以中医脏腑经络学说为理论指导，集针灸、按摩、点穴、拔罐等中医非药物疗法之所长，所用工具是水牛角为材料制作的刮痧板，对人体具有活血化瘀、调整阴阳、舒筋通络、调整信息、排除毒素、自家溶血等作用，它是既可保健又可治疗的一种自然疗法。它是中医学的重要组成部分，其内容包括刮痧方法、经络、俞穴及临床治疗等部分。刮痧由于具有适应证广、疗效明显、操作方便、经济安全等优点，已经越来越多地受到广大患者的欢迎。

中国刮痧健康法是在传统刮痧疗法基础上的继承发展。现代科技的发展使刮拭工具外部构造，表面光洁度等方面更加适合人体各部位刮痧的需要，而且以水牛角为材料的刮痧板更加体现了刮痧自然之法的特点。水牛角质地坚韧、光滑耐用、加工简便，避免了金属类器具所造成的疼痛、易伤皮肤、产生静电等不良反应，亦避免了瓷器类、生物类器械易碎、不易携带等因素，还避免了现代化学用品如塑料品给人体皮肤上造成的危害。

中国刮痧健康法不仅在刮痧工具选择上更为合理，更在刮痧手法上结合按摩、点穴、杵针等手法，使刮痧成为不直接用手便有按摩、点穴的作用，不用针刺入肉便可起到针刺的效果，不用拔罐器便有和拔罐类似的疗效。由于不断地完善和改进，中国刮痧健康法的治疗范围在传统刮痧疗法主要治疗痧病的基础上大大扩大，已能治疗内科、妇科、男科、儿科、外科、皮肤科、伤科、眼科等十一大类400多种病症。在理论方面中国刮痧健康法是以中医脏腑经络学说为理论指导，较传统刮痧疗法之经验方法亦有系统提高。

刮痧疗法经过漫长的历史发展，已由原来粗浅直观单一经验的治疗方法发展到今天有系统中医理论指导，有完整手法和改良工具，适应病种广泛，既可预防保健又可治疗疾病的一种自然疗法。中国刮痧健康法以其易学、易会、易行、疗效明显的特点必将为人类健康事业做出卓越的贡献。

·刮痧疗法的历史与发展

刮痧疗法，起于民间，其确切的发明年代及发明人，难以考证。元代医家危亦林在公元1337年较早的记载了这一疗法，他在撰写的《世医得效方》卷二"沙证"（当时用"沙"字而未用"痧"字）一节中说："沙证，古方不载……所感如伤寒，头痛呕恶，浑身壮热，手足指末微厥，或腹痛闷乱、须臾能杀人"，又说："心腹绞痛，冷汗出，胀闷欲绝，俗谓搅肠沙，今考之，此证乃名干霍乱，此亦由山岚瘴气，或因饥饱失时、阴阳暴乱而致。""沙"从这段后来看是指一种病症，具体地说"搅肠沙"就是指心腹绞痛、高热头痛、吐泻不得、烦闷难耐、冷汗自出、手足发凉，能在较短时间内就可以致人死命的霍乱证。它类似于现代医学所说的细菌性食物中毒、沙门氏菌属感染，乃至烈性传染病霍乱、副霍乱等病症。到了明代"沙"字在医书里就都作"痧"字了。

对于"痧证"的治疗，除药物治疗外，在《世医得效方》里提到了3种外治法。

一是"近世只看头额上、胸前两边，有小红点于皮肤者，用纸捻或大灯草，微蘸香油，灯上点烧，于红点上，焌爆者是。"是说痧证病人，往往在头额和胸胁出现散在的小出血点或小充血点（这应该就是把这些证候叫作痧证的原因），用纸捻或大个的灯草蘸上少量香油点燃，然后用火头直接焌到痧点上，火头爆出一声响即熄灭，再点燃去焌烧其他痧点。这就是后世所说的"焌痧法"。

二是"如腹痛不止，又用针于两下十指近甲，稍针出血即愈"、"两足坠痛、亦名水沙，可于两脚屈膝内两筋两骨，间刺出血愈，名委中穴。"是说痧证腹痛不止的，可以在十指尖放血，两腿沉重疼痛的，可以在委中穴处放血。这就是后世所说的"放痧法"，也叫刺血疗法或放血疗法。

三是"又法治沙证，但用苎麻蘸水，于颈项两肘臂两膝腕等处戛掠，见得血凝皮肤中，红点如粟粒状，然后盖复衣被，吃少粥汤或葱豉汤，或清油个葱茶，得汗即愈"、"此皆使皮肤腠理开发松利，诚不药之良法也。"是说治痧证，可以用苎麻纤维团，蘸水在颈项、肘臂、膝腕等部位进行"戛掠"。唐朝人李周翰注说："戛，历刮也。"可见"戛掠"就是刮掠，直到刮出皮下出血凝结成像米粒样的红点为上，然后通过盖衣被保暖，喝粥、汤、茶等发汗，使汗孔张开、痧毒外泄。这就是后来所说的"刮痧法"。

以后在明清的医学著作中，不仅继承了危亦林《世医得效方》在痧证及刮痧疗法方面的知识，而且有了进一步的发展。清代康熙十四年（公元1676年）郭右陶所撰的《痧胀玉衡》为其中具有代表性的痧证辨治专著。该书对刮痧疗法进行了比较系统的论述，包括痧证的病因、病机分类、症状表现及治法用方，还包括刮痧、放痧、淬痧等的具体方法和适应证。

从痧证的病因病机和症状来看，《痧胀玉衡》认为："痧胀（因痧证有遍身肿胀、疼痛难忍的症状，故郭氏也称其为痧胀）或因秽气所触，或因暑气所感，或动时行不正之气，或乘伏寒伏热过时而来，总不外于外伤风热，故肌表必实，实则热毒之气既胀于胸腹肠胃之中，若更用热饮用热气，适助其肿胀，无从而泄。故犯此者，有立时胀死之害。"、"痧证先吐泻而心腹绞痛者，从秽气痧发者多；先心腹绞痛而吐泻者，从暑气痧发者多；心胸昏闷，痰涎胶结，从伤暑伏热痧发者多；遍身肿胀，疼痛难忍，四肢不举，舌强不言，从寒气冰伏，过时郁为火毒而发痧者多。"可见这里所说的"痧"，是指人体感受风寒暑湿燥火、疫气、秽浊之气后，毒邪内郁外发所造成的多种证候，主要可以包括现代医学所说的病毒或细菌所引起的多种传染性疾病和感染性疾病。除前面提到的细菌性食物中毒、沙门菌属感染、霍乱、副霍乱外，像病毒性感冒、细菌性痢疾、伤寒、副伤寒、斑疹伤寒、猩红热、败血症、白喉、流行性出血热、流脑、乙脑等等，还有气候因素所导致的疾病如中暑，以及误吸毒气、秽气所造成的肺水肿、晕厥等等，都可以归属痧证的范畴。

这些疾病在其病程中，由于病毒的侵害、细菌毒素或毒物毒性的作用，大多可见到黏膜、肌肤之下呈现出血点或充血点，状如沙粒，或散在，或密集，或聚积成片，或融合成斑块，因此中医就以"痧"字来命名这些病症，并统称"痧证"，还把这些毒素叫"痧毒"。由于痧证是包含了许多疾病的一个统称，所以根据不同疾病的不同症状表现，在《痧胀玉衡》及其后的一些医书中，就有了许多痧证名称，像暑痧、瘟痧、斑痧、乌痧、丹痧、疫痧、烂喉痧、抽筋痧、吊脚痧等等。只不过随着科学和医学的发展，人们对疾病的认识和辨别更加精确，像"痧证"这样笼统的、包括范围很广的病症名称，才渐渐淘汰不用了。但治疗痧证的一些外治法，如淬痧法、放痧法、刮痧法等，却被保留了下来。

痧证是很重的病症，并不是单靠上述外治法就都可以治愈的，在什么情况下使用这些外治法，《痧胀玉衡》说："痧在肌肤者，刮之而愈；痧在血肉者，放之而愈"，"凡气分有痧，宜用刮；血分有痧，宜用放，此不易之法，至脏腑经络有痧，若昏迷不醒等症，非放刮所得治，兼用药疗之，无足怪也。"也就是说，刮痧疗法适用于痧证初起，痧毒表浅，在肌肤、气分的病症；而放痧疗法则适用于痧毒在血肉、血分的病症。若痧毒深入脏腑，就必须靠药物来治疗了。

刮痧、放痧的目的，《痧胀玉衡》说得也很清楚，这就是"肌肤痧，用油盐刮之，则痧毒不内攻，血肉痧有青紫筋（主要指肘弯、膝弯部的青紫筋，也叫痧筋），刺之则痧毒有所泄，"也就是说，刮痧、放痧的目的是为了排泄体内的痧毒或说是毒素，使体内毒素能得以外排，从而达到治愈痧证的目的。

刮痧所用的工具和刮拭的部位，《痧胀玉衡》载："背脊颈骨上下及胸前胁肋两背肩臂痧症，用铜钱蘸香油刮之，或用刮舌刨子脚蘸香油刮之。头额腿上之痧，用棉纱线或麻线蘸香油刮之。大小腹软肉内之痧，用食盐以手擦之。"可见所刮拭的部位，涉及头额项背胸腹及上、下肢全身，所用工具则根据皮肤粗厚、柔嫩的不同，肌肉脂肪丰厚、寡薄的差别，分别选用坚硬、柔软的刮具，并且还可以用手指作刮具。

刮痧法作为一种简便易行的外治法，或说是物理疗法，以其有立竿见影的疗效，既在民间流传不衰，也被医家广泛重视。明清直至近代，许多医书中都收载了这一方法，而且还有专门的《刮痧疗法》一类的小册子问世。主要用于治疗感冒、发热、中暑、急性胃肠炎、其他传染性疾病和感染性疾病的初起，肩、背、臂肘、腿膝疼痛等一类病症。所用刮具及润滑剂也有发展，刮具用到了瓷器类如瓷勺、瓷碗边、瓷盘边、瓷酒杯；金属类如铜板、铜币、银币、铜勺、铝合金硬币；动植物类如光滑的嫩竹板、小蚌壳、毛发团、棉纱团、麻线团、鹿、牛、羊的角等。润滑剂则用到了香油和其他植物油以及水、白酒等。这都可以看成是对刮痧疗法的继承和发展。

淬痧疗法也流传了下来，被收入了许多医书中。近代曾有人专门对这一方法进行了研究和发掘，并在有关杂志上撰义进行了介绍和推广。

放痧疗法，实际是流传久远的放血疗法在痧证治疗方面的应用。作为在人类医学史上算是最古老的一种疗法，放血疗法在古代也叫"启脉"法或"刺络"法。远在石器时代华夏先人就学会了使用专门制作的石制放血器具——砭石来治病，随着金属的冶炼和应用，才使用了金属的针具来放血。《痧胀玉衡》将放血疗法用于治痧证，并改名叫"放痧"，除了在十指指尖点刺挤血的方法外，主要突出了在肘弯、腿弯（即肘窝、膝窝）静脉处放血的方法。书中把痧证病程中，在肘窝、腿窝出现的怒张的静脉叫"痧筋"，或呈深青色，或呈紫色，或呈暗红色。并认为痧筋现者，毒入血分者多；乍隐乍现者，毒入营分者多；微现者，毒阻于气分者多；伏而不现者，毒结于血分者多。用三棱针刺痧筋出血，可以达到排泄痧毒的效果。所以民间医生或是医院大夫，在治疗此类痧证时，总是刮痧疗法和放痧疗法并用的。

其实放血疗法并不仅仅局限在治疗痧证，在古代和现代都广泛用于治疗各种外感病和内科、妇科、儿科、外科、五官科等病症。放血的部位也不仅仅局限在十指尖和肘窝腿窝，而是引入了经络俞穴和经外奇穴主治知识、运用了辨证、辨病选穴方法，在所选穴位的部位寻找表浅的或比较隐伏的怒张的静脉或小静脉团。局部严格消毒后，用锋利的三棱针刺破静脉，放出适量的瘀紫的静脉血。当血流将止时，再用火罐拔吸在针孔处，使渗入皮下的瘀血尽皆排出体外。

另外在按摩手法中，有撮挤提拉等法，即用手指撮捏提患者的皮肉，使局部充血或出现出血点，此法若用于治疗痧症，则叫撮痧法。直到今日，人们仍常用此法治疗头痛、咽痛、实证的胃脘痛等证。因这种撮法可以归属按摩推拿等手法中，故本书不详加介绍。

·刮痧疗法的现实意义和应用现状

近些年来，众多的医务工作者、科技工作者及其他有识之士，在发掘弘扬自然疗法的领域中，做了许多有意义的工作，诸如对饮食疗法、气功疗法、体育疗法、音乐疗法、耳穴疗洁、手足按摩疗法等等，都进行了整理弘扬、普及推广，使广大民众受到了

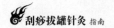

许多益处。专家的刮痧工具、刮痧油及刮痧手法进行了全面革新。使用水牛角精工制作的刮痧板，涂布具有疏经活络、消炎镇痛、活血化瘀的刮痧活血剂，依据患者的病变和体质实施补泻手法，刮拭经络俞穴，起到调血行气，疏通经络，活血祛瘀的作用，恢复人体自身的愈病能力。使民间的传统刮痧，发展成为现代的循经走穴的经络刮痧。经络刮痧法对一些常见病如：高热、心绞痛、哮喘、颈椎病、高血压、神经性头痛、肩关节周围炎、坐骨神经痛等有立竿见影的疗效。经络刮痧法的普及推广，使古老的刮痧疗法焕发了新的青春，可以说这标志着刮痧疗法进入了发展的新阶段。

由于革新后的刮痧疗法，不但适应证广泛，疗效明显，而且简便易行，人人可学，利于普及。所以很快就被迫切寻求自然疗法的广大民众所接受和认可，同时也引起一些专业医务工作者的重视，并对这一自然疗法进行了理论研究和临床实践。我们在大量经络刮痧的临床实践中，体会到经络刮痧适应证广，临床效果显著，但也发现按经络理论选经配穴，刮拭部位多、面积大，体质虚弱者和环境温度较低时，治疗受到一定的限制。另外，第一次治疗结束后，要等到局部痧消退后才能进行第二次治疗，两次间隔时间较长。为进一步丰富、发展和完善这一疗法，根据生物全息理论，我们将全息诊疗法的一些知识借鉴到刮痧疗法中，从而总结出刮拭局部器官的全息穴区，防治全身疾病的"全息刮痧法"。

全息刮痧法拓宽了刮痧法选区配穴的思路。实践证明，全息刮痧法可供选择的刮拭部位灵活多样，刮拭面积小，刮拭时间短，与疾病部位对应性强，疗效显著，又可通过在刮拭过程中所发现的敏感点和出痧形态，察知内脏健康损害的部位和程度。全息刮痧法与经络刮痧法根据病情交叉或重叠使用，不仅增强了治疗效果，还可使刮痧治疗连续进行。当刮拭头、耳、手等暴露部位的全息穴区时，可不必脱衣服，简便易行，不受环境的限制，更容易推广普及。

在刮拭手法上，除传统刮法外，我们借鉴推拿按摩中的点、按、揉、理等手法，总结出适合于经络全息刮痧法特点的有效手法。

刮痧疗法的迅速普及，使不同形状、不同质地，便于操作、便于刮拭的不同部位的各种多功能的刮痧板、刮痧梳子、刮痧棒相继问世。在刮痧润滑剂方面，也研制出了不同配方，多种效能的不少新产品，从而使刮痧疗法进入了一个更新的发展阶段。

·刮痧疗法的作用机制

刮痧，是用刮痧板蘸刮痧油在人体选取一定的部位反复刮动，摩擦患者皮肤，以治疗疾病的一种方法。

刮痧是根据中医十二经脉及奇经八脉、遵循"急则治其标"的原则，运用手法强刺激经络，使局部皮肤发红充血，从而起到醒神救逆、解毒祛邪、清热解表、行气止痛、健脾和胃的效用。

刮痧施术于皮部对机体的作用大致可分为两大类，一是预防保健作用，二是治疗作用。

1. 刮痧是如何预防保健的

刮痧疗法的预防保健作用又包括健康保健预防与疾病防变两类。刮痧疗法作用部位是体表皮肤，皮肤是机体暴露于外的最表浅部分，直接接触外界，对外界的湿、热、风、寒等毒邪起适应与防卫作用。皮肤所以具有这些功能，主要依靠机体内卫气的作用。卫气出于上焦，由肺气推送，先循行于皮肤之中，卫气调和，则"皮肤调柔，腠理致密"（《灵枢·本脏》）。健康人常做刮痧（如取背俞穴、足三里穴等）可增强卫气，卫气强则抵御外邪能力强，外邪不易侵表，机体自可安康。若外邪侵表，出现恶寒、发热、鼻塞、流涕等表证，及时刮痧（如取肺俞、中府等）可将表邪及时祛除，以免表邪不祛，蔓延进入五脏六腑而生大病。

痧是什么？刮痧时，刮板向下的压力会使微循环障碍部位瘀滞的血液从毛细血管壁的间隙渗出于血脉之外，暂留在皮下组织和肌肉组织之间，这些含有体内毒素的离经之血就是我们看到的痧。

刮拭瞬间所出现的痧迅速改变了血管腔内血液的瘀滞状态，减轻了血管腔内的压力，使含有营养物质的新鲜血液畅行无阻，也将代谢废物及时带走。局部组织不再受代谢废物瘀滞和新鲜营养无法获得之苦，就可维持良好的内循环和生命活力，远离疾病了。

机体在亚健康的未病状态或脏腑器官有病理改变时，相关部位的微循环均会有异常改变。只要出现微循环障碍，无论有无自觉症状，刮痧都可起到保健作用。

刮出之痧颜色逐渐变浅，最后消失，皮肤恢复正常颜色。刮出的痧哪里去了？用现代医学免疫学的理论来分析退痧的现象和过程：痧的消失不是毒素被身体吸收了，而是毒素被身体内具有免疫功能的细胞分解排出体外了。

痧是渗透到血脉之外，存在于组织之间、皮肤之下的离经之血。这些离经之血被身体视为异物，交给具有免疫功能的淋巴细胞及血液中的吞噬细胞来识别、化解，最终通过呼吸、汗液、尿液等途径排出体外。

免疫系统是身体的防卫部队，免疫力低下是身体生病的主要原因之一。而刮痧正可以增强免疫力，经常刮痧，清除痧的过程可以激发免疫系统的功能，使体内免疫细胞得到锻炼，排异能力增强，可以有效、快速清除病理产物，提高机体的应激能力和组织创伤的修复能力。这是刮痧的另一个重要的保健作用，这一点对免疫功能逐渐下降的现代人尤为重要。

小知识一

微循环与微循环障碍

机体仅靠心脏的收缩力是不可能将心脏内的血液送到组织细胞的，必须依靠遍布全身的微血管进行调节，因此，微循环是否通畅从根本上决定着人体的健康状况，危害现代人健康的许多慢性疾病，如糖尿病、动脉硬化等都与微循环不畅有密切关系。

微循环的理论从微观的角度解释了中医"经络不通"，"气血不畅"的现象，并形象、生动地揭示了刮痧保健康之谜。

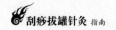

小知识二

认识身体里的清道夫

人体血液、淋巴液和组织间液中有多种防御因素，能对体内异物，即非正常组织、外来组织有识别能力和排除能力。免疫系统中的淋巴细胞及血液中的吞噬细胞就有这样的功能。它们将识别出来的异物中和、吞噬、分解，通过复杂的生化过程排出体外，因有净化体内环境的作用，被称为体内的清道夫。

2. 刮痧治病的科学机理

"痧症"是中医书上常见的病名。现代认为"痧"，就是用特定的工具在病人身上循经走穴刮拭后，皮肤很快出现一些紫红颜色，类似细沙粒的点，人们据此将其取名为"痧症"。"痧"就是体内毒素瘀积、阻塞，一旦"不通"，病症便随之而来。"痧毒"由无法消化的食物或无法排除的代谢废物累积而成，人体痧毒瘀积到一定程度，除了血液循环可能受阻外，还有许多液体的循环也可能受阻，如淋巴液、细胞外液、组织间液等。用西方医学的观点解释，一旦液体流动受阻，就容易产生慢性筋膜炎，会感觉局部肌肉僵硬。而刮痧就如同按摩，可以促进体内液体的循环，避免阻塞。

早在明代医学家张凤逵的《伤暑全书》中，对于"痧症"这个病的病因、病机、症状都有具体的描述。他认为，毒邪由皮毛而入，可以阻塞人体的脉络，阻塞气血，使气血流通不畅，毒邪由口鼻吸入的时候，就阻塞络脉，使络脉的气血不通。这些毒邪越深，郁积得越厉害，发病就越剧烈，对于这种情况，就必须采取急救的措施，可以用刮痧放血的办法来治疗。

刮痧疗法就是将刮痧器具在表皮经络穴位上进行刮治，刮出皮下出血凝结成像米粒样的红点为止，通过这种出痧的方式来排除体内毒素。刮痧后通过发汗使毛孔张开，痧毒（也就是体内毒素）随即排出体外，从而达到预防和治愈疾病、增强体质的目的。

3. 刮痧疗法的六大治疗作用

刮痧的治病作用可表现在以下六个方面：

活血祛瘀

刮痧可调节肌肉的收缩和舒张，使组织间压力得到调节，以促进刮拭组织周围的血液循环，增加组织的血液流量，从而起到"活血化瘀"、"祛瘀生新"的作用。

调整阴阳

刮痧对内脏功能有明显的调整阴阳平衡的双向作用，如肠蠕动亢进者，在腹部和背部等处使用刮痧手法可使亢进者受到抑制而恢复正常。反之，肠蠕动功能减退者，则可促进其蠕动恢复正常。这说明刮痧可以调整脏腑阴阳的偏盛偏衰，使脏腑阴阳得到平衡，恢复其正常的生理功能。

舒筋通络

肌肉附着点和筋膜、韧带、关节囊等软组织受损伤后，可发出疼痛信号，通过神经的反射作用，使相关组织处于警觉状态。肌肉的收缩、紧张甚至痉挛便是这一警觉状态的反映，其目的是为了减少肢体活动，从而减轻疼痛，这是人体自然的保护反应。此时，若不及时治疗，或是治疗不彻底，损伤组织可形成不同程度的粘连、纤维化或疤痕化，以致不断地发出有害的刺激，加重疼痛、压痛和肌肉收缩紧张，继而又可在周围组织引起继发性疼痛病灶，形成新陈代谢障碍，进一步加重"不通则痛"的病理变化。

临床经验得知，凡有疼痛则肌肉必紧张；凡有肌肉紧张又势必疼痛。它们常互为因果关系。刮痧治疗中我们看到，消除了疼痛病灶，肌肉紧张也就消除了；如果使紧张的肌肉得以松弛，则疼痛和压迫症状也可以明显减轻或消失，同时有利于病灶修复。

刮痧是消除疼痛和肌肉紧张、痉挛的有效方法，主要机理有：

一是加强局部循环，使局部组织温度升高，增加组织血液循环；

二是在用刮痧板为工具配用多种手法直接刺激作用下，提高了局部组织的痛阈；

三经脉的分支为络脉，皮部又可说是络脉的分区，故《素问·皮部论》又说："凡十二经络脉者，皮之部也。"皮部之经络的关系对诊断、治疗疾病有重要意义。《素问·皮部论》："皮者脉之部也，邪客于皮则腠理开，开则邪客于络脉，络脉满则注于经脉，经脉满则舍于府藏也。"这是指出病邪由外入内，经皮部积聚于经脉之中。通过用刮痧板为工具配用多种手法刺激皮部，刺激通过皮部传导到深部静脉之中，从而解除深部肌肉的紧张痉挛，以消除疼痛。

信息调整

人体的各个脏器都有其特定的生物信息（各脏器的固有频率及生物电等），当脏器发生病变时有关的生物信息也会随之发生变化，而脏器生物信息的改变可影响整个脏器系统乃至全身的功能平衡。

刮痧可以产生各种刺激或各种能量，并传递的形式作用于体表的特定部位，产生一定的生物信息，通过信息传递系统输入到相关脏器，对失常的生物信息加以调整，从而起到对病变脏器的调整作用。这是刮痧治病和保健的依据之一。如用刮法、点法、按法刺激内关穴，输入调整信息，可调整冠状动脉血液循环，延长左心室射血时间，使心绞痛患者的心肌收缩力增强，心输出量增加，改善冠心病心电图的sT段和T波，增加冠脉流量和血氧供给等。如用刮法、点法、按法刺激足三里穴，输入调整信息，可对垂体、肾上腺髓质功能有良性调节作用，提高免疫能力和调整肠运动等作用。

排除毒素

刮痧过程（用刮法使皮肤出痧）可使局部组织形成高度充血，血管神经受到刺激使血管扩张，血液及淋巴液流动增快，吞噬作用及清除力量加强，使体内包含毒素和废物的离经之血加速排除，组织细胞进一步得到营养，从而使血液得到净化，全身抵抗力得到增强，从而达到减轻病势，促进康复的目的。

行气活血

气血通过经络系统的传输对人体起着濡养、温煦等作用。刮痧作用于肌表，使经络通畅，气血通达，则瘀血化散，凝滞固塞得以崩解消除，全身气血通达无碍，局部疼痛得以减轻或消失。

现代医学认为，刮痧可使局部皮肤充血，毛细血管扩张，血液循环加快；另外刮痧的刺激可通过神经—内分泌调节系统改变血管舒、缩功能和血管壁的通透性，增强局部血液供应而改善全身血液循环。刮痧出痧的过程是一种血管扩张渐至毛细血管破裂，血

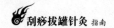

流外溢，皮下局部形成瘀血斑的现象，血凝块（出痧）不久即能溃散，起到自体溶血作用，这时候便形成一种新的刺激素，能加强局部的新陈代谢，有消炎的作用。

自家溶血是一个延缓的良性弱刺激过程，其不但可以刺激免疫功能，使其得到调整，还可以通过向心性神经作用于大脑皮质，继续起到调节大脑的兴奋与抑制过程和内分泌系统的平衡。

·刮痧保健的五大特点

用刮痧治疗常见病有五大特点：简便；安全；疗效迅速；性价比高；应用范围广。下面逐一介绍之：

1. 简便

所用工具简单：只需一块薄厚合适、材质无害、表面光滑、使用起来顺手的小刮痧板和适量润滑剂。

操作方法简单：只需掌握人体各部位的基本刮拭操作，随时随地可以进行，受限少。

2. 安全

俗话说"是药三分毒"，刮痧不用针药，只需在皮肤表面刮拭身体的特定部位，就可达到改善微循环、活血化瘀、防治疾病的效果，对身体没有任何损伤，更不会出现由某些药物导致的副作用。

3. 疗效迅速

"不通则痛，通则不痛"，这是中医对疼痛病理变化认识的名言。"不通"指经络气血不通畅，实践证明，经络气血不通畅不仅可以引起疼痛，也是众多病症的原因。刮痧以出痧速通经脉的治疗方法可以形象地感知这句至理名言。刮拭过程中随着痧的排出，经脉瞬间通畅，疼痛及其他不适感立刻减轻，甚至消失。人们常常用立竿见影来形容刮痧的效果。

4. 性价比高

刮痧只需一块板、一小瓶刮痧油即可，花费不过百元，疗效却很显著。特别是对于疼痛性疾病和神经血管功能失调的病症，效果迅速，对各种急、慢性病也有很好辅助治疗效果。而且一次投资，多次享用。

5. 适应范围广

目前刮痧已广泛用于治疗各种常见病，凡适用于针灸、按摩、放血疗法的病症均适应于刮痧疗法，以血液循环瘀滞为特征的各种病症更是刮痧的最佳适应证，而且对某些疑难杂症也有意想不到的疗效。

·刮痧是适合现代人体质特点的养生绝技

"因瘀致虚"是现代人的体质特点。现代人常常摄入过量肥甘油腻的食物而使肠胃负担过重，加之生活不规律，工作压力大，用脑过度，体力活动少，睡眠不足等，身体很容易出现疲劳、内分泌紊乱、代谢紊乱，使体内环境代谢废物积聚过多瘀滞脉络而阻碍气血运行，导致微循环障碍。久而久之不仅影响人体健康，甚至可诱发疾病。刮痧可以快速排毒解毒，改善微循环，活血化瘀，增强免疫调节功能，清洁体内环境，是适合现代人体质特点的养生绝技。

1. 快速排毒解毒，预防各种慢性病

体内毒素是导致脏腑功能失调的病理产物，即污染体内环境，又阻滞经络气血运行，也是疾病发生、发展的重要诱因，如不及时治疗，会出现严重的微循环障碍、代谢异常而产生各种疾病。

体内毒素引起的症状或疾病：机体各种亚健康症状以及高脂血症、糖尿病、心脑血管疾病、乳腺小叶增生、痛经、肠胃病、骨关节疼痛、免疫功能异常、炎症等。

在体内毒素积聚的部位刮痧就会有痧出现。刮拭出痧可将含有内毒素的血液以痧的形式排出血管之外。出痧还有消炎杀菌的作用。与药物不同，刮痧的消炎杀菌作用是通过调整机体气血运行，改善微循环，增强淋巴细胞、白细胞的吞噬能力，促使体内废物、毒素加速排泄，以自身新陈代谢能力和调节能力增强而消炎杀菌的。

2. 快速清洁体内环境，抗衰美容

当某脏腑器官处于亚健康或出现病理改变时，新陈代谢速度随之减慢，代谢产物不能及时通过正常渠道排出，就会污染内环境导致早衰。

内环境污染引起的症状或疾病：面色晦暗、口渴、口臭、便秘、尿黄、急躁易怒、食欲减退或头晕、疲劳、失眠健忘等各种症状。

刮痧使皮肤汗孔开泄并出痧，可直接快速地排除血液中的代谢产物，推动经络气血的运行，促进新陈代谢，改善微循环，清洁、净化肌肤和脏腑内环境。刮拭躯干四肢部位经穴和全息穴区，可以调理脏腑，恢复和增强机体自身的排泄功能，通过利尿、通便、发汗等途径，及时排泄代谢产物。

3. 增强免疫调节功能，提高抗病能力

竞争压力，吸烟、酗酒、熬夜等不良的生活方式严重影响了现代人的免疫调节功能。舒适的生活环境，使肌肉的收缩力减弱，自身的应激能力和调节功能下降；精加工的食物，使胃肠的蠕动能力降低；严重的空气污染刺激呼吸道，污染血液。由此带来的结果是人们易患感冒、哮喘、过敏性疾病、传染性疾病以及免疫调节功能异常。

人体血液、淋巴液和组织间液中有许多具有免疫功能的淋巴细胞及血液中的吞噬细胞，对体内异物（非正常组织、外来组织）有识别和排除的能力，被称为体内的"清道夫"。刮拭所出的痧会很快被它们识别出来并排出体外。经常刮痧，出痧和退痧的过程可以激活机体的免疫细胞，使体内清道夫的排异能力增强，有效、快速清除病理产物。

4. 快速活血化瘀、消除身体疼痛

中医认为，经络气血"不通则痛"，气滞血瘀是引发疼痛性疾病的重要原因。比如头痛、颈肩腰腿痛、胃肠痉挛性疼痛、神经痛等各种疼痛性疾病。气滞血瘀还可以引起头晕目眩、疲乏无力、气短胸闷、痤疮、黄褐斑、面色萎黄或晦暗等各种亚健康症状。

刮痧疗法的特点是"以通为补""以泄为补"，而不是从外部向体内补充营养物质。刮拭刺激皮肤，使汗孔开泄，迅速出痧，疏通经脉，活血化瘀，排毒解毒。血脉畅通，气血运行通达五脏六腑，即可以及时为细胞补充氧气和各种营养素。

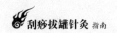

·经络全息刮痧疗法与其他疗法的关系

经络全息刮痧法是中医治疗的方法之一，属非药物的自然疗法，与其他各种疗法不相矛盾，无干扰之说，可根据病情与其他疗法配合应用，更好地发挥其保健治疗作用。

1. 药物治疗与食品调理

急性传染性疾病、感染性疾病引起的发热，应配合抗菌药物治疗。心脑血管疾病急性期、各种急重症、急腹症，一定要采用综合疗法。

因先天不足，后天失调导致的各种慢性病或久治不愈的疑难病症，进行药物治疗或饮食营养调理的同时，配合本法有助于扶正祛邪。病因明确的慢性病或疑难病，经刮痧治疗取得疗效后，有些治疗药物，如激素类、降糖类及强心类药物，可以在医生指导下逐渐减少服药量乃至停药。

经络全息刮痧法治疗和预防疾病，可以配合服用促进新陈代谢，清肠通便的食品、中药制品或生物制品。我国西晋时期，著名医学家葛洪曾提出"若要长生，肠中常清"、"若要不死，肠中无屎"的见解，他是世界上最早认识到清肠与人体健康关系的学者。

中医认为，食物的消化、吸收、排泄过程即是脾胃的升清降浊过程，升清摄其所需，降浊排其所弃。而且脾胃气机的升降直接影响气、血、津液的生化和运行。清气得升，浊气得降，气机升降处于动态平衡时，才能保持人体内的气血协调，阴阳平衡，抵抗病邪的侵袭，健康长寿。大肠为六腑之一，主传化水谷糟粕，需要不断地受纳排空，因此以通为用，以降为顺。若大便秘结，浊气不降，则糟粕难排，浊邪内留，久之则使清气不升，影响气血津液的运行，致各脏腑组织器官新陈代谢障碍，危害健康。故大肠通畅与否与人体的健康有密切的关系。现代医学认为，长期便秘者肠道中的代谢产物不能及时排出体外，肠道内的细菌能将未被消化的蛋白质分解为氨、硫化氢等有毒物质。这些毒素被人体吸收后，当其超过肝脏解毒能力时，则进入血液循环，使机体产生慢性中毒，中枢神经和各内脏功能皆会因毒素作用而发生损害或功能障碍，从而导致多种疾病的发生，并加速人体衰老的进程。

因此刮痧法防治疾病时，注意保持大便通畅，有利于减少和消除致病因素，排除隐患，加强五脏六腑的功能，保持旺盛的体力，增强防病治病的效果。

2. 针灸、按摩、推拿、拔罐术

针灸、推拿、按摩、拔罐与经络全息刮痧法在某些病症的治疗中配合应用，可产生协同配合，疗效互补的作用。例如治疗关节错位或腰椎间盘突出症，先以按摩推拿的方法进行手法复位后，再用本法治疗，使阻滞经络的代谢产物直接呈现于体表，加快疏通气血的速度，效果更佳。膝关节痛患者，可先在膝眼穴拔罐使局部充血，祛除病变部位寒邪，再用本法治疗可增强疗效。痤疮患者如先在背部夹脊穴处走罐活血通络，再用本法治疗，可加速愈病的速度。这是因为两种疗法的综合作用加快了疏通调整经络的速度，有利于调和阴阳、扶正祛邪。

3. 理疗

出痧较多或深部出现包块样痧时，若配合局部理疗可促进痧的消退，但应注意如在出痧部位进行理疗，宜在刮痧24小时以后进行。在刮痧以外的部位进行理疗，无时间要求。

第二章

刮痧时必须要做的准备

刮痧前要做好充分的准备，除了要把刮痧的工具准备齐全，还要仔细了解操作步骤。只要方法得当，刮痧疗法不仅能治病，而且还可以起保健作用，是一种操作方便、疗效显著的治疗方法。

·刮痧的器具

1. 选择刮痧的工具

刮痧工具包括刮痧板和润滑剂。工具的选择直接关系刮痧治病保健的效果。古代用汤勺、铜钱、嫩竹板等作为刮痧工具，用麻油、水、酒作为润滑剂。这些工具虽然取材方便，能起到一些刮痧治疗作用，但因其简陋、本身无药物治疗作用，均已很少应用。现多选用经过加工的有药物治疗作用并且没有副作用的工具。这样的工具能发挥双重的作用，既能作为刮颊工具使用，其本身又有治疗作用，可以明显提高刮痧的疗效。

刮痧板

刮痧板是刮痧的主要工具。目前各种形状的刮痧板、集多种功能的刮痧梳子相继问世，其中有水牛角制品，也有玉制品和玛瑙制品。水牛角质地坚韧，光滑耐用，材源丰富，加工简便。药性与犀牛角相似，只药力稍逊，常为犀牛角之代用品。水牛角味辛、咸、寒。辛可发散行气、活血润养；咸能软坚润下；寒能清热解毒。因此水牛角具有发散行气，清热解毒，活血化瘀的作用。玉味甘性平，归肺经，润心肺，清肺热。据《本草纲目》介绍：玉具有清音哑，止烦渴，定虚喘，安神明，滋养五脏六腑的作用，是具有清纯之气的良药，可避秽浊之病气。古人常将玉质品佩戴在手腕、颈部及膻中部位，若将玉质刮痧板佩戴在膻中部位，不仅方便使用，通过其对局部的按摩和某些成分的慢性吸收，还可养神宁志，健身祛病。水牛角及玉质刮痧板均有助于行气活血、疏通经络而没有副作用。

刮痧板一般加工为长方形，边缘光滑，四角钝圆，弧度自然。刮板的两长边，一边稍厚，一边稍薄。薄面用于人体平坦部位的治疗刮痧，凹陷的厚面适合于按摩保健刮痧，刮板的角适合于人体凹陷部位刮拭。

水牛角刮板如长时间置于潮湿之地，或浸泡在水里，或长时间暴露在干燥的空气中，容易发生裂纹，影响使用寿命。因此刮毕洗净后应立即擦干，最好放在塑料袋或皮

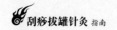

套内保存。玉质板在保存时要避免磕碰。

为避免交叉感染，最好固定专人专板使用。水牛角刮痧板可以使用1：1000的新洁尔灭、75%的酒精或者0.5%的碘伏擦拭消毒。玛瑙和玉制品的刮痧板，除了擦拭消毒还可以使用高压或者煮沸消毒。

润滑剂

刮痧治疗的润滑剂应为有药物治疗作用的润滑剂，这种润滑剂应由具有清热解毒、活血化瘀、消炎镇痛作用，同时又没有毒副作用的药物及渗透性强、润滑性好的植物油加工而成。药物的治疗作用有助于疏通经络，宣通气血，活血化瘀。植物油有滋润保护皮肤的作用。刮痧时涂以润滑剂不但减轻疼痛，加速病邪外排，还可保护皮肤，预防感染，使刮痧安全有效。比如活血润肤脂和刮痧活血剂两种。活血润肤脂的作用较为广泛，因为活血润肤脂为软膏制剂，不但润滑性好，涂抹时不会因向下流滴而弄脏衣服，易被皮肤吸收，活血润肤作用持久，特别适合于面部美容刮痧，可作刮痧和美容护肤两用。

2. 刮痧板什么材质最好

常用的多功能刮痧板主要材料为砭石与水牛角两种，其结构包括面、厚边、薄边和棱角部分。治疗疾病时多用薄边，保健多用厚边，关节附近穴位和需要点按穴位时多用棱角刮拭。

砭石刮痧板：

（1）砭石质感非常细腻、柔和，摩擦皮肤时有很好的皮肤亲和力，受术者感觉非常舒服。

（2）砭石刮痧板刮拭人体皮肤时，可产生丰富的超声波脉冲，每刮拭一次可产生的平均超声波脉冲数可达3698次。科学研究表明，超声波有改善人体血液微循环、镇痛、改善心肌的血液供应、增加胃肠蠕动、抑制癌细胞生长、消除体内多余脂肪等作用。

（3）砭石具有极佳的远红外辐射能力，可增强人体细胞的正常功能，提高吞噬细胞的吞噬功能，使杀菌力、免疫力等均有所提高，能改善各种疾病引起的病变，延缓衰老；同时能改善人体血液微循环，从而可防治冠心病、高血压、肿瘤、关节炎、四肢发凉等病症的发生；砭石还能促进新陈代谢，使新陈代谢产生的毒素和废物迅速排出体外，减轻肝脏及肾脏的负担；砭石刮痧还具有能降低血黏度，防止血栓形成的作用，可减轻胸闷、心悸、头昏、麻木等症状。

水牛角刮痧板：

（1）以天然水牛角为材料，水牛角本身是一种中药，水牛角味辛、苦、寒，所以水牛角具有清热解毒、凉血、定惊、行气等功效，对人体肌表无毒性刺激和化学不良反应。

（2）水牛角在中国古代以至现代南方少数民族地区均视为避邪祛灾之吉祥物，随身携带或刮拭皮肤都有避邪强身之功，为理想的强身祛病之佳品。

（3）水牛角的角质蛋白和人体肌肤蛋白大致相同，水牛角做成的刮痧板光滑柔润，皮肤感觉舒适。使用水牛角刮痧板刮痧时，与人体体表摩擦生热，可使水牛角刮痧板蛋白轻微溶解，还可起到滋养皮肤的作用。

3. 刮痧的持板方法及手法

正确的持板方法是把刮痧板的长边横靠在手掌心，大拇指和其他四个手指分别握住刮痧板的两边，刮痧时用手掌心的部位向下按压。单方向刮拭，不要来回刮。刮痧板与皮肤表面的夹角一般为30°～60°，以45°角应用的最多，这个角度可以减轻刮痧过程中的疼痛，增加舒适感。

手拿刮板，治疗时刮板厚的一面对手掌，保健时刮板薄的一面对手掌。刮拭方向从颈到背、腹、上肢再到下肢，从上向下刮拭，胸部从内向外刮拭，力度要均匀。刮痧板一定要消毒。刮痧时间一般每个部位刮3~5分钟，最长不超20分钟。对于一些不出痧或出痧少的患者，不可强求出痧，以患者感到舒服为原则。刮痧次数一般是第一次刮完等3~5天，痧退后再进行第二次刮治。出痧后一至两天，皮肤可能轻度疼痛、发痒，这些反应属正常现象。

·刮痧时患者的体位

人体的整体刮拭顺序是：先头部、颈部、背部、腰部，然后腹部、胸部，最后刮上肢、下肢。刮拭的方向都是从上往下刮拭，胸部处由内向外刮拭。每个部位先刮阳经，后刮阴经。先刮人体左侧，再刮人体右侧。

1. 头部

【刮拭方法】

头部有头发覆盖，可以不涂抹刮痧润滑剂而直接在头发上面用刮痧板刮拭，方法用平补平泻的方法，刮至头皮有热感。

【主治病症】

头部刮痧具有改善头部血流循环，疏通全身阳气等作用，可预防和治疗脑血栓、神经衰弱、各种类型的头痛、高血压、眩晕、记忆力衰退、老年痴呆、感冒、脱发等。利用牛角梳子对头部进行刮拭，可产生良好的治疗效果。

2. 面部

【刮拭方法】

（1）刮拭前额部：从前额正中线开始，分别向两侧刮拭，上方刮至前发际，下方刮至眉毛，经鱼腰穴、丝竹空穴等。

（2）刮拭两颧部：由内侧向外刮拭，经承泣穴、四白穴、下关穴、听宫穴、耳门穴等。

（3）刮拭下颌部：以承浆穴为中心，分别向两侧刮拭，经过地仓穴、颊车穴等。

【主治病症】

面部刮痧具有养颜美容的功效，可防治眼病、鼻病、耳病、面瘫、雀斑等五官科疾病。面部刮痧适宜选用S形刮痧板或小的多功能刮痧板，动作宜轻柔，不可过猛过重，以不出痧为度。对于眼耳口鼻等部位可以用手指刮摩来代替刮痧板。

3. 颈部

【刮拭方法】

（1）刮拭颈部正中线：从哑门穴刮至大椎穴。

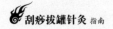

（2）刮拭颈部两侧到肩：从风池穴开始到肩井穴。

【主治病症】

颈部刮痧可治疗感冒、头痛、近视、咽炎、颈椎病等。还可以用于治疗癫痫、脑震荡后遗症、失眠等。适宜采用多功能牛角刮痧板或者方形牛角刮痧板。

4. 背部

【刮拭方法】

背部的刮拭方向是从上到下，骶部的刮拭方向是自下而上。一般先刮背正中线的督穴，再刮两侧的膀胱经和夹脊穴。也可以根据病变在背部的全系反射对应区进行刮拭并结合揉法，由轻至重进行刮拭。

【主治病症】

可预防全身五脏六腑的病症。适宜使用多功能牛角刮痧板或者方形牛角刮痧板。

5. 胸部

【刮拭方法】

（1）刮拭胸部正中线：从天突穴经膻中穴向下刮至鸠尾穴，用刮板角部自上而下刮。

（2）刮拭胸部两侧：以任脉为界，沿肋骨走向由内向外，先左后右刮拭。

（3）中府穴：宜用刮板棱角部从上向下刮。

【主治病症】

胸部刮痧主治心肺疾患，可预防支气管炎、哮喘、乳腺炎、乳腺癌等。可采用多功能牛角刮痧板或者肾形牛角刮痧板等。

6. 腹部

【刮拭方法】

腹部由上往下刮拭。用砭板的一边1/3边缘，从左侧依次排刮至右侧，对内脏下垂的患者，宜从下往下刮拭。

【主治病症】

主要治疗肝胆、脾、肾、大小肠等腹腔脏器的病变。比如胆囊炎、消化不良、便秘、泄泻等。

·刮痧疗法的种类

刮痧方法包括持具操作和徒手操作两大类。持具操作又包括刮痧法、挑痧法、放痧法。徒手操作又叫撮痧法，具体为揪痧法、扯痧法、挤痧法、焠痧法、拍痧法。

1. 刮痧法

刮痧法又分为直接刮法和间接刮法两种：

直刮法：指在施术部位涂上刮痧介质后，然后用刮痧工具直接接触患者皮肤，在体表的特定部位反复进行刮拭，至皮下呈现痧痕为止。

具体操作为：病人取坐位或俯伏位，术者用热毛巾擦洗病人被刮部位的皮肤，均匀地涂上刮痧介质。术者持刮痧工具，在刮拭部位进行刮拭，以刮出出血点为止。

间接刮法：先在病人将要刮拭的部位放一层薄布，然后再用刮拭工具在布上刮拭，称为间接刮法。此法可保护皮肤。适用于儿童、年老体弱、高热、中枢神经系统感染、抽搐、某些皮肤病患者。

2. 挑痧法

术者用针挑病人体表的一定部位，以治疗疾病的方法。具体方法为：术者用酒精棉球消毒挑刺部位，左手捏起挑刺部位的皮肉，右手持三棱针，对准部位，将针横向刺入皮肤，挑破皮肤约0.2~0.3厘米，然后再深入皮下，挑断皮下白色纤维组织或青筋，有白色纤维组织的地方，挑尽为止。如有青筋的地方，挑3下，同时用双手挤出瘀血。术后碘酒消毒，敷上无菌纱布，胶布固定。

3. 放痧法

放痧法又分为"点刺法"和"泻血疗法"。

泻血疗法具体为：常规消毒，左手拇指压在被刺部位下端，上端用橡皮管结扎，右手持三棱针对准被刺部位静脉，迅速刺入脉中0.5~1分深，然后出针，使其流出少量血液，出血停止后，以消毒棉球按压针孔。当出血时，也可轻按静脉上端，以助瘀血排出，毒邪得泄。此法适用于肘窝、腘窝及太阳穴等处的浅表静脉，用以治疗中暑、急性腰扭伤、急性淋巴管炎等病。

点刺法，即针刺前先推按被刺部位，使血液积聚于针刺部位，经常规消毒后，左手拇、食、中三指夹紧被刺部位或穴位，右手持针，对准穴位迅速刺入1~2分深，随即将针退出，轻轻挤压针孔周围，使出血少量，然后用消毒棉球按压针孔。此法多用于手指或足趾末端穴位，如十宣穴、十二井穴或头面部的太阳穴、印堂穴、攒竹穴、上星穴等。

挑痧法及放痧法必须灭菌操作，以防止感染，针刺前消除患者紧张心理，点刺时手法宜轻宜快宜浅，出血不宜过多，以数滴为宜。注意勿刺伤深部动脉。另外，病后体弱、明显贫血、孕妇和有自发性出血倾向者不宜使用。为防止晕针，患者最好采取卧位，术后休息后再走。

4. 揪痧法

指在施术部位涂上刮痧介质后，然后施术者五指屈曲，用自己食、中指的第二指节对准施术部位，把皮肤与肌肉揪起，然后瞬间用力向外滑动再松开，这样一揪一放，反复进行，并连续发出"巴巴"声响。在同一部位可连续操作6~7遍，这时被揪起部位的皮肤就会出现痧点。

5. 扯痧法

扯痧疗法是医者用自己的食指、大拇指提扯病者的皮肤和一定的部位，使浅表的皮肤和部位出现紫红色或暗红色的痧点。此法主要应用于头部、颈项、背部、面部的太阳穴和印堂穴。

6. 挤痧法

医者用大拇指和食指在施术部位用力挤压，连续操作4~5次，挤出一块块或一小块紫红痧斑为止。此种方法一般用于头额部位的俞穴。

7. 焠痧法

用灯心草蘸油，点燃后，在病人皮肤表面上的红点处烧燃，手法要快，一接触到病

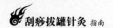

人皮肤，立即离开皮肤，往往可听见十分清脆的灯火燃烧皮肤的爆响声。适用于寒证。如见腹痛、手足发冷等。

8. 拍痧法

用虚掌拍打或用刮痧板拍打体表施术部位，主要拍双肘关节内侧和膝盖或大腿内侧，或者是发病有异常感觉的身体部位，比如痛痒、胀麻的部位。

·刮痧的疗程及实施步骤

1. 刮痧的疗程

刮痧疗法属自然疗法。用刮痧板在皮肤表面进行治疗，刮痧板和润滑剂虽然有一定的药物作用，但二者只接触皮肤表面，起保护滋润皮肤、加强疏通经络、刺激全息穴区的效果，进入体内的药量微乎其微。因此，刮痧治疗无严格的疗程之分。在治疗刮痧时，为便于观察治疗反应及疗效，根据病情的轻重缓急，大致确定疗程如下：急性病两次治疗为一个疗程。慢性病4次治疗为一个疗程。

任何疾病的发生，都是经络气血运行失常，脏腑阴阳失调所致。经络学说是中医刮痧治疗的理论基础，以经络学说和全息诊疗学说为基础的经络全息刮痧法，广泛适用于临床各种病症。经络全息刮痧法采用刮拭皮肤的经络穴位和全息穴区为治疗手段，这种特殊的治疗手段使其对某些疾病有显著的疗效，这些疾病就是其最佳适应证。

2. 治疗刮痧实施步骤

选择工具

刮痧板应边缘光滑，边角钝圆，厚薄适中。应仔细检查其边缘有无裂纹及粗糙处，以免伤及皮肤。

解释说明工作

初诊病人刮痧时，应先向病人介绍刮痧的一般常识。对精神紧张、疼痛敏感者，更

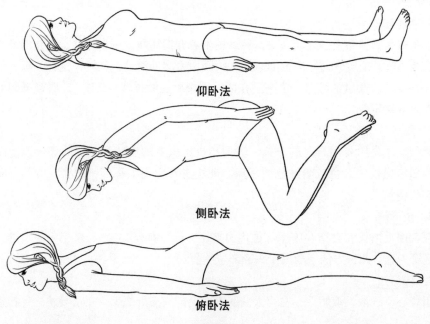

仰卧法

侧卧法

俯卧法

应做好解释安抚工作，以便取得病人的积极配合。

选择体位

应选择便于刮痧者操作，既能充分暴露所刮的部位，又能使患者感到舒适，有利于刮拭部位肌肉放松，可以持久配合的体位。

一般采取坐位，选用有靠背的椅子。刮腰背部，男士面向椅背骑坐，女士侧坐，使其身体有所依靠。刮胸腹部、上肢及下肢前侧采取正坐位。刮下肢后侧采取双手扶靠椅背的站立姿势，病情重或体力衰弱的虚证病人可采取卧位，根据刮拭部位的需要仰卧、俯卧或侧卧。被刮拭部位肌肉放松有利于操作。

涂刮痧润滑剂

暴露出所刮拭的部位，在刮拭的经络穴位处涂刮痧润滑剂。使用活血润肤脂可从管口中挤出少量，涂抹在被刮拭部位，用刮板涂匀即可。如使用刮痧活血剂则将瓶口朝下，使刮痧活血剂从小孔中自行缓慢滴出，忌挤压，因刮痧活血剂过多，不利于刮拭，还会顺皮肤流下弄脏衣服。

刮拭

手持刮板，先用刮板边缘将滴在皮肤上的刮痧润滑剂自下向上涂匀，再用刮板薄面约1寸宽的边缘，沿经络部位自上向下，或由内向外多次向同一方向刮拭。注意每次刮拭开始至结束力量要均匀一致，每条经络或穴区依病情需要刮20~30次左右。

·刮痧保健运板方法

1. 刮痧的运板方法有几十种之多，但是最常用的主要有以下几种：

面刮法： 面刮法是刮痧最常用、最基本的刮拭方法。手持刮痧板，向刮拭的方向倾斜30度至60度，以45度角应用最为广泛，根据部位的需要，将刮痧板的1/2长边或整个长边接触皮肤，自上而下或从内到外均匀地向同一方向直线刮拭。面刮法适用于身体比较平坦部位的经络和穴位。

平刮法： 操作方法与面刮法相似，只是刮痧板向刮拭的方向倾斜的角度小于15°，并且向下的渗透力比较大，刮拭速度缓慢。平刮法是诊断和刮拭疼痛区域的常用方法。

推刮法： 操作方法与面刮法相似，刮痧板向刮拭的方向倾斜的角度小于45°（面部刮痧小于15°），刮拭的按压力大于平刮法，刮拭的速度也慢于平刮法，每次刮拭的长度要短。推刮法可以发现细小的阳性反应，是诊断和刮拭疼痛区域的常用方法。

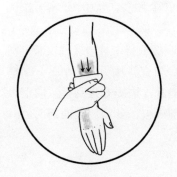 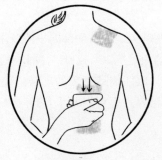

面刮法

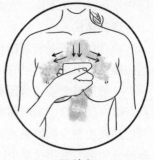

单角刮法： 用刮痧板的一个角部在穴位处自上而下刮拭，刮痧板向刮拭方向倾斜45°。这种刮拭方法多用于肩部肩贞穴，胸部膻中、中府、云门穴，颈部风池等穴。因接触面积比较小，所以要特别注意勿用力过猛而损伤皮肤。

双角刮法： 用刮痧板凹槽处的两角部刮拭，以凹槽部位对准脊椎棘突，凹槽两侧的双角放在脊椎棘突和两侧横突之间的部位，刮痧板向下倾斜45°，自上而下地刮拭。这种刮拭方法常用于脊椎部位的诊断、保健和治疗。

平刮法

点按法： 将刮痧板角部与穴位呈90°角垂直，向下按压，由轻到重，逐渐加力，片刻后迅速抬起，使肌肉复原，多次重复，手法连贯。这种刮拭方法适用于无骨骼的软组织处和骨骼缝隙、凹陷部位，如人中穴、膝眼穴。

厉刮法： 将刮痧板角部与刮拭区呈90°角垂直，并施以一定的压力，刮痧板始终不离皮肤，作短距离（约1寸长）前后或左右摩擦刮拭。这种刮拭方法适用于头部全息穴区的诊断和治疗。

平面按揉法： 用刮痧板角部的平面以小于20°角按压在穴位上，做柔和、缓慢的旋转运动，刮痧板角部平面始终不离开所接触的皮肤，按揉压力应渗透至皮下组织或肌肉。这种刮拭方法常用于对脏腑有强壮作用的穴位，如合谷、足三里、内关穴以及手足全息穴区、后颈、背腰部全息穴区中疼痛敏感点的诊断和治疗。

垂直按揉法： 垂直按揉法将刮痧板的边缘以90°角按压在穴区上，刮痧板始终不离开所接触的皮肤，作柔和的慢速按揉。垂直按揉法适用于骨缝部穴位，以及第二掌骨桡侧全息穴区的诊断和治疗。

2. 特殊刮痧方法

揉刮法： 根据刮拭范围的大小，以刮痧板整个长度的一半长边接触皮肤，刮痧板向刮拭的方向倾斜，倾斜的角度尽量小于15°，自上而下或从内向外均匀地连续做缓慢、柔和的旋转刮拭，即边刮拭边缓慢向前旋转移动，向前移动的推动力小于向下按压的力量。

摩刮法： 两手各持一块刮痧板，将刮痧板平面置于手掌心或四指部位，手指不接触皮肤，两块刮痧板平面紧贴面部两侧皮肤，以掌心或四指力量按压刮痧板的平面，将按压力渗透进肌肉深部，两块刮痧板在面部两侧同时自下而上或从外向内均匀连续做缓慢、柔和的旋转移动，即边按压边缓慢向前旋转移动，向前移动的推动力小于向下按压的力量。

提拉法： 两手各持一块刮痧板，放在面部同一侧，用刮痧板整个长边接触皮肤，刮痧向刮拭的方向倾斜，倾斜的角度为20°~30°，两块刮痧板交替从下向上刮拭，刮拭的按压力渗透到肌肉的深处，以肌肉运动带动皮肤向上提升，边提升边刮拭，向上提升的拉力和向下按压的力度相等。也可以两手各持一块刮痧板，分别放在面部两侧，同时刮拭提拉两侧肌肤。

·刮痧的补泻手法

刮痧的补泻手法是由按压力大小、时间长短、刮拭方向和速度快慢等多个因素决定的。根据刮拭时的力量和速度，刮拭手法可以分为补法、泻法和平补平泻法。

一般中医外治法有三种刮拭手法，认为速度快、按压力大、刺激时间短为泻；速度慢、按压力小、刺激时间长为补；速度适中、按压力适中、时间介于补泄之间为平补平泻，亦称平刮法，。第一种为按压力大，速度慢；第二种为按压力小，速度快；第三种为按压力中等，速度适中。具体应用时可根据患者病情和体质而灵活选用。其中按压力中等，速度适中的手法易于被患者接受。平补平泻法介于补法和泻法之间，常用于正常人保健或虚实兼见证的治疗。

刮痧疗法按压力大小决定刮痧治疗的作用，而速度快慢决定刮痧的舒适感。

体弱、虚证及皮下脂肪少的部位：应用按压力小，速度慢的补法刮拭。

虚实兼见证及亚健康者：采用平补平泻法刮拭。

体质较好，肌肉丰厚部位应用按压力大，速度慢的手法。

体质差或肌肉、脂肪少的部位用按压力小，速度快的手法，虚实兼见证可用按压力中，速度中的平补平泻法刮拭。

刮拭过程中始终保持一定按压力，才能将刮拭的作用力传导至深层组织，才有治疗作用。按压力小，则治疗作用肤浅，按压力大，治疗作用深达经脉、肌肉、骨骼。刮拭速度快，对经脉气血运行的推动力大；速度慢，则推动力减弱。

补、泻效果是由机体状态、俞穴特性和刮拭下法一种因素决定的。刮拭手法是其中的一种因素。机体状态与补泻效果有直接的关系，当机体正气充足时，经气易于激发，刮拭补泻调节作用显著；当机体正气不足，经气不易激发，刮拭补泻调节作用缓慢。俞穴的特性也是一种因素，有些俞穴有强壮作用，如足三里、关元，刮拭这些俞穴可以补虚。有些俞穴有泻实作用，如肩井、曲池，刮拭这些俞穴可以泻实。中医经络的理论认为"顺经气而行则补，逆经气而行则泻。"在刮痧疗法中，保健刮痧和一般病症治疗不必拘泥于这一理论，主要以刮拭手法的速度和力量进行补虚和泻实。对于体质较弱的虚证，可参考这一理论按经气的运行方向刮拭进行补泻。

·刮痧刺激后的痧痕和痧象

刮痧工具作用在人体表面后，皮肤会对这种刺激产生各种各样的反应，发生颜色和形态的变化，这种变化和反应就是"痧象"，也称"痧痕"。常见的痧痕包括体表局部潮红，紫红或紫黑瘀斑，点状紫红小疹子，与此同时常伴有不同程度的热痛感。皮肤的这些变化会持续一至数天。只要刮数分钟，凡有病原的部位它的表面轻则可见微红或花红点，重者出现斑块，甚至见黑色块，摸上去稍有阻碍或隆突感。较严重的青黑斑块在刮拭时会有痛感，如无病，就没有反应和痛感。

痧痕对疾病的诊断，治疗，病程，预后判断方面有一定的临床指导意义。痧色鲜红，呈点状多为表证，病程短，病情轻，预后好；痧色暗红，呈斑片状或瘀块，痧粒密集，多为里证，病程长，病情重，预后差。随着刮痧的治疗，痧象颜色由暗变红，由斑

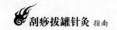

块变成散点，说明病情在好转，治疗是有效的。一般说来，无病者或属于减肥、美容或保健刮拭者，一般无明显痧象。

"痧象"是疾病在体表的病理反应，而刮痧疗法就是利用边刮痧工具或手指或针具在人体体表一定的特定刺激部位或穴位上施以反复的刮拭、提捏、挑刺、揪挤等手法，使皮肤出现片状或点片状瘀血的刺激反应，以达到疏通经络、扶正祛邪、调整脏腑功能、恢复生理状态、排泄毒素、退热镇痉、开窍醒神、祛除疾病为目的的一种物理性的外治疗法，也是从临床实践中总结出来的一种非药物治疗法，多年来一直流传和应用于民间，深受广大群众的欢迎。

·刮拭要领与技巧

一次刮痧治疗的成功与否，刮拭要领是至关重要的，一次刮痧的疗效如何和刮拭要领是紧密联系的，我们主要介绍常用刮痧手法的刮拭要领。

1. 按压力

刮痧时除向刮拭方向用力外，更重要的是要有对肌肤向下的按压力，须使刮拭的作用力传导到深层组织，才能达到刺激经脉和全息穴区的深度，这样才有治疗作用。刮板作用力透及的深度应达到皮下组织或肌肉，如作用力大，可达到骨骼和内肌。刮痧最忌不使用按力，仅在皮肤表面摩擦，这种刮法，不但没有治疗效果，还会形成表皮水肿。但人的体质、病情不同，治疗时按压力强度也不同。各部位的局部解剖结构不同，所能承受的压力强度也不相同，在骨骼凸起部位按压力应较其他部位适当减轻。力度大小可根据患者体质、病情及承受能力决定。正确的刮拭手法，应始终保持稳定的按压力。每次刮拭应速度均匀，力度平稳。

2. 点、面、线相结合

点即穴位，穴位是人体脏腑经络之气输注于体表的部位。面即指刮痧治疗时刮板边缘接触皮肤的部分，约有1寸宽。这个面，在经络来说是其皮部；在全息穴区来说，即为其穴区。线即指经脉，是经络系统中的主干线，循行于体表并连及深部，约有1毫米宽。点、面、线相结合的刮拭方法，是在疏通经脉的同时，加强重点穴位的刺激，并掌握一定的刮拭宽度。因为刮拭的范围在经脉皮部的范围之内，经脉线就在皮部范围之下，刮拭有一定的宽度，便于准确地包含经络，而对全息穴区的刮拭，更是具有一定面积的区域。刮痧法，以疏通调整经络为主，重点穴位加强为辅。经络、穴位相比较，重在经络，刮拭时重点是找准经络，宁失其穴，不失其经。只要经络的位置准确，穴位就在其中，始终重视经脉整体疏通调节的效果。点、面、线相结合的方法是刮痧的特点，也是刮痧简便易学、疗效显著的原因之一。

3. 刮拭长度

在刮拭经络时，应有一定的刮拭长度，为市尺的4~5寸，如需要治疗的经脉较长，可分段刮拭。重点穴位的刮拭除凹陷部位外，也应有一定长度。一般以穴位为中心，上下总长度4~5寸，在穴位处重点用力。在刮拭过程中，一般须一个部位刮拭完毕后，再刮拭另一个部位。遇到病变反应较严重的经穴或穴区，刮拭反应较大时，为缓解疼痛，可先刮拭其他经穴处。让此处稍事休息后，再继续治疗。

·刮拭后的反应

刮痧治疗,由于病情不同,治疗局部可出现不同颜色、不同形态、不同数量的痧。皮肤表面的痧有鲜红色、暗红色、紫色及青黑色。痧的形态有散在、密集或斑块状,湿邪重者皮肤表面可见水疱样痧。皮肤下面深层部位的多为大小不一的包块状或结节状。深层痧表面皮肤隐约可见青紫色。刮痧治疗时,出痧局部皮肤有明显发热的感觉。

刮痧治疗半小时左右,皮肤表面的痧迹逐渐融合成片。深部包块样痧慢慢消失,并逐渐由深部向体表扩散。在12小时左右,包块样痧表面皮肤逐渐呈青紫色或青黑色。深部结节状痧消退缓慢,皮肤表面12小时左右亦逐渐呈青紫色或青黑色。

刮痧后24~48小时内,出痧严重者局部皮肤表面微微发热,出痧表面的皮肤在触摸时有疼痛感。如刮拭手法过重或刮拭时间过长,体质虚弱者会出现短时间的疲劳反应,严重者24小时以内会出现低烧,休息后即可恢复正常。

刮出的痧一般5至7天即可消退。痧消退的时间与出痧部位、痧的颜色和深浅有密切的关系。阴经所出的痧,较阳经所出的痧消退得慢,慢者一般延迟至2周左右消退。胸背部的痧、上肢的痧、颜色浅的痧及皮肤表面的痧消退较快,下肢的痧、腹部的痧、颜色深的痧,及皮下深部的痧消退较慢。

·刮痧操作步骤

(1)首先要向患者做简要解释,以消除其紧张恐惧心,以取得信任,方便进一步地合作与配合。

(2)准备齐全刮痧器具与用品。检查刮具边缘是否光滑、安全,并做好必要的消毒工作。

(3)根据病人所患疾病的性质与病情,并结合患者的体质。确定治疗部位,尽量暴露,用毛巾擦洗干净,选择合适的体位。

(4)在刮拭部位均匀地涂布刮痧介质,用量宜薄不宜厚。

(5)一般右手持刮痧工具,灵活利用腕力、臂力,切忌生硬用蛮力,硬质刮具的平面与皮肤之间角度以45°为宜,切不可成推、削之势。

(6)用力要均匀、适中,由轻渐重,力度要均匀,并保持一定的按压力,以病人能耐受为度,使刮拭的作用力传达到深层组织,而不是在皮肤表面进行摩擦。刮拭面尽量拉长,点线面三者兼顾,综合运用,点是刺激穴位,线是循径走络,面是作用皮部。

(7)刮痧时要顺一个方向刮,不要来回刮,以皮下出轻现微紫红或紫黑色痧点、斑块即可。应刮完一处之后,再刮相邻部位,不要无序地东刮一下,西刮一下。

(8)保健刮须和头部刮治,可以不用刮溶介质,也可以隔衣刮拭,以病人能耐受为度。

(9)任何病症,宜先刮拭颈项部,再刮其他患处。一般原则是先刮头颈部、背部,再刮胸腹部,最后刮四肢和关节。关节部位应按其结构,采用点揉或挤压手法。

(10)如刮取头、额、肘、腕、膝、踝及小儿皮肤时,可用棉纱线或头发团、八棱麻等刮擦之。腔部柔软处,还可用食盐以手擦之。

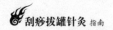

（11）刮拭方向原则按由上而下、由内而外的顺序刮拭。

（12）刮完后，擦干水渍、油渍。让病人穿好衣服，休息一会儿、再适当饮用一些姜汁糖水或白开水，会感到异常轻松和舒畅。

（13）一般刮拭后半小时左右，皮肤表面的痧点会逐渐融合成片，刮痧后24~48小时出痧表面的皮肤触摸时有痛感或自觉局部皮肤有微微发热。这些都属于正常反应，休息后即可恢复正常。一般深部出现的包块样痧或结节样痧在皮肤表面逐渐呈现紫色或青黑色，消退很也较缓。

（14）刮痧时限与疗程，应根据不同疾病之间的性质及病人体质状况等因素灵活掌握。一般每个部位刮20次左右，以使病人能耐受或出痧为度。在刮痧治疗时，汗孔开泄，为了有利于扶正祛邪，防止耗散正气，或祛邪而不伤正，所以每次刮治时间，以20~25分钟为宜。初次治疗时间不宜过长、手法不宜太重，不可一味片面强求出痧。第二次间隔5~7日痧象消失后或患处无痛感时再实施，直到原处清平无斑块，病症自然就痊愈了。通常连续治疗7~10次为1个疗程，间隔10日再进行下一个疗程。如果刮拭完成两个疗程仍无效者，应进一步检查，必要时改用其他疗法。

·刮痧板的清洗和保存

水牛角和玉石制的刮痧板，刮拭完毕可用肥皂洗净擦干或以酒精擦拭消毒，绝对不可高温消毒。

水牛角刮痧板长时间置于潮湿之处或浸泡在水里，或长期置于干燥的空气中，均会产生裂纹，影响使用寿命。因此刮毕洗净后应立即擦干，最好放在塑料袋或皮套内密封保存。

玉质刮痧板不怕水泡，也不忌干燥。但是容易碎裂，所以在保存时要避免磕碰。

有些刮痧板的上端有小孔，可以穿入线绳，随身携带，但在携带中要注意避免磕碰。

·刮痧保健的方式

保健刮痧有两种方式，涂刮痧油刮拭和不涂刮痧油刮拭。这两种刮痧的目的不同，所以在刮拭时间、用力程度和保健效果等方面也各有不同。

涂刮痧油刮拭适用于定期保健刮痧（如1~2周或1~2月刮拭一次），是对亚健康的诊断和治疗。它具有行经活血、疏通经络、排毒解毒、化瘀止痛、净化血液和体内环境、调理脏腑的作用。

涂刮痧油刮拭要根据体质和病症，用轻力，或介于轻重之间，局部适当用重力。刮痧后一般情况下皮肤会出痧或者毛孔张开。每次刮拭不超过30分钟。它的间隔期为同一部位的痧消退后再进行第二次刮痧。

不涂刮痧油刮拭适用于短时间刮痧保健，它有激发经气运行，疏通经络，舒筋活血的作用。

刮拭时不必涂刮痧油，直接在皮肤上刮拭，也可隔衣刮拭。根据健康状况，刮拭时用轻力或介于重力和轻力之间。刮拭到皮肤出现局部的潮红或有热感即可。每次刮拭同一部位不超过两分钟。不涂刮痧油刮拭可以每天进行。

·保健刮痧的应用范围

刮痧在中医理论的指导下可以进行宏观的中医定位诊断。与西医学的诊断不同，刮痧保健也可以对亚健康进行定位和定性。

不同的亚健康症状或不同的疾病，出痧和再现阳性反应的部位各异，同一种亚健康症状或同一种疾病，出痧和出现阳性反应的部位又有一定的规律性。这种规律性多与经络的循行分布，全息穴区的分布以及脏腑器官、经络的病理状态有直接的关系，掌握了这种规律，排除局部的病变，就可以根据出痧和阳性反应的部位来判断是否为亚健康或疾病的病位。

同一部位，痧象形态、疏密、深浅颜色不同的轻重程度有一定的规律性。皮下或肌肉组织发现有结节或条索状的阳性反应，不伴有疼痛感觉，提示虽然经脉气血瘀滞时间长，是以前病变的反应，目前没有症状表现。如果发现有结节或条索状的阳性反应，并伴有经脉气血瘀滞时间长，目前仍有炎症或症状表现。

刮痧后不同的阳性反应也反映了不同的病因，比如酸痛是气血不足的虚证，胀痛是气机运行障碍的气郁、气滞证；刺痛是血液运行障碍的血瘀证。根据痧的色泽，形态，多少也可以判断出人的体质、病因、病性等，因为这些都与人的健康状况有直接的关系。

通过痧象和阳性反应的变化可以了解病情的进退，判断刮痧调理的效果。

有时候痧象的形态可以反映病变的形态，如乳腺增生者、背部乳腺对应区痧象的形态，即提示胸部相对应部位乳腺增生的位置和形态，均匀的痧象提示乳腺弥漫性增生条索状或圆形痧斑提示乳腺条索状或结节状增生，痧的颜色越深，增生部位瘀血越严重。出痧不但可以判断乳腺增生的部位和程度，还可以迅速缓解症状。

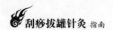

第三章

经络系统及全息刮痧疗法

《黄帝内经》载："经脉者，人之所以生，病之所以成，人之所以治，病之所以起。" 东汉的张仲景在《黄帝内经》的基础上又发展了经络学说，一直到今天，它都是中医研究的核心之一。可以说，经络学说虽然源于远古，却服务至今。

·人体经络系统与刮痧疗法

中医认为，人体是一个有机的统一整体，内在的五脏六腑和外在的四肢五体九窍，都通过经络的网络和气血津液的流布，密切地联系成一个统一的整体。任何局部器官的生理功能和病理变化，对整体的生理活动与病理反应都会发生影响，而整体功能的失调，也必然波及到所有局部器官。因此中医一方面在治疗局部器官的疾病时，注意从整体调节入手，另一方面在诊断和治疗全身疾病时，又可以采取对局部器官的观察和刺激。像中医在临床上广泛应用的头针、耳针、面针、鼻针、眼针、脊针、手针、足针、第二掌骨针等，就是通过诊察（目察和触摸）这些局部器官不同区域的异常变化来诊断全身疾病；通过刺激（针、灸、推拿、压迫、敷药、光照等）局部器官的不同区域，来治疗全身疾病。中医学中这一传统的诊疗方法，现代叫作"全息诊疗方法"。我们在刮痧疗法的实践中，运用生物全息理论的知识，对局部器官的特定的不同区域进行刮压刺激，来达到治疗和保健的目的。同时通过在刮压过程中所发现的敏感点和异常出痧部位，又可以察知内脏健康损害的部位和程度。我们将刮痧疗法和生物全息理论结合起来，总结出"全息刮痧法"。

按照经络和俞穴主治规律的刮痧方法，叫"经络刮痧法"，我们这里又提出了"全息刮痧法"，二者之间既可以相互配合交叉重叠使用，也可以根据具体病情单独选择。

1. "全息"一词的由来和含义

"全息"一词，始出于物理学，是"全部信息"的简称（信息是指客观事物的具体性表现）。1948年，物理学家盖柏和罗杰斯，发明了一种新的照相技术，运用这种照相技术，不仅能拍摄到物体的全方位的立体影像，而且底片的任何碎片，仍能显现整体原像。像这样，乙事物包含有甲事物的全部信息，或局部包含有整体全部信息的现象，就叫全息现象。

2. 生物全息现象及其原理

生物全息现象是普遍存在的现象，我们这里仅仅从一个生物体的局部和整体之间的关系来简单谈谈。树木的一个分枝，就是整棵树的缩影；吊兰的一个分枝，即是母本的再造；斑马一节肢体的斑纹数目，和躯干上的斑纹数目相等；金钱豹一节肢体的斑点数，和躯干上的斑点数相近……这是我们看得见的局部包含了整体全部信息的全息现象。月季花的一节枝条，经插枝养护，可以发育成一个新个体；动物的一个受精卵，在适宜的条件下，可以发育成一个新生命。植物的一节枝条和动物的一个卵细胞，虽然在外观上不能直接看出是整体的缩影，但它们包含了整体的全部信息。无论是能直接看见的，或是不能直接看见的，生物体局部包含着整体全部信息的现象，则是一种普遍的规律，这叫生物的全息律。生物全息律是刮痧保健的基础理论之一。

生物体为什么具有全息律呢？

一个生物体，是由受精卵（在有性生殖过程中）或起始细胞（在无性生殖过程中），主要通过细胞有丝分裂的方式发育而来的，这个受精卵或起始细胞包含一个生物体发育的全部信息。在细胞进行有丝分裂时，含有遗传信息传递基础的染色体，被复制成完全一样的两份，分别分配到两个子细胞内，于是就使每个子细胞，也就是体细胞，都具有了和原初的受精卵或起始细胞完全相同的一整套基因。体细胞的进一步分裂，并在整体的控制和需求下经过特化，形成了一个个形态、功能各异的局部器官。一个个局部器官有机地组合起来，便构成了生物整体，于是生物新个体就形成了。所以生物体上任何一个细胞、器官或部分，都有着与真正胚胎相同的发育原因，都含有与真正胚胎相同的基因，于是也就可以体现出是整体的缩影这样的胚胎性质。生物体上这样一个个相对独立的部分，叫作"全息胚"。如头、耳、鼻、眼、手、足皆是全息胚。

由于人体各个器官的发育，在卵细胞中都是预先有定位的，或者说在受精卵中早已画好了未来整体的图谱，所以这一未来整体的图谱，也应在卵细胞分裂而形成的体细胞、局部器官等任何一个全息胚中都存在着。而中医全息诊疗法中任何一个局部器官的穴区图，都可以看成是未来整体图谱的一部分。全息胚上的穴区，实际上是未来整体中某一器官发育的位点（比如耳穴图谱中的胃区、手诊图谱中的胃区，如果把耳或手比作月季花的一节枝条，让它继续发育的话，胃区将发育为胃腑）。因此也可以称穴区为"全息胚的未来器官"。

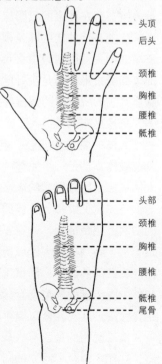

由此我们可以知道，某个局部器官的穴区，和其他部位为对照，其生物学性质相似程度较大。举例而言，耳、手、足的肝区或肾区，则与肝脏或肾脏的生物学性质相似程度较大，因为它们都相当于受精卵中同一个位点，有着共同的发育基础，这个位点在整体这个发育程度最高的全息胚上，得到了充分的发育，并特化为肝脏或肾脏，而在耳、手、足这些较大的全息胚上，却滞育

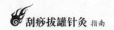

在低级发育阶段，以极不发达的形式潜在地存在着，通常人们看到的只是耳、手、足的整体形态，实在是难以想到这其中还存在着肝、肾的发育基点或区域。

所以，中医学中的头针、耳针、手针、足针……等穴区图，实际就是头、耳、手、足……这些局部器官所包含的未来整体的图谱。人体的任何局部器官，也都包含了对应现在整体的全部信息。

3. 局部器官全息穴区的排布规律

从原则上来说，局部器官是整体的缩影，局部包含了整体的全部信息。但由于局部在发育的过程中，受到整体的制约并根据整体的需要，特化为形态功能各不相同的器官，这其间必然有物质的迁移、叠加、变形等一系列的变化，因此不同器官的全息穴区排布图，也就不可能像整体的照片那样真切。于是我们就有必要了解全息穴区的一般排布规律或说是排布方式。根据中医学中诸多的全息穴区图谱，把其排布规律或排布方式归纳总结为下述几个方面，供大家参考。

整体缩影式

在某些局部器官的全息穴区排布图，大体像一个人体的缩影。比较典型的如耳穴分布规律，像一个倒立的人。足部反射区图，若将双脚并拢，足底部的反射区所组成的图谱，大体像一个蹲坐的人形。

体表投影式

是内部器官在体表的投影，或者是内部器官功能定位在体表的投影。内部器官在体表的投影，比如在躯干这个大全息胚上，我们刮痧时，刮胸、背可治肺脏病症；刮前后心区（也即上腹部和背心部），可治胃的病症；刮脐腹部可治大小肠的病症；刮心前区和左肩胛区可治心脏的病症；刮少腹部和腰腿部可治子宫、膀胱的病症等，所刮区域即是内脏器官在体表的投影区，也属全息穴区的范围。关于内部器官功能定位在体表的投影，比如头针的穴区即是根据大脑皮质的功能定位在头部表面的投影来确定的。在大脑皮质的中央前回和旁中央小叶前部，是发动躯体随意运动的最高级中枢，这一部分在头部表面的投影，即是头针的运动区，刮此区域，就可以治疗大脑运动中枢功能受损（如脑血管病）所造成的偏瘫等症。

顺序排布式

人体的躯干和四肢，其长轴远远大于横轴，形成了近似圆柱样的形状，而躯干和每节肢体，都是一个完整的全息胚，都有全息穴区分布，其全息穴区的位置，大体依照人体从头到尾各器官的次序来排布，这就叫顺序排布式，要掌握全息穴区的顺序排布规律，首先应了解每节肢体的头尾极性。在生长轴线上，总是对立的两极连在一起，而相同的两极相距最远。确定了躯干、每一节肢体乃至头面部的极性和分区次序后，我们就很容易了解刮拭某一区域所主治的病症。比如刮拭任何局部器官的头极性区域，都可以治疗头颈部的病症；刮拭尾极性区域，可治疗膀胱、子宫、大肠、腰骶及下肢的病症；此外中医传统的华佗夹脊诊疗法、背俞穴诊疗法、背部和脊柱两侧阳性反应物诊疗法，正脊疗法，其穴区分布规律都属顺序排布式，也皆可用于刮痧。

值得说明的是，有人认为下肢因接在躯干的"尾"部，所以近心端为头，远心端为尾，这样才符合"对立的两极连在一起"的规律。此说既出，引用者很多，所以有必要就这一问题加以说明。

从人体解剖结构看，下肢的股骨头连接髋骨的髋臼处。髋骨在幼年时代为三个独立的骨块，即髂骨、坐骨和耻骨。三骨之间借软骨互相连结，至十五六岁时，软骨骨化，三骨才逐渐融合成为一骨。在融合部的外侧面有一深窝，这就是髋臼。构成髋臼的主要部分是坐骨的上部。也就是说，股骨头是连接于坐骨上部的，并不是连接于坐骨的下部。如果把坐骨及其附属组织看成是一个全息胚的话，其上部为头，下部为尾。下肢近心端和坐骨头部相连接，因此近心端也就必然是尾、而下肢远心端便是头了。无论上肢或下肢，其近心端都是尾、远心端都是头。人类因几千年的进化而直立了起来，这样才易使人们误认为下肢是连在躯干尾端的，于是就出现了如前面所述的误会。我们再打个比喻，把躯干比拟为树干，把四肢比拟为树枝，树干有梢、根两极，树枝也分梢、根两极。无论是接近地面的树枝还是远离地面的树枝，和树干连接的一端都是很。所以就人体来说，无论是下肢还是上肢，就像从主干分出的枝条一样，连接躯干的一端也都是尾。从全息诊疗和俞穴主治的实践上，也完全证实了这一点。

部位对应式

部位对应式主要指两级对应、上下对应、左右对应，两极对应即头尾对应，比如脱肛、痔疮疼痛、子宫下垂，可刮头顶百会；癫狂、癫痫、晕厥、昏迷，可刺足底涌泉。上下对应是指肩与髋对应、肘与膝对应、腕与踝对应、指与趾对应等等，肩关节周围炎，除刮拭肩背部外，可在髋关节处寻找敏感压痛区进行刮拭；网球肘除刮拭疼痛部位外，还应在膝关节下方寻找敏感区压痛区进行刮拭。左右对应则指左侧肩、肘、腕、髋、膝、踝……分别和右侧肩、肘、腕、髋、膝、踝……相对应，左病可刮右、右病可刮左。上述全息穴区的部位对应，实际就是中医针灸术中所说的上病取下、下病取上，左病取右、右病取左的内容。

后天八卦排布式

如眼部、唇部、脐部等处的全息穴区，按照上述4种规律去套用皆不适合，于是医家们通过长期的实际观察。发现这些局邪器官的全息穴区排布方式，基本依照后天八卦的次序。后天八卦，依次是乾、坎、艮、震、顺、离、坤、兑。

以眼部全息穴区位置为例，人头北脚南仰卧，将左眼分为8个区域，北方为坎位、南方为离位、东方为震位，西方为兑位，依后天八卦次序顺时针方向填入八卦，再配人相应肌腑，于是左眼全息穴区图便确定了。将这一分区对称填入右眼的八个方位，右眼全息穴区图也就确定了。

经脉循行式

从全息生物学的角度看，经脉是生物学性质相似程度较大的细胞群的连续。因此在任何体表部位，某一经脉的循行区进行刮拭，都可以治疗该经脉循行路线上的病症和以经脉所络属的脏腑的病症。比如刮拭小腿外侧前缘足阳明胃经的循行区域，可以治疗局部病、胃经病及胃腑病，小腿这个全息胚上的此区域，便可命名为胃经区。又如足部反射图中肾上腺区、肾区、输尿管区和膀胱区，基本在足少阴行经的循行线上，这几个反射区可以主治肾上腺、肾、输尿管和膀胱的病症，除反射区和相关内脏有对应关系外，和肾经主干的循行也不无关系。

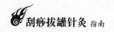

全息穴区的上述6种排布方式或规律，实际上是相互交叉重叠、相互渗透的，这样就使每个局部器官的全息穴区图谱显得复杂起来，也使每个穴区的主治证候更加广泛起来。

·全息穴区和不同器官之间的联系

西医认为，人体各器官都处在通过神经—体液—内分泌联系的统一的内环境中，当某内脏器官发生病变时，其病理信息必然要通过神经—体液—内分泌系统的播散，影响到整个内环境的变化，于是和病变内脏处于同一内环境中的各个周围全息胚上的同名穴区，也就会受到影响，而出现了敏感、疼痛、结节、色泽改变、刮拭时容易出痧等异常改变。因为这些穴区的细胞团和病变内脏的生物学性质相似程度较大，故荣则俱荣、枯则俱枯、如影随形。因此也就可以通过对外周较大全息胚（如耳、手、足、面、鼻、目、舌等）的诊察，来了解内脏的健康状况。对周围全息胚上的穴区进行刺激，比如针、灸、刮拭，使某穴区受到损伤，这一损伤信息通过神经传入中枢，中枢接收到损伤信息后，便发出修复损伤的指令。身体接收到这一指令，体液内环境产生大量的神经递质调节体内的新陈代谢，以适应修复损伤部位的需要，最终使针、灸、刮拭的损伤部位得到了修复。由于我们针、灸、刮拭某些穴区是有目的的，所以机体在修复这些穴区的同时，也就修复了和这些穴区的细胞团生物学性质相似程度较大的内脏器官，从而使该内脏的病也得到了治疗。比如我们刮拭心前区和肩胛区出痧后，机体在修复这两个出痧区的同时，也修复了心脏的损害，从而改变了心肌的供氧，缓解了心绞痛。这可以说是刮痧疗法治病机制的又一个学说。全息穴区和内脏之间通过神经—体液的联系，是它们之间联系途径之一。

中医所说的经络也是全息穴区和内脏器官的联系途径之一。我们在这里从经络的角度来谈谈经络在联系全息穴区和内脏方面的作用。

全息生物学认为，就经络现状来说，某一经络以该经线以外的部分为对照，是生物学性质相似程度较大的细胞群的连续。人体主要的经脉，是分别和五脏六腑相连属的12经脉。各经脉和其所属内脏的细胞群相连续，也必然和其所属内脏的细胞群的生物学性质相似程度较大。不同内脏，其细胞的生物学性质则有所差异，故不同经脉，包括从该经脉所分出的经别、别络、孙络、浮络上的细胞群，其生物学性质也应有所差异。

既然每一个内脏都有一条经脉（12经脉左右对称，实际上是一对经脉）和其相连续，那么各个周围全息胚上的全息胚器官（即各全息胚上的穴区）也应像整体上的内脏器官一样，都有条（或说是一对）极细小的经脉和其相连续。这就是说，每个全息胚也都有12经发育的基础。这些细小的经脉，也可以称作是全息胚经脉（对整体12经来说，可以称作细小络脉），和其所属的全息胚器官（即穴区），生物学性质相似程度较大。

又由于全息胚器官和同名内脏器官的生物学性质相似程度较大，那么当和某全息胚器官（穴区）相连属的细小全息胚经脉进入人体的整体经络网后，必然会和其生物学性质相似程度较大的主干经脉自然形成连续，从而就在整体经络网中形成了一个相互联系、相互影响、密不可分的系统。

这个系统，以某内脏器官为根基，以络属该内脏的经脉为主干，主干上有通向其所联系的官窍（即目、舌、口、鼻、耳等）的经脉分枝和通向全身各全息胚同名穴区的细小经脉（全息胚经脉，也即络脉），细小经脉联系着官窍及各全息胚上的同名穴区，这样就形成了一条自成体系的经络通路。因其很像一棵大树，故而称其为"经络树"。

一棵经络树，既沟通了内脏和五官、五体（皮毛、肉、筋、骨、脉）之间的联系，也沟通了内脏和全身各全息胚上相关穴区位点的联系，既是生物性质相似程度较大的细胞团的连续，还是毛细血管、小血管、神经末梢、小神经束、肥的细胞等特别密集的通道，所以很容易在此经络树中形成各种信息的特异性的优势传导路线。

人体有12正经，至少有12对这样的经络树。经络树与经络树之间，凡相表里的两经（如胆经与肝经、胃经与脾经、大肠经与肺经、小肠经与心经、膀胱经与肾经相表里），皆有交通枝密切相连，此外凡经气交接流注的两经，或另有交通枝相连接的两经，其联系也较密切。凡联系较密切的经络树之间，与联系不密切的经络树之间相比较，其细胞的生物学性质相似程度就比较大些。

至此我们就可以做出如下推论：当一个内脏器官发生病变时，就像一棵树的根基部发生了病害会影响到树干和枝叶的正常生长一样，其病变也必然会波及整个经络树，于是就在经络主干的循行部位上，出现了敏感点、压痛点，刮痧时极易出痧或痧密成片、成块（大多是俞穴所在处）。在该经络树的叶子上，即各全息胚上相关的穴区上，出现了色泽变化、压痛、敏感、隆起、凹陷、皮下结节样、条索样异常改变、刮拭易出痧等现象。因此我们就可以根据这些异常现象所在的经脉与区域，来测知内脏病变的病位、病性（指大体的寒热虚实），乃至病情的久暂轻重。这就是全息诊断及经络俞穴诊病的机理所在。当用针、灸、刮拭、按摩、敷药等等方法刺激经穴或全息胚上的全息穴区时，这种刺激信息便沿经络树的叶、枝、干（刺激经穴便是对经络树干的直接刺激）而传入相应的内脏，外传遍该经络树，既可以促进该经络、脏腑的气血运行，又可以调动机体调节能力、抗病能力和康复能力，从而就可以达到防治疾病、健身强体的保健效果。尽管全身的经络通过各种类型的交通枝，或其他联系方式，最终形成了一个巨大的整体贯通的网络系统，但由于经络树与经络树之间，其细胞的生物学性质有一定差异，这就使病理信息的传导与刺激治疗信息的传导，在一般情况下只在该经络树内较活跃，而较少波及其他经络树，更难以对整个经络网形成特别明显的影响，于是就使全息诊疗具有了一定的特异性。比如胃有病，一般是在足阳明胃经的俞穴和各全息胚的胃区可能出现阳性反应，而不可能使所有经脉的俞穴和所有全息胚上的全部穴区都出现阳性反应。刺激胃经俞穴和各全息胚上的胃区，主要调节胃的健康损害，而不可能治疗五脏六腑所有的疾病。当然在病变严重或病程长久之后，病变亦可由此脏波及彼脏，由此经波及彼经，那么相应的经络树也就应当有异常反应了。因此在刮痧选区时，不仅要选取病变系统的穴区，也还要根据中医表里相关、五行生克制化规律等，选取相关的穴区。

临床实践证实，不同疾病出迹的部位、形态、痧色各异，同一种疾病出痧的部位、形态、痧色也有一定的规律性。这种规律性多与经络的循行分布、生物全息律及脏腑、经络的病理状态有直接的关系。

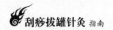

·经络全息刮痧法治病保健的机理

经络全息刮痧法可以预防和治疗疾病，强身健体. 对疼痛类疾病有立竿见影的效果，对内脏功能失调引发的各种常见病也有显著疗效。刮痧为什么会有这样的作用呢？主要是因为经络全息刮痧法以经络学说和全息诊疗学说为理论基础，刮拭的是经脉功能活动反应于体表的部位及和内脏对应于体表的全息穴区。刮拭后的局部汗孔开泄，促进邪气外排，同时又可以疏通经络、宣通气血、振奋阳气、调理脏腑、提高机体的抗病能力。

经络全息刮痧法治病的机理可以从以下四个方面认识：

1. 恢复和提高经络的整体调控功能

经络的纵横交错和沟通联络作用，使机体各脏腑组织器官有机地联系起来，通过这种联系主宰着全身气血运行，经络即是全息穴区和内脏器官的联系途径，又是调节生命活动的信息反馈系统。这种整体调控作用，使机体各脏腑器官组织在功能上能协调共济，成为一个统一的有机整体。

现代医学认为，人体功能活动的调节，包括运动系统与内脏功能活动的调节，以三种调节机制完成，即：神经调节、体液调节与器官组织细胞的自身调节。反射是神经调节的基本方式，体液调节是随血液和组织液到达相应部位起作用。经脉的皮部角质层变薄，经络循行部位含有较其他部位数量更多的神经末梢、神经束、血管、肥大细胞和结缔组织束。对于经络多年的研究进一步证实，刺激经络可以调整神经反应，改善血液和组织间液的循环，加强器官组织细胞的新陈代谢，因此有调节人体功能活动的作用。这说明遍布全身的经络系统是人体最高层次的综合调控体系，有其组织结构基础。

由于刮拭经络和全息穴区的刺激作用，使肌肉收缩舒张，其张力变化的突然刺激以及肌肉收缩而产生的热能和代谢产物（如乳酸、二氧化碳、递质等）的化学刺激，鼓舞和激发了经气，再经过经脉所特有的能量传导作用，并通过多层次的连接，发挥经络整体性、双向性的良性调控功能。其调控作用通过经络系统可达到全身各脏腑器官，使其气机通畅，阴阳气血平衡，功能活动正常。

另外，由于全息穴区与同名脏腑器官之间的内在联系，内脏及各器官组织发生病理改变，其相应的全息穴区会出现敏感、疼痛、结节，刮拭时会有痧的出现。刮拭的刺激和机体免疫系统清除痧的过程，通过神经——体液和经络的传导作用，使全息穴区相对应的脏腑组织器官的疾病也得到了治疗。

2. 宣通气血、活血化瘀、改善微循环

中医认为气血是构成人体和维持生命活动的基本物质之一，是脏腑功能活动的物质基础，又是脏腑生理活动的产物。经络是气血运行的通路。

现代医学认为，血液循环的主要功能是完成体内的物质运输，即运送氧气、营养物质和代谢产物。组织器官中氧气、营养物质和代谢产物的交换是在微循环的部分实现的。微循环是指微动脉与微静脉之间的血液循环。脏腑功能障碍、代谢产物潴留、免疫功能异常、炎症与结缔组织病变均可以形成微循环障碍。当病变部位气机不畅，血液循环不良，代谢产物潴留，缺乏氧气和各种营养素时，血液流动速度明显减慢，血管腔扩

张，通透性紊乱。刮拭后造成毛细血管破裂，血液渗出脉外，由于皮肤的屏障作用，"痧"在皮肤和肌肉之间形成。含有大量代谢产物的血液渗出后，改变了局部经脉的瘀滞状况，促使气血畅通，而含有丰富营养素和氧气的血液会使凝血机制正常发挥，毛细血管的通透性恢复正常，配合刮拭后血管的瞬间收缩反应，出"痧"会很快停止。由于这种治疗方式迅速改变了局部经络的瘀滞状态，变阻滞为通畅，促进了血液、淋巴液和组织间液的循环，使病变器官组织细胞得到充足的氧气和营养素的供应，改变了缺氧状态，活化了细胞，激发和调节了脏腑的功能活动，恢复了患者自身的愈病能力，对脏腑器官产生了治疗和保健作用。

3. 排毒解毒、促进新陈代谢

机体的代谢产物通常通过呼吸、汗液、大小便等形式排出体外。当代谢产物不能通过正常渠道排出体外，在体内存留时间过长时，就会形成对机体有害的毒素。这些毒素包括细菌、病毒以及它们的代谢产物和氧在体内代谢过程中生成的危害细胞的氧自由基和其他活性物质。它们使经络瘀滞，气机不畅，造成细胞缺氧老化，是形成疾病的主要原因之一。

刮痧可以有效地排除体内毒素，补氧祛瘀，活化细胞，加强新陈代谢。在临床观察中发现，完全健康的人，刮拭经络无痧出现；病情较轻，病程较短者，刮出之痧，部位表浅，痧色鲜红；病情重，病程长者，痧色暗红或青紫，出痧部位较深。可以说病情越重，病程越长，痧色越重，部位越深。这是因为健康的人体内代谢产物能及时排出体外，体内无代谢产物潴留，毛细血管通透性正常，故刮拭后无痧出现。当机体脏腑功能减退，发生疾病时，代谢产物不能及时排出体外，在体内出现不同程度的潴留，造成血液微循环障碍，成为危害机体健康。这些使体内环境失衡的内毒素造成毛细血管通透性异常，刮拭时造成毛细血管破裂，故有痧的出现。"痧"即是渗出于脉外的含有大量代谢产物的离经之血（也可以理解为内毒素）。出痧的过程就是排出体内毒素的过程，刮拭过程刺激局部皮肤和组织可以激发经气，调整经气运行，亦能通过经络的联系作用改善与之相连的脏腑器官的功能活动，促进毒素的排出。如刮拭膀胱经的肺俞及手太阴肺经，可以改善肺的呼吸功能和调整皮肤脂腺的分泌，促进毒素从呼吸道和皮肤排出；刮拭胃经的天枢、足三里穴和手阳明大肠经可以调节大肠蠕动，促进宿便排出；刮拭膀胱经的肾俞、三焦俞和任脉的关元、中极穴可以利尿。经常保健刮痧，能及时排出容易引起气血组织的代谢产物，调整脏腑功能，促进经气运行，加强机体新陈代谢，从而达到防病治病的目的。

刮痧可以改善和加强皮肤局部的代谢功能。皮肤有丰富的血管网和神经丛，对表皮细胞的刮拭刺激，使皮肤表层和真皮层微循环畅通，细胞活化，可以加速体内毒素从皮肤排出的过程，加强皮肤的新陈代谢。

4. 增强机体免疫功能

机体的免疫功能，中医称之为正气。正气代表机体的调节适应能力、防御疾病能力和病后的康复能力。一切阻碍机体正常生长和导致疾病的因素，中医称之为邪气。正气充足，抗病能力强，则邪气不能侵犯。而经络系统就是人体的保健系统，经络系统运行正常，是人体正气充足的基础。经常保健刮痧，可以疏通经络，清除邪气，调整脏腑阴

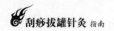

阳气血，激发和加强人体的保健系统，扶植正气，增强抗御病邪的能力。

现代医学认为，清除机体有害异物的过程可以激发免疫系统的功能。人体清除有害异物的天然防御功能是由淋巴系统及血液中的吞噬细胞完成的。刮拭时经络各部位所出现的"痧"，在皮肤与肌肉之间成为异物，从而激发免疫系统的功能。经常刮痧可以使淋巴细胞活力增强，提高机体的应激能力和组织创伤的修复能力，从而加强了机体的免疫功能。

·经络全息刮痧法的临床作用

1. 治疗作用

疼痛是很多疾病的常见症状，给患者造成难以忍受的痛苦。持续疼痛引起的体内反应，会引发其他疾病。在致病因素未彻底消除前，缓解疼痛只能依靠镇痛药物。过多的服用镇痛药，其副作用甚至会超过原发病对人体的危害。因此寻找无副作用的有效消除疼痛的方法，是医生和患者共同的愿望。经络全息刮痧法使这一愿望成为现实。由气滞血瘀，经络气血不畅造成的各种痛症，如头痛，各种神经痛，骨质增生导致的颈椎、腰椎、膝关节痛，风湿病，肩周炎。施以刮痧即可解除局部经络气血瘀滞状态，变阻滞为通畅，迅速缓解疼痛。对于经络气血偏盛、偏衰或气血逆乱、运行失常而导致的脏腑功能失调引发的各种内、外、妇、儿科病症，如高血压、中风后遗症、心悸、哮喘、食欲不振、糖尿病、胃肠功能紊乱、痔疮、神经衰弱、月经不调、小儿生长缓慢等症，对相关经络穴位运用或泻或补之不同的刮拭手法，调整经络气血运行，排除体内毒素，加强新陈代谢，使阴阳气血平衡，恢复经络的良性整体调控作用，使人体呼吸、消化、循环、神经、内分泌等系统恢复正常功能，会起到明显的治疗作用。对于某些器质性的病变、疑难病症，经络全息刮痧法会通过恢复和加强患者自身的愈病能力，起到扶止祛邪的作用。

2. 保健作用

经络全息刮痧法的保健作用表现为以下两个方面：

第一，未病先防。人体疾病的发生，除急性传染性疾病、急性感染性疾病以及突发的意外伤害外，大多数疾病的发生是一个渐进的过程。当人体正气不足时，经络气血运行发生轻度障碍，新陈代谢产物不能及时排出体外，在体内蓄积，导致脏腑器官的细胞发生轻度缺氧现象，这是疾病发生的早期病理变化。此时人体的自觉症状不明显，只表现出精力减退，易于疲劳，稍事休息，即可缓解。如果在疾病发生发展的早期治疗，往往是可以达到耗费最小的资源并收到最好的治疗效果的目的但是用现代医学的检测手段往往查不出典型阳性结果，难以构成疾病的诊断。如果能坚持保健刮痧，可激发和调节经络脏腑功能，及时清除代谢产物，改变细胞的缺氧状态，促进细胞的再生和活化，加强人体的新陈代谢，及时恢复人体正气，防微杜渐，不但可以预防疾病的发生，还可延缓衰老。

第二，已病防变。根据疾病发生及传变的规律，在病邪尚未传变之时，就作好未受邪之地的预防，则可有效地防止病邪传变，以利于正气的恢复，使疾病尚在早期、初期阶段即可获愈。如外邪侵袭人体，不及时诊治，病邪即由表及里，步步深入，使病情变得深重复杂，正气损伤亦会愈加严重。根据经气运行的五行生克制化规律，结合阴阳对刮之原则选经取穴，进行刮痧治疗，就可达到上述已病防变的目的。

3. 诊断作用

经络全息刮痧法的诊断作用有以下几个特点：

第一，此法简便易行，不须借助任何设备或仪器，即可对病位、病程进行概略分析和诊断，而且准确率高，具有很高的可参考性。

第二，诊断与治疗是同步进行的。因为刮拭出痧的过程就是病情病位的诊断和疾病治疗的过程。

第三，这种诊断方法对疾病可起到早期诊断甚至超前诊断的作用。因为疾病早期，用现代医学检测手段尚未发现阳性指标时，经络气血功能的异常却已发生。正确的超前预测诊断可以为治疗和根除病痛争得宝贵的时间，利于患者的康复和对生命的挽救。经络全息刮痧法不但可以在疾病潜伏阶段将其发现，进行治疗，而且还可使今后的预防和保健更具有针对性。

经络全息刮痧法可从以下两个方面协助诊断：

第一，循经诊断和全息诊断。"不通则痛，通则不痛"，这是病变诊断的依据之一。气血通畅，功能正常，就没有疼痛反应；经络气血瘀滞，则会出现疼痛反应。当刮拭经脉或全息穴区时，凡出现刮痛、敏感或局部可触及结节等现象，说明此经脉或全息穴区的气血有不同程度的瘀阻，除外局部病变，即可判断相应经络或相联系的脏腑器官发生了不同程度的细胞缺氧现象。这就是根据经脉和全息穴区的反应状态，来诊断病变部位的方法。

第二，据"痧"断病。据痧断病就是根据出痧的颜色、形态及出痧部位来诊断疾病。首先，根据痧的颜色和形态诊断疾病。在刮拭过程中，邪气深浅和病程久短的不同，痧色形状各异。若痧色鲜红，痧粒分散，痧数较少，说明邪气轻浅，病程较短；若痧色暗红或青黑，痧粒集中或密集成团，并且数目繁多，说明病情重，病程长；若在深部出现包块状或结节状青黑色痧，说明经脉或全息穴区缺氧现象严重，病程较长，有的病变部位涉及脏腑。其次，根据出痧部位诊断病变的部位。出痧部位的深浅，可以反映病邪的深浅。如痧出在皮肤表面，说明病情轻浅，邪气在表；出痧的部位深在皮下，或在肌肉筋脉之中，说明病邪在肌肉关节或脏腑。在骨骼凸起部位出现密集成团的青黑色瘀点或瘀斑，多为该处有骨质增生。也可根据出痧的经络、俞穴或全息穴区判断病位。根据背部膀胱经上五脏六腑之俞穴和相应经脉出痧状况，判断经络脏腑之病变。如胃俞出现包块样痧时，即可判断病邪在胃经或胃。

另外，还可根据痧色及形态的变化来判断疾病的转归，如治疗后痧色变浅，痧形状缩小或消失，说明治疗有效，病情向愈。反之，说明病变严重，刮痧未能控制住病情，病情在加重。后一种情况比较少见，一旦发生应引起重视，尽快明确诊断，采用综合治疗。

这种据痧断病的方法虽尚属粗浅的定位，仍需进一步探索和总结，加以完善，但仅从初步诊断来看，就已显示出刮痧诊断作用有一定的实用价值。

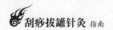

·经络全息刮痧疗法临床应用

1. 头部全息刮痧诊疗

头部刮痧是通过刮拭头部的穴区来调节人体整体功能治疗全身（包括头部）性病症。头部刮痧是将经络学说结合现代医学大脑皮质的功能定位，运用人体全息理论，在其头部与发根部位（头皮）相应的刺激区进行刮拭，以治疗全身疾病。刮拭头部刺激区的定位，大多是将大脑皮质功能区各自在头皮上的投影区，定为不同的刺激区。有一部分刺激区分布在额前，它们和人体的脏腑器官相应，其定位是根据刺激额前某些区域可在躯体相应部位出现感应，并对相应的内脏器官产生一定的治疗作用。反之，人体内某些脏器有病，在额前某些区域也能出现异常反应，故将这些区域定为某脏器刺激区。

2. 脊背部全息刮痧诊疗

足太阳膀胱经循行于背部第一侧线（距后正中线1.5寸），分布有五脏六腑的背俞穴。即肺俞穴、心俞穴、肝俞穴、脾俞穴、胆俞穴、大肠俞穴、小肠俞穴、厥阴俞穴、胃俞穴、膀胱俞穴、三焦俞穴，多用于治疗和诊断相应脏腑的相关病证。另外，传统"华佗夹脊穴"（从第一颈椎到第四骶椎棘突下旁开0.5寸），可治疗相应节段的脏腑器官疾病。有人在前人基础上，又发明了椎旁穴全息诊疗，即所有穴位均分布于后正中线旁开1寸的侧线上，上自第四颈椎棘突下平面起，下至第一骶椎棘突下平面上，其中第7颈椎无相应椎旁穴，故双侧共42穴。

椎旁穴主治：

（1）颈旁穴：主治颈部、上肢疾病。

（2）胸旁1–6：主治肺、胸廓的疾病。

（3）胸旁7–8：主治肺、胃等疾病。

（4）胸旁9–12：主治腹腔内脏病。

（5）腰旁1：主治肠道系统疾病等。

（6）腰旁2：主治膝关节痛及酸软无力。

（7）腰旁3–5：主治下肢疾病。

（8）骶旁穴：主治妇科、泌尿系统、下肢疾病。

夹脊穴主治：

（1）颈1–颈4夹脊穴：主治头部疾病。

（2）颈1–颈7夹脊穴：主治颈肩部位疾病。

（3）颈4–胸1夹脊穴：主治上臂麻木、瘫痪、疼痛等。

（4）颈3–胸9夹脊穴：主治喘、咳嗽、胸痛等病。

（5）胸5–腰4夹脊穴：主治肝炎、胁肋痛、胃痛、呕吐、胆绞痛、胆道蛔虫症等腹腔内脏病。

（6）胸11–腰5夹脊穴：主治腰骶部疾病。

（7）腰2–骶2夹脊穴：主治下肢疾病。

（8）腰1–骶4夹脊穴：主治腰骶部病变与盆腔内脏病。

3. 掌全息

在手背第二掌骨靠近拇指侧有一槽状弧形区域，此处反应敏感，用刮痧板刮压此处，可有酸、麻、胀、痛的感觉。第二掌骨内侧靠近指端（远端）是头穴，靠近腕骨端是足穴，然后在这两穴之间的连线上逐次平分，头穴与足穴的中点是胃穴，胃穴与头穴的中点是肺心穴，胃穴与肺心穴的中点是肝穴。从手背上看，第二掌骨可分为4段，即颈、胸、腰、骶。

另外，还有耳部全息刮痧，足部全息刮痧，手部全息刮痧法等。

人体有病，不一定非要打针吃药，人体本身就有一个"大药库"，能产生治疗各种疾病的"药物"，这就是遍布全身的经络系统。经络系统功能正常，人就健康；经络系统功能减弱，人就会出现亚健康状态，甚至患病。刮痧通过刮拭的按压力刺激肌肤，可以增强经络系统的调控功能而预防和治疗各种疾病。

·刮痧选区的经络俞穴基础

1. 经络的基本概念和功能

经络是经脉和络脉的总称。中医认为，经络是运行全身气血、网络各个脏腑器官、沟通人体内外环境的通路。《黄帝内经》把经络的功能归纳为行血气、营阴阳、决死生、处百病、调虚实。此外中医在临床诊断辨证上、在中药作用归经上、在针灸推拿刮痧选穴选区上、在气功导引行气运气上，都用到经络理论。

近年来，国内外科学工作者运用声、光、热、电、磁、核等生物物理学方法，测得经络在体表部位的循行线具有高振动音、高冷光、高红外辐射、低阻抗、显性或隐性传感等特性，并和同位素原子的优势扩散线中相一致。用生物化学的方法，测得经络循行线还具有高钙离子浓度，高二氧化碳释放等特性。而且研究发现经络现象在动植物体上普遍存在。进一步的形态学研究认为，经络是人体纵行的一种多层次、多结构的立体空间系统，在这一立体空间系统中，正是生理、病理各种信息传播的优势通道，也是人体最大的调控系统。

关于经络的生理功能，具体有以下几点：

一是沟通表里上下。联系脏腑器官。如沟通脏腑和外周肢行、五官九窍之间的联系，脏腑与脏腑之间多途径的联系，经络与经络之间的联系。

二是运行气血，濡养脏腑组织。这也就是《灵枢·本脏》所说的"经脉者，所以行血气而营阴阳，濡筋骨，利关节者也。"

三是感应传导针刺或是其他刺激，比如刮痧刺激，艾灸刺激等，并可以将药物传导传输至病变部位。

四是调节人体功能平衡，在通常情况下，经络系统处于自动化优化调控状态，随时识别并自动调整机体阴阳气血的失衡倾向，使机体随时保持着阴阳气血的相对协调平衡，一旦机体阴阳气血失衡，人体就处于病态了，在这种情况下，就可以在经络理论的指导下通过针刺、按摩、刮痧、艾灸，以及药物来激发或提高经络系统的调节功能，使机体的阴阳气血重归平衡协调，于是使达到了恢复健康的目的。经络的这一功能，在《黄帝内经》里叫"调虚实"、"处百病"。

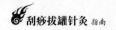

2. 经络系统的组成

经络系统是经脉、络脉、十二经筋、十二皮部所组成的。

经脉分正经和奇经两大类。正经即十二经脉，有手足三阴经、手足三阳经，直接和五脏六腑相连，是全身气血运行的主要通道。奇经有八个，这就是督脉、任脉、冲脉、带脉、阴跷脉、阳跷脉、阴维脉、阳维脉，有统率、联络12经脉和调节经脉气血盈亏的作用。但十二正经都有阴阳经表里相合的关系，奇经没有阴阳经表里相合关系，十二经别是从十二经脉别出的经脉，可加强十二经脉表里两经之间的联系，并弥补十二经脉和其未能达到的器官之间的联系，经脉中的十二正经和奇经中的督、任二脉，合称"十四经"，是针灸、推拿、刮痧疗法中应重点掌握的内容。

络脉是经脉的细小分支。分为十五别络、浮络、孙络，十五别络是较大的主要络脉，可加强相表里的阴阳两经在体表的联系。浮络是浮现于体表的络脉。孙络是最细小的络脉的分支，它遍布全身。孙络不仅使营卫气血通行敷布于体表，而且也是邪气出入的通路，刮痧疗法主要刺激的部位即是孙络和浮络，刮后所出现的痧，即出自孙络，出痧后则提示邪气已从孙络外泄。

经筋是十二经脉与筋肉之间的联络通路，有连缀四肢百骸，管理关节屈伸运动的作用。

皮部是十二经脉功能活动在体表的反映部位，或说是十二经脉在体表的势力范围，也叫十二皮部。某经的皮部，就是该经在体表的作用区域，刮痧法刮拭面积较大，在刮拭某经时，除了刮拭到经脉主干线外，也刮拭了其皮部的孙络，或说是主要刮拭了其皮部的孙络而起到治疗作用的。由于刮痧法是直接在十二经脉的皮部刮拭，所以这里再说明一下皮部的范围，生理功能和它在诊断、治疗上的意义。

（1）关于十二皮部在体表的部位，尚未见到古代文献的明确记载，一般认为，每条经脉的皮部，应以该经脉循行线为中心，向两侧对称拓宽至相邻经脉的皮部为止。

（2）十二皮部的生理功能。一是充养皮毛，脏腑精气通过经脉而布达到皮部，从而起到营养皮毛的作用，所以皮毛的润泽与枯槁，可反映皮部气血的盈亏，并间接反映脏腑精气的盛衰。二是防御外邪，外邪侵犯人体，首先侵及皮毛，进而是络脉，经脉，直至脏腑。所以十二经皮表之部，也就是十二皮部，显然是防御外邪的第一道屏障。如果皮部气血失和、功能衰弱，邪气就易于由皮部入侵而逐渐深入。

（3）十二皮部在诊断及治疗方面的意义。因脏腑通过经脉、络脉、皮部和体表建立了联系，所以脏腑的功能活动和气血盛衰，可以在皮部反映出来。这也是《黄帝内经》所说的"有诸内，必形诸外"的意思。于是在诊断上就可以从人体外表的变化，加面色、舌象、体表的寒热等，测知内在脏腑的功能状况。如《灵枢·经脉篇）说：足阳明胃经"气盛则身以前皆热"，"气不足则身以前皆寒栗"，这是因为足阳明胃经及其皮部循行分布在身前的缘故。又如《素问·刺热篇》说："脾热病者鼻先赤"，"肾热病者颐先赤"等等，也属通过皮部诊知内脏情况的举例。特别是刮痧疗法中，在某经皮部刮出痧后，可以依据痧色的深浅、痧粒的疏密、痧位的深浅来诊断病位的深浅、病情的轻重、病性的寒热、病程的久暂。在治疗方面，有许多外治法就是通过皮部来起作用的。如用药物薰、洗、浴、敷、贴，用梅花针叩击、艾条灸烤、激光照射、电流刺激、推拿手法等，首先作用于皮部，然后通过皮部将药物或其他刺激或治疗信息传入经脉、通过经脉而入内脏，从而起到治疗疾病的作用，特别是刮痧疗法，是通过刮拭或点压的方式，直接作用于十二皮部的孙络，使细小的络脉充血或出血，使皮部的汗孔开张，从而达到排泄邪气、调整经络和脏腑功能的目的，使机体恢复健康。可见十二皮部在刮痧疗法中的意义是不可轻忽的。

3. 十二经脉的概况

十二经脉命名

十二经脉对称地分布在人体左右，左右两侧各有十二条，所以全身实际是二十四条经脉。

十二经脉分为阴阳两大类，阴经有六、阳经也有六。通过手的经脉叫手经，通过足的经脉叫足经。每经都有固定的连属内脏。这样经脉的名称就综合了手足、阴阳、脏腑的内容而确立下来，如"手太阴肺经"，即是通过手，连属肺的阴经。

十二经脉分布、走向和交接规律

十二经脉分布规律：如一人双手触地取爬行姿势，并仰头面向前方，那么太阳照得着的部位大体是阳经的循行部位，太阳照不着的部位，大体是阴经的循行部位。在头部，足太阳经行头项，足少阳经行头侧，足阳明经行面额。在躯干，足太阳经行后背，足少阳经行两侧，足阳明经及足三阴经行胸腹。在上肢，阳经行伸侧（外侧）、阴经行屈侧（内侧）。在下肢，阳经行于外侧、后侧，阴经行于内侧。而且阳明、太阴经在前缘，少阳、厥阴经在中间，太阳、少阴经在后缘，形成阴阳表里两经两两相对的分布。

十二经脉的走向和交接：手三阴经从胸走手，手三阳经从手走头，足三阳经从头走足，足三阴经从足走腹胸。手之阴阳经交接于手，足之阴阳经交接于足，手足阳经交于头，手足阴经交于胸腹。

十二经脉的表里关系

手足三阴三阳经，通过经别和别络互相沟通，组合成六对表里相合的关系。凡相表里的两经，则在四肢末端交接，分别循行于四肢内外两个侧面的相对应位置，分别属于相表里的两个脏腑，经络相表里和脏腑相表里是一致的。刮痧法中的阴阳对刮原则，就是指对刮相表里的两经。

十二经脉气血流注次序

十二经脉气血的运行是首尾相贯，如环无端的。按照"手太阴肺经－手阳明大肠经－足阳明胃经－足太阴脾经－手少阴心经－手太阳小肠经－足太阳膀胱经－足少阴肾经－手厥阴心包经－手少阳三焦经－足少阳胆经－足厥阴肝经－手太阴肺经"这一流注次序。

4. 任、督二脉的循行和功能

（1）督脉起于胞中，下出会阴，行于人体后正中线，上经头正中线，经头顶、额部、鼻及上唇，终于上唇系带处。有统率全身阳经的功能。多次和手足三阳经及阳维脉交会，可以调节全身阳经的经气，所以也叫"阳脉之海"。它的分支入脑、属肾，主干行于脊里，因此和脑、髓、肾的功能关系密切。

（2）任脉任脉起于胞中，下出会阴，行于人体前正中线，上行至下颌部，环绕口

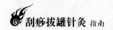

唇，沿面颊分行至眼眶下。有总任全身阴经的功能，多次和手足三阴经及阴维脉交会，可以调节全身阴经经气，所以也叫"阴脉之海"，而且和女子妊娠有关，因此又有"任主胞胎"的说法。

5. 十二经脉所属脏腑的功能

手足阴经，皆分别和脏相连属；手足阳经，皆分别和腑相连属。脏具有化生和贮藏精气的功能，属阴，其为病多虚证；腑具有传送和消化饮食物、排泄糟粕的功能，属阳，其为病多实证。中医对脏腑的认识，除了和古代的人体解剖知识有关外，主要是从人体内脏的功能角度来进行论述的。

（1）肺。肺属五脏之一，在胸腔，手太阴经和它相连属，在五行属金，和大肠相表里。它的主要生理功能是：主气、司呼吸，主宣发肃降，通调水道，朝百脉而主治节，以辅佐心脏调节气血的运行。肺上通喉咙，外合皮毛，开窍于鼻，在液为涕，在志为忧。

（2）心。心属五脏之一，在胸腔，膈膜之上，手少阴经和它相连属，五行属火，和小肠相表里，起着主宰生命活动的作用。它的主要生理功能一是主血脉，二是主神志。心开窍于舌，其华在面，在液为汗，在志为喜。

（3）心包。心包也叫心包络，是包在心脏外面的包膜，具有保护心脏的作用，外邪侵袭于心，首先由心包受病，手厥阴经和它相连属，没有五行配属和表里配合的说法。

（4）脾。脾属五脏之一，在中焦膈下，足太阴经和它相连属，在五行属土，和胃相表里，脾胃同属消化系统的主要脏器，是气血化生之源，人体"后天之本"。它的主要生理功能是：主运化水谷稍微和水液，主升清，主统摄血液。脾开窍于口，其华在唇，在液为涎，在体合肌肉，主四肢，在志为思。

（5）肝。肝为五脏之一，在横膈之下，右胁之内，足厥阴经和它相连属，在五行属木，和胆相表里。它的主要生理功能是主疏泄和主藏血，其主疏泄的功能，对全身气机的畅达、饮食物的消化吸收及情志的调畅皆有重大影响。肝开窍于目，在液为泪，在体主筋，其华在爪，在志为怒。

（6）肾。肾为五脏之一，在腰部脊柱两旁，左右各一，足少阴肾经和它相连属，在五行属水，和膀胱相表里。它的主要生理功能是：藏精，主生长发育和生殖，主水液代谢。由于肾藏有先天之精，为脏腑阴阳之根本，生命之源，故称其为"先天之本"。肾主骨生髓，外荣于发，开窍于耳和二阴，在液为唾，在志为恐和惊。

（7）胆。胆为六腑之一，与肝相连，足少阳经和它相连属，在五行属木，和肝相表里。它的主要生理功能是贮存和排泄胆汁，胆汁进入小肠，直接有助于饮食物的消化。胆又有主决断的功能。

（8）胃。胃为六腑之一，在上腹部，足阳明经和它相连属，在五行属土，和脾相表里。它的主要生理功能是接受容纳并腐熟饮食物，其气以降为和，主通降。和脾共称后天之本。

（9）小肠。小肠为六腑之一，上接胃，下通大肠，为一个相当长的管道器官，手太阳经和它相连属，在五行属火，和心相表里。它的主要生理功能是接受盛容饮食物和消化饮食物，这叫主受盛和化物。还可以分别出水谷精微、水液和食物残渣，这叫泌别清浊。

（10）大肠。大肠为六腑之一，上接小肠、下通肛门，手阳明经和它相连属，在五行属金，和肺相表里。它的主要生理功能是传化糟粕，也就是将小肠泌别清浊后所剩余的食物残渣，再吸收其多余水分，变化为粪便，排出体外。

（11）膀胱。膀胱为六腑之一，在小腹中央，足太阳经和它相连属，在五行属水，和肾相表里并直接和肾相通。它的主要生理功能是贮尿和排尿。

（12）三焦。三焦为六腑之一，手少阳经和它相连属，但没有五行配属和相表里的脏器。三焦是气的升降出入的通道，又是气化的场所，故其功能之一是主持诸气，总司全身气机和气化。三焦还是水液升降出入的道路，有疏通水道，运行水液的作用。在中医学里还有上焦、中焦、下焦的划分。横膈以上，心肺头面为上焦，主气的升发和宣散。膈下脐上为中焦，包括脾胃肝胆，为升降的枢纽，气血化生之源。胃以下的部位和脏器，包括小肠、大肠、肾和膀胱等，为下焦，主泌别清浊、排泄糟粕和脲液。后世医家，将肝肾精血、命门原气等也都归属于下焦。

6. 奇经八脉

奇经八脉是任脉、督脉、冲脉、带脉、阴跷脉、阳跷脉、阴维脉、阳维脉的总称。它们与十二正经不同，既不直属脏腑，又无表里配合关系，其循行别道奇行，故称奇经。其功能有二：一是沟通十二经脉之间的联系；二是对十二经气血有蓄积渗灌等调节作用。

任脉，行于腹面正中线，其脉多次与手足三阴及阴维脉交会，能总任一身之阴经，故称"阴脉之海"。任脉起于胞中，与女子妊娠有关，故有"任主胞胎"之说。

督脉，行于背部正中，其脉多次与手足三阳经及阳维脉交会，能总督一身之阳经，故称为"阳脉之海"。督脉行于脊里，上行入脑，并从脊里分出属肾，它与脑、脊髓、肾又有密切联系。

冲脉，上至于头，下至于足，贯穿全身；成为气血的要冲，能调节十二经气血，故称"十二经脉之海"，又称"血海"。同妇女的月经有关。

带脉，起于季胁，斜向下行到带脉穴，绕身一周，如腰带，能约束纵行的诸脉。

阴跷脉、阳跷脉：跷，有轻健跷捷之意。有濡养眼目、司眼睑开合和下肢运动的功能。

阴维脉、阳维脉：维，有维系之意。阴维脉的功能是"维络诸阴"；阳维脉的功能是"维络诸阳"。

7. 十二经别

十二经别是十二正经离、入、出、合的别行部分，是正经别行深入体腔的支脉。十二经别都是从十二经脉的四肢部位别出，阳经经别合于本经，阴经经别合于相表里的阳经。它有三个方面的生理功能：一是加强了十二经脉中相为表里的两条经脉在体内的联系；二是别络对其他络脉有统率作用，加强了人体的内部联系；三是灌注气血濡养全身。

8. 十二经筋

十二经筋是十二经脉之气结聚于筋肉、关节的体系，是十二经脉的外周连属部分。其功能活动有赖于经络气血的濡养，并受十二经脉的调节，故将其划分十二个系统，称为"十二经筋"。经筋的作用主要是约束骨骼，利于关节屈伸活动，以保持人体正常的运动功能。

9. 十五络脉

十二经脉和任督二脉各自别出一络，加上脾之大络，共计十五条，称为十五络，分别以十五络所发出的俞穴命名。其主要作用是加强阴阳、表里经之间在体表的联系。

在十五络脉中，十二经脉的络脉都是从四肢肘、膝以下分出，络于相互表里的阴阳两经之间，从阳走阴或从阴走阳，为十二经在四肢互相传注的纽带。

任脉之络脉分布在腹部，络于冲脉；督脉之络脉分布在背部，除别走太阳之外，并能联络任脉和足少阴经脉；脾之大络分布在侧身部，能总统阴阳诸络。这三者在躯干部发挥其联络作用，从而加强了人体前、后、侧的统一联系。

手太阴络脉

络名：列缺。

部位：在腕后一寸半处。

邻经：别走手阳明经。

循行：从列缺穴分出，起于腕关节上方，通手太阴经直入掌中，散于鱼际。

手少阴络脉

络名：通里。

部位：在腕后一寸处。

邻经：别走手太阳经。

循行：从通里穴分出，别而上行，沿经脉入于心中，向上联系舌根，归属于目系。

手厥阴络脉

络名：内关。

部位：在腕后二寸处。

邻经：合手少阳经。

循行：从内关穴处分出，出于两筋间，沿经上行系于心包络，络于心系。

手阳明络脉

络名：偏历。

部位：在腕后三寸处。

邻经：别入手太阴经。

循行：从偏历穴处分出，别入手太阴，其支向上沿臂至肩髃，上面颊，络于牙齿，分支入耳中合于宗脉（指主要经脉）。

手太阳络脉

络名：支正。

部位：在腕后五寸处。

邻经：内注手少阴经。

循行：从支正穴处分出，向上行至肘，络于肩髃部。

手少阳络脉

络名：外关。

部位：在腕后二寸处。

邻经：合心主（厥阴）。

循行：从外关穴处分出，绕行于臂膊外侧，注于胸中，同厥阴经会合。

足阳明络脉

络名：丰隆。

部位：在足外踝上八寸处。

邻经：别走足太阴经。

循行：从丰隆穴处分出，走向太阴，其支脉沿胫骨外侧向上，络于头顶，与各经脉气相结，复下络于喉咙和咽峡部。

足太阳络脉

络名：飞扬。

部位：足外踝上七寸处。

邻经：别走足少阴经。

循行：从飞扬穴分出，走向足少阴经。

足少阳络脉

络名：光明。

部位：在足外踝上五寸处。

邻经：别走足厥阴经。

循行：从光明穴分出，走向足厥阴，向下联络足背。

足太阴络脉

络名：公孙。

部位：在距第一跖趾关节后方一寸处。

邻经：别走足阳明经。

循行：从公孙穴处分出，走向足阳明经，其支脉入腹腔，联络肠胃。

足少阴络脉

络名：大钟。

部位：在内踝后下方。

邻经：别走足太阳经。

循行：从大钟穴处分出，走向足太阳经。其支脉与本经相并上行，走到心包下，外行通贯腰脊。

足厥阴络脉

络名：蠡沟。

部位：在足内踝上五寸处。

邻经：别走足少阳经。

循行：从蠡沟穴分出，走向足少阳经。其支脉经过胫骨，向上至睾丸，结聚在阴茎处。

任脉之络

络名：鸠尾。

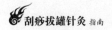

部位：在胸骨剑突下。

邻经：督脉。

循行：从鸠尾穴处分出，自胸骨剑突下行，散布在腹部。

督脉之络

络名：长强。

部位：在尾骨尖下半寸处。

邻经：别走足太阳经。

循行：从长强穴处分出，挟脊柱两旁，上行到项部，散布在头上。下行的络脉，从肩胛部开始，向左右别走足太阳经，进入脊柱两旁的肌肉。

· 打通经络就打开了血液流畅的通道

《内经·素问·经脉》篇中说："经脉者，所以能决死生，处百病，调虚实，不可不通。"无数人引用这句话来说明经络的重要性。"不可不通"的"通"不可解释为懂得、通晓之意。应当解释为"通畅"之意。经络通畅才是"决死生，处百病，调虚实"的根本和关键所在。

《调经论》说"五脏之道，皆出于经隧，以行血气，血气不和，百病乃变化而生，是故守经隧焉"。"调"是调畅，"经"是经脉。亦可说明经脉"决死生，处百病"，治疗疾病都要通过调畅经脉来进行，所以篇名叫"调经论"。

人体内的经络气血一旦不通畅，脏腑组织的代谢废物就无法快速有效地排出体外，代谢废物在体内不能及时有效排出体外就会污染全身，人体就无法保持健康，由此各种各样的疾病随时都可能发生。同时，我们吃再好的补品也没用，因为水谷精微不能被运输到全身脏腑组织以提供营养。

经络的气血通不通是有信号的。比如身体某个地方酸、麻、胀、痛，都可以理解为经络气血不通的信号，它提醒忙碌的人们注意了，你身体某个部位的经络发生阻塞了。

所以，如果感觉到身体酸、麻、胀、痛时，就需要赶快疏通经络，防病于未然。另外一种方法就是在全身刮痧。如果感觉哪条经脉、哪个穴位处出现酸、麻、胀、痛的感觉，就提示要重点刮拭，以便疏通经络，达到防病治病的目的。

第四章

人体不同部位的刮痧方法

　　针对人体的不同部位，要用不同的刮痧方法，这样才能使治疗达到更好的效果。比如，脸部刮痧手法最好要轻柔，而背部刮痧则要按照不同的情况，适当考虑加大力度。不同的刮痧方法可以更好地针对不同的病症情况，达到事半功倍的效果。

·头部刮痧法

　　元明时期，已有较多的疗法记载，以瓷勺刮背，驱散邪气。至清代，不仅在《理瀹骈文》等著作中记载着有关刮痧症的内容，而且还出现了刮痧专著，比如《七十二种痧症救治法》对刮痧疗法的理论和操作做了全面系统的描述。

　　头部刮痧所用的刮痧板用有活血润养功效的天然牛角做成，一端为梳型，可用于头部经络的疏通，另一端为波浪型，可作用于点按头部相应的穴位。头部有头发覆盖，须在头发上面用面刮法刮拭。不必涂刮痧润滑剂。为增强刮拭效果可使用刮板薄面边缘或刮板角部刮拭，每个部位刮30次左右，刮至头皮有发热感为宜。如果有出血性疾病，比如血小板减少症者无论头部还是其他部位都不能刮痧。如果有神经衰弱，最好选择在白天进行头部刮痧。

　　经常作头部刮痧可以促进头部血液循环，消除疲劳、消除头疼、改善大脑供血。长期做头部刮痧还有利于改善头发干燥、脱发的现象。

头部刮痧的选穴与方法

　　太阳穴：太阳穴用刮板角部从前向后或从上向下刮拭。

　　头部两侧：刮板竖放在头维穴至下鬓角处，沿耳上发际向后下方刮至后发际处。

　　头顶部：头顶部以百会穴为界，向前额发际处或从前额发际处向百会穴处，由左至右依次刮拭。

　　后头部：后头部从百会穴向下刮至后颈部发际处，从左至右依次刮拭。风池穴处可用刮板角部刮拭。

　　头部也可采取以百会穴为中心，向四周呈放射状刮拭。

　　全息穴区：额顶带从前向后或从后向前刮拭。顶枕带及枕下旁带从上向下刮拭。顶颞前斜带或顶颞后斜带及顶后斜带从上向下刮拭。额中带、额旁带治疗呈上下刮拭，保健上下或左右方向刮拭均可。全息穴区的刮拭采用厉刮法。

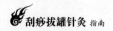

·面部刮痧法

面部刮痧对提升面部皮肤有显著功效，尤其是对眼袋、黑眼圈、斑点痘痘等常见问题有良好的治疗效果。面部刮痧根据面部生理结构，设计专用刮痧板，沿面部特定的经络穴位，实施一定的手法，使面部经络穴位因刮拭刺激而血脉畅通，达到行气活血，疏通毛孔腠理，排出痧气，调整面部生物信息，平衡阴阳的目的。同时，面部经络穴位受刮拭刺激而产生热效反应，使颜面局部血溶量和血流量增加，将受损部位、弱细胞激活，促使代谢产物交换排出，氧化、修复、更新而发挥正常作用，最终达到排毒养颜、舒缓皱纹、活血除疮、抗氧嫩白、行气消斑保肤健美的效果。

面部刮痧的选穴与具体方法

（1）均匀上面部精油。

（2）用刮痧板轻按面部穴位，由下往上：承浆、两地仓、两迎香、巨髎、颧髎、两鼻通、睛明、印堂、攒竹、鱼腰、丝竹空、瞳子髎、球后、承泣、四白、太阳。

（3）用刮痧板点按面部穴位：印堂、发际、攒竹、发际、鱼腰、发际、丝竹空、发际、太阳、医肉、听会、听宫、耳门。

（4）开始刮痧，刮痧路线起止点及顺序如下：

①承浆——听会

②地仓——听会

③人中——听会

④迎香——听会

⑤鼻通——耳门

⑥睛明——耳门

⑦攒竹以下——太阳穴

⑧额头分三段——太阳穴

（5）用刮痧板轻轻按抚全脸。

（6）按（4）所述刮痧路线，再由额头刮至下颌，即由8线至1线。提拉左边脸颊，提拉右边脸颊。

（7）用刮痧板轻轻按抚全脸。

（8）颈部路线：由神经沿着淋巴走向，从耳后至锁骨轻刮，向下排颈部淋巴液。

脸部刮痧时需注意：手法一定要轻柔，手持鱼形刮痧板沿经络轻盈刮拭，不可用力过猛。

值得注意的是，面部属暴露之肤，与身体各部位肌肤有所不同，因此面部刮痧不必追求刮出"痧斑"，以刮至有热效应刮出痧气为宜。一般受术者感觉面部微热，好象是刚蒸脸或热敷面一样，个别人会有脸周或面颊、发际处感到轻微的跳动感或蚁行感，一部分人还因血流循环加快而感到心情舒畅的惬意感。80%的人即红热瞬间就恢复正常，过后脸部即感轻松、清爽、舒适，露出白里透红的自然肤色。

·颈部刮痧法

颈部经常易受寒就感脖子酸，僵硬或长时间保持不动易造成气血不通。可用刮痧板从发际往下刮痧呈紫红色点状，坚持到至正常颜色就不痛。

首先被刮痧人面部朝下，在胸前垫一个枕头，这样有利于刮痧板和颈部穴位的接触。

颈部刮痧方法1：从风池穴向下到肩井穴。两侧都要刮。

颈部刮痧方法2：从风府穴到哑门到大椎一条直线刮过来。

刮拭这些部位，可以治疗颈椎病，落枕，头痛的疾病。

刮拭颈部能很好地解决头晕、头痛等头部问题。颈部是连接头部和躯干的桥梁，非常重要。我们可以用刮痧的方法把颈部的经络疏通，把颈椎、颈部的肌肉群调顺，包括中间的督脉、两端的膀胱经、胆经，它们都与头部相连。我们把它们疏通了，头部的很多症状也就迎刃而解了。我们可以刮一刮颈部，然后观察出痧的位置，看看是中间出痧多还是两侧出痧多，是督脉有瘀滞还是膀胱经或是胆经有瘀滞。任何一条经脉有瘀滞都会影响到躯干的一系列的问题。颈部的不同区段分别对应着大脑、咽喉、五官、颈肩，观察出痧的位置，可以判断出头部及肩颈哪个位置出现了问题。比如最上边的颈椎出现病变说明头部供血不足、容易出现头晕等症状。我们还可以根据出痧的颜色深浅来判断病变的时间的长短。出痧的颜色越深，说明瘀血的时间越久，代谢的产物越多。出痧很多，但是颜色鲜红，并无大碍，说明经脉瘀滞的时间很短，如果出痧很稀疏，那就更没什么问题了，根本不用担心。颜色发紫就说明病情比较严重。有些人气血不足，就不容易出痧，那怎样判断他是否身体有问题呢？这就要依赖刮痧时的手感了。气血供应不足的人，血液的营养供给和供氧量都不足，皮下就会有一些结节。这是因为人体组织在缺氧的情况下会增生，局部的肌肉长期处于紧张状态就会粘连。这时候进行刮拭，手感就会不一样，会感到不顺畅，被刮的人也会感觉到疼痛或是有个包。这时，尽管没有起痧，也说明这个地方气血有瘀滞，经脉不顺畅，也会引发一系列的问题。

颈部刮痧的具体操作方法

被刮痧者倒坐在椅子上，手臂搭在椅背上，肌肉放松，这样能减轻疼痛。

涂刮痧油，并用刮板把油涂匀。颈部的刮痧要先刮中间（督脉），并且一定要从发髻里面开始刮，因为颈椎的第一节位置比较高，特别是头部不舒服的人，一定要从比较高的位置刮起，才能刮到第一节颈椎，才能真正有效。左手拖住被刮者的额头，右手从上向下刮拭颈部，压力逐渐增大，可以根据每个人的承受能力来决定刮痧的力度，但是一定要压下去。毛孔张开或者没有新的痧出现就可以停止刮痧了。这一段就算刮完了，就可以换下一段继续刮。低头是最高的凸起部位是大椎，也就是第七颈椎。我们做颈部刮痧，刮过第七颈椎就可以了。然后再刮两边（膀胱经）。中指放在刮痧板的两个角中间，然后用两个角同时刮拭颈部的两侧，一定要压下去，要有力度。最后用单角从上向下刮最外面的两侧（胆经）。先刮风池穴，很多人刮这个位置都会感到疼痛。凡是有头部不舒服的，感冒头疼，血压高头疼，颈椎问题引起的头晕，刮拭这个部位时都会感到

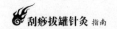

疼痛。再向下刮两侧的胆经，这个地方的肌肉容易紧张、僵硬，不要使劲硬刮，可以用按揉的方式轻刮。每次刮完痧之后要等待5~7天，等痧完全消退才能再刮第二次。大概一周一次。等到不再出痧，症状完全消失，可以每天刮一刮，这时就不必使用刮痧油，隔着衣服刮就可以。

· 背部刮痧法

　　背部保健十分重要。传统刮痧保健里最重要的就是背部刮痧。刮背既有诊断作用，又有治疗作用、保健作用，它需要一定的方法、技巧和规律。五脏六腑都由神经连接在脊柱上，这些神经都走在脊柱之内，穿透在背部的肌肉之间，支配体内的脏腑器官。不同的脏腑器官在脊椎上有不同的区段。这些和不同器官对应的区段叫"脊椎对应区"。比如心脏的脊椎对应区、肺的脊椎对应区、肝脏的、脾脏的、胰腺的脊椎对应区。

　　背部刮痧的范围是以脊柱为中心，左右延伸各三寸，这样可以调节背部的肌肉，背部的肌肉如果紧张、僵硬，会影响背部血管和神经的运行，从而影响脏腑的健康。所以刮得宽一点，把背部肌肉的紧张、僵硬、痉挛舒缓，脏腑的亚健康问题就会得以解决。背部的最中间是督脉，督脉两边是膀胱经。刮拭之后，我们就能够根据出痧的情况，即阳性反应的情况，对五脏六腑的健康状况做一个判断。背部与脏腑的关系更为紧密，背部刮痧是对脏腑进行保健治疗的捷径。因为背部刮痧的面积最大，离脏腑最近，所以对脏腑保健的效果最好，是调理亚健康体质的捷径。如果同一个部位反复地出项同样的痧就说明相应的脏腑功能比较薄弱，就要警惕了。一个人生命的终结肯定是一个脏器先衰竭了，而不是所有脏器同时衰竭。这个最先出问题最先衰竭的脏器一定是功能比较弱的部位。通过背部刮痧发现自己的薄弱器官，重点去呵护它，就会延缓它出现问题的时间，延长寿命。

　　背部刮痧对哪些疾病特别有好处呢？背部刮痧的禁忌症又有哪些呢？

　　有心肺肝胆脾胃亚健康的人群，比如经常有胸闷、气短、爱咳嗽、咽喉炎等慢性疾患的人，或者莫名其妙脾气不好，老是有股无名怒火，老是爱发脾气，抑郁，那就是肝火太旺。或者消化功能不好、没有胃口，吃完以后肚子胀，或者"喝凉水都长肉"，这就是脾的运化功能不好。这些都可以通过刮痧保健来调理。对脏器已经发生的病变，背部刮痧也会有辅助治疗的作用。但是，心脏功能很差的人，心功能衰竭等严重的疾病不可以做刮痧，需要到医院在医生的指导下做综合的治疗。背部有痤疮，皮肤有感染的人，刮痧时要额外小心。还有，刮痧的手法要有"度"。有的人瘦到皮包骨头，刮痧时就要轻刮，以免伤到骨头。

　　背部刮痧时，被刮痧者倒坐在椅子上，两臂张开趴到椅背上，这样肌肉就会比较放松、不紧张。涂上刮痧油，先刮中间，再刮两边。以两个肩胛骨下角的连线为界，把背部分为上下两段，上段主要对应心和肺，下段主要对应肝胆脾胃。先刮上段，先中间后两边。刮的时候刮痧板应该稍微翘起来一点，从颈部大椎开始从上往下刮。每次刮痧，拉的线条不要太长，五寸左右即可。再往下刮肝胆脾胃的部分。然后用刮痧板的两角刮外侧。最后沿着肋骨的走势从里往外刮，这时刮痧板的角度要很小，几乎贴着皮肤。左边这部分是脾胃和胰腺的体表投影区，经常刮拭这有健脾和预防糖尿病的作用。右边这部分是肝胆的体表投影区，现代人生活压力很大，抑郁、容易发脾气都是肝郁气滞的表现。经常地刮一刮，有疏肝解郁的作用。刮的时候压力要大，这样才能引起经脉的传导，从而调理肺腑。刮完之后擦掉刮痧油，要一边揉一边擦，有助于张开的毛孔快速地闭合。

背部刮痧使用工具和产品

（1）背部刮痧油：活血化瘀，止痛、消炎

（2）体霜：滋润、保湿、体香

（3）刮痧工具：方形刮痧板

（4）艾灸条：7炷

操作程序如下：

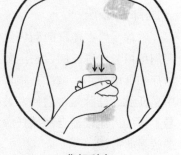

背部刮痧

（1）刮痧：先刮督脉，用方形刮痧板的一角，板身与皮肤倾斜45°，由上至下（大椎—骶骨）刮拭督脉，每个动作重复5~8次，直至出痧。

（2）用方形刮痧板的一角横刮双侧的肩颈。

（3）用方形刮痧板的一角刮双侧肩胛缝。

（4）刮膀胱经：先刮外膀胱经，后刮内膀胱经（内膀胱经在脊椎两侧各旁开1.5寸的位置，外膀胱经在脊椎两侧各旁开3寸的位置）

（5）向下斜刮肋骨缝：刮五条至六条肋缝即可（不可刮在肋骨上），以督脉为刮拭起点，刮至肋骨下为止。

（6）化痧斑：用艾灸棒艾灸背部痧斑，目的是活血化瘀、代谢体毒。

功效：调节内分泌，补肾、增强机体抗病能力，增强机体抗过敏能力。舒缓内分泌或妊娠而产生的色斑，解除疲劳、使整个肌肤细腻白嫩。可平衡机体阴阳，扶正祛邪、调整气息将体内的风寒、湿热、邪毒排出体外。以达到外病内治，内病外治的效果。

温灸（艾灸罐）：在机体酸痛、劳损处和痧斑处使用艾灸罐艾薰（方法：将无烟艾灸条点燃后放置木制的艾灸罐中，直接作用在患处直至皮肤温热10分钟）。

目的：活血化瘀、消炎抑菌，提高机体免疫功能，减轻机体的劳损、酸痛，令人精力充沛、气色红润。具有代谢体毒活血消斑的功效。

刮痧时必须注意以下事项，才能达到更好的效果：

（1）刮痧时应避风和注意保暖，防止风寒直接进入体内。

（2）刮痧时间应在20分钟内，所需治疗穴位较多时，可以分次刮痧。

（3）体质虚弱者禁用泻刮法，空腹、过度疲劳后不宜刮痧。

刮痧后饮水1杯，可以加快代谢产物排出，忌食生冷食物，刮痧后4小时即可用热水洗浴。

背部由上向下刮拭。一般先刮后背正中线的督脉，再刮两侧的膀胱经和夹脊穴。肩部应从颈部分别向两侧肩峰处刮拭。用全息刮痧法时，先对穴区内督脉及两侧膀胱经附近的敏感压痛点采用局部按揉法，再从上向下刮拭穴区内的经脉。

背部刮痧美容法：由于内分泌失调而产生的各种皮肤问题，在做面部护理的同时再从人体相应的具有全息功能的背部反射区进行全面的经络调理，如背部刮痧等，促使阴

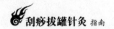

阳平衡代谢体毒以从根本上解决皮肤的问题，使之达到美容效果。

注意事项：

（1）对初次感受刮痧者，着力要轻，尽量不出太重的痧。

（2）对月经期、怀孕期、严重心脏病、体弱者慎做（要使用轻、柔、慢的手法）。操作中不要受风、受寒（空调、风扇），经络疏通后需在4小时之内不洗澡。护理期间不吃辛辣刺激性食品、少喝酒。做背部刮痧法的顾客须多饮水，以助排毒。

·胸部刮痧法

胸部刮痧在传统的刮痧保健中应用得比较少。其实它运用起来比较方便，因为是我们可以自己进行的，它主要是刮拭有肋骨的区域。胸部刮痧同样对心肺肝胆脾胃有治疗和保健作用。胸部是很多脏腑器官的体表投影区，有非常重要的经脉。胸部的正中是任脉，任脉是否通畅，关系到人体整个的脏腑器官。任脉是阴经的主脉，阴虚容易上火的人比较适合刮拭任脉以补阴。胸部是阴经的总的领导，刮拭胸部对滋阴补肾的效果非常好。

刮痧操作的要求部位并不是很精准，这就要求刮痧的面积要超过所要刮拭的范围。比如我们刮心脏的体表投影区，很多人并不能准确地找到心脏的精确的位置大小，这没有关系，可以尽量在上下左右扩大刮痧的范围，超过心脏的体表投影区即可。

胸部是肋骨所在的地方，一般刮痧都是从上向下，但是在胸部，只有中间是从上向下的，其他有肋骨的地方都要横着大面积地刮拭。对于比较瘦的人，刮拭时力度要轻，时间不宜过长，否则会伤害骨膜。对于正常人，肋骨的区域也不要刮太长时间，刮到毛孔微微张开即可，不可刮过度，会造成局部软组织的损伤。另外，胸部的乳头区域也不可以刮拭。如果刮拭过度不用采取任何措施，在12小时之内可以做局部的热敷，疼痛就会慢慢消退。还有空腹时、熬夜后、剧烈运动和大量出汗之后不宜刮拭。这时身体十分疲惫，容易产生晕刮的现象。

胸部刮痧的具体方法

涂好刮痧油后，先刮中间的任脉。这时采用单角刮痧法，用刮痧板的一个角从上向下刮拭。胸部的皮肤比较薄比较娇嫩，对疼痛的感受比较敏感，所以刮拭时要慢要轻。上面的区域对应器官、心肺等。可以重点刮一下膻中穴，刮这里可以补气。气息不调、胸闷气短时刮这里都可以调整。膻中穴下面的区域是胃的体表投影区。中间刮完刮两侧。被刮者左侧是心脏的体表投影区，右边是肺的体表投影区，要从内向外横着刮。这时要采用平刮法顺着肋骨的走形来刮拭，刮痧板的角度要小，速度要慢，同时注意避开乳头。被刮者左边下半部分是脾脏胰腺的体表投影区，要从里到外分段横着刮，一直刮到胸部和腹部分界的中线，和背部刮痧连接，就是完整的健脾健胃法。右边是肝胆的体表投影区，也采用同样的方法刮拭，可起到疏肝利胆的作用。

胸部正中线任脉天突穴到膻中穴，用刮板角部自上向下刮拭。

胸部两侧以身体前正中线任脉为界，分别向左右（先左后右）用刮板整个边缘由内向外沿肋骨走向刮拭，注意隔过乳头部位。中府穴处宜用刮板角部从上向下刮拭。

刮拭胸部重点是任脉周围，从天突经璇玑、华盖、紫宫、玉堂、膻中到中庭，从上向下刮拭可刺激胸腺，胸腺为锥体形，由不对称的左、右两叶组成。胸腺大部位于上纵隔的腹侧部分，小部向下伸入前纵隔。一部在胸腔，一部在颈部。在胸腔的部分位于胸骨与心包之间。位于颈部的部分，则在胸骨舌骨肌与胸骨甲状肌之后，气管的前方及两侧，其上端有时可高达甲状腺的下缘。

注：胸腺既是淋巴器官，又具有内分泌功能。胸腺培养各种T细胞，它在细胞免疫功能中起着重要作用。另外，胸腺能产生激素样物质，如胸腺素和胸腺生成素等。

· 腹部刮痧法

现代人热衷于减肥。其实很多人并不胖，只是胖在肚子上，所以腹部的减肥很重要。但是对于腹部的肥胖，减肥并不是唯一的目的。有句话叫"腰带长寿命短"。这是因为腰腹部穿行的经脉特别多，经脉管理的权限相应地也就非常大，遍布全身。这里是人体的中枢枢纽部位。如果一个人很胖，肚子很大，腹部脂肪很多，就会对穿行于腹部的经脉产生压迫，使得经脉的气血运行阻力加大，容易产生瘀滞。中枢枢纽发生瘀滞，身体上半部和下半部都会气血不足，废物也运不走。所以胖人容易头晕、有心脏病、脂肪肝，腿和膝关节也容易发生疼痛。

腹部刮痧的方法

腹部刮痧基本上是从上向下刮。但是有些情况正好相反，比如有些人有胃下垂等内脏下垂的症状，就要从下向上刮。有些特别顽固的便秘，要顺着大肠的走向刮。刮升结肠这段的时候，就要从下向上刮，刮横结肠的时候，要从右往左上刮。腹部刮痧操作简便，如果是要减肥的话，可以每天刮拭。最简便的方式就是不用脱掉衣服，可以隔着较薄衣服力度大一点地刮，刮到腹部发热一样有效。

腹部可以自己操作，刮痧时保持站立，两脚分开与肩同宽，收缩腹部，想象把肚脐贴到后腰上，然后哪里比较肥胖就从哪刮起。可以从肋骨上边开始，由上而下刮到小腹部。可以从右边依次往左边移动，再从左边依次往右边移动，刮拭20个来回。刮拭的关键是腹部要收缩，这时脂肪聚集在腹部，反复刮拭可以帮助脂肪的燃烧，慢慢地，肚子就会变小。同时还刮拭到了经脉，起到保健的作用。

但是如果进行腹部脏腑保健的刮痧时，不要收缩腹部。如果上腹部的胃消化功能不好，就可以重点刮肋骨下方。有些人"喝凉水都长肉"，有些人怎么吃都不长肉，可以以打圈的方式刮拭肚脐周围。这时要用力，力度要作用到肠胃上，才能起到"刮皮肉以调脏腑"的效果。下面是小腹部，它是泌尿系统的投影区。有些人年纪大了，这里就会出问题，尿失禁或者排尿困难。女性的宫寒等妇科疾病也可以通过刮拭小腹部来调节。小腹的中间是子宫的区域，两边是卵巢的区域。如果有妇科问题，刮拭这些部位时会感到疼痛，这时可以把衣服撩起来，涂上刮痧油继续刮，这些地方往往能刮出痧来，就有一个活血化瘀的作用。

有的人肚子容易着凉，吃饭时不能吃凉的，喝水也要热水，不然就不舒服。还有些人爱拉肚子，或者痛经，小腹部发凉等。这时可以把刮痧板全贴在掌心上，四个手指握住刮痧板，持板的手在下，另一只手在上，隔着衣服在上腹部按顺时针或逆时针的方向揉。肚脐容易受凉，消化和吸收不好的人，可以以相同的手法揉肚脐。再往

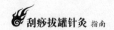

下可以揉小腹部。对于寒气特别大特别重的人，还有一个好方法。先把刮痧板泡在将近八十摄氏度的温水里约十分钟，等板从里到外热透，取出擦干，这时它就像一个小热水袋。这次就不用隔着衣服了。躺在床上，哪凉就把板放在哪里揉。因为玉可以聚热，这个"小暖水袋"就会长期保持热度。宫寒、痛经的人，每次行经之前用这个方法把小肚子揉暖，痛经就会得到很大的改善。

想通过刮痧改善便秘的问题，可以在晚上睡觉之前和早晨起床之前重点刮大肠的部位。还可以从上到下刮肚脐的两侧，就会刮到治疗便秘的天枢穴。

·四肢刮痧法

中医认为，人体的四肢和五脏是紧密相连的，是一体的。一个人的脏腑如果出现了问题，四肢关节也会有所反应。刮拭和调理四肢关节可以保健内脏。经络有"连接脏腑，网络肢节"的作用，把整个身体连为一体。所以，我们可以"查外而治内"，身体内部的问题会表现在外部。通过对身体外部的治疗可以作用于身体内部。所以，对四肢进行刮拭可以对内脏起到保健的作用。

如果四肢出现问题，会在面部有所表现。左右两边的上肢分别对应左右两边的两颊。很多人两颊上容易长斑，而且很难消除。按照全息经络的原理，这是上肢出现了问题。上肢和颈部、颈椎相连。所以，两颊长斑的人，往往颈肩会有问题。实际上，两颊的斑是颈肩部气血瘀滞的一个表现。现代女性两颊上长斑的越来越多，这和她们的生活习惯、穿衣戴帽的习惯密切相关。现代人使用电脑过多，不注意肩颈的保养。尤其是办公室的白领，工作时颈肩部长期保持同一姿势，肩颈的肌肉就会紧张、僵硬、痉挛，长此以往，这里的经络气血穿过的时候的阻力就会加大，就容易产生气血的瘀滞。反映在脸上，两颊上的斑就长出来了。

面部的嘴角两侧区域对应着人的下肢。看一个人腿脚好不好其实不用看腿，只要观察这个区域即可。很多人这两个部位黯淡没有光泽，这样的人往往腿部酸软无力，甚至发沉，严重者可能患有膝关节的疼痛等问题。这些都可以在脸上体现出来。所以，想要消除两颊上的斑，想要面颊下部红润起来，只要疏通四肢的气血经络，脸上的问题就会迎刃而解。也就是说，想要美容，首先要关心我们自己的身体，同时调理面部和身体。

四肢和脏腑的关系也十分密切。手臂内侧有三条经络，手臂外侧也有三条经络，上肢总共六条经络，下肢也有六条经络。它们分别连接人体的五脏六腑。所以，刮拭四肢，通过经脉线的传导，就可以达到调节脏腑的作用。手臂和下肢的内侧都走阴经，外侧都走阳经。阴经和五脏相连，阳经和六腑相连。

刮拭上肢内侧上边到大拇指的一条线可以检查肺的健康状况。刮拭中间到中指的线、下边到小指的线可以检查心脏的健康状况。刮拭上肢外侧上面到食指的一条线可以检查大肠，中间到无名指这条线可以查三焦，下面到小指外侧这条线可以查小肠。刮拭上肢时要特别注意肘窝。因为关节处活动很多，能量消耗很大，稍有气血不足的人，在这里气血通过就会很艰难，就会产生瘀滞。气血不足的人这里特别容易出现问题。我们可以在这里涂上刮痧油以后拍打肘窝。拍打肘窝时，手臂要先挺直，再放松，放在桌上或者床上，把刮痧油抹匀，然后手臂弯曲为弧状，用另一只手掌握住刮痧板拍打肘窝。

同样，拍打膝窝也很重要。膝窝的经脉贯穿全身，如果瘀滞，会影响很多部位的健康。什么样的人适合经常拍打膝窝呢？比如有黑眼圈的人、头容易不舒服，有高血压、头晕、头疼、脖子后面疼的人，还有背疼、腰疼、腿疼的人，腿爱抽筋的人。膝窝和肘窝都是很重要的部位，两处的穴位成为合穴，它就像河流汇入大海的闸门，如果这些穴位瘀阻了，闸门关上了，精气就无法汇入五脏六腑。

人体衰老的很重要的表现是肢体灵活性变差、变僵硬，这是因为筋骨不再柔软。人的衰老是从"筋"开始的。那么哪个经脉哪个脏腑主筋呢？肝主筋，肝胆相连，肝经是腿的内侧的中线，也就是和裤子内侧裤线平行的一条线。胆经位于腿的外侧的中线，也就是和裤子外侧裤线平行的一条线。几乎全身的疼痛都和胆囊有关。肝经和胆经都与人体的衰老有关。做好这两条经脉的保健可以延缓衰老。

肾和膀胱的经脉在下肢后面。想要补肾，提高免疫力，可以刮一刮腿的后面。脾经和胃经与消化有关，脾胃是后天之本，想要提高身体抵抗力，病后加快恢复，脸部更紧致，延缓衰老，肌肉紧实，可以常常刮一下脾经和胃经。

对四肢刮痧时，要注意的是，四肢上有些关节的部位，脂肪较少，骨骼凸起，要根据骨骼的形态顺时减轻力度。肌肉丰满的地方，比如三角肌等，轻刮并不会起作用，就要用点力。

·耳部刮痧法

耳是人整体的一部分，对耳部进行刮拭，刺激耳郭的有关穴位时，可通过耳郭——经络——脏腑通路，传达到脏腑，调节脏功能。

刮痧美容法

面颊：在耳垂5、6区交界线之周围。

主治三叉神经、腮腺炎、痤疮及疖肿。

心：在耳甲中心最凹陷处。

通过刮拭，可宁心安神，调和气血，清心泻火。

肝：在耳甲艇部位。

舒肝利胆，驱除风邪，调和气血，明目健胃。

脾：耳甲腔的外上方。

生气血，营养肌肉，健脾补气。

肺：耳甲腔内，心穴的上下外三面。

利小便，补虚清热，皮肤疾患。

肾：在对耳轮下脚的下缘，小肠穴直上方。

壮阳气，益精液，强腰脊、补脑髓，利水道，明目聪耳。

胃：在耳轮脚消失处。

消化食，胃痛、胃炎、消化不良、牙痛等。

大肠：在耳轮脚上方内1/3处。

肠炎、痢疾、腹泻、阑尾炎、便秘、消化不良等。

小肠：在耳轮脚上方中1/3处。

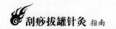

消化不良、腹泻、腹胀、肠结核等。

三焦：在屏间切迹的上方。

综合体内五脏六腑的作用，如水肿。

·手部刮痧法

手是人体的缩影，我们全身的五脏六腑在手上都能找到相对应的位置。

大拇指走的是肺经，那也就是说大拇指跟肺脏相连，所以要保护我们的肺脏可以刮一刮大拇指。肺经上的穴位，主治呼吸系统的毛病，比如：咳嗽、喘息、咽喉肿痛、外感风寒等。所以呼吸道有炎症或者感冒的人都应该刮一刮大拇指。大拇指有一个穴位在手指甲旁边，叫少商穴，从它这一直刮下来，沿着大拇指的外侧，一直刮到手腕内侧前边往下，这个方向刮下来都是强壮我们的肺。刮大拇指的具体操作方法为：从指尖开始，刮到手腕。刮的时候刮痧板和手呈45°角，注意不要大于45°角。可以从指尖刮向手腕，也可以从手腕刮向指尖，往哪个方向刮，刮痧板就往哪边倾斜，但是注意不要来回刮，否则很容易把皮肤刮破。此外，刮的时候用力不能太轻，否则治疗效果不明显，正确的用力大小，应该是以感觉力量能压到肌肉上为宜。然后可以刮刮指背，再刮刮指腹，把手指的各个方向，各个部位都刮到。

如果大拇指越到根部越细；或者你拿一只手迅速按一下大拇指的指肚，不能迅速弹起来的话，那就说明你的肺气不足，容易感冒，要注意休息，而且应该经常地刮一刮大拇指。

刮拇指的时候，除了刮拭整个手指，还有一个地方是重点要刮的，就是位于手指上井穴。每个指尖的部位都有一个穴位叫作"井穴"，是经脉的源泉。大拇指的井穴在手指甲盖的外侧。经脉如河流，出发地是井穴，所以井穴不通，气血就不通。如果嗓子发炎疼痛，刮这个穴位的时候会很疼，越疼越要刮，有时候刮完以后这里会出一个痧点，这对嗓子的症状缓解是很有效的。

食指这个部位走的是大肠经，也就是说食指跟大肠相连，我们刮拭食指，可以保健大肠，还可以对胃有保健作用。假如经常有胃疼、腹胀、便秘等症状就可以刮一刮食指。而且坚持经常刮拭大拇指，还能起到预防感冒的作用，而且对于呼吸系统的毛病，比如咳嗽、咽炎等也有不错的治疗作用。刮食指的时候先刮手指背侧，再刮侧面，把手指的各个方向，各个部位都刮到。

刮一刮食指指甲盖旁边的井穴有治疗痔疮和肛裂的作用，俗话说十人九痔，假如一刮食指的井穴特别的疼，那要注意纠正便秘的习惯，否则容易出现痔疮。假如有痔疮或肛裂，刮食指的经穴一定很疼，经常刮一刮，出一点小小的痧点，对痔疮、肛裂都有很好的治疗作用。如果食指有些弯曲，那就说明胃不太好，大肠也不太健康，也应该经常刮一刮食指来进行调节。

除了大拇指和食指，剩下的三个手指头也分别代表不同的身体部位。

要想保护心脏，要经常刮一刮中指和小指。中指和小指不够直，而且指尖部位的颜色偏暗，这都是一个心经气血失调、气血不足的一个表现，这样的人容易有头晕、心悸、气短、胸闷等症状。那么这些症状我们可以使用刮痧板经常地刮一刮中指和小指，特别是刮一刮中指肚，这个是中指的井穴，小指的井穴也就是心经的井穴，在小指的内侧手指甲盖旁边。

如果中指根部和无名指根部开始变细，把五个指头并拢的时候，手指头漏缝了，就说明肝胆的气血不足，因为这个部位跟肝胆有关系，这样的人容易出现眼睛干涩、视力减退，尤其是女性容易出现内分泌系统的毛病，容易脾气急躁。出现这些情况，就可以拿刮痧板，刮一刮无名指的根部，中指的根部，把它的前、后、左、右都可以重点刮一刮，坚持一段时间就对肝胆系统有治疗保健作用。

如果无名指上两节跟其他的手指相比，看上去明显变细了，说明三焦经的气血不调，这种人容易出现神经功能失调，这样的人心理承受能力较差，容易失眠、多梦、偏头疼、神经衰弱。经常地对无名指整个的手指头来进行刮拭，可以调节神经系统，还可以调节内分泌系统。

最后剩下的就是小指了，如果小指尖端不直，往一侧或者往前弯曲，或者小指特别的短，那就代表心肾先天的功能就比较弱。那就可以经常的刮一刮小指，从指尖刮到手指的外侧，沿着手掌的外侧一直刮下来，然后刮到手臂内侧小指下方这个部位，这样对心、肾、泌尿、生殖系统，都有一个很好的保健作用。

除了手指，手掌上也有一些部位能直接反应身体各部分的情况。

大鱼际位于大拇指下，饱满的、隆起的这一块肌肉，它代表的是脾。中医说的脾，主要指的是人的消化吸收功能。刮拭大鱼际就能强壮我们的消化系统。刮拭大鱼际这个部位的时候压力要大一些，因为这里的肌肉比较丰厚。如果大鱼际长得特别饱满，说明先天的脾胃功特别强壮。

小鱼际的位置位于小拇指下，这块比较饱满的、隆起的肌肉，代表的是肾。如果小鱼际特别饱满，弹性特别的好，那说明肾经特别充足，这样的人精力充沛。如果小鱼际瘪瘪的，用手一压半天都不起来，这就说明肾气不足，这个时候就应该注意不要过多的透支体力，还需要经常刮一刮小鱼际。

在刮拭大鱼际、小鱼际和手掌中心的时候，要注意保持正确的手法：还是要先涂刮痧油，手掌的皮肤比较厚，所以可以少涂一点刮痧油。刮的时候刮痧板和手呈45°角，注意不要大于45°角。可以从上往下刮，也可以从下往上刮，往哪个方向刮就往那边倾斜。但是注意不要来回刮，否则很容易把皮肤刮破。用力不能太轻，太轻的话治疗的效果不明显，正确的用力大小，应该是以感觉力量能压到肌肉上为宜。

手掌的中心比较凹陷的这一块部位，和胃相对应，如果胃怕凉，经常的胃胀、胃疼，可以用刮痧板，刮一刮手掌心这个位置，这样有强壮胃的作用。这个部位还是中医的心包经所在，也是一个重要的穴位劳宫穴的位置，刮刮这个位置，既可以强壮胃，对心脏也有好处。

另外，在刮手掌的时候，如果发现某些区域特别的疼痛，下面感觉不平顺，那么针对这个疼痛的点还有一种特殊的刮法。可以把刮痧板平放在这个区域，然后做一个平面的按揉，压住皮肤不动，要有渗透力，作用力要渗透到肌肉的深部，做一个弧形的旋转的按揉，这样叫作平面按揉法。平面按揉法对疼痛点，也就是经脉瘀滞的部位，进行一个重点的刮拭，作用力能够直接渗透到瘀滞的部位，缓解局部经脉瘀滞的状况。

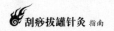

除了手指和手掌心，手部还对应着我们身体的一个重要部位——脊柱。

手背对应我们的背部，是腰背部整个脊柱的缩影，它以中指为中心，中指握起拳来，靠近手掌的这一节骨头，对应着我们的颈椎，中指上边这两节，对应我们的后头部和大脑，然后手背也就是中指下这个长度，叫第三掌骨，跟我们的胸椎、腰椎相对应。脊柱的每节骨头，在手背上都能找到具体的位置。找的时候把手握拳，手背上中指突起的地方和我们脖子上的大椎相对应，手腕的横纹的中点和我们脊柱最下端的尾骨相对应，手背中间就代表我们的腰部，和肚脐平行的位置，相当于是第二腰椎。人体一共有五节腰椎，它上面一点就是第一腰椎，下面就是第三、四、五节腰椎。

由于手背的皮肤特别薄，很容易把皮肤刮破，所以刮拭手背之前，一定涂抹刮痧油，之后用刮痧板一公分一公分的往前刮拭。如果有疼痛的时候，要体会一下它是酸疼、胀疼、还是刺疼，假如感觉是酸疼，说明是气血不足的一个虚症；如果刮起来有点胀疼，按中医的话说叫气滞，是气肌的不通畅和失调；假如刮起来的感觉像小针扎的一样刺痛，这是血瘀的表现。刮痧的时候有酸痛、胀痛和刺痛的感觉，就说明脊椎可能有潜在的健康隐患。那么对于刮拭起来感觉疼痛的地方，那可以多滴一滴刮痧油，把润滑度适当地增加一些，做一个重点的刮拭，这样局部疼痛的症状慢慢就会减轻的。如果经常刮拭，相对应的颈椎、腰椎这些区域的病变，也可以向康复方面发展，起到一个治疗作用。

手背刮痧还能帮助缓解突然的扭伤。比方说突然出现了腰扭伤，特别疼，可以拿刮痧板刮手背上相对应的部位，也能起到治疗和缓解的作用。中间的第三掌骨正对应脊柱，刮第三掌骨和第四掌骨的这个骨缝这里，把刮痧板立起来垂直，把刮板压下去，然后压住皮肤不要动，上下移动寻找那个最疼的点，压住它，慢慢地揉。骨缝的地方对应的就是脊柱两侧的肌肉，用这种按揉的方法，把手部痉挛的点、僵硬的点揉软了、揉开了的时候，相对应的肌肉痉挛的症状也会得到缓解。

手部刮痧的时候两只手都可以刮拭，没有必要分男左女右。不过在刮的过程中有一点是要特别注意的：如果刮痧的时候，发现伴有手指的关节僵硬不灵活，可能说明骨头有病变，比如类风湿等，这种情况一定要及时去医院做进一步的检查。

最后还要注意的是，要想刮痧的效果好，刮的速度可以慢一点，一边刮一边寻找哪里疼痛明显，遇到了这样的地方，就涂上刮痧油多刮几下，经常地刮拭，疼痛越来越轻，这个保健作用就特别的明显了。此外，手指的刮痧保健，是促进气血的循环，所以刮完痧以后配合一个手指的主动运动，把手指张合几次，这样的话，效果会更好。刮痧的时候，每次刮20~30下刮到微热就可以了，每天可以刮拭一到两次。

· 检查脊椎法

检查脊椎方法1：刮拭手背中指第三节

在手背中指第三节颈椎区先涂刮痧油再刮拭，感觉光顺平坦为正常，感觉疼痛、凹凸或有沙砾、结节状物，则提示颈椎部位已有亚健康或病理改变。

检查脊椎方法2：刮拭后头部顶枕带

刮拭后头部顶枕带全息穴区，感觉刮痧板下光顺平坦为正常，感觉疼痛，有结节等阳性反应时，则提示其对应的部位已有亚健康或病理改变。

检查脊椎方法3：刮拭手背脊椎区

在手背第三掌骨先涂刮痧油，刮拭手背第三掌骨的胸、腰椎、腰骶区，此处感觉刮痧板下光顺平坦为正常，疼痛、弯曲凹凸或有沙砾、结节状物以及出痧，则提示脊椎相应部位有亚健康或病理改变。

检查脊椎方法4：刮拭背部脊椎

在背部脊椎部位先涂刮痧油，刮拭后背正中线，即脊椎后面的棘突部位，再刮拭夹脊穴和两侧的腰背肌部位。

夹脊穴：棘突和两侧横突之间的凹陷部位

若发现后背正中线的痧不在一条直线上，或刮痧板两角下感觉不对称、不平顺，有异常突起，肌肉紧张、僵硬或结节，出现的痧象不顺直，两侧痧象与正中间的距离不相等，表明固定脊柱的肌肉、韧带作用力不一致，脊椎稳定性差，容易出现颈肩腰背痛、扭伤和骨质增生。

检查脊椎方法5：刮拭足部脊椎区

在足弓处先涂刮痧油，刮拭足内侧从大拇指后面到足跟的脊椎全息穴区，感觉刮痧板下光顺平坦为正常，出痧、有结节或有疼痛感时，则提示其对应的部位已有亚健康或病理改变。

应用什么样的刮痧手法诊断才能更准确

应该用按压力大、速度慢的平补平泻手法刮拭，按压力一定要渗透到肌肉深部，在指背和第二、三掌骨处刮拭时，按压力应渗透到骨骼处，并且边刮拭边体会、比较刮痧板下的感觉就会发现各种阳性反应。

·检查心肺法

检查心肺方法1：刮拭手部大鱼际、中指、小指

刮拭手部大鱼际、中指和小指，重点刮拭指尖甲根部两侧，感觉刮痧板下光顺平坦，没有疼痛为正常，有疼痛感觉时，并有大鱼际颜色青暗，中指、小指末端弯曲的现象，则提示心脏功能有亚健康表现。如手掌皮肤干燥，可涂少量美容刮痧乳再刮拭。

检查心肺方法2：拍打肘窝

在肘窝处涂上刮痧油，用拍打法拍打肘窝，注意拍打力度由轻渐重，两次拍打中间要有间歇，拍打至没有新的痧出现时即可停止操作。

（1）拇指侧肺经出现中、重度痧象提示易感冒、气短、咳嗽或曾有肺部疾病。

（2）中间心包经出现中度或重度痧象提示易胸闷、气短、心悸或者有失眠、多梦。

（3）小指侧心经出现重度痧象提示心脏明显缺氧，应及早到医院做进一步检查治疗。

检查心肺方法3：刮拭心脏体表投影区

涂刮痧油后刮拭胸部正中和左胸部心前区以及左背部的心脏体表投影区。刮拭时如有疼痛感、发现结节或有痧出现时提示心脏处于亚健康状态；如果出现青紫色、青黑色痧斑且面积较大，并有疼痛感觉的结节则提示心脏缺氧明显，应及早去医院做进一步检查治疗。

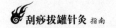

心脏体表投影区：胸骨正中、左前胸部和左背部肩胛骨体表皮肤部位。

检查心肺方法4：刮拭背部心俞、肺俞

刮拭背部双侧心俞穴、肺俞穴，如果出现紫红色密集的痧斑，并有疼痛的感觉或发现结节，提示心经、肺经气血瘀滞，且时间较长；如心俞出现紫黑色痧斑、结节较大，疼痛非常明显，应警惕心脏的病变，及早到医院进一步检查治疗。

人体穴位分布是对称的，刮拭时应相应选取两侧同时进行。

·检查肾脏法

检查肾脏方法1：刮拭手部小鱼际、小指

刮拭手部小鱼际和小指，重点刮拭指甲根部两侧，有疼痛感觉时，则提示有肾虚。如手掌皮肤干燥，可称涂少量美容刮痧乳再刮拭以保护皮肤。

手部小鱼际是与肾脏对应的全息穴区。观察手部形态，如小鱼际不饱满、弹性减弱、颜色晦暗以及小指短小，靠近手掌的指关节弯曲均是不同程度的肾虚表现。

检查肾脏方法2：刮拭背部肾俞、志室、命门穴

涂刮痧油后刮拭背部肾俞穴、志室穴、命门穴，如穴位处出现紫红色或青紫色密集的痧斑并有疼痛的感觉，或发现结节以及经穴周围肌肉僵硬、两侧肌肉张力不平衡均提示肾气不足。

检查肾脏方法3：拍打膝窝

涂匀刮痧油，用拍打法拍打膝窝，拍打的范围应涵盖膝窝委阳、委中、阴谷三穴。

（1）膝窝外侧及中部膀胱经委阳、委中区域出现中度或重度痧象：提示肾虚，腰背或下肢疼痛。

（2）膝窝内侧肾经阴谷区域出现中度或重度痧歇象：提示肾虚，经常腰酸、腰痛、下肢酸沉以及乏力、怕冷、头晕。

·检查大脑法

检查大脑方法：刮拭中指背和全头

在中指背第一、二节部位涂刮痧油后，用面刮法仔细缓慢刮拭，刮痧板下感觉光顺平坦为正常，感觉疼痛、凹凸或有沙砾、结节状物，或出现青紫色痧点，提示大脑疲劳或缺氧。

按照侧头部、头顶部、后头部的顺序，仔细刮拭全头，检查有无疼痛和结节等阳性反应，有阳性反应的区域正是经脉气血瘀滞的部位，也是造成大脑疲劳和缺氧的原因。

备注：经常刮拭全头和中指背对头部有保健作用，可以改善大脑缺氧，预防脑血管疾病，延缓大脑衰老。

手部是整体的缩影，手中指背第一、二节对应人体头部大脑。当大脑疲劳、缺氧以及脑血管、脑神经功能失调时，相对应的各局部器官全息穴区都会出现不同程度的阳性反应。

· 检查其他脏腑法

检查其他脏腑方法1：刮拭头部额旁带和额顶带

用厉刮法刮拭头部双侧额旁带和额顶带，感觉刮痧板下光顺平坦为正常，感觉疼痛、有结节等阳性反应时，则提示其对应的脏腑有亚健康或病变，可根据阳性反应诊断规律判断轻重程度。

检查其他脏腑方法2：刮拭全手掌

刮拭手掌的各全息穴区，以及各手指指甲根部两侧处，感觉刮痧板下光顺平坦为正常，如有疼痛或出痧，则其对应的部位有亚健康或潜在病变。

检查其他脏腑方法3：刮拭手部第二掌骨桡侧全息穴区

五指并拢，虎口朝向面部，拇指自然弯曲，用垂直按揉法依次按揉第二掌骨桡侧的各全息穴区。仔细查找，若发现疼痛敏感点，则提示其对应的部位有亚健康或潜在病变，可根据阳性反应的诊断规律判断亚健康或病变的轻重程度。

检查其他脏腑方法4：刮拭背部双侧膀胱经

在双侧膀胱经处涂刮痧油后刮拭，仔细体会各部位刮痧板下的感觉：光顺平坦、无疼痛感觉为正常，有结节、肌肉紧张僵硬等阳性反应或出现轻重不同的痧斑时，则提示该穴位对应的脏腑有亚健康或潜在病变，可根据痧象种类和阳性反应的规律判断亚健康的轻重程度。

· 十区刮痧法

1. 一区颈椎区

治疗范围

颈椎病、肩周炎、落枕、偏头痛、眩晕、恶心、感冒发热；中风前兆、手足麻木、中风后遗症、帕金森病、失语、半身不遂；神经皮炎、药物性皮炎、银屑病、皮肤瘙痒症、荨麻疹、玫瑰糠疹；中暑、面神经麻痹、三叉神经痛、甲状腺功能亢进（减低）、单纯性甲状腺肿、神经衰弱、精神分裂症、癫痫、癔病、小儿流行性腮腺炎、酒渣鼻、扁平疣、面部单纯疱疹、须发早白、斑秃；心脏病、近视、远视、散光、白内障、麦粒肿、迎风流泪、角膜炎、青光眼、眼底出血、耳鸣、耳聋、牙痛、鼻炎、鼻出血、咽炎、声带嘶哑、扁桃体炎。

刮拭方法

（1）风府穴至身柱穴，重点刮拭风府。

（2）风池穴至肩井穴，重点刮拭风池。

（3）从风府穴至身柱，刮夹脊穴。

（4）每个位置刮痧一般刮拭30下左右，刮到没有出现新痧为止。

2. 二区脊椎区

二后区主治：

发热感冒、高血压、中风、半身不遂、失语、皮肤病带、状疱疹、湿疹、玫瑰糠疹、皮炎、银屑病、皮肤瘙痒症、荨麻疹、养颜美容、青春痘、痤疮、雀斑、黄褐斑、

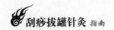

红血丝、甲亢、强直性脊柱炎、风湿类风湿性关节炎、痛风、红斑狼疮。

二前区主治：

风湿类风湿性关节炎、痛风、红斑狼疮、高血压、甲亢、强直性脊柱炎、皮肤病、带状疱疹、湿疹、玫瑰糠疹、皮炎、银屑病、皮肤瘙痒症、荨麻疹、养颜美容、青春痘、痤疮、雀斑、黄褐斑、红血丝。

刮拭方法

（1）大椎穴至腰阳关，分段刮试，每段10~15厘米。

（2）用刮痧板两个夹角，刮夹脊穴。每段10~15厘米。

（3）每段位置刮痧一般刮拭30下左右、到没有出现新痧为止。

3. 三区腰痛区

主治范围

腰腿痛、坐骨神经痛、腰椎间盘突出、股骨头坏死、泌尿性肾炎、膀胱炎、尿道感染、前列腺、妇科、肛肠肠炎、便秘、痔疮、脱肛、中风、半身不遂。

刮拭方法

（1）背部及身体两侧，从腰带以上约20公分处开始，至尾椎处的全部肌肉。发现结节，重点刮之。

（2）每个位置刮痧一般刮拭30下左右、刮到没有出现新痧为止。

4. 四区腿后侧

主治

中风、半身不遂、腰腿痛、坐骨神经痛、腰椎间盘突出、股骨头坏死、强直性脊柱炎、膝关节痛、足跟痛、腿肚子转筋、疝病、痈肿。

刮拭方法

（1）从尾椎处开始，将屁股及下肢后侧的所有肌肉全部刮拭，重点刮拭环跳、殷门、委中、承山等穴。

（2）扣拍委中穴。发现结节，重点刮之。

（3）每段刮痧距离为15厘米左右。

（4）一般刮拭30下左右或刮到没有出现新痧为止。

5. 五区大腿外侧

主治

中风、半身不遂、腰腿痛、坐骨神经痛、腰椎间盘突出、股骨头坏死、膝关节痛、腿肚子转筋。

刮拭方法

（1）从尾椎处开始，将屁股及下肢左右侧的所有肌肉全部刮拭，重点刮拭风市、阳陵泉、足三里、丰隆、悬钟等穴。发现结节，重点刮之。

（2）每段刮痧距离为15厘米。

（3）一般刮拭30下左右或刮到没有出现新痧为止。

6. 六区肘内侧

主治

发热、感冒、咳嗽、哮喘、肺炎、肺结核、心绞痛、心脏病、心肌梗塞、中风前兆、中风、半身不遂、失语、网球肘、带状疱疹、中暑、鼻炎。

刮拭方法

（1）刮拭肘内侧并扣拍尺泽。刮拭时，尽量分别向上下延伸，效果会更好。

（2）每段刮痧距离为15厘米。

（3）一般刮拭30下左右或刮到没有出现新痧为止。

7. 七区胳膊外侧

主治

发热、感冒、鼻炎、偏头痛、半身不遂、中风、颈椎病、肩周炎、网球肘、中暑、鼻炎、肠炎、便秘。

刮拭方法

（1）从肩髃到外关，从上往下刮拭。

（2）每段刮痧距离为15厘米。

（3）一般刮拭30下左右或刮到没有出现新痧为止。

8. 八区小腿内侧

主治

皮肤类：丹毒、湿疹、神经性皮炎、银屑病、荨麻疹、药物性皮炎。

妇科：宫颈炎、阴道炎、盆炎、月经不调、功能性子宫出血、痛经、闭经、更年期综合征、带下病、子宫肌瘤、卵巢囊肿。

美容：痤疮、黄褐斑、扁平疣。

男科：前列腺炎、前列腺肥大、遗精、阳痿。

其他：肥胖、斑秃、肺结核、腹泻、肝炎、黄疸、失眠多梦、眩晕、低血压、贫血、自汗、盗汗、肾炎、糖尿病、甲亢、神经衰弱、癔病、膝关节炎、腓肠肌痉挛（小腿肚子转筋）、血栓闭塞性脉管炎、痔疮、小儿遗尿症、泌尿性结石、眼底出血、鼻窦炎、鼻衄。

刮拭方法

（1）从阳陵泉刮至太冲，重点刮拭地机、三阴交。

（2）每段刮痧距离为15厘米。

（3）一般刮拭30下左右或刮到没有出现新痧为止。

9. 九区小腿外侧

主治

膝关节炎、膝肿痛、下肢痿痹麻木、胁肋痛、半身不遂、呕吐、黄疸、脚气、小儿惊风、坐骨神经痛、肝炎、黄疸、胆囊炎、胆结石、胆道蛔虫症、心绞痛、心悸、小儿舞蹈病。

刮拭方法

（1）从阳陵泉开始，刮到悬钟。

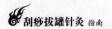

（2）每段刮痧距离为15厘米。

（3）一般刮拭30下左右或刮到没有出现新痧为止。

10. 十区小腿外前侧

主治

感冒、哮喘、肺炎、胃痛、阑尾炎、呃逆、呕吐、腹胀、腹痛、胃下垂、腹泻、痢疾、便秘、脱肛、黄疸、胆囊炎、胆结石、中风前兆、中风、半身不遂、失语、帕金森病、单纯性甲状腺肿、心悸、心绞痛、高血压、低血压、贫血、糖尿病、神经衰弱、精神分裂症、遗精、阳痿。

刮拭方法

（1）从足三里刮至丰隆。

（2）每段刮痧距离为15厘米。

（3）一般刮拭30下左右或刮到没有出现新痧为止。

第五章
常见疾病的刮痧疗法

人体病症有千千万万种，而有一些疾病是常见的，比如感冒、中暑等等，人们对此总结出了一些常用规律，而针对这些常见疾病，也有着相应的刮痧疗法。找准相应的全息穴区，加上治疗时的一些小提示，便可以很好地缓解病情。

·内科疾病的刮痧疗法

1．发热

发热是指体温升高超过正常范围，可见于多种疾病，诸如病毒、细菌、立克次体原虫、寄生虫所引起的各种传染病，身体局部感染，组织破坏或坏死等感染性疾病；药物反应，甲状腺功能亢进，神经性低热等非感染性疾病。经医生明确诊断、指导用药后，可用刮痧辅助退热。

【刮痧治疗】

头部：全息穴区——额中带、额旁一带（双侧）。

胆经——双侧风池。

背部：督脉——大椎至至阳。膀胱经——双侧大杼至肺俞。

上肢：大肠经——双侧曲池、合谷。三焦经——双侧外关。

肺经——双侧列缺。

下肢：肾经——双侧复溜。

小提示

（1）刮痧后，饮2~3杯热水，以协助发汗退热。刮痧后四个小时内不宜洗澡。

（2）勿暴露出痧部位，御寒为主。

（3）避开皮肤有疖肿、破损、痣斑等部位。

（4）饭后1小时、空腹或大汗后的病人不宜刮痧。如高热不退，需送医院就诊，以查明是否有其他原因。

（5）饮食宜选用清淡而易于消化的流食和半流食，禁食高脂肪油煎熏烤炒炸的食物。

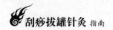

2. 头痛

头痛是很多疾病都可以引起的一种自觉症状，局部疾病如颅内脑实质疾患、脑水肿、脑血管病后遗症、脑炎后遗症、脑血管疾患、脑膜疾患、近颅腔的眼耳鼻咽疾患；感染中毒性疾病如流感、肺炎、疟疾、伤寒、煤气中毒、尿毒症、菌血症；心血管系统疾病如高血压、动脉硬化、贫血、心脏病；功能性疾病如神经衰弱、偏头痛、精神紧张性头痛、癔病和癫痫后头痛。明确诊断后，均可照此刮痧治疗。

【刮痧治疗】

头部：全息穴区——额中带、额顶带后1/3、顶颞前斜带下1/3（患侧）。

经外奇穴——双侧太阳。

胆经——双侧曲鬓、风池。胃经——双侧头维。

督脉——百会。以其为中心，分别向前至神庭、向左右至耳上区、向后至哑门。

疼痛重者加阿是穴。

肩部：胆经——双侧肩井。

上肢：大肠经——双侧曲池、合谷。

小提示

刮痧治疗头痛的时候效果非常的好，但应结合现代的诊断方法，注意颅脑内的实质性病变要结合其他治疗方法。

3. 感冒

感冒是四季常见外感病，中医又有风寒外感、风热外感和暑湿外感之分。常见有头痛、发热、畏寒、乏力、鼻塞、流涕、打喷嚏、咽痛、干咳、全身酸痛等症状，部分患者还可出现食欲不振、恶心、便秘或呕吐、腹泻等消化道症状。

【刮痧治疗】

头部：全息穴区——额中带、额旁一带（双侧）。

督脉——百会至哑门。胆经——双侧风池。

大肠经——双侧迎香。

背部：督脉——大椎至至阳。

胸部：肺经——双侧中府。

上肢：大肠经——双侧曲池、合谷。

肺经——双侧列缺、尺泽。

下肢：胃经——双侧足三里。

小提示

平时经常易患感冒的人，在易感季节每天使用艾柱灸双侧足三里穴可以起到预防感冒的作用。

4. 中暑

中暑是由于盛夏感受暑热所致，由于病情轻重程度之不同而症状表现各异。临床可见大量汗出、口渴、头昏耳鸣、胸闷、心悸、恶心、四肢无力、皮肤灼热，甚则猝然昏倒、不省人事。高温作业如出现类似症状可照此刮痧治疗。

【刮痧治疗】

头部：全息穴区——额中带、额旁一带（双侧）、额顶带前1/3。

督脉——人中。

背部：督脉——大椎至至阳。

膀胱经——双侧肺俞至心俞。

小肠经——双侧天宗。

上肢：心包经——双侧曲泽至内关。

大肠经——双侧曲池、合谷。

下肢：膀胱经——双侧委中。

【药物辅助治疗】

（1）藿香正气水，十滴水，仁丹，千金消暑丸。

（2）口服补充淡盐水至少300~500毫升。

小提示

> 中暑发病急骤，必须及时给予治理，否则会有生命危险。首先应该把患者移至通风阴凉的地方。病重者须严密观察病情的变化。

5. 失音

失音是指声音不畅，甚至嘶哑不能发音。各种原因引起的急慢性喉炎、咽炎、声带疲劳、声带小结等，均可照此刮痧治疗。

【刮痧治疗】

头颈部：全息穴区——额中带、额旁一带（双侧）。

督脉——哑门至大椎。任脉——廉泉、天突。

胃经——双侧人迎。 大肠经——双侧天鼎。

上肢：肺经——双侧列缺。

下肢：肾经——双侧照海。

小提示

> 失音患者使用单味中药胖大海泡水喝，有非常好的效果。

6. 咳嗽

咳嗽是呼吸系统疾病的主要症状之一。根据其发病原因，可概括分为外感咳嗽和内

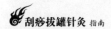

伤咳嗽两大类。外感咳嗽起病急、病程短，同时往往伴随上呼吸道感染的症状。内伤咳嗽病程长，时轻时重。本症常见于急慢性支气管炎、肺炎、支气管扩张、肺气肿、肺结核等疾病。

【刮痧治疗】

头部：全息穴区——额中带、额旁1带（双侧）。

背部：督脉——大椎至至阳。

膀胱经——双侧大杼至肺俞。

胸部：任脉——天突至膻中。

前胸——由内向外刮拭。

肺经——双侧中府。

上肢：肺经——双侧尺泽、列缺。

大肠经——双侧合谷。

【药物辅助治疗参考】

（1）二陈丸：用于痰湿内停引起的咳嗽。

（2）二母宁嗽丸：用于痰热壅肺引起的咳嗽。

（3）蛇胆川贝末：用于风热咳嗽、久咳痰多。

（4）桔红丸：用于肺胃湿热，咳嗽痰盛。

（5）枇杷止咳糖浆：用于伤风感冒咳嗽痰多。

（6）莱阳梨膏：用于肺燥咳嗽、干咳痰少。

7. 哮喘

哮喘是一种常见的反复发作性的呼吸系统疾病。喉中痰鸣声谓之哮，呼吸急促困难谓之喘。哮和喘常相伴发生，难以严格划分，故称为哮喘。支气管哮喘、喘息性慢性支气管炎、阻塞性肺气肿以及其他疾病所见的呼吸困难皆可照此法刮痧治疗。

【刮痧治疗】

头部：全息穴区——额中带、额旁一带（双侧）、额顶带前1/3。

背部：督脉——大椎至至阳。

膀胱经——双侧大杼至膈俞。

奇穴——双侧定喘、气喘。

膀胱经——补刮双侧志室、肾俞。

胸部：任脉——天突至膻中。

前胸——由内向外刮拭。

肺经——双侧中府。

上肢：心包经——双侧曲泽经内关直至中指尖。

咳嗽加肺经——双侧尺泽至太渊。

痰多加胃经——双侧足三里至丰隆。

【药物辅助治疗参考】

（1）气管炎丸：用于老年性哮喘，支气管扩张，慢性支气管炎。

（2）痰咳净：用于急慢性支气管哮喘。

8. 发热

发热可见于多种疾病，诸如病毒、细菌、立克次体原虫、寄生虫所引起的各种传染病，身体局部感染，组织破坏或坏死，药物反应，甲状腺功能亢进，神经性低热等等。经医生明确诊断、指导用药后，可用刮痧辅助退热。

【刮痧治疗】

头部：全息穴区——额中带、额旁一带（双侧）。

胆经——双侧风池。

背部：督脉——大椎至至阳。膀胱经——双侧大杼至肺俞。

上肢：大肠经——双侧曲池、合谷。三焦经——双侧外关。

肺经——双侧列缺。

下肢：肾经——双侧复溜。

小提示

（1）刮痧后，饮2～3杯热水，以协助发汗退热。刮痧后四个小时内不宜洗澡。

（2）勿暴露出痧部位，御寒为主。

（3）避开皮肤有疖肿、破损、痣斑等部位。

（4）饭后一小时、空腹或大汗后的病人不宜刮痧。如高热不退，需送医院就诊，以查明是否有其他原因。

9. 肺炎

肺炎发病急剧，最常见的症状为寒战、高热、胸痛、咳嗽、咳吐铁锈色痰。体温可在数小时内升达39℃~40℃，持续高热，同时伴头痛、疲乏、全身肌肉酸痛。若病变范围广泛，可因缺氧引起气急和发绀。部分肺炎患者伴有明显的消化道症状，如恶心、呕吐、腹胀、腹泻、黄疸等。

【刮痧治疗】

头部：全息穴区——额旁一带（双侧）、额顶带前1/3。

背部：督脉——大椎至至阳。

膀胱经——双侧风门、肺俞、心俞。

胸部：任脉——天突至膻中。

前胸——由内向外刮拭。

上肢：肺经——双侧尺泽、孔最。

大肠经——双侧曲池。

下肢：胃经——双侧丰隆。

【药物辅助治疗参考】

（1）清开灵：主治各种高热症，可清热解毒。

（2）清肺抑火丸：用于肺胃实热引起的咳吐黄痰、大便秘结。

（3）牛黄清肺丸：用于肺热咳嗽，喘促胸满，大便燥结。

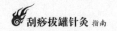

10. 胃脘痛

胃脘痛是指疼痛在上腹心窝处及其邻近部位，故古代又有心痛之称。本证常见于急慢性胃炎，胃及十二指肠溃疡，以及胃痉挛或胃神经官能症等。食欲不振、胃扩张可参考此症刮痧治疗。

【刮痧治疗】

头部：全息穴区——额旁二带（双侧）、额顶带中1/3。

背部：膀胱经——双侧胆俞、脾俞、胃俞。

腹部：任脉——上脘、中脘。

上肢：心包经——双侧内关。

下肢：胃经——双侧梁丘、足三里。

【药物辅助治疗参考】

（1）胃气止痛丸：用于热胃寒证。

（2）九气拈痛丸：用于脘腹、两胁胀满疼痛。

（3）活胃散：用于胃寒作痛。

（4）气滞胃痛冲剂：用于治疗胃痛、腹痛、胁痛等诸种疼痛。

11. 呃逆

呃逆是一种气逆上冲胸膈，致喉间呃逆连声，声短而频，不能自制的症状。常见于胃肠神经官能症，或某些胃肠、腹膜、纵隔、食管的疾病。

【刮痧治疗】

头部：全息穴区——额中带、额旁二带（双侧）。

背部：膀胱经——双侧膈俞、膈关。

腹部：任脉——中脘，奇穴——双侧呃逆。

上肢：心包经——双侧内关。

下肢：胃经——双侧足三里。

久呃不止者加刮任脉——气海、关元。肾经——双侧太溪，用补刮法。

【药物辅助治疗参考】

（1）南瓜蒂4只，水煎服，连服3至4次。

（2）柿蒂10克，水煎服。

（3）刀豆子60克，炙后研末，每次服6克，日服2次。

（4）鲜姜，蜂蜜各30克，鲜姜取汁去渣与蜂蜜共调匀，1次服下。

12. 呕吐

呕吐是一种反射性动作，借以将胃中的内容物从口腔中突然排出，对人体是一种保护作用。中医认为因胃失和降、胃气上逆而导致的。

常见的神经性呕吐、急慢性胃炎、幽门痉挛或狭窄、先天性肥厚性幽门梗阻、不完全性幽门梗阻、胆囊炎、肝炎、腹膜炎、胰腺炎、百日咳、晕车晕船、耳源性眩晕等所出现的呕吐，在明确病因后，皆可照此对症刮痧治疗。

【刮痧治疗】

头部：全息穴区——额旁二带（双侧）、额顶带中1/3。

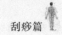

背部：督脉——至阳至脊中。膀胱经——双侧膈俞至胃俞。

腹部：任脉——天突、中脘。

上肢：心包经——双侧内关。

下肢：胃经——双侧足三里。脾经——双侧公孙。

小提示

对于某些严重的疾病引起的呕吐，比如说上消化道严重梗阻、癌肿引起呕吐，刮痧只能做对症处理，还需要结合其他的治疗方法对原发病进行积极的治疗。

13. 腹胀

腹胀为自觉腹部胀满，嗳气和矢气不爽，严重时则有腹部鼓胀膨隆的症状。常见于消化不良、肠功能紊乱、肠道菌丛失调、各类肠炎、肠结核、肠梗阻，慢性肝、胆、胰腺疾患，以及心肾功能不全等疾病。明确诊断后，皆可照此对症刮痧治疗。

【刮痧治疗】

头部：全息穴区——额顶带后1/3、额旁二带（双侧）。

背部：督脉——大椎至命门。

膀胱经——双侧肝俞至胃俞，大肠俞至小肠俞。

腹部：任脉——上脘至下脘、气海。

胃经——双侧天枢。

下肢：胃经——双侧足三里。

肝经——双侧太冲。

14. 腹痛

腹痛是泛指胃脘以下，耻骨以上部位发生的疼痛，多与脾、胃、大肠、肝、胆等脏器有密切关系，诸如急慢性胰腺炎、急慢性肠胃炎、胃肠痉挛等皆可见此症。临床症状可由疾病的性质、部位的不同而表现各异。或腹痛剧烈，或腹痛绵绵，或脘腹胀痛等。在明确诊断后，均可照此对症刮痧治疗。

【刮痧治疗】

头部：全息穴区——额旁二带（双侧）、额顶带中1/3。

背部：膀胱经——双侧脾俞至大肠俞。

腹部：任脉——中脘至关元。

胃经——双侧天枢。

上肢：心包经——双侧内关。

下肢：胃经——双侧梁丘、足三里至上巨虚。

15. 胃下垂

胃下垂多见于瘦长体形的人。胃下垂至脐腹乃至小腹部，食后脐腹或小腹饱胀，胃排空迟缓，嗳气嘈杂，气短乏力，也可伴有其他脏器下垂。多因饮食失节，劳倦过度，导致中气下陷，升降失常所引起。

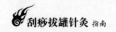

【刮痧治疗】

头部：全息穴区——额顶带中1/3、额旁二带（双侧）。

督脉——百会。

背部：膀胱经——双侧脾俞至肾俞。

腹部：任脉——下脘至上脘，中极、关元、中脘等穴位。

奇穴——双侧胃上。

下肢：胃经——双侧足三里。

脾经——双侧地机、公孙。

【药物辅助治疗参考】

（1）补中益气丸。

（2）枳壳30克水煎，送服补中益气丸6克，每日2次。

16. 腹泻

腹泻也称泄泻，主要表现是大便次数增多，便质稀薄如糜，像浆水样。秋冬季节多见。急慢性肠炎、肠结核、肠功能紊乱、慢性结肠炎、直肠炎、伤食泄、结肠过敏等，都有腹泻出现，均可照此刮痧治疗。

【刮痧治疗】

头部：全息穴区——额旁二带（双侧）、额顶带后1/3。

背部：膀胱经——双侧脾俞至大肠俞。

腹部：任脉——中脘至气海。

胃经——双侧天枢。

下肢：胃经——双侧足三里至上巨虚。

脾经——双侧阴陵泉、公孙。

【药物辅助治疗参考】

（1）附子理中丸：用于虚寒性泄泻，受寒或进冷食发作加重者。

（2）肉果四神丸：用于早晨起床即泻者（中医称五更泄）。

（3）胡椒末和少量大米饭捣成药饼填入肚脐中，用胶布固定，24小时一换。

（4）艾条灸长强穴、神阙穴。每穴灸15分钟，每天灸1次。

17. 便秘

凡大便干燥，排便困难，秘结不通超过3天以上者称为便秘。如大便秘结不通，多日一解，排便时间延长，或虽有便意而排便困难者均可照此刮痧治疗。

【刮痧治疗】

头部：全息穴区——额顶带中1/3、额顶带后1/3。

背部：膀胱经——双侧大肠俞。

腹部：胃经——双侧天枢。

脾经——双侧腹结。

上肢：三焦经——双侧支沟。

大肠经——双侧手三里。

下肢：胃经——双侧足三里至上巨虚。

【药物辅助治疗参考】

（1）麻仁润肠丸：用于津液不足、肠道失润所致的习惯性便秘。

（2）胡桃肉5枚，每晚临睡吃，开水送下。大便通后可每日食3至5枚，连服1至2个月。

小提示

患者应注意改变饮食习惯，多吃新鲜蔬菜、水果，进行适当的体育锻炼，养成定时排便的习惯。

18. 心悸

心悸是指病人自觉心慌不安，不能自主，或伴见脉象不调。一般呈阵发性，每因情绪波动或劳累过度而发作。本症可见于各种原因引起的心律失常，如各类心脏病、甲亢、贫血、神经官能症等。

【刮痧治疗】

头部：全息穴区——额中带、额旁一带（右侧）。

背部：督脉——大椎至至阳。

膀胱经——双侧心俞、胆俞。

胸部：任脉——膻中至巨阙。

上肢：心经——双侧阴惜至神门。

心包经——双侧郄门至内关。

下肢：心神不宁加胆经——双侧阳陵泉。

胃经——双侧足三里。

【药物辅助治疗参考】

天王补心丹，柏子养心丸，安神定志丸。

19. 失眠、多梦

失眠是指经常不能获得正常的睡眠而言。轻者入睡困难，或睡而不实，或醒后不能入睡；重者可彻夜不眠。本症可单独出现，也可与头痛、头晕、心悸、健忘等症同时出现。神经衰弱、神经官能症以及因高血压、贫血等引起的失眠、多梦均可参照本症刮痧治疗。

【刮痧治疗】

头颈部：全息穴区——额旁一带（右侧）、额顶带后1/3、顶颞后斜下1/3（双侧）。

胆经——双侧风池。

奇穴——四神聪、双侧安眠。

背部：膀胱经——双侧心俞、脾俞、肾俞。

上肢：心经——双侧神门。

下肢：脾经——双侧三阴交。

【药物辅助治疗参考】

（1）朱砂安神丸，天王补心丹。

（2）酸枣仁15克，焙焦为末，睡前顿服。

（3）炒枣仁20克，麦冬10克，共研细末，每服6克，睡前服。

20. 眩晕

眩晕以头晕眼花、恶心呕吐、耳鸣等为特征。可见于高血压病、脑动脉硬化、贫血、内耳性眩晕、神经衰弱等多种疾病。

【刮痧治疗】

头颈部：全息穴区——额中带、额顶带后1/3、顶颞后斜带下1/3。（双侧）。

奇穴——四神聪。

督脉——百会至风府。

胆经——双侧头临泣、双侧风池至肩井。

背部：膀胱经——双侧肝俞、双侧肾俞。

下肢：胃经——双侧足三里。

脾经——双侧三阴交。

肝经——双侧太冲。

肾经——双侧涌泉。

【药物辅助治疗参考】

（1）天麻10克，钩藤20克，用水煎服。

（2）泽泻30克，白术10克，用水煎服。

（3）绿豆衣6克，桑叶30克，荷叶30克，水煎代茶饮。

（4）白蒺藜10克，石决明15克，菊花5克，珍珠母15克，水煎服。

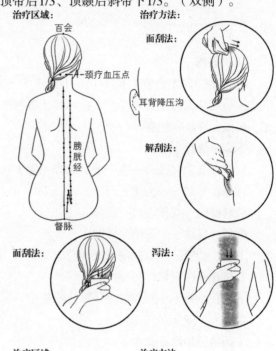

21. 高血压

凡动脉血压长期持续超过140/90毫米汞柱（18.7/12.0kpa）则称为高血压，分为原发性和继发性。原发性高血压占高血压患者的大多数，发病原因不明确；继发性高血压是指由某些明确疾病引起的高血压。

高血压常见头痛、头晕、耳鸣、失眠、心烦易激动、腰腿酸软等症。日久可导致心脏与心、脑、肾及眼底血管发生病变。无论是原发性高血压或继发性高血压，皆可照此刮

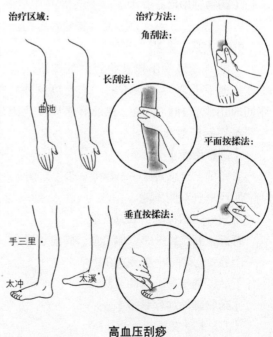

高血压刮痧

痧治疗。

【刮痧治疗】

头颈部：全息穴区——额中带、额顶带后1/3、额旁二带（左侧）。血管舒缩区。

督脉——百会至风府。

胆经——双侧头临泣至风池、肩井。

奇穴——双侧太阳、血压点。

背部：督脉——大椎至长强。

膀胱经——双侧肺俞至心俞。

上肢：大肠经——双侧曲池。

下肢：胆经——双侧风市。

胃经——双侧足三里。

肾经——双侧太溪。

肝经——双侧太冲。

【药物辅助治疗参考】

（1）牛黄降压丸，降压片，脑立清。

（2）夏枯草20克水煎，每日1剂，分3次服。

（3）草决明子炒黄捣成粗粉，每次用3克，加糖、开水冲泡服用，1日3次。

22. 低血压

凡血压偏低，自觉头晕、四肢乏力、心悸气短、不耐劳作者，皆可照此刮痧治疗。

【刮痧治疗】

头颈部：全息穴区——额中带、额旁一带（双侧）、额顶带后1/3。

督脉——百会。

奇穴——双侧血压点。

背部：膀胱经——双侧厥阴俞至膈俞、肾俞、志室。

胸部：任脉——膻中至中脘。

上肢：心包经——双侧内关。

下肢：胃经——双侧足三里。

脾经——双侧三阴交。

肾经——双侧涌泉。

【药物辅助治疗参考】

（1）生脉饮口服液。

（2）人参或西洋参3至5克，水煎连渣服。

22. 盗汗

睡而汗出，醒后即止叫盗汗，多为阴虚所致，可见于结核病、心脏病及虚损诸证。
自汗和无汗也可照此刮痧治疗。

【刮痧治疗】

头部：全息穴区——额旁一带（右侧）、额顶带后1/3。

背部：督脉——大椎至至阳。

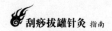

膀胱经——双侧肺俞至心俞。

奇穴——与大椎至至阳平行的双侧夹脊穴。

胸部：任脉——膻中。

上肢：心经——双侧阴郄。

下肢：脾经——双侧三阴交。

肾经——双侧复溜。

【药物辅助治疗参考】

六味地黄丸，中华鳖精口服液。

24. 水肿

下肢肿胀，甚至腰以下皆肿，按之凹陷，或头面水肿，可见于慢性肾炎、慢性肾盂肾炎、尿毒症、各类心脏病、心功能不全、心力衰竭等病症。

【刮痧治疗】

头部：全息穴区——额顶带后1/3、额旁二带（右侧）、额旁三带（双侧）、顶枕带下1/3。

背部：膀胱经——双侧肺俞、三焦俞至膀胱俞。

腹部：任脉——水分至关元。

肾经——双侧盲俞至大赫。

头面先肿者：加刮大肠经——双侧偏历至合谷。

三焦经——双侧支沟至阳池。

下肢先肿者：加刮肾经——双侧复溜至太溪、涌泉。

【药物辅助治疗参考】

（1）五苓散，已椒苈黄丸，六味地黄丸。杞菊地黄丸或其口服液。

（2）冬瓜皮（干者）60 克至90克，加水煎浓汤口服，每日2~3 次。

25. 中风先兆

凡是有高血压、动脉硬化病史，见突发头晕或头晕加重，头痛疲乏，烦躁者；或一侧肢体麻木或肢体无力，应警惕发生中风先兆。此病刮痧除治疗中风先兆外，也有预防中风和治疗脑动脉硬化的作用。

【刮痧治疗】

头部：全息穴区——血管舒缩区、额中带、额旁一带（右侧）、额顶带后1/3、顶颞前斜带（对侧）。

督脉——百会。

胃经——双侧头维。

胆经——双侧风池。

奇穴——双侧太阳。

背部：督脉——大椎。

胆经——双侧肩井。

上肢：大肠经——患侧曲池。

心包经——患侧间使至内关。

下肢：胆经——患侧风市。

胃经——患侧足三里、丰隆。

【药物辅助治疗参考】

（1）三乐喜。牛黄清心丸。维脑路通片。复方丹参片。

（2）芹菜汁，每次服10毫升，每日2次。

（3）花生皮，槐花等量，煮水服。

26．中风

中风包括西医所说的脑梗塞、脑出血、短暂性缺血性脑血管病等。其轻者神志尚清，口眼歪斜，舌强语涩，半身不遂，情绪不稳。重者则见突然昏仆，神志不清，半身瘫痪，口歪流涎，舌强失语，并有生命危险。

【刮痧治疗】

头颈部：全息穴区——血管舒缩区、额中带、额旁一带（右侧）、额顶带后1/3、顶颞前斜带（对侧）。

督脉——百会至风府。

胆经——双侧风池至肩井。

背部：督脉——大椎、神道至至阳。

膀胱经——双侧风门至心俞。

胸腹部：任脉——膻中至鸠尾。

上肢：心包经——双侧曲泽至内关。

下肢：肝经——双侧太冲。

膀胱经——双侧京骨。

胃经——双侧丰隆。

【药物辅助治疗参考】

安宫牛黄丸，苏合香丸，清开灵。

27．面神经麻痹

本病有中枢性和周围性之分，可见一侧面部板滞、麻木、瘫痪，不能作蹙额、皱眉、露齿、鼓颊等动作，口角向健侧歪斜，漱口病侧漏水，进食常有食物停留于齿颊间，或眼睑闭合不全，迎风流泪。本病初起可见耳后、耳下及面部疼痛。周围性面神经麻痹、面肌痉挛可照此刮痧治疗。

【刮痧治疗】

头部：全息穴区——额中带、顶颞前斜带下1/3（双侧）。

奇穴——患侧太阳、牵正。

胆经——患侧阳白、风池。

大肠经——患侧迎香。

三焦经——患侧翳风。

胃经——患侧地仓至颊车。

上肢：大肠经——对侧合谷。

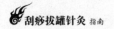

小肠经——对侧养老。

下肢：胃经——对侧内庭。

膀胱经——对侧昆仑。

【药物辅助治疗参考】

（1）葛根汤。天麻丸。

（2）活鳝鱼血外涂患侧。

（3）将白芥子捣为细末，蜜调制成膏药，贴敷于患侧太阳穴上。

小提示

患者应避免脸部受寒风吹，必要时可带口罩和眼罩进行防护。注意少言笑，可配合热敷、理疗、按摩综合治疗。

28. 三叉神经痛

三叉神经痛主要表现为顽固性头痛，或面颊部疼痛。常突然发作，呈阵发性放射性电击样剧痛，如撕裂、针刺、火烧一般，极难忍受，可伴恶心呕吐，面色苍白，畏光厌声等。刮痧治疗时，可根据三叉神经眼支、上颌支和下颌支所支配不同区域的疼痛来选经穴区。

【刮痧治疗】

头部：全息穴区——额中带、额旁二带（左侧）、顶颞后斜带下1/3（双侧）。

眼支：奇穴——患侧太阳。

膀胱经——患侧攒竹。

胃经——患侧头维。

胆经——患侧阳白。

上颌支：胃经——患侧四白。

大肠经——患侧迎香。

胆经——患侧上关。

下颌支：任脉——承浆。

胃经——患侧颊车、下关。

三焦经——患侧翳风。

上肢：小肠经——眼支加对侧后溪，上颌支加对侧阳谷。

下肢：胆经——下颌支加对侧侠溪。

【药物辅助治疗参考】

（1）麦角胺1片，每日3次，适宜发作时服用，不宜久服。

（2）镇脑宁，正天丸，复方羊角冲剂。

（3）全蝎2克，蚯蚓干3克，甘草2克，共研细末，分2次早晚口服。

（4）茶叶，生姜，红糖，先将茶叶，生姜水煎取汁，再兑入红糖，口服。

29. 帕金森病

帕金森病又称震颤麻痹综合征，由于感染、动脉硬化、中毒，或药物等原因引起。主要表现为痴呆，进食饮水发呛，手震颤不易持物，写字越写越小，上肢震颤，走路慌张，前冲易跌等症状。上肢麻痹、上肢肌肉萎缩可照此刮痧治疗。

【刮痧治疗】

头部：全息穴区——额中带、额顶带后1/3、顶颞前斜带中1/3（对侧）。

颈背部：督脉——风府至身柱。

胆经——双侧风池至肩井。

上肢：大肠经——患侧手五里至手三里。

三焦经——患侧外关。

下肢：胃经——患侧足三里至条口。

胆经——患侧阳陵泉。

【药物辅助治疗参考】

（1）安坦2毫克，每日3次。或金刚烷胺100毫克，每日2次。症状减轻后，可加服左旋多巴125毫克，每日2次。

（2）知柏地黄丸，大补阴丸。

（3）酸枣仁，黑豆，五味子，石决明，水煎取汁服，每日早晚2次。

30. 胃病

胃痛又称胃脘痛，由外感邪气，内伤情志，脏腑功能失调等导致气机郁滞，胃失温煦与滋养导致。以上腹胃脘部疼痛为主症的病证。该病在消化系统中最为常见，人群中发病率最高，西医学中可见急慢性胃炎、消化性溃疡、胃痉挛等疼痛。

病因病机：

（1）寒邪客胃。外感寒邪，脘腹受凉，寒邪内客于胃；过服寒凉，寒凉伤中，致使胃气不和收引作痛。

（2）饮食伤胃。饮食不节，暴饮暴食，损伤脾胃，内生食滞，胃气失和而疼痛；五味过极，辛辣无度，肥甘厚腻，饮酒如浆，则蕴湿生热伤脾碍胃，脘闷胀痛。

（3）肝气犯胃。忧思恼怒，情志不遂，肝失疏泄，气机阻滞，横逆犯胃，胃失和降而发胃痛。

（4）脾胃虚弱。素体禀赋不足或劳倦过度，或久病脾胃受损，或肾阳不足失于温煦均可引起脾胃虚弱，中焦虚寒，致使胃失温养作痛，或如《证治汇补·心痛》曰：

治疗区域：

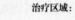

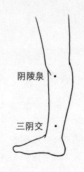

阴陵泉

三阴交

治疗方法：

面刮法：

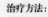

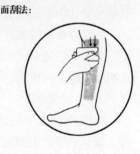

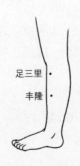

足三里

丰隆

胃病刮痧

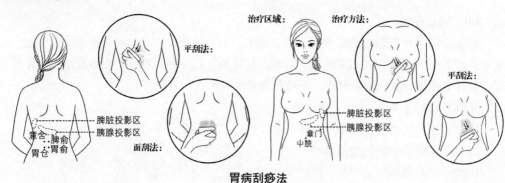

治疗区域：
治疗方法：
平刮法：
平刮法：
面刮法：

脾脏投影区
胰腺投影区
魂舍
脾俞
胃仓胃俞

脾脏投影区
胰腺投影区
章门
中脘

胃病刮痧法

"服寒药过多，致脾胃虚弱，胃脘作痛"。

证候特征

胃痛根据其病因不同大体可分七型，其主要以胃脘部疼痛，常伴有食欲不振，痞闷或胀满，恶心呕吐，吞酸嘈杂为主要症状。除上述症状外，各型又有其显著特征，寒邪客胃型可见恶寒喜暖，得温痛减，遇寒加重；饮食停滞可见胀满拒按，嗳腐吞酸，或呕吐不消化食物，其味腐臭，吐后痛减；肝气犯胃型见胃部攻撑作痛，胸闷嗳气，喜叹息；胃热炽盛型见嘈杂吞酸、心烦、口苦或粘；瘀阻胃络型见胃痛如针刺、痛处固定；胃阴亏虚型可见胃痛隐隐，灼热不适，嘈杂似饥；脾胃虚寒型主要见胃痛绵绵，空腹为甚，得食则缓，喜热喜按，泛吐清水。

治疗

（1）寒邪客胃

取穴：中脘至脐中、内关、梁丘、足三里、公孙。

刮拭顺序：先刮腹部中脘至脐中重刮中脘，再刮前臂内关，然后刮下肢内侧公孙，最后从梁丘刮至足三里。

刮拭方法：泻法。

方义：胃之募穴中脘与下合穴足三里相配以疏调胃气止痛，内关、公孙是八脉交会穴相配，能宽胸理气，开郁止痛，善治胸胃疼痛；梁丘为胃经郄穴可止胃痛。

（2）饮食停滞

取穴：天枢、足三里、内关、里内庭、下脘至脐中、阴陵泉。

刮拭顺序：先刮腹部下脘至脐中、天枢，再刮前臂内关，然后刮下肢阴陵泉，足三里最后刮里内庭。

刮拭方法：泻法

方义：天枢为足阳明胃经之穴又为大肠之募，可通调腑气，使食滞下行；足三里能健胃消积，推陈导滞；内关宽胸利膈，降逆止呕；内庭，下脘专消宿食；阴陵泉可运脾除胀。

（3）肝气犯胃

取穴：足三里、中脘、太冲、期门、内关、膻中。

刮拭顺序：先刮胸腹部膻中至中脘，再刮胁部期门，然后刮前臂内关，再刮下肢足三里，最后刮足背的太冲穴。

刮拭方法：泻法

方义：足三里、中脘疏通胃气以开清降浊；膻中宽胸利气；太冲为肝经原穴、期门为肝之募穴，两穴相配以平抑肝气之冲逆，降逆和胃；内关宽胸理气开郁止痛。

（4）胃热炽盛

取穴：上脘、梁丘、行间、内庭、合谷、三阴交。

刮拭顺序：先刮腹部上脘，再刮手背合谷，然后刮下肢内侧三阴交，再刮膝部梁丘，最后刮足背部行间、内庭。

刮拭方法：泻法

方义：上脘穴是任脉和足阳明胃经交会穴，降逆和胃；梁丘为胃经郄穴治胃痛；行间清泻肝胆湿热，和胃止痛；胃经荥穴内庭，配合谷清泻胃热；三阴交清热除湿，健脾和中。

（5）瘀阻胃络

取穴：中脘、足三里、内关、膈俞、期门、公孙、三阴交。

刮拭顺序：先刮背部膈俞，再刮腹部中脘，胁部期门，然后刮前臂内关，接着刮下肢内侧三阴交、公孙，最后刮下肢外侧足三里。

刮拭方法：泻法。

方义：中脘、足三里疏调胃气止痛；内关公孙是八脉交会穴相配，不仅宽胸理气，还可开郁止痛；膈俞乃血之会穴，配期门可舒肝活血；三阴交为足三阴经之会穴，可活血通络。

（6）胃阴亏虚

取穴：脾俞至胃俞、中脘、章门、内关、足三里、血海、三阴交。

刮拭顺序：先刮背部脾俞至胃俞，再刮腹部中脘、胁部章门，然后刮前臂内关，刮下肢血海至三阴交，最后刮足三里。

刮拭方法：补法

方义：脾俞、胃俞、章门、中脘为俞募配穴法加足三里、内关可健脾和胃以促气血化生，血海、三阴交补阴以养血使阴液得复，胃得其濡养。

（7）脾胃虚寒

取穴：脾俞至胃俞、中脘、章门、内关、公孙、关元至气海。

刮拭顺序：先刮背部脾俞至胃俞，再刮腹部中脘、章门、关元至气海，然后刮前臂内关，最后刮足部公孙。

刮拭方法：补法。

方义：脾俞、胃俞与章门中脘相伍可温中祛寒，健脾补胃；内关、公孙相伍可健脾和胃；取任脉关元、气海可温中补虚。

· 外科疾病的刮痧疗法

1. 颈椎病

颈椎病是一种慢性、复发性的中老年疾病，表现为在生理退行性变化过程中，因颈椎骨质增生、椎管狭窄等颈椎病变使颈椎逐渐发生一系列解剖病理变化，从而

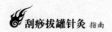

引起颈神经根椎体周围软组织、颈脊髓受刺激或压迫，出现以颈项、肩臂、肩胛上部、上胸壁及上肢疼痛或麻痛、头晕恶心，甚或呕吐等症状。这些症状常随颈部的活动位置而减轻或加重。

【刮痧治疗】

头部：全息穴区——顶枕带上1/3、顶后斜带（对侧）。

颈肩部：督脉——风府至身柱。

胆经——双侧风池至肩井。

膀胱经——双侧天柱至大杼。

背部：小肠经——双侧天宗。

上肢：大肠经——双侧曲池。

三焦经——双侧外关、中渚。

阿是穴——疼痛局部。

下肢：胆经——双侧阳陵泉至悬钟。

【药物辅助治疗参考】

（1）尪痹冲剂，颈复康。

（2）菊花、槐花、绿茶，沏水频服。

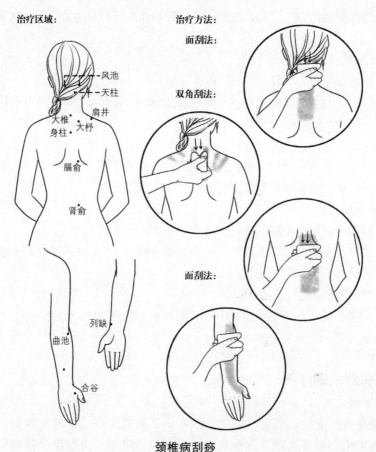

颈椎病刮痧

【颈椎病的分型及分型治疗】

颈椎病的临床表现较复杂，根据组织结构及症状不同，分为6种类型：颈型、神经根型、脊髓型、椎动脉型、交感神经型及混合型。以前两者最为常见。

（1）颈型颈椎病：颈项疼痛常常是其首发症状。时轻时重，可持续数月至数年。多由于睡眠时头颈部位置不当，受寒或体力活动时颈部突然扭转而诱发，呈持续性酸痛或钻痛，头部活动时加重，可向肩背部及头后上肢扩散，疼痛伴有颈部僵硬感，转动时颈部可发生响声。检查颈部有明显的压痛，无神经功能障碍表现，X线检查常显示弯曲度改变。

（2）神经根型颈椎病：神经根型脊椎病主要发于中、老年人，发生率仅次于颈型。主要是颈椎、椎间孔、邻近组织粘连，关节错位等病变使神经受压刺激所致，其中以颈5、颈6、颈7神经受累多见。其症状是受累一侧单根或几根神经根由颈部向肩、臂、前臂及手部呈电击样放射，常为钻痛或刀割样痛，多数还可表现患侧上肢沉重无力、麻木等，病程较长者可发生肌肉萎缩，咳嗽、打喷嚏、头颈过伸或过屈等活动诱发加剧。检查患者颈项强硬，活动受限，颈生理前凸变小，颈部有多处压痛点，最有诊断意义的是相应颈椎两侧有放射性压痛。压头试验、上举试验、臂丛神经牵拉试验常为阳性，X线检查示颈椎生理前凸减小或消失，椎间隙变窄，钩椎关节骨刺，椎间孔缩小，少数有椎体或关节脱位等改变。本病临床分为风寒阻络与气血瘀滞2型。

风寒阻络

【症状】

以颈项僵硬伴肩背上肢疼痛，畏寒无汗，舌淡苔白为典型症状。

【治法】

（1）选穴。风池、肩井、天柱、大椎、昆仑。

（2）定位。风池：在项部，当枕骨之下，与风府相平，胸锁乳突肌与斜方肌上端之间的凹陷处。

肩井：在肩上，前直乳中，当大椎穴与肩峰端连线的中点上。

天柱：后发际正中直上0.5寸，旁开1.3寸，斜方肌外缘凹陷中。

大椎：第七颈椎棘突下凹陷中。

昆仑：在外踝后方，当外踝尖与跟腱之间的凹陷处。

（3）刮拭顺序。先刮肩颈部的风池、肩井、天柱、大椎，再刮足部昆仑穴。

（4）刮拭方法。泻法。在需刮痧部位涂抹适量刮痧油。由于肩部肌肉丰富，用力宜重，从风池穴一直到肩井穴，应一次到位，中间不要停顿。然后刮颈后天柱穴至大椎穴，分别由两侧向大椎穴刮拭，用力要轻柔，不可用力过重，可用刮板棱角刮拭，以出痧为度。最后刮足部外侧昆仑穴，重刮，30次，出痧为度。

气血瘀滞

【症状】

以颈项僵硬伴肩背上肢疼痛，胸闷心悸，舌质暗为典型症状。

【治法】

（1）选穴。风池、肩井、天柱、大椎、昆仑、血海、膈俞、三阴交。

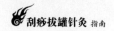

（2）定位。风池：在项部，当枕骨之下，与风府相平，胸锁乳突肌与斜方肌上端之间的凹陷处。

肩井：在肩上，前直乳中，当大椎穴与肩峰端连线的中点上。

天柱：后发际正中直上0.5寸，旁开1.3寸，斜方肌外缘凹陷中。

大椎：第七颈椎棘突下凹陷中。

昆仑：在外踝后方，当外踝尖与跟腱之间的凹陷处。

血海：屈膝，在髌骨底内侧缘上2寸，当股四头肌内侧头的隆起处。

膈俞：在背部，当第七胸椎棘突下，旁开1.5寸。

三阴交：在内踝尖直上3寸，胫骨后缘。

（3）刮拭顺序。先刮肩颈部的风池、肩井、天柱、大椎，再刮背部膈俞，最后刮下肢的血海、昆仑、三阴交。

（4）刮拭方法。泻法。在需刮痧部位涂抹适量刮痧油。由于肩部肌肉丰富，用力宜重，从风池穴一直到肩井穴，应一次到位，中间不要停顿。然后刮颈后天柱穴至大椎穴，分别由两侧向大椎穴刮拭，用力要轻柔，不可用力过重，可用刮板棱角刮拭，以出痧为度。刮背部膈俞穴，宜用刮板角部由上至下重刮，30次，出痧。最后刮足部外侧昆仑穴和下肢内侧三阴交穴，重刮，各30次，出痧为度。

2. 落枕

落枕是指起床后突感一侧颈项强直，不能俯仰转侧，患侧肌肉痉挛，酸楚疼痛，并向同侧肩背及上臂扩散，或兼有头痛怕冷等症状。可见于颈肌劳损、颈项纤维组织炎、颈肌风湿、枕后神经痛、颈椎肥大等疾病。

【刮痧治疗】

头颈部：全息穴区——顶枕带上1/3、顶后斜带（对侧）。

胆经——患侧风池至肩井。

阿是穴——疼痛局部。

背部：督脉——风府至至阳。

膀胱经——患侧大杼至膈俞。

上肢：三焦经——患侧中渚。

小肠经——患侧后溪。

奇穴——患侧落枕穴。

下肢：胆经——患侧阳陵泉至悬钟。

3. 肩关节炎

本病是肩关节囊及关节周围软组织的慢性炎症反应，造成肩关节疼痛、活动受限。凡肩关节扭伤、疼痛皆可照此刮痧治疗。

肩周炎是指由多种因素引起的肩关节囊和关节周围软组织的一种退行性、慢性的病理变化。以肩周围疼痛、活动功能障碍为主要表现，其名称较多，如本病好发于50岁左右患者而称"五十肩"，因患者局部常畏寒怕冷，且功能活动明显受限，形同冰冷而固结，故称"冻结肩"，此外还有漏肩风、肩凝症等称谓。

肩周炎的发病特点为慢性过程。初期为炎症期，肩部疼痛难忍，尤以夜间为甚。睡

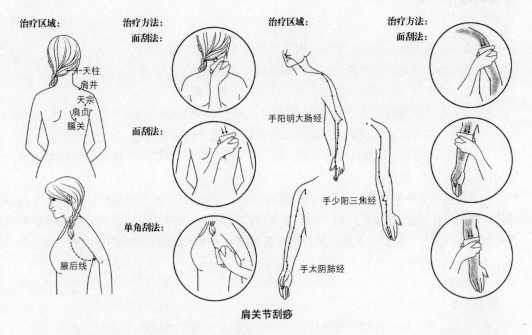

治疗区域：

治疗方法：
面刮法：

天柱
肩井
天宗
肩贞
膈关

面刮法：

单角刮法：

腋后线

治疗区域：

手阳明大肠经

手少阳三焦经

手太阴肺经

治疗方法：
面刮法：

肩关节刮痧

觉时常因肩部怕压而取特定卧位，翻身困难，疼痛不止，不能入睡。如果初期治疗不当，将逐渐发展为肩关节活动受限，不能上举，呈冻结状。常影响日常生活，吃饭穿衣、洗脸梳头均感困难。严重时生活不能自理，肩臂局部肌肉也会萎缩，患者极为痛苦。

【刮痧治疗】

头部：全息穴区——顶颞前斜带中1/3（对侧）或顶颞后斜带中1/3（对侧）。

背部：督脉——大椎至至阳。

膀胱经——患侧大杼至膈俞。

小肠经——患侧天宗。

胸背部：胆经——患侧肩井。患侧腋前线、腋后线。

大肠经——患侧肩髃

小肠经——患侧肩贞，分别至大肠经臂臑。

肺经——患侧云门

上肢：大肠经——患侧曲池。

三焦经——患侧外关、中渚。

阿是穴——疼痛局部。

【肩关节炎的分型刮痧治疗】

本病临床分为风寒阻络与气血瘀滞2型。

风寒阻络

【症状】

以肩部窜痛，遇风寒痛增，畏风恶寒为主要症状。

【治法】

（1）选穴。肩髃、肩贞、臂臑、曲池、外关、手三里、阿是穴。

（2）定位。肩髃：在肩部三角肌上，臂外展或向前平伸时，当肩峰前下方凹陷

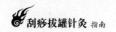

处。

肩贞：在肩关节后下方，臂内收时，腋后纹头上1寸（指寸）。

臂臑：在臂外侧，三角肌止点处，当曲池与肩髎连线上，曲池上7寸。

曲池：在肘横纹外侧端，屈肘，当尺泽与肱骨外上髁连线中点。

外关：在手背腕横纹上2寸，尺桡骨之间，阳池与肘尖的连线上。

手三里：在前臂背面桡侧，当阳溪与曲池连线上，肘横纹下2寸。

（3）刮拭顺序。先刮肩部的肩髃、肩贞，再刮上臂三角肌下臂臑穴，然后刮上臂的曲池、手三里、外关。

（4）刮拭方法。泻法。在需刮痧部位涂抹适量刮痧油；刮拭肩部时，遇关节部位不可强力重刮，先分别刮拭肩髃、肩贞，宜用刮板角部，出痧为度。再刮上臂三角肌下臂臑穴，宜重挂，由上向下刮。最后刮上臂外侧，由曲池经手三里至外关穴，由上至下，用刮板角部刮拭，中间不停顿，30次，出痧。

气血瘀滞

【症状】

以肩部肿胀，疼痛拒按，夜间为甚，舌暗或有瘀斑为主要症状。

【治法】

（1）选穴。肩髃、肩髎、阿是穴、阳陵泉。

（2）定位。肩髃：在肩部三角肌上，手臂外展时，或向前平伸时，当肩峰前下方凹陷处。

肩髎：在肩部，肩髃后方，当肩关节外展时于肩峰后下方呈现凹陷处。

阳陵泉：在小腿外侧，当腓骨头前下方凹陷处。

（3）刮拭顺序。先刮肩部的肩髃、肩髎、肩前俞、阿是穴，再刮下肢阳陵泉穴。

（4）刮拭方法。泻法。在需刮痧部位涂抹适量刮痧油。刮拭肩部时，遇关节部位不可强力重刮，先分别刮拭肩髃、肩髎、肩前俞、阿是穴，宜用刮板角部，出痧为度。最后刮下肢内侧穴，由上至下，用刮板角部重刮，30次，出痧。

4. 网球肘

本症是由于劳累或外伤后引起肘关节的局部疼痛，屈伸或旋转等功能受限或障碍的一种疾病，因最早多见于网球运动员，故名网球肘。凡肘关节疼痛皆可照此刮痧治疗。

【刮痧治疗】

头部：全息穴区——顶颞前斜带中1/3（对侧）或顶颞后斜带中1/3（对侧）。

上肢：大肠经——患侧肘髎至曲池，肺经——患侧尺泽。

三焦经——患侧消泺至天井、外关。

小肠经——患侧小海、后溪。

5. 腕关节痛

由于劳累、外伤、风湿、类风湿及其他各种原因所造成的腕关节疼痛，皆可照此刮痧治疗。

【刮痧治疗】

头部：全息穴区——顶颞后斜带中1/3（对侧）。

上肢：大肠经——患侧曲池、偏历至阳溪、合谷。

三焦经——患侧外关至阳池、中渚。

肺经——患侧列缺至鱼际。

心包经——间使至大陵。

阿是穴——疼痛局部。

6. 腰痛

由于劳累、外伤、风湿、受寒等各种原因引起的腰部一侧、两侧或正中部位疼痛。如腰肌劳损、腰椎骨质增生、腰椎椎管狭窄、骶髂关节炎、腰部扭伤等各种病症引起的急慢性腰痛等，可照此刮痧治疗。

【刮痧治疗】

头部：全息穴区——顶枕带中1/3、额顶带后1/3。

背部：督脉——悬枢至腰俞。

膀胱经——双侧肾俞、志室。

奇穴——双侧腰眼。

下肢：膀胱经——双侧委中至承山。

因扭伤所致腰痛加：小肠经——患侧后溪。

督脉——人中。

阿是穴——疼痛局部。

【药物辅助治疗参考】

（1）大秦艽丸。尪痹冲剂。

（2）鲜丝瓜藤煎水服。

（3）核桃仁9份，生姜1份，共煮烂，加红糖及白酒，饭后服。

7. 强直性脊柱炎

本病是由于类风湿、骨质增生或其他原因引起的脊柱强直、疼痛、活动受限、腰背疼痛、下肢疼痛、行路困难。

【刮痧治疗】

头部：全息穴区——顶枕带、额顶带。

背部：督脉——大椎至腰俞。

奇穴——双侧夹脊穴。

膀胱经——双侧大行至白环俞。

下肢：膀胱经——双侧委中至承山。

8. 踝关节痛

本症指因风湿、类风湿、劳累、扭伤、骨关节炎及关节周围纤维组织炎等各种因素所致的踝关节疼痛。

【刮痧治疗】

头部：全息穴区——额顶带后1/3、顶颞前斜带上1/3或顶颞后斜带上1/3（对侧）。

下肢：膀胱经——患侧昆仑至京骨。

胃经——患侧足三里、解溪。

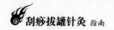

肾经——患侧太溪至照海。

胆经——患侧丘墟至侠溪。

阿是穴——疼痛局部。

9. 足跟痛

本症指一侧或双侧脚后跟疼痛，常见于肾虚、劳损、挫伤、跟骨骨质增生等病证。

【刮痧治疗】

头部：全息穴区——额顶带后1/3、顶颞前斜带上1/3或顶颞后斜带上1/3（对侧）。

上肢：心包经——患侧大陵。

下肢：膀胱经——患侧委中至承山，委阳至申脉。

肾经——患侧太溪、照海、水泉、涌泉。

阿是穴——疼痛局部。

【药物辅助治疗参考】

（1）六味地黄丸。

（2）长服核桃仁、黑芝麻以及其他硬果类。

10. 腓肠肌痉挛

腓肠肌痉挛，即"小腿抽筋"。是指一侧或双侧小腿因寒冷，或姿势突然改变等，引起腓肠肌突然发作的强直性痛性痉挛，牵掣、痛如扭转、不能活动，持续数十秒至数分钟或更久，其痛楚难以名状。

【刮痧治疗】

头部：全息穴区——额旁二带（左侧）、额顶带后1/3、顶颞前斜带上1/3或顶颞斜带上1/3（对侧）。

上肢：三焦经——患侧液门。

下肢：膀胱经——患侧委中、承筋至承山。

胆经——患侧阳陵泉至悬钟。

脾经——患侧阴陵泉至三阴交。

【药物辅助治疗参考】

（1）肌肉注射维生素B_1和B_{12}。

（2）常服活性钙或其他钙剂。

（3）白芍30克，炙甘草15克，每日1剂，水煎分2次早晚口服。

11. 扭伤

本病指由外伤引起的局部肿胀疼痛、关节活动障碍。早期疼痛剧烈，局部迅速肿胀，皮肤温热，2~3天内瘀血凝结，3~4天后肿胀开始消退，瘀斑呈青紫色。刮痧疗法可减轻疼痛、促进早日痊愈。

【刮痧治疗】

头部：全息穴区——肩部、肘部、腕部扭伤者取顶颞前斜带中1/3或顶颞后斜带中1/3（对侧）。胸部挫伤者取额旁一带（对侧）、顶颞后斜带中1/3（对侧）。急性腰扭伤者取额顶带后1/3、顶枕带中1/3。膝、踝部扭伤者取额顶带后1/3、顶颞前斜带上1/3（对侧）。

督脉——后顶至风府。

背部：督脉——腰阳关至腰俞。

上肢：三焦经——患侧肩髎至消泺。

小肠经——患侧阳谷至后溪。

下肢：胆经——患侧环跳至膝阳关。

12. 下肢静脉曲张

下肢静脉曲张是指下肢浅表静脉发生扩张延长成蚯蚓状、弯曲成团状，晚期可并发慢性溃疡的病变。本病多见中年男性，或长时间负重或站立工作者。本病未破溃前属中医"筋瘤"范畴，破溃后属"臁疮"范畴。下肢静脉曲张是静脉系统最重要的疾病，也是四肢血管疾患中最常见的疾病之一。站立过久或走远路后患肢发胀、易疲劳。

【刮痧治疗】

头部：全息穴区——额旁一带（右侧）、额顶带后1/3、顶颞前斜带上1/3或顶颞后斜带上1/3（对侧）。

背部：膀胱经——双侧心俞。

上肢：肺经——双侧太渊。

下肢：膀胱经——患侧承山至委中。

胆经——患侧外丘至阳陵泉。

胃经——患侧足三里。

阿是穴——自下而上补刮静脉曲张处局部皮肤。

小提示

（1）避免长期站或坐，应常让脚做抬高，放下运动，或可能的话小走一番。

（2）应养成每日穿弹力袜运动腿部一小时之习惯，如散步、快走，脚踏车、跑步或跑步机等。

（3）应养成一日数次躺下将腿抬高高过心脏的姿势，如此可促进腿部静脉循环。

13. 痔疮

本病分为外痔和内痔，平时肛门部有少量炎性分泌物，若并发感染可有疼痛、红肿。久站或排便后及长时间连续行走、剧烈运动后肛门发胀，或突然发生肛部剧烈疼痛。内痔的早期症状是便血，血色鲜红，不与粪便相混。肛周炎、肛红肿可照此刮痧治疗。

【刮痧治疗】

头部：全息穴区——额顶带中1/3、额顶带后1/3。

督脉——百会。

背部：督脉——腰俞至长强。

奇穴——痔疮。

腹部：任脉——关元至中极。

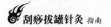

上肢：大肠经——双侧手三里至下廉、商阳。

下肢：脾经——双侧血海、三阴交。

【药物辅助治疗参考】

（1）1/5000高锰酸钾液，乘热坐浴，每日1次，每次30分钟。

（2）地榆槐角丸。

14. 前列腺炎、前列腺肥大

此二病均属中医淋证范畴。主要以小便频急，余沥不尽为主症，可见于老年男性。大小便不爽、不利，皆可照此刮痧治疗。

【刮痧治疗】

头部：全息穴区——额旁三带（双侧）、额顶带后1/3。

背部：督脉——命门。

膀胱经——双侧肾俞至膀胱俞，志室至胞肓。

腹部：任脉——神阙至中极。

胃经——双侧大巨至归来。

下肢：肝经——双侧曲泉。

脾经——双侧三阴交。

【药物辅助治疗参考】

（1）前列康，六味地黄丸。

（2）糯米粉适量和成面团，做成小圆饼烤熟，睡前黄酒送服，连服3个月。

（3）芡实30克炒黄，加米酒30毫升及适量水煎取汁，睡前服，每晚1次。

15. 阳痿、早泄

阳痿、早泄均指男性性功能低下而言。以阳事痿弱不举，或举而不坚，或坚而早泄，不能进行正常性生活为主要表现。凡男女性功能低下或亢进、不育症、不孕症、习惯性流产，皆可照此刮痧治疗。

【刮痧治疗】

头部：全息穴区——额旁三带（双侧）、额顶带后1/3。

督脉——百会。

背部：督脉——命门。

膀胱经——双侧肾俞、关元俞至下髎，志室。

腹部；任脉——关元至中极。

下肢：胃经——双侧足三里。

脾经——双侧阴陵泉至三阴交。

肝经——双侧蠡沟。

【药物辅助治疗参考】

（1）金匮肾气丸。健阳片。

（2）五味子10克，水煎取汁冲蜂蜜30克口服，每日1次。

16. 银屑病

银屑病是一种皮肤红斑上反复出现多层银白色干燥鳞屑的慢性复发性皮肤病，病因不明。初起为大小不等的红色丘疹或斑片，以后渐大，部分相互融合，形状不一，界限明显。红斑上覆以多层银白色鳞屑，有不同程度的瘙痒，将鳞屑刮去后有发亮薄膜，再刮去薄膜，即有点状出血。神经性皮炎可照此刮痧治疗。

【刮痧治疗】

头部：全息穴区——额旁二带（左侧）、额顶带后1/3、顶颞后斜带（对侧）。

胆经——双侧风池。

背部：督脉——大椎至陶道。

上肢：肺经——双侧列缺至太渊。

下肢：脾经——双侧血海、三阴交。

阿是穴——直接刮拭皮肤病损处。

【药物辅助治疗参考】

（1）B族维生素。

（2）涂肤氢松软膏。

17. 皮肤瘙痒症

皮肤瘙痒症是指无原发皮疹，但有瘙痒的一种皮肤病，中医称之为风瘙痒，属于神经精神性皮肤病，是一种皮肤神经官能症疾患。表现为只有皮肤瘙痒而无原发性皮肤损害，夜间尤甚，难以遏止。常因极度瘙痒而连续强烈搔抓，致皮肤残破造成血痂，渗液，色素沉着，皮肤增厚等。

【刮痧治疗】

头部：全息穴区——额旁一带（双侧）、额顶带后1/3、顶颞后斜带（对侧）。胆经——双侧风池。

背部：督脉——大椎至身柱。

上肢：大肠经——双侧曲池至手三里。

奇穴——双侧治痒穴。

下肢：脾经—双侧漏谷至商丘。

【药物辅助治疗参考】

（1）炉甘石，滑石，朱砂，冰片，适量研末混匀，涂撒患处。

（2）百部，苦参，白鲜皮，冰片，酒浸涂患处。适用于不合并痤疮的患者。

18. 疲劳综合征

疲劳综合征是指饮食不调，睡眠不足，体力消耗过多，身体长期劳累，烦躁，抑郁，心理压力过大引发的身心疲惫症状。是一种无器质性病变的亚健康状态。

【刮痧治疗】

头部：以头顶（百会穴）为中心，分别向前（至前额）、后（至天柱穴）、左、右刮拭（分别至太阳、风池穴）；

肩部：双侧肩周部（从上向下至肩井穴）；

背部：胸椎、腰椎及两侧（督脉、膀胱经）；

足部：足跗外侧：（膀胱经：京骨穴）

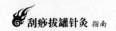

小提示

疲劳综合征患者善于劳逸结合。要学会调节生活，短期旅游、游览名胜；爬山远眺、开阔视野；呼吸新鲜空气，增加精神活力；忙里偷闲听听音乐、跳跳舞、唱唱歌，都是解除疲劳，让紧张的神经得到松弛的有效方法，也是防止疲劳症的精神良药。

· 泌尿生殖疾病的刮痧疗法——妇科疾病

1. 月经不调

月经的周期或经量出现异常，都称为月经不调。包括月经先期、月经后期、月经先后无定期、经期延长、月经过多、月经过少等。不孕症可参考本病刮痧治疗。

【刮痧治疗】

头部：全息穴区——额旁三带（双侧）、额旁二带（右侧）、额顶带后1/3。

背部：膀胱经——双侧肝俞、脾俞至肾俞。

腹部：任脉——气海至关元。

胃经——双侧归来。

下肢：脾经——双侧血海、三阴交。

肝经——双侧中都、太冲。

肾经——双侧交信、太溪。

经早：太冲、太溪为重点。

经迟：血海、归来为重点。

经乱：肾俞、交信为重点。

【药物辅助治疗参考】

（1）益母草膏，归脾丸，加味逍遥丸。

（2）枸杞子15克，大枣10枚，猪肝30克，水煎服，每日1~2次。

2. 崩漏

非经期出现经血暴下不止或淋漓不尽称为崩漏。类似西医所说的功能性子宫出血。月经过多和产后恶露不尽亦可照此刮痧治疗。

【刮痧治疗】

头部：全息穴区——额旁三带（双侧）、额旁二带（右侧）、额顶带后1/3。

背部：膀胱经——双侧膈俞、肝俞、脾俞、肾俞。

腹部：任脉——气海至关元。

下肢：脾经——双侧血海、地机、三阴交、隐白。

肝经—双侧太冲。

肾经——双侧复溜至水泉、然谷。

胃经——双侧足三里。

【药物辅助治疗参考】

（1）安坤赞育丸，金匮肾气丸。

（2）仙鹤草30克，血见愁30克，旱莲草30克，水煎服，每日3次。

3. 痛经

痛经也称行经腹痛，是指妇女在行经前后或正值行经期间，小腹及腰部疼痛，甚至剧痛难忍，常伴有面色苍白，头面冷汗淋漓，手足厥冷，泛恶呕吐，并随着月经周期而发作。痛经可见于子宫发育不良，或子宫过于前屈和后倾，子宫颈管狭窄，子宫内膜异位症等。

【刮痧治疗】

头部：全息穴区——额顶带后、1/3、额旁三带（双侧）、额旁二带（左侧）。

背部：膀胱经——双侧肝俞至肾俞、次俞。

腹部：任脉——气海至中极。肾经一双侧中注至横骨。

下肢：脾经——双侧阴陵泉至地机、三阴交。肝经——双侧太冲。

【药物辅助治疗参考】

（1）益母草膏，良附丸，加味逍遥丸。

（2）大枣10枚，小茴香10克，干姜6克，水煎服，每日1至2次。

4. 闭经

闭经或称经闭，是指女子如果超过18岁还没有来月经，或未婚女青年有过正常月经，但已停经3个月以上，都叫闭经。前者叫原发生闭经，后者叫继发生闭经。

【刮痧治疗】

头部：全息穴区——额旁三带（双侧）、额顶带后1/3、额顶带中1/3。

背部：膀胱经——双侧膈俞至脾俞、肾俞、次髎。

腹部：任脉——气海至中极。

下肢：脾经——双侧血海、地机至三阴交。

肝经——双侧太冲。

胃经——双侧足三里至丰隆。

【药物辅助治疗参考】

（1）归脾丸，得生丹，金匮肾气丸。

（2）柏子仁10克，研末，猪肝180克，煮熟同食，连服3~4次。

5. 绝经前后诸症

妇女在绝经前后，出现经行紊乱，头晕耳鸣，心悸失眠，烦躁易怒，烘热汗出，或水肿便溏，腰背酸楚，倦怠乏力，甚或情志异常。诸症轻重不一，有的可延续二三年之久。名为"绝经前后诸症"，西医称之为"更年期综合征"。

【刮痧治疗】

头部：全息穴区——额中带、额顶带后1/3、额顶带中1/3。督脉——百会。

背部：督脉——命门。

膀胱经——双侧肝俞至肾俞。

腹部：肾经——双侧中注至大赫。

上肢：心经——双侧神门。

心包经——双侧内关。

下肢：胃经——双侧足三里。

脾经——双侧三阴交、公孙。

肝经——双侧太冲。

肾经——双侧太溪。

【药物辅助治疗参考】

（1）更年安，补心丹，右归丸，金匮肾气丸，加味逍遥丸。

（2）莲子10克，百合10克，丹皮15克，一同研至末状，每次2至3克，每日2次，黄酒送服。

6．带下病

妇女阴道内流出的一种黏稠液体如涕如唾，绵绵不断，通常称白带。若带下量多，或色、质、气味发生变化，或伴有全身症状者，则称带下病。可见于阴道炎、宫颈炎、盆腔炎等。

【刮痧治疗】

头部：全息穴区——额旁三带（双侧）、额旁二带（右侧）、额顶带后1/3。

背部：膀胱经——双侧脾俞至肾俞，次髎至下髎，白环俞。

腹部：任脉——气海至关元。

胆经——双侧带脉。

下肢：胃经——双侧足三里。

脾经——双侧阴陵泉至三阴交。

肾经——双侧复溜。

【药物辅助治疗参考】

（1）金樱子30克，和冰糖炖服。

（2）千金止带丸。

（3）白扁豆250克（研末），红糖120克，白糖120克，同煮至扁豆熟为度，分2次早晚口服。

7．产后乳少

产后乳汁甚少或全无，不能满足婴儿需要称"乳少"或"缺乳"，也叫"乳汁不足"。此现象哺乳期也可出现。

【刮痧治疗】

头部：全息穴区——额旁二带（双侧）、额顶带前1/3。

背部：膀胱经——双侧肝俞至胃俞。

小肠经——双侧天宗。

胸腹部：任脉——膻中。

肾经——双侧气穴。

胃经——双侧乳根（乳头直下，在第五肋间隙）。

上肢：心经——双侧极泉（腋窝正中）。

小肠经——双侧少泽。

下肢：胃经——双侧足三里。

【药物辅助治疗参考】

（1）王不留行30克，水煎服，每日2次。

（2）赤小豆50克，红糖30克，水煎服，每日2次。

8. 乳腺增生

乳腺增生即乳房出现片块状、结节状、条索状、砂粒状等数目不一、形状不规则、质地中等、活动、不粘连、边界与周围组织分界不清楚或比较清楚的非炎性肿块。

【刮痧治疗】

头部：全息穴区——额旁二带（左侧）、额顶带前1/3。

背部：膀胱经——双侧膈俞至胆俞、膏肓。

胆经——患侧肩井。

小肠经——患侧天宗。

胸部：任脉——膻中。 胃经——患侧屋翳。

阿是穴——乳腺增生局部。

肝经——患侧期门（乳头直下，第六肋间隙）。

下肢：胃经——患侧丰隆。

胆经——患侧侠溪。

脾经——患侧血海。

肝经——患侧太冲。

【药物辅助治疗参考】

乳块消，加味逍遥丸。

9. 子宫下垂

子宫下垂为子宫从正常位置沿阴道下降到坐骨棘水平以下，甚至脱出阴道以外，形如鸡冠、鹅卵，色淡红，中医叫"阴挺"。胃肾下垂可参照本病刮痧治疗。

【刮痧治疗】

头部：全息穴区——额旁三带（双侧）、额顶带后1/3。

督脉——百会。

背部：督脉——命门。膀胱经——双侧肾俞。

腹部：任脉——关元至气海。

胆经——双侧维道。肾经—双侧大赫。

奇穴——双侧提托。

下肢：胃经——双侧足三里。

【药物辅助治疗参考】

（1）补中益气丸，金匮肾气丸。

（2）山药120克，每晨煮服。

（3）黄芪30克，生姜5片，炖鸡食肉。

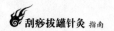

·泌尿生殖疾病的刮痧疗法——男科疾病

1. 泌尿系感染

泌尿系感染是指因细菌等感染所造成的泌尿系急性炎症，包括尿道炎、膀胱炎、肾盂肾炎等。主要表现为尿频、尿急、尿痛，可伴有发热、畏寒，炎症侵及肾盂时可伴腰痛。尿液镜检有白细胞或脓球。慢性泌尿系感染、泌尿系统结石、尿毒症、尿潴留、尿血皆可照此刮痧治疗。

【刮痧治疗】

头部：全息穴区—额旁三带（双侧）、额顶带后1/3。

背部：膀胱经——双侧三焦俞至膀胱俞。

腹部：任脉——气海至中极。

肾经——双侧水道至归来。

上肢：三焦经——双侧会宗。

下肢：肾经——双侧筑宾、太溪、水泉。

【药物辅助治疗参考】

（1）知柏地黄丸。

（2）糯稻根须30克，用水煎，取汁服，次数不限。

2. 泌尿系结石

本病包括肾结石、输尿管结石、膀胱结石和尿道结石。肾结石绞痛发作多自腰部沿大腿内侧向下放射，输管结石绞痛多在下腹部，向肛门周围放射，并可伴有恶心、呕吐、痛后血尿、活动加重；膀胱结石可出现排尿中断；尿道结石多见于男性，表现尿道疼痛、尿流不畅，有时成滴排尿。本病属中医的淋证范畴。

【刮痧治疗】

头部：全息穴区——额旁三带（双侧）、额顶带后1/3、顶枕带下1/3。

背部：膀胱经——双侧肾俞至膀胱俞。

腹部：任脉——关元至中极。

胃经——双侧水道至归来。

下肢：脾经——双侧阴陵泉至三阴交。

肾经——双侧复溜至太溪。

【药物辅助治疗参考】

（1）金钱草30克，水煎服。

（2）芹菜末30克，绿豆芽50克，共用开水泡2分钟后，饭前服用，每日2次。

3. 前列腺炎、前列腺肥大

此二病均属中医淋证范畴。主要以小便频急，余沥不尽为主症，可见于老年男性。大小便不爽、不利，皆可照此刮痧治疗。

【刮痧治疗】

头部：全息穴区——额旁三带（双侧）、额顶带后1/3。

背部：督脉——命门。

膀胱经——双侧肾俞至膀胱俞，志室至胞肓。

腹部：任脉——神阙至中极。

胃经——双侧大巨至归来。

下肢：肝经——双侧曲泉。

脾经——双侧三阴交。

【药物辅助治疗参考】

（1）前列康，六味地黄丸。

（2）糯米粉适量和成面团，做成小圆饼烤熟，睡前黄酒送服，连服3个月。

（3）芡实30克炒黄，加米酒30毫升及适量水煎取汁，睡前服，每晚1次。

4. 阳痿、早泄

阳痿、早泄均指男性性功能低下而言。以阳事痿弱不举，或举而不坚，或坚而早泄，不能进行正常性生活为主要表现。凡男女性功能低下或亢进、不育症、不孕症、习惯性流产，皆可照此刮痧治疗。

【刮痧治疗】

头部：全息穴区——额旁三带（双侧）、额顶带后1/3。

督脉——百会。

背部：督脉——命门。

膀胱经——双侧肾俞、关元俞至下髎，志室。

腹部：任脉——关元至中极。

下肢：胃经——双侧足三里。

脾经——双侧阴陵泉至三阴交。

肝经——双侧蠡沟。

【药物辅助治疗参考】

（1）金匮肾气丸，健阳片。

（2）五味子10克，水煎取汁冲蜂蜜30克口服，每日1次。

5. 遗精

遗精是指在无性生活状态下发生的精液遗泄，正常未婚男子或婚后夫妻分居者，每月遗精1~2次，或偶尔稍多，属正常生理现象。若未婚成年男子遗精次数频繁，每周2次以上，或已婚有正常性生活而经常遗精，则属于病理状态。

梦遗为夜间有淫梦，精随梦泄；滑精为无梦而滑泄，甚或清醒时精液自流，或有所思慕而精液自流，或见色而精液自流。梦遗和滑精均有各自的特征，相比较而言，遗精病轻，滑精病重。患者多伴有头昏失眠、精神委靡、腰腿酸软等症状。

梦遗

【症状】

以心烦不寐，梦中遗精阳兴不举，头晕目眩，心悸健忘为主要症状。

【治法】

（1）选穴。关元、太溪、神门、三阴交。

（2）定位。关元：位于脐下3寸处。

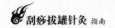

太溪：内踝后方，当内踝尖与跟腱之间的中点凹陷处。

神门：腕横纹尺侧端，尺侧腕屈肌腱的桡侧凹陷处。

三阴交：在小腿内侧，当足内踝尖上3寸，胫骨内侧缘后方。

（3）刮拭顺序。先刮腹部关元穴，再刮前臂神门穴，然后刮下肢内侧三阴交，最后刮太溪。

（4）刮拭方法。补泻兼施。在需刮痧部位涂抹适量刮痧油。先刮拭腹部关元穴，不宜重刮，自上而下来回刮动，至皮肤发红、皮下紫色痧斑痧痕形成为止。再刮拭前臂内侧神门穴，不宜重刮，自上而下来回刮动，至皮肤发红、皮下紫色痧斑痧痕形成为止。然后重刮下肢内侧三阴交穴，30次，出痧。最后重刮足部太溪，用刮板角部，30次，出痧。

滑精

【症状】

以遗精遇思虑或劳累而作，头晕失眠，心悸健忘，面黄神倦为主要症状。

【治法】

（1）选穴。心俞、脾俞、肾俞、关元、足三里、三阴交。

（2）定位。心俞：在背部，当第五胸椎棘突下，旁开1.5寸。

脾俞：在背部，当第十一胸椎棘突下，旁开1.5寸。

肾俞：在腰部，当第二腰椎棘突下，旁开1.5寸。

关元：位于脐下3寸处。

足三里：膝盖下3寸，胫骨外侧一横指处。

三阴交：在小腿内侧，当足内踝尖上3寸，胫骨内侧缘后方。

（3）刮拭顺序。先刮背部心俞至肾俞，再刮腹部关元，然后刮下肢内侧三阴交，最后刮足三里。

（4）刮拭方法。补法。在需刮痧部位涂抹适量刮痧油。先刮拭背部心俞经脾俞至肾俞穴，宜重刮，自上而下来回刮动，至皮肤发红、皮下紫色痧斑痧痕形成为止。然后刮拭腹部关元穴，不宜重刮，自上而下来回刮动，至皮肤发红、皮下紫色痧斑痧痕形成为止。最后重刮下肢内侧三阴交穴和外侧足三里穴，各30次，出痧。

·皮肤疾病的刮痧疗法

1. 疔、疖、痈、疽

疔、疖、痈、疽是急性化脓性疾病。其特征是病变局部皮肤红肿、疼痛、皮肤灼热，严重者伴全身发热。因其发生部位不同，又有不同名称，但皆可照此刮痧治疗。

疔：其形小、根深，坚硬如钉子状；患处皮肤麻木或痒痛并伴有寒热交作。多因饮食不节，外感风邪火毒及四时不正之气而发。发病较急，变化迅速，初起如栗，坚硬根深，继则焮红发热，肿势渐增，疼痛剧烈，待脓溃疔根出，则肿消痛止而愈。治疗宜清热解毒。

疖：即毛囊和皮脂腺的急性炎症。由内蕴热毒或外触暑热而发，疖长于肌表，肿势局限，形小色红、热痛、根浅，出脓即愈。治宜清热解毒。

痈：疮面浅红肿而高大。有肿胀、焮热、光泽无头、疼痛及化脓等。多由外感六淫，外伤感染等，导致营卫不和，邪热壅聚，气血凝滞而成。痈分为内痈、外痈两类。属急性化脓性疾患

疽：漫肿而皮色不变，疮面较深。由于气血为邪毒所阻滞，发于肌肉、筋骨间的疮肿。分为有头疽和无头疽两类。

【刮痧治疗】

头部：全息穴区——额旁一带（双侧）、额旁二带（左侧）。

督脉——百会。

背部：督脉——身柱至灵台。膀胱经——双侧心俞至膈俞。

上肢：心包经——双侧郄门至内关。

下肢：膀胱经——双侧委中。

阿是穴——沿患部周围呈放射状刮拭。

【药物辅助治疗参考】

（1）牛黄解毒丸。

（2）初期，可选金黄膏，紫金锭等外敷；中期，用九一丹放于疮顶，再用金黄膏外敷；后期，用生肌散盖贴。

2. 丹毒

本病常有畏寒，发热和全身不适等症状，发热可持续至局部病变消退时。病变局部皮肤色红，边缘明显，表面光滑发亮、水肿，略高出皮面，触之坚实，如有大疱发生，压痛明显。反复发作的可产生局部象皮肿。尤以小腿多见，也可见于面部。

【刮痧治疗】

头部：全息穴区——额旁一带（右侧）、额旁二带（左侧）、额顶带后1/3。

背部：督脉——大椎至身柱。

上肢：大肠经——双侧曲池、合谷。

下肢：脾经——患侧血海、阴陵泉。膀胱经——患侧委阳、委中。

【药物辅助治疗参考】

冰片酒渍，外涂患处，不拘时。

3. 带状疱疹

本病多发于春秋季节。发疹前常有发热、倦怠、食欲不振等轻重不等的前驱症状，局部先感皮肤灼热，感觉过敏和疼痛，继则皮肤潮红，在红斑上出现簇集性粟粒大小丘疹，迅速变为小疱，疱膜紧张发亮，中心凹陷，呈脐窝状，不相融合，一般数日后干燥结痂，不留斑痕，仅有暂时性色素沉着，附近往往有淋巴结肿大，好发于腰部，中医称"缠腰龙"。

【刮痧治疗】

头部：全息穴区——额旁二带（左侧）、顶颞后斜带中1/3部位（对侧）。奇穴——太阳。

背部：夹脊——疱疹所在部位相对应的向侧夹脊穴。

上肢：大肠经——患侧曲池、合谷至二间。

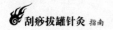

下肢：胆经——患侧阳陵泉至外丘。

【药物辅助治疗参考】

（1）维生素B₁。

（2）达克宁油膏涂患处。

（3）龙胆泻肝丸。

4. 湿疹

急性湿疹，属变态反应性皮肤病。初起时可局限于某部位，很快发展为对称性，甚至泛发全身。皮肤损害为多形性、有红斑、丘疹、水疱等。常集簇成片状，边缘不清，搔抓可引起糜烂、渗液、结痂等继发性损害，剧痒。迁延不愈可转变为亚急性和慢性湿疹，此时皮疹渗出液减少，出现浸润肥厚，反复发作。

【刮痧治疗】

头颈部：全息穴区——额旁一带（双侧）、额旁二带（右侧）。督脉——风府至陶道。

背部：膀胱经——双侧肺俞至心俞，肝俞至脾俞。

上肢：大肠经——双侧曲池至手三里。

下肢：脾经——双侧阴陵泉至三阴交。

【药物辅助治疗参考】

（1）蒲公英、甘草各50克煎水放凉，用5~6层纱布浸水敷患处，每次10~15分钟，每日2~10次。

（2）10%水杨酸软膏，加适量炉甘石，樟丹，冰片研末混匀外涂患处。

5. 扁平疣

扁平疣大多突然出现，为芝麻或粟米大，扁平，稍高起皮面的小疣，表面光滑，呈浅褐色或正常肤色，小圆形、椭圆形或多边形，境界清楚，多数密集。用手抠掉可扩散分布排列成条状。偶有微痒，好发于颜面、手背及前臂处。

【刮痧治疗】

头部：全息穴区——额旁一带（双侧）、额旁二带（左侧）。

胆经——双侧风池。

背部：督脉——大椎至陶道。

上肢：大肠经——双侧曲池至手三里。

下肢：胆经——双侧中渎、阳陵泉。胃经——双侧丰隆。

【药物辅助治疗参考】

薏仁米50克煮粥，每日服1次，亦可薏仁米水煎外洗患部。

6. 银屑病

银屑病是一种皮肤红斑上反复出现多层银白色干燥鳞屑的慢性复发性皮肤病，病因不明。初起为大小不等的红色丘疹或斑片，以后渐大，部分相互融合，形状不一，界限明显。红斑上覆以多层银白色鳞屑，有不同程度的瘙痒，将鳞屑刮去后有发亮薄膜，再刮去薄膜，即有点状出血。神经性皮炎可照此刮痧治疗。

【刮痧治疗】

头部：全息穴区——额旁二带（左侧）、额顶带后1/3、顶颞后斜带（对侧）。胆经——双侧风池。

背部：督脉——大椎至陶道。

上肢：肺经——双侧列缺至太渊。

下肢：脾经——双侧血海、三阴交。阿是穴——直接刮拭皮肤病损处。

【药物辅助治疗参考】

（1）复合维生素B。

（2）肤氢松软膏，涂患处。

7．荨麻疹

本病是指皮肤常突然发生局限性红色或苍白色大小不等的风团，境界清楚，形态不一，可为圆形或不规则形，随搔抓而增多、增大。肩觉灼热、剧痒。皮损大多持续半小时至数小时自然消退，消退后不留痕迹。除皮肤外，亦可发于胃肠，可有恶心呕吐，腹痛、腹泻，发于喉头黏膜则呼吸困难、胸闷，甚则窒息而危及生命。风疹可以按照此刮痧治疗。

【刮痧治疗】

头部：全息穴区——额旁一带（双侧）、顶颞后斜带（双侧）。

胆经——双侧风池。

背部：膀胱经——双侧膈俞至肝俞、大肠俞。

上肢：大肠经——双侧曲池至手三里。

奇穴——双侧治痒穴。

下肢：脾经——双侧血海、三阴交。

【药物辅助治疗参考】

（1）维生素B_1。克感敏。扑尔敏。防风通圣丸。

（2）荆芥45克，防风45克，白菊花45克，开水冲泡，外洗，不拘时。

8．痤疮

痤疮也叫"粉刺"，好发于颜面，胸背等处，皮肤起丘疹如刺，可挤出碎米样白色粉质物。常形成丘疹、脓疱或结节等，好发于青年男女，除儿童外，人群中约有80%~90%的人患本病或曾经患过本病。

【刮痧治疗】

头部：全息穴区——额旁一带（双侧）、额旁二带（左侧）。

背部：督脉——大椎至命门。

奇穴——与大椎至命门相平行的双侧夹脊穴。

膀胱经——双侧肺俞、肝俞、脾俞、大肠俞至小肠俞。

上肢：大肠经——双侧曲池、合谷。

下肢：胃经——双侧足三里至丰隆。 脾经—双侧三阴交。

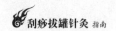

小提示

痤疮患者饮食方面要注意"四少一多"，即少吃辛辣食物（如辣椒、葱、蒜等），少吃油腻食物（如动物油、植物油等），少吃甜食（如糖类、咖啡类），少吃"发物"（如狗、羊肉等），适当吃凉性蔬菜、水果，也防过量后引起胃病。

·五官科疾病的刮痧疗法

1. 目赤肿痛

目赤肿痛为多种眼科疾患中的一个急性症状，俗称火眼或红眼，常见目睛红赤、畏光、流泪、目涩难睁、眼睑肿胀，可伴头痛、发热、口苦、咽痛，常见于结核性结膜炎、急性流行性结膜炎、急性出血性给膜炎。

【刮痧治疗】

头部：全息穴区——额中带、额顶带前1/3部位、顶枕带上1/3部位。膀胱经——患侧攒竹、眉冲。

督脉——上星。奇穴——患侧太阳。

胆经——双侧风池。

背部：膀胱经——双侧肺俞、肝俞至脾俞。

上肢：大肠经——双侧合谷至商阳。

肺经——双侧少商。

下肢：胆经——患侧光明至阳辅、侠溪。

【药物辅助治疗参考】

（1）龙胆泻肝丸，维生素B 类。

（2）白菊花60克，煎水熏洗眼外部，每日睡前洗1次。

2. 麦粒肿

麦粒肿为眼睑发生局限性硬结，状如麦粒，痒痛并作的病症，俗称针眼。是一种普通的眼病，人人可以罹患，多发于青年人。此病顽固，而且容易复发，严重时可遗留眼睑疤痕。麦粒肿是皮脂腺和睑板腺发生急性化脓性感染的一种病症，分为外麦粒肿和内麦粒肿。

【刮痧治疗】

头部：全息穴区——额中带、额顶带中1/3、顶枕带中1/3。

胃经——患侧承位、四白。

膀胱经——患侧睛明、攒竹。

奇穴——患侧太阳。

胆经——患侧瞳子髎、风池。

背部：膀胱经——双侧肺俞、胃俞。

上肢：大肠经——双侧曲池、合谷。

【药物辅助治疗参考】

线绳或麻绳约30厘米长，醋浸后，在患侧中指第三节中部缠绕1至4圈，松紧适宜，越早越好，6~8小时后解去。适用于麦粒肿初发、红肿疼痛者。

3. 眼底出血

眼底出血是由外伤、结核病、高血压、糖尿病、贫血、视网膜血行障碍、视网膜静脉周围炎等病引起的一种眼病。特征为视力突然减退，轻者如隔云雾视物，重者仅辨明暗，或时见红光满目，或一片乌黑。

【刮痧治疗】

头部：全息穴区——额中带、额顶带后1/3、顶枕带下1/3。

督脉——百会。

膀胱经——患侧睛明、攒竹。

奇穴——患侧太阳。

胆经——患侧瞳子髎、风池。

背部：督脉——大椎至陶道。

膀胱经——双侧肝俞至肾俞。

下肢：脾经——双侧血海、三阴交。

肝经——双侧太冲。

【药物辅助治疗参考】

六味地黄丸，知柏地黄丸，龙胆泻肝丸。

4. 近视

近视为远看不清楚，喜欢把书报置近于眼前处阅读。如不戴眼镜，在近距离工作或阅读时，易产生肌性眼疲劳，出现视物双影，眼肌痛，头痛恶心等症。假性近视、远视及各种原因引起的视力减退，皆可照此刮痧治疗。

【刮痧治疗】

头部：全息穴区——额中带、额顶带后1/3、顶枕带下1/3。膀胱经——双侧睛明、攒竹、眉冲。

胆经——双侧瞳子髎。

奇穴——印堂、双侧太阳。

胆经——双侧风池。

三焦经——双侧翳风。

背部：膀胱经——双侧肝俞至肾俞。

上肢：大肠经——双侧合谷。

下肢：胆经——双侧光明至阳辅。

5. 耳鸣、耳聋

耳鸣的表现为经常的或间歇性的自觉耳内鸣响，声调多种，或如蝉鸣，或如潮涌，或如雷鸣，难以忍受。鸣响或有短暂，或间歇出现，或持续不息。耳鸣对听力多有影响，但在早期或神经衰弱及全身疾病引起的耳鸣、常不影响听力。耳聋表现为听力减退，或完全丧失。根据发病原因的不同，有由听力逐渐减退、而至全聋者，有突然发生耳聋者，有发于双侧者，有只发一侧者。神经性耳鸣、神经性耳聋、中耳炎皆可照此刮痧治疗。

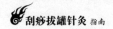

【刮痧治疗】

头部：全息穴区——额旁二带（左侧）、额顶带后1/3、顶颞后斜带下1/3（患侧）。

胆经——患侧悬颅至听会、风池。

三焦经——患侧角孙至翳风。

背部：膀胱经——双侧肾俞至气海俞。

腹部：任脉——气海至关元。

上肢：三焦经——患侧外关、中渚。

【药物辅助治疗参考】

（1）谷维素，耳聋左慈丸。

（2）芥菜籽30克，捣碎，药棉包成小球，每晚睡前，分塞两耳内，次晨更换，适用于两耳暴鸣，病程短者。

6. 过敏性鼻炎

过敏性鼻炎常阵发性鼻，软腭局部发痒，或连续反复发作性喷嚏，分泌物多，出现大量清水涕。如继发感染，分泌物可呈粘脓性，间歇性，发作性鼻塞。暂时性或持久性嗅觉减退和消失。可伴头昏、头痛、慢性咳嗽、注意力不集中、精神不振等。

【刮痧治疗】

头颈部：全息穴区——额中带、额旁二带（左侧）、顶枕带中1/3。

大肠经——双侧口禾髎至迎香。

奇穴——印堂、双侧上迎香。

胆经——双侧风池。

督脉——风府至大椎。

背部：膀胱经——双侧肺俞至脾俞。

上肢：大肠经——双侧合谷。

肺经——双侧尺泽至列缺。

下肢：胃经——双侧足三里至条口。

【药物辅助治疗参考】

（1）麻黄碱苯海拉明滴鼻液滴鼻，适用于因过敏所致慢性鼻炎。

（2）辛芩冲剂，开水冲服，一次 20克，一日3次。

7. 鼻窦炎

鼻窦炎以鼻流腥臭脓涕、鼻塞、嗅觉减退为主症，常伴头痛，中医称之为"鼻渊""脑漏"等。急慢性鼻窦炎皆可照此刮痧治疗。

【刮痧治疗】

头部：全息穴区——额中带、额旁一带（双侧）。

奇穴——印堂。

督脉——百会。

胆经——双侧风池。

奇穴——双侧上迎香至大肠经——双侧迎香。

膀胱经——双侧攒竹。

背部：膀胱经——双侧胆俞至脾俞。

上肢：大肠经——双侧合谷。

肺经——双侧列缺至太渊。

下肢：脾经——双侧阴陵泉至三阴交。

【药物辅助治疗参考】

（1）藿胆丸，龙胆泻肝丸，鼻窦炎丸。

（2）滴鼻灵滴鼻。

8. 鼻出血

鼻出血又称鼻衄，是临床常见症状之一，多因鼻腔病变引起，也可由全身疾病所引起，偶有因鼻腔邻近病变出血经鼻腔流出者。鼻出血多为单侧，亦可为双侧；可间歇反复出血，亦可持续出血；出血量多少不一，轻者仅鼻涕中带血，重者可引起失血性休克；反复出血则可导致贫血。多数出血可自止。

【刮痧治疗】

头部：全息穴区——额中带、额旁一带（患侧）、额顶带后1/3。

督脉——上星。

胆经——双侧风池。

大肠经——患侧迎香至禾髎（出血时禁用，平时用于预防）。

背部：膀胱经——双侧肺俞至胃俞。

上肢：大肠经——双侧三间至二间。

下肢：脾经——双侧血海、三阴交。

肝经——双侧太冲至行间。

【药物辅助治疗参考】

（1）用棉球蘸1%麻黄素生理盐水塞入鼻腔，适用于出血较少者。

（2）云南白药。

（3）大蒜捣如泥，贴敷涌泉穴，适用于各种原因所致的鼻出血。

9. 牙痛

牙痛为牙齿疼痛，咀嚼困难，遇冷、热、酸、甜等刺激，则疼痛加重，或伴龋齿，或兼牙龈肿胀，或有龈肉萎缩，牙齿松动，牙龈出血等症状。牙神经痛、牙龈炎、下颌关节炎皆可照此刮痧治疗。

【刮痧治疗】

头部：全息穴区——额中带、额顶带中1/3。

胃经——患侧下关、大迎至颊车。

督脉——水沟至兑端。

上肢：大肠——对侧温溜、合谷至二间。

下肢：肾经——双侧太溪至水泉。

胃经——双侧内庭。

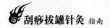

【药物辅助治疗参考】

西瓜霜外敷患处。

10. 咽喉肿痛

咽喉肿痛是指咽喉部红肿疼痛的症状。在多种外感及咽喉部的疾病中可出现此症，本症又有"喉痹""喉喑"等名，急慢性喉炎、扁桃体炎、咽炎可照此刮痧治疗。

【刮痧治疗】

头颈部：全息穴区——额中带、额旁一带（双侧）。

胆经——双侧风池。

任脉——廉泉、天突。

胃经——双侧人迎。

背部：督脉——大椎。

膀胱经——双侧大杼至肺俞。

上肢：大肠经——双侧曲池、合谷。

肺经——双侧尺泽、列缺。

下肢：胃经——双侧丰隆、冲阳。

肾经——双侧太溪至水泉。

【药物辅助治疗参考】

四季润喉片、六神丸或喉症丸。

·小儿疾病的刮痧疗法

1. 百日咳

百日咳是小儿常见的一种急性呼吸道传染病。病程较长，缠绵难愈，以阵发性发作，连续性咳嗽，咳后伴有吸气性吼声为特征。每日发作数次至数十次不等，故亦名"顿咳"。小儿感冒咳嗽，肺炎、支气管炎咳嗽可照此刮痧治疗。

【刮痧治疗】

头颈部：全息穴区——额中带、额旁一带（双侧）。

奇穴——双侧百劳。

背部：督脉——大椎至身柱。

膀胱经——双侧风门至肺俞。

胸部：任脉——天突至膻中。

前胸——由内向外刮。

肺经——双侧中府。

上肢：肺经——双侧尺泽至太渊。

大肠经——双侧合谷。

下肢：胃经——双侧丰隆。

肝经——双侧蠡沟。

【药物辅助治疗参考】

（1）百部10克，水煎取汁加糖适量，每日服3次，连服7~10日。

（2）鲜车前草30克，捣汁，开水冲服。

（3）新鲜鸡胆汁1毫升，白糖适量调匀，分2次早晚口服。

2. 小儿腹泻

小儿腹泻是指小儿大便次数增多，便下稀薄，或如水样，多由于饮食不当或肠道内感染所致。小儿腹泻四季皆可发生，尤以夏秋两季为多见。

【刮痧治疗】

头部：全息穴区——额旁二带（双侧）。

背部：膀胱经——双侧脾俞、肾俞、大肠俞至小肠俞。

腹部：任脉——建里至水分。

胃经——双侧天枢。

肝经——双侧章门。

下肢：胃经——双侧足三里、内庭。

【药物辅助治疗参考】

（1）肉豆蔻3克研细末，每次取0.3克，开水冲服。

（2）胡萝卜煮烂捣泥加水服。

（3）绿豆面适量，用鸡蛋清和成面饼状，贴敷囟门处。每晚贴1次，次晨取下。

3. 小儿消化不良

小儿消化不良主要表现为纳呆厌食、饮食不化、腹满胀痛、嗳腐呕吐乳食、大便腥臭。小儿营养不良、生长发育缓慢、肠寄生虫病可照此刮痧治疗。

【刮痧治疗】

头部：全息穴区——额旁二带（双侧）。

背部：督脉——大椎至悬枢。

膀胱经——双侧脾俞至三焦俞。

腹部：任脉——中脘至气海。胃经——双侧天枢。

肝经——双侧章门。

上肢：奇穴——双侧四缝。

下肢：胃经——双侧足三里。脾经——双侧公孙。

【药物辅助治疗参考】

（1）小儿化食丸，加味保和丸，启脾丸，健脾丸。

（2）鸡内金，焙干研末，取1~2克开水冲服，每日3次。

4. 小儿遗尿

小儿遗尿指3周岁以上的小儿，睡眠中小便自遗。俗称尿床。多因肾气不足，膀胱寒冷，下元虚寒，或病后体质虚弱，脾肺气虚，或不良习惯所致。仰面平卧体位睡觉这种不良习惯引起遗尿的，不需服药，纠正办法是用布带于小儿腰背后作一大结以使仰卧时不适而转为侧卧。

【刮痧治疗】

头部：全息穴区——额顶带后1/3、额旁三带（双侧）。

督脉——百会。

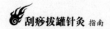

背部：督脉——身柱至命门。

膀胱经——双侧肾俞至膀胱俞。

腹部：任脉——关元至曲骨。

下肢：胃经——双侧足三里。脾经——双侧三阴交。

肾经——双侧太溪。

【药物辅助治疗参考】

（1）桑螵蛸3克，炒焦研末，加白糖少许，每日下午以温开水调服，连服10日。

（2）益智仁10克，醋炒研末，分3次开水冲服。

（3）五倍子，何首乌各3克研末，醋调敷于脐部。每晚1次，连用3~5日。

5. 小儿腮腺炎

腮腺炎是由腮腺炎病毒引起的一种急性传染病，可见发热，耳下腮部肿胀疼痛，故又有"蛤蟆瘟"、"大头瘟"、"痄腮"之称。好发于冬春季，故中医也叫"温毒发颐"。

【刮痧治疗】

头部：全息穴区——额中带、额旁二带（患侧）、顶颞后斜带下1/3（患侧）。胃经——患侧大迎至颊车。

背部：膀胱经——双侧肺俞至胃俞。

上肢：大肠经——患侧曲池、合谷。三焦经——患侧外关。

肺经——双侧少商。

下肢：胃经——双侧丰隆。

【药物辅助治疗参考】

（1）板蓝根冲剂。

（2）仙人掌去净刺及皮，捣烂敷患处。

（3）夏枯草，板蓝根适量水煎频服，连服2~4天。

6. 小儿抽搐

小儿抽搐中医叫"小儿惊厥"或"小儿惊风"。发病时四肢抽搐，伴高热、神昏。发病急骤的叫"急惊风"，可见于脑炎及其他传染性或感染性疾病。手足徐动，发病缓慢，不伴高热神昏的叫"慢惊风"，见于缺钙、脱水、营养不良等。凡抽搐病因已明确诊断者，及大脑发育不全、脑性瘫痪皆可照此刮痧治疗。

【刮痧治疗】

头部：全息穴区——额中带、额顶带后1/3、顶颞前斜带（双侧）、发热加额旁一带（双侧）。督脉——人中、前顶、大椎。

上肢：大肠经——双侧合谷。

下肢：胆经——双侧阳陵泉。肝经——双侧太冲。肾经——双侧涌泉。

【药物辅助治疗参考】

（1）紫雪丹或安宫牛黄丸，清开灵，用于急惊风。

（2）理中丸，小儿健脾丸，活性钙等，用于慢惊风。

第六章

根据自己的体质来刮痧

人体体质有很多种类，比如气虚体质、阳虚体质等等，这些体质是由先天或后天的综合因素影响形成的。针对不同的体质，可以用不同的刮痧方法，再加上相应的要点提示，自然能使不同的体质得到更好的改善。

·辨析你的体质类型

身体状况与体质特点有着密切的关系，决定了一生的健康趋向。我们想要找到更适合自己的保健方式，就要找到自己的体质类型。

中医所说的体质和我们日常提到的体质概念是有所不同的，究竟怎么不同呢？北宋的科学家沈括在自己的《良方》自序中，记载了人体对很多物质的反应很有很大差异，比如对酒的反应，有的人酒量很大，有的人酒量很小。还有对油漆这种物质，有的人天天接触都没有什么反应，有的人稍微一粘油漆就会过敏。像这样的问题都是跟体质密切相关的。

所以日常提到的体质，主要是人体的健康状况和对外界的适应能力，但是其含义与中医对体质的定义是不一样的。中医按照人体整体的表现对体质进行评估。中医体质是指人体以先天禀赋为基础，在后天的生长发育和衰老过程中所形成的结构、功能和代谢上的个体特殊性。体质因素在发病学上有两个方面的意义：一是体质的特异性决定着对致病因素或某些疾病的易感性；二是体质因素决定着疾病的发展过程。体质强壮或阳盛之体，患病多为热证实证，对清热、攻邪药物耐受性较强，而对温热药物特别敏感；体质虚弱或阴盛之体，患病多为虚寒证，对寒凉药物特别敏感。体质分型是按照中医理论评价人体的健康状况及其适应能力所获得的结论。

体质理论本身是中医认知论证的特色，依据中医病理表现特点来划分为7类病理体质分型为气虚型、阳虚型、阴虚型、阳盛型、气郁型、血瘀型、痰湿型。

气虚型体质的人常无力、阴虚型最怕热、阳虚型最怕冷、气郁型爱失眠、痰湿型易肥胖、血瘀型易健忘、阳盛型易发怒。

气虚型的判断主要是根据一个人具体的一些表现：说话没劲，经常出虚汗，容易呼吸短促，疲乏无力，这就是气虚体质。这种人从性格上来说，一般性格内向，情绪不够稳定，比较胆小，做事不爱冒险。

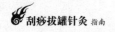

阴虚型体质的人怕热，经常感到手脚心发热，面颊潮红或偏红，皮肤干燥，口干舌燥，容易失眠，经常大便干结，那就是阴虚。他们大部分都是性格比较外向好动的，性情是比较急躁的。即使再热的暑天，也不能在空调房间里多待，因为这些人比较怕冷。总是手脚发凉，不敢吃凉的东西。性格多沉静、内向。这些人属阳虚体质。

气郁型体质的人一般比较消瘦，经常闷闷不乐，多愁善感，食欲不振，容易心慌，容易失眠。《红楼梦》中的林妹妹是气郁体质的代表，性格忧郁脆弱。

痰湿型体质的人最大特点是心宽体胖，腹部松软肥胖，皮肤出油，汗多，眼睛水肿，容易困倦。性格温和稳重，善于忍耐。

血瘀型体质的人刷牙时牙龈容易出血，眼睛经常有红丝，皮肤常干燥、粗糙，一般肤色是发暗的，常常出现身体疼痛，容易烦躁，记忆力也不太好，容易健忘，性情急躁。

阳盛型体质的人形体壮实，面色红润而有光泽，精力充沛，怕热喜凉，食欲旺盛，易便干尿黄。易受热邪侵扰，患症多为热证、实证，或警惕心脑血管和代谢系统疾病。

不同体质的人各有自己的弱点：

气虚型易感冒、阴虚型易咳嗽、阳虚型易四肢冰冷，阳盛型易得口臭内热、气郁型易得抑郁症、痰湿型易患三高和糖尿病、血瘀型易中风。

气虚型：容易感冒，生病后抗病能力弱且难以痊愈。

阴虚型：易患咳嗽、干燥综合征、甲亢等。值得一提的是，这种人患的咳嗽是干咳、少痰。

阳盛型：不轻易生病，一旦患病，多为突发病、急性病，主要见于感染性和传染性疾病。

阳虚型：容易出现水肿、腹泻等。

湿热型：容易得疮疖、黄疸等病。

气郁型：容易得失眠、抑郁症、神经官能症等。

痰湿型：容易得眩晕、胸痹、痰饮等。易患冠心病、高血压、高脂血症、糖尿病等疾病。一般来说都是跟血液代谢有密切关系的代谢性疾病。

特禀型：凡是遗传性疾病患者多与亲代有相同疾病或缺陷。比如出现药物过敏、花粉症、哮喘等变态反应性疾病。

【七种体质类型的人有九种调养方式】

中医有一个概念就是药食同源，在中医看来有很多食物是有一定的药用功能的，所以我们针对病理性体质的时候，所用的饮食内容，往往有一些不仅是属于药的，同时也属于食物。

（1）气虚型

多吃具有益气健脾作用的药物，针对气虚型的人，可以吃一些如黄豆、白扁豆、鸡肉、泥鳅、香菇、大枣、桂圆、蜂蜜等。吃了这些食物有补气健脾的作用，平时要尽量避免食用有耗气作用的食物，如槟榔、空心菜、生萝卜等。以柔缓运动，散步、打太极拳等为主，不宜做大负荷消耗体力的运动和出大汗的运动。

（2）阴虚型

多吃甘凉滋润的食物，比如猪瘦肉、鸭肉、龟、鳖、绿豆、冬瓜、芝麻、百合等。

少食羊肉、狗肉、韭菜、辣椒、葱、蒜、葵花子等性温燥烈的食物。中午保持一定的午休时间。避免熬夜、剧烈运动和在高温酷暑下工作。宜节制房事，因为房事活动伤精耗液，对男女都一样。适合做中小强度、间断性的身体锻炼，可选择太极拳、太极剑等。锻炼时要控制出汗量，及时补充水分。不适合洗桑拿。平时宜克制情绪，遇事要冷静，正确对待顺境和逆境。平时多听一些曲调舒缓、轻柔、抒情的音乐，防止恼怒。

（3）阳虚型

可多吃容易有甘温益气的食物，比如牛羊狗肉、葱、姜、蒜、花椒、鳝鱼、韭菜、辣椒、胡椒等。少食生冷寒凉食物，比如黄瓜、藕、梨、西瓜等。秋冬注意保暖，尤其是足下、背部及下腹部丹田部位的防寒保暖。夏季避免吹空调电扇。可做一些舒缓柔和的运动，如慢跑、散步、打太极拳、做广播操。自行按摩气海、足三里、涌泉等穴位，或经常灸足三里、关元，可适当洗桑拿、温泉浴。多与别人交谈，平时多听一些激扬、高亢、豪迈的音乐，调节一下情绪，稍稍兴奋一下。

（4）阳盛型

精神修养上阳盛之人好动易发怒，故平日要加强道德修养和意志锻炼，培养良好的性格，遇到可怒之事，用理性克服情感上的冲动。

体育锻炼上积极参加体育活动，让多余阳气散发出去。游泳锻炼是首选项目，此外，跑步、武术、球类等，也可根据爱好选择进行。

饮食调理上忌辛辣燥烈食物，如辣椒、姜、葱等，对于牛肉、狗肉、鸡肉、鹿肉等温阳食物宜少食用。可多食水果、蔬菜，像香蕉、西瓜、柿子、苦瓜、番茄、莲藕，可常食之。酒性辛热上行，阳盛之人切忌酗酒。

药物调养上可以常用菊花、苦丁茶沸水泡服。大便干燥者，用麻子仁丸，或润肠丸；口干舌燥者，用麦冬汤；心烦易怒者，宜服丹栀逍遥散。

（5）气郁型

多吃小麦、蒿子秆、葱、蒜、海带、海藻、萝卜、金橘、山楂等，因为这些食物具有行气、解郁、消食、醒神的作用。睡前避免饮茶、咖啡等提神醒脑的饮料。尽量增加户外活动，可坚持较大量的运动锻炼，如跑步、登山、游泳、武术等。另外，这类人因为性格上有一些自我封闭的表现，要经常有意识地参加集体性的运动，多跟其他人交往，多交交朋友，才能够有一个比较好的对不良情绪的倾诉对象。

（6）痰湿型

饮食清淡为原则，少食肥肉及甜、黏、油腻的食物。可多食葱、蒜、海藻、海带、冬瓜、萝卜、金橘、芥末等食物。平时多进行户外活动。衣着应透气散湿，容易把一些湿气散掉，要经常晒太阳或进行日光浴。中医对痰湿型的人有一些常用的方药，比如白术、苍术、黄芪、防己、泽泻、荷叶、橘红、生蒲黄、生大黄、鸡内金。用这些药物，有助于化痰去湿。

（7）血瘀型

可多食黑豆、海藻、海带、紫菜、萝卜、胡萝卜、金橘、橙、柚、桃、李子、山楂、醋、玫瑰花、绿茶，因为这些物质有活血、散结、行气、疏肝解郁的作用，少食肥猪肉等。保持足够的睡眠，但不可过于安逸。可进行一些有助于促进气血运行的运动项目，如太极拳、太极剑、舞蹈、步行等。保健按摩可使经络畅通，达到缓解疼痛、稳定情绪、增强人体功能的作用。血瘀体质的人在运动时如出现胸闷、呼吸困难、脉搏显著加快等不适症状，应去医院检查。

·气虚体质保健刮痧：益气健脾，增强抵抗力

方法一：刮拭背部

用面刮法从上到下刮拭膀胱经肺俞穴、脾俞穴、胃俞穴、肾俞穴、志室穴。

方法二：刮拭胸部

用平刮法沿肋骨走向从内到外刮拭左侧肋胁部，尤其是脾脏的体表投影区。并用单角刮法从上到下刮拭任脉膻中穴、中庭穴。

方法三：刮拭四肢经穴

用面刮法从上到下刮拭上肢列缺穴、太渊穴、内关穴、下肢足三里穴、阴陵泉穴。

【气虚体质保健刮痧要点提示】

（1）气虚体质者身体较弱，肌肉松软，应用补法刮拭，重点穴区可短时间用平补平泻手法。

（2）每次刮拭部位不可过多，刮拭时间不可过长，每个部位只要局部有热感或少量出痧即可。

【保健刮痧的作用】

（1）益气健脾，增进食欲，有利于营养物质的消化吸收，促进新陈代谢。

（2）激发经气，促进血液循环，改善因正气不足而引起的体力和精力衰退、气短

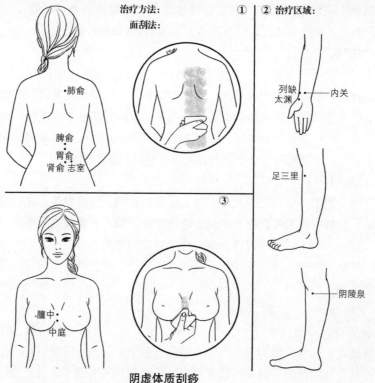

阴虚体质刮痧

乏力等症状，消除疲劳。

·阳虚体质保健刮痧：温阳益气，增强能量原动力

方法一：刮拭背部

用面刮法刮拭督脉大椎到至阳穴，命门穴；膀胱经刮拭心俞穴、神堂穴、肾俞穴、志室穴等。

方法二：刮拭胸部

用平刮法从胸部正中沿肋骨走向向左刮拭心脏体表投影区。用单角刮法从上向下刮拭任脉的膻中穴。

方法三：刮拭四肢经穴

用面刮法从上到下刮拭上肢三焦经阳池穴、心包经内关穴，下肢胃经足三里穴，脾经太白、公孙穴、肾经大钟。以上穴位也可用平面按揉法刮拭。

【阳虚体质保健刮痧要点提示】

（1）阳虚体质者身体较弱，肌肉松软，应用补法刮拭，重点穴区可短时间用平补平泻手法，禁用泻法。

（2）每次涂刮痧油不可过多，刮拭时间不可超过20分钟，每个部位只要局部有热感或少量出痧即可。

【保健刮痧的作用】

（1）保健刮痧带动皮下组织及深层的肌肉产生摩擦运动，通过运动产生热能，有温阳益气的作用。改善阳虚体质因热量不足引起的怕冷、手足不温、倦怠无力等症状。

（2）经常刮痧，可增强机体活力，使精力旺盛，预防阳虚体质的易发疾病。

·阴虚体质保健刮痧：清泻虚热，益气养阴

方法一：刮拭背部

用面刮法和双角刮法从上到下刮拭心脏、肾脏的背部对应区。重点刮拭膀胱经心俞、厥阴俞、肾俞。

方法二：刮拭胸部

用平刮法从胸部正中沿肋骨走向向左刮拭心脏体表投影区。

方法三：刮拭四肢经穴

用面刮法从上到下刮拭上肢肾经列缺至太渊、心包经内关穴，下肢脾经三阴交。

【阴虚体质保健刮痧要点提示】

（1）阴虚体质者出现的燥热现象为阴精不足导致的虚火上升，宜用补法或平补平泻手法刮拭，禁用泻法。

（2）涂刮痧油，每个部位只要局部有热感或少量出痧即可，刮拭时间不宜过长，刮拭部位不可过多。

【保健刮痧的作用】

（1）清泻虚热，清除体内虚火，有益气养阴，促进体内津液的生长，平衡阴阳的作用。改善因机体阴液不足而引起的各脏腑器官干燥少津、虚热内扰的症状。

（2）经常刮痧，可调和阴阳，预防阴虚体质的易发疾病，促进阴虚体征的康复。

·阳盛体质保健刮痧：清热泻火，润燥通便

方法一：刮拭头部

用泻法按梳头顺序刮拭全头，单角刮法重点刮拭督脉百会穴、头维穴、风池穴。

方法二：刮拭背部

用面刮法从内向外刮拭胆经肩井穴。用面刮法和双角刮法从上向下刮拭肝胆脊椎对应区。重点刮拭督脉从大椎到身柱穴的部分，以及膀胱经的心俞穴、肺俞穴、肝俞穴、胆俞穴和胃俞穴。

方法三：刮拭四肢经穴

面刮法从上到下刮拭上肢大肠经曲池、合谷、商阳穴，胆经阳陵泉、光明穴。

【阳盛体质保健刮痧要点提示】

（1）阳盛体质者出现的燥热现象为热量过盛的实火，宜采用泻法，按压力可适当

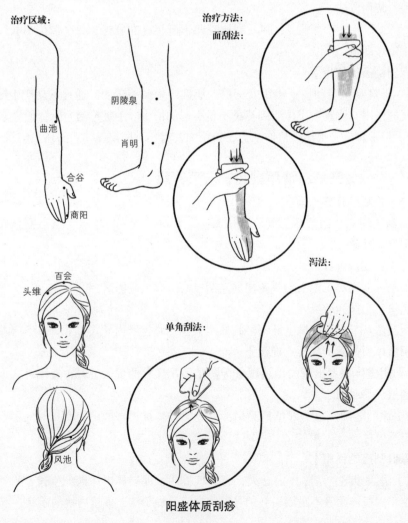

阳盛体质刮痧

加大。

（2）阳盛体质者刮痧过程中容易出痧，出痧的部位及多少，痧色是鲜红、暗红，还是紫红，常提示阳盛的经脉、肺腑及阳盛的程度，痧出则热与毒火得以宣泄。

【保健刮痧的作用】

（1）保健刮痧可清热泻火，降低其兴奋性，润燥通便，宣泄体内过盛的阳气，又不损伤正气，平衡阴阳。

（2）经常刮痧，可调和阴阳，预防阳盛体质的易发疾病，促进阳盛征的康复。

·气郁体质保健刮痧：疏肝利胆，解郁除烦

方法一：刮拭背部

用面刮法和双角刮法从上到下刮拭肝胆的脊椎对应区。重点刮拭膀胱经肝俞穴至胆俞穴、魂门穴至阳纲穴的部分。用平刮法从正中沿肋骨走形向右刮拭肝胆在体表投影区。

方法二：刮拭胸腹部

用平刮法从正中沿肋骨走行向右刮拭肝胆体表投影区。重点刮拭肝经的期门穴、章门穴。用单角刮法从上到下刮拭任脉膻中穴。

方法三：刮拭四肢经穴

用面刮法从上到下刮拭三焦经的支沟穴至外关穴部分，下肢胆经阳陵泉至外丘穴，肝经曲泉穴至蠡沟穴的部分。

【气郁体质保健刮痧要点提示】

气郁体质根据身体状况不同，出痧可多可少。对于不易出痧者，只要毛孔微微张开或局部有热感即可停止刮痧。

【保健刮痧的作用】

（1）保健刮痧可以疏肝利胆，解郁除烦，行气活血，促进体内气机调畅。

（2）改善气郁体质因机体气机郁滞而引起的各脏腑器官气机失调症状。

（3）经常刮痧，可预防气郁体质的易发疾病，促进气郁体征的康复。

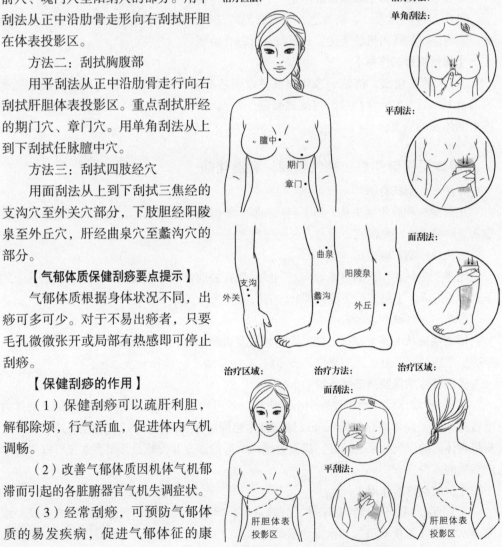

气郁体质刮痧

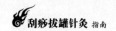

·血瘀体质保健刮痧：疏通经络，活血化瘀

方法一：刮拭背部

用面刮法和双角刮法从上到下刮拭心脏、肝脏的脊椎对应区。重点刮拭大椎穴、心俞至膈俞穴部分、以及肝俞穴、胆俞穴、天宗穴。

方法二：刮拭胸部

用平刮法从胸部正中沿肋骨走行向左刮拭心脏的体表投影区，向右刮拭胁肋部肝胆体表投影区。用单角法从上到下刮拭任脉的膻中穴至中庭穴部分。

方法三：刮拭四肢经穴

用面刮法从上到下刮拭上肢肘窝曲泽、少海、尺泽穴，或定期（3~6个月）用拍打法拍打此处。刮拭下肢脾经血海穴、胃经足三里穴。

【血瘀体质保健刮痧要点提示】

每次刮痧均为紫红、暗青色，伴有强烈疼痛时，应该及时到医院进行进一步的检查，警惕潜在的体内机理变化，必要时进行综合治疗。

【保健刮痧的作用】

（1）活血化瘀，清洁、净化血液，改善各脏腑器官因血液循环不畅引起的气血瘀滞症状。（2）经常刮痧，可疏通筋络、活血化瘀，预防血瘀体质的易发疾病，促进血瘀体征的康复。

·痰湿体质保健刮痧：益气健脾，利湿化痰

方法一：刮拭背部

用面刮法和双角刮法从上到下刮拭肺脏、脾脏的脊椎对应区。重点刮拭膀胱经的肺俞穴、脾俞穴、三焦俞穴、肾俞穴、膀胱俞穴。

方法二：刮拭胸腹部

用平刮法从正中沿肋骨走行向左刮拭脾脏在胁肋部的体表投影区。用面刮法从上到下刮拭中府穴，上脘穴至下脘穴部分，右门穴至关元穴部分、以及章门穴。

方法三：刮拭四肢经穴

用面刮法从上到下刮拭上肢肺经列缺穴至太渊穴部分，下肢胃经足三里穴、丰隆穴至脾经阴陵泉穴部分、三阴交穴、公孙穴。

【痰湿体质保健刮痧要点提示】

（1）痰湿体质在刮痧过程中不易出痧，不可为追求出痧，刮拭时间过长，刮拭力度过重，只要局部毛孔微微张开或局部有热感即可停止刮痧。（2）用拔罐排出痰湿体质患者体内的湿气效果比较好，拔罐时罐内水雾的多少和皮肤是否出现水包可以提示体内湿气的多少。

【保健刮痧的作用】

（1）保健刮痧可以振奋阳气，健脾益气，促进水液代谢，利湿化痰。改善痰湿体质因水湿内停积聚而引起的水湿内盛的症状。（2）经常刮痧，可以健脾壮阳，化解水湿内停，可预防痰湿体质的易发疾病，促进痰湿体征的康复。

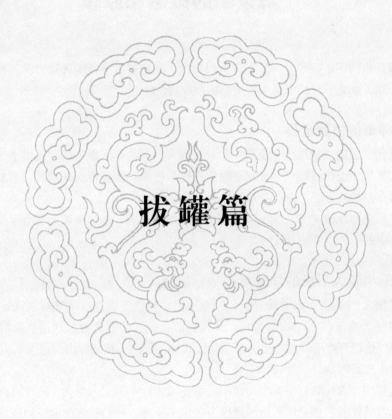

拔罐篇

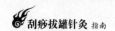
第一章
了解拔罐的概念和原理

拔罐是祖国医学遗产之一，东晋名医葛洪、隋唐名医王焘的著作都对其有记载。它与针灸一样，也是一种拥有悠久历史的物理疗法。

·走进神奇的拔罐世界

在古代，拔罐法被称为"角法"，现在通常称为"拔火罐"或"拔罐子"。拔罐法是一种借燃烧、温热或抽气等方式使罐内产生负压而直接吸着皮肤表面，造成瘀血现象而达到治疗目的的方法，并且经常与针灸、放血疗法配合使用。

由于后来不断改进方法，使拔罐疗法有了新的发展，进一步扩大了治疗范围，成为针灸治疗中的一种重要物理疗法。

·绵延千年经久不衰的神奇疗法——拔罐

古时候人们常以兽角做罐治病，故而得名"角法"，现代人则称拔罐。在我国民间，拔罐疗法流传广泛，从南到北，从东到西，深受普通百姓的欢迎，可治疗多种疾病。拔罐疗法已有数千年的历史，下面就让我们了解一下拔罐疗法的过去。

（一）先秦时期

拔罐疗法，古代典籍中称之为角法。那是因为在中国远古时代，还没有现代这些吸拔器具，古时候的医家是用动物的角作为吸拔工具的。1973年在湖南省的长沙马王堆汉墓出土了一本帛书《五十二病方》，据医史文献方面的专家考证，这本《五十二病方》是我国现存最古的医书，大约成书于春秋战国时期。书中记载了有关角法治病的叙述："牡痔居窍旁，大者如枣，小者如核者，方以小角角之，如孰（熟）二斗米顷，而张角。"其中"以小角角之"，便是指用小兽角拔罐，这说明我国医家至少在公元前六~二世纪，就已经习惯采用拔罐这一治疗方法。

（二）晋唐时期

东晋名医葛洪，在他所撰写的《肘后备急方》中曾提到用角法治疗脓肿，其中提到所用的角为牛角。当时角法很流行，但鉴于应用不当容易造成事故，葛洪在书中特别告诫人们，使用角法要慎重地选择适应证候，他强调："痈疽、瘤、石痈、结筋、瘰疬、皆不可就针角。针角者，少有不及祸者也。"这明显是有道理，即便以今天医学的目光来看，葛洪所列的多数病症也确实不是拔罐疗法的适应证。

发展到隋唐时期，拔罐所使用的工具有了突破性的改进，开始用经过削制加工的竹罐来代替兽角。竹罐取材方便，制作简单，价廉易得，更是有助于这一疗法的普及和推广；与此同时，竹罐不仅质地轻巧，而且吸拔力强，也在一定程度上提高了治疗的效果。在隋唐的医籍中，记载拔罐内容较多的是王焘的《外台秘要》。如《外台秘要·卷四十》中就有关于用竹罐吸拔的详细描述："遂依角法，以意用竹做作小角，留一节长三、四寸，孔经四、五分。若指上，可取细竹作之。才冷搭得螫处，指用大角角之，气漏不嘬，故角不厌大，大即朔急差。速作五、四枚，锅内熟煮，取之角螫处，冷即换。"指出应根据不同的部位，取用不同大小的竹罐。而当时所用的吸拔方法，即为当今还在沿用的煮罐法（用沸水煮竹罐，然后趁热拔在要拔的穴位上），亦称煮拔筒法。值得指出的是，《外台秘要》对这一方法在多处加以具体的介绍，在第十三卷中提到，先在拔罐的部位上，"以墨点上记之。取三指大青竹筒，长寸半，一头留节，无节头削令薄似剑。煮此筒数沸，及热出筒，笼墨点处按之"。吸拔工具和吸拔方法都有所改进，并对后世产生了重要的影响。

（二）宋金元时期

到了宋金元时代，竹罐已完全取代了兽角，人们普遍使用竹罐不再使用兽角。拔罐疗法的名称，亦由"角法"改称为"吸筒法"。在操作上，则进一步由单纯用水煮的煮拔筒法发展为药筒法。元代医家萨谦斋所撰的《瑞竹堂经验方》中曾明确地加以记述："吸筒，以慈竹为之削去青。五倍子（多用），白矾（少用些），二味和筒煮了收起。用时，再于沸汤煮令热，以筋箕（箝）筒，乘热安于患处。"药筒法，顾名思义就是把竹罐放到按一定处方配制的药物中煮过备用，到了需要时，再将此罐置于沸水中煮后，趁热拔在穴位上，借此发挥药物和吸拔药用外治的双重作用。

（三）明朝

到了明朝，拔罐法已经发展成为中医外科中重要的外治法之一。当时一些主要外科著作几乎都列举过此法。但主要用于吸拔脓血，治疗痈肿，而在吸拔方式上，较之前代，则有所改进。用得较多的是将竹罐直接在多味中药煎熬后的汁液中，煮沸直接吸拔。因此竹罐又被称之为药筒。明代外科大家陈实功，对此曾作过详尽的记载：煮拔筒方："羌活、独活、紫苏、艾叶、鲜菖蒲、甘草、白芷各五钱，连须葱二两。预用径一寸二、三分新鲜嫩竹一段，长七寸，一头留节，用力划去外青，留内白一半，约厚一分许，靠节钻一小孔，以栅木条塞紧。将前药放入筒内，筒口用葱塞之。将筒横放锅内以物压，勿得浮起。用清水十大碗筒煮数滚，约内药浓熟为度候用。再用拔针于疮顶上一寸内品字放开三孔，深入浅寸，约筒圈内，将药筒连汤用大磁钵盛贮患者榻前，将筒药倒出，急用筒口乘热对疮合上，以手捺紧其筒，自然吸住。约待片时，药筒已温，拔去塞孔木条，其筒自脱。"（《外科正宗·痈疽门》）。这种煮拔药筒的方法，在明清的一些重要外科著作如《外科大成》等以及《医宗金鉴》，都有详略不等的载述，表明此法当时十分流行。

除了煮拔筒法，也应用一些更为简便的拔罐法，如明代申斗垣的《外科启玄》就载有竹筒拔脓法："疮脓已溃已破，因脓塞阻之不通……如此当用竹筒吸法，自吸其

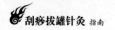

脓，乃泄其毒也"。

（四）清朝

至清朝，拔罐法获得了更进一步的发展。首先拔罐工具又发生一次革新。众所周知，竹罐尽管价廉易得，但吸力还是较差，且久置干燥后易燥裂，用时发生漏气。为弥补竹罐之不足，清代陶瓷发展鼎盛，出现了陶土烧制成的陶罐，并正式提出了至今沿用的"火罐"一词。对此，清朝赵学敏在他的《本草纲目拾遗》一书叙述颇详："火罐：江右及闽中皆有之，系窑户烧售，小如人大指，腹大两头微狭，使促口以受火气，凡患一切风寒，皆用此罐。"这表明陶罐当时已作为商品买卖，广为流行了。

其次拔罐方法也有较大进步，由煮罐发展为了火罐，"以小纸烧见焰，投入罐中，即将罐合于患处。如头痛则合在太阳、脑户或颠顶，腹痛合在脐上。罐得火气舍于内，即卒不可脱，须得其自落，肉上起红晕，罐中有气水出。"这种拔罐方法即目前仍被人们常用的投火法。同时，一改以往以病灶区作为拔罐部位，采用吸拔穴位来提高治疗效果。

除此外，拔罐疗法的治疗范围也突破了历代以吸拔脓血疮毒为主的界限，开始应用于多种病症，恰如《本草纲目拾遗》中记述："拔罐可治风寒头痛及眩晕、风痹、腹痛等症"，可使"风寒尽出，不必服药"。

综上可见，拔罐疗法在我国已有两千多年的历史，并形成一种独特的治病方法。中医认为拔罐可以疏通经络，调整气血。在中医上经络有"行气血，营阴阳，儒筋骨，利关节"的生理功能，如经络不通则经气不畅，经血滞行，可出现皮、肉、筋、脉及关节失养而萎缩、不利，或血脉不荣、六腑不运等。通过拔罐对皮肤、毛孔、经络、穴位的吸拔作用，可以引导营卫之气始行输布，鼓动经脉气血，濡养脏腑组织器官，温煦皮毛，同时使虚衰的脏腑功能得以振奋，畅通经络，调整机体的阴阳平衡，使气血得以调整，从而达到健身祛病疗疾的目的。

从古至今拔罐疗法之所以在民间深受广大患者欢迎，是因其操作简便、经济、患者无痛苦，而且疗效显著。而随着当今医疗实践的不断发展，拔罐疗法的种类、方法也不断创新，它也从民间转入医院，其罐具也从兽角、竹筒发展为金属罐、陶瓷罐、玻璃罐，乃至近年来研制成的抽气罐、挤压罐、电磁罐等。操作方法亦从单纯的留罐法发展为走罐、闪罐法，以及针罐、药罐、刺血罐、抽气罐、水罐等拔罐方法。适应范围从吸拔脓血发展为治疗风寒痹痛、虚劳、喘息等外感内伤的数百种疾病。

· 拔罐的现代概况

拔罐疗法虽然有两千多年历史，但其发展过程是十分缓慢的，长期以来，它主要是用以治疗痈种疮毒，清代虽有所拓展，而从总的情况，仍限于疮疡外科的外治法之中。因此，本来属于刺灸法之一的拔罐法，在我国古代大量针灸著作中却十分鲜见，清末之后，随着针灸医学本身的衰落，拔罐法也流落于民间，其发展更趋于停滞状态。拔罐疗法真正越出中医外科外治法的界限，取得突破性进展，并成为针灸医学中的一个重要疗法，则是最近数十年的事。其现代的发展，主要表现在下以几个方面。

（一）各种变革之法纷呈

纵观历代拔罐用具，虽经数千年，亦仅只兽角、竹罐和陶罐、金属罐四种，其中兽角早在唐宋就已逐渐淘汰，金属罐，因其价格贵，又有传热快，易烫伤的缺陷，实际上并未在临床上推广。现代，除了继承传统的拔罐用具外，已创制出很多新的器具，诸如玻璃罐、橡皮罐、塑料罐及穴位吸引器等。特别是玻璃罐及塑料罐，应用最广，似有取代传统工具之势。

在拔罐操作方法上，更为古人所望尘莫及。如以吸拔的排气法分，有利用火力排去空气的火罐法，包括闪火法、投火法、架火法、滴酒法等等；有利用煮水排去空气的水罐法；有利用注射器或其他方法抽去空气的抽气罐法。如以吸拔的形式分，又有单罐、排罐、闪罐、走罐之别。另外，近年来，拔罐与其他穴位刺激法结合运用日趋增加，其中不少已成有机整体，如用中草药煎煮竹罐后吸拔，或在罐内预行贮盛药液吸拔的药罐；在针刺过的部位或留针处拔罐的针罐；用三棱针或皮肤针等刺破体表细小血管之后拔罐的刺络拔罐，等等。

通过以上这些方法上的改进和发展，有助于简化操作方法，提高吸拔质量，适应不同需要，扩大治疗病种，增进防治效果。

（二）适应病症迅速增加

如前所述，古代应用拔罐法治疗的病症十分局限。近几十年来，拔罐疗法已经普遍应用于内、外、妇、儿、五官各科病症。既有急性病症，诸如急性阑尾炎、胆绞痛、急性扁桃体炎、急性腰扭伤、带状疱疹等，也用于治疗某些为现代西医所束手的疑难病症，如银屑病、红斑性肢痛症、遗尿等。对其中不少病症取得了颇为独特的效果。

为了客观验证拔罐疗法治疗效果的可靠性，大多数拔罐适应证都积累了较大的样本，以表明其可重复性。如神阙穴拔罐治疗急性荨麻疹，近几年就有多家报道，总共例数达数百例之多，平均有效率超过90%。有的学者还从临床研究的角度出发，选择有关实验指标，进行对照观察，以证实其疗效的可靠性。如支气管哮喘，针刺拔罐治疗前后肺功能各项测定指标均有明显差异（$P<0.01\sim P<0.001$），与空白对照组比较，差异亦极为显著（$P<0.001$）。这些都显示拔罐疗法的科学价值。

（三）综合治疗日益重视

综合治疗是拔罐疗法近年来临床应用的一个重要倾向。所谓综合治疗，是指拔罐与其他一种或几种穴位刺激疗法（有时也可包括中、西药物）结合治疗。这是由于针灸治疗疾病的变化、疾病难治程度提高所使然。拔罐与其他穴位刺激疗法的结合，有以下几种情况：一为在不同穴位或部位施治：如中风偏瘫，在头部穴位施头皮针，在患肢上拔罐。它可以以拔罐为主，也可以以其他疗法为主；可以与一种穴位刺激疗法结合，也可以与多种方法结合。二为在同一穴位施治：此法用得较多，如针罐法、刺络拔罐法即是。综合治疗有助于拔罐疗法提高和发展，以适应现代病防治的需要，但是，如何更好地进行有机的优化组合，使与各种疗法结合获得最大程度的互补效果，尚有待进一步探索。

（四）机理研究初见成效

拔罐为什么能起到防治疾病的作用，长期以来都是应用传统的中医理论，主要是脏腑经络学说进行解释的。近些年来，人们开始采用现代科学主要是现代西医学的方法探索拔罐的机理，虽然工作做得还不多，但已取得了一些可喜的结果。

有的学者发现，拔罐所产生的局部吸力，可造成所吸拔部分的浅层组织发生被动性

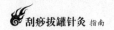

充血，有助于改善机体组织间的营养状况，调整血液循环，促进新陈代谢。同时，拔罐的局部刺激还可通过外周神经系统反射到大脑皮层，使其兴奋性增强，从而有助于病症的康复。

另有针灸工作者认为，拔罐疗法有自溶血治疗作用。由于罐内形成负压，可使局部毛细血管破裂，皮内出血，随即产生一种类组织胺的物质，随体液进入体循环，调整全身功能，增强机体抵抗能力。

最近，通过对实验动物模型（大白兔）臀部以药罐拔治试验发现，加负压组的动物131碘的吸收率明显地高于未加负压组。表明，药物一方面可借负压使毛孔、汗腺等开放，药液的渗透可循穴位、经络而弥散，另一方可通过负压所致的局部瘀血，加强引邪出的作用。从而达到新的生理平衡。这在一定程度上解释了贮药罐的作用原理。总之，拔罐疗法无论在工具改革、临床治疗乃至机理研究在现代都取得了前所未有的成绩。

（五）根治型拔罐的产生发展过程

最近几年，科学技术突飞猛进地发展，各种医疗器械不断涌现，新型的拔罐器具也在不断出现，促进了拔罐疗法的发展。新型的拔罐器具一般都是负压罐，由抽气罐演变而来。现在各种负压罐已逐渐成为拔罐疗法的主要罐具。

常见拔罐疗法使用的留罐，一般认为只要达到充血性罐或瘀血性罐即可，上罐5~15分钟。可是在这短短的几分钟之内，也有许多患者的皮肤表面出现水疱以及其他一些现象。当患者使用火罐出现水疱时，就误以为是火烧的疱。负压罐出现以后，患者使用负压罐的时候也出现水疱现象。

面对应用火罐治疗中所出现的一些实际问题，人们不是回避它，而是主动地去认识它。人们不是阻止水疱的产生，而是在水疱产生以后观察人体的反应。观察中发现在产生水疱以后，患者疾病缓解的程度更大，如将水疱挑破进行一番处理，接着又进行"重罐"，这样，治疗效果甚佳。人们通过实践经验和观察到的规律，在中医经络学说的指导下，总结出对疾病的治疗效果甚佳的根治型拔罐疗法，使之运用到医疗实践中去。更有一些勇敢的患者，首选在自己身上运用这种疗法，并收到意想不到的很好的治疗效果。

古时就已有过与根治型拔罐疗法相同的拔罐疗法。唐代王焘在《外台秘要》一书中，就阐述过这种方法："患（肺痨之类）等病必瘦，……，即以墨点上记之，取三指大竹青筒、长寸许，一头留节，无节头削令薄如剑，煮此筒子数沸，及热出筒，笼墨点处按之，良久，以刀弹破所角处，又煮筒子重角之，当出黄白赤水，次有脓水……数数如此角之，令恶物出尽，乃即除当目明身轻也。"

治疗患者的疾病，在第一次上罐以后，还要"重角之"、即重复上罐的意思。这样，罐口部位出现黄白赤脓水，接着有脓水流出，经过多次重罐，恶物才能被拔净，病就痊愈了。重罐的过程也是根治型拔罐疗法的基本治疗过程。

·拔罐的作用和机理

1. 拔罐疗法的生物作用

（1）负压作用

国内外学者研究发现：人体在火罐负压吸拔的时候，皮肤表面有大量气泡溢出，从而加强局部组织的气体交换。通过检查，也观察到：负压使局部的毛细血管通透性变化和毛细血管破裂，少量血液进入组织间隙，从而产生瘀血，红细胞受到破坏，血红蛋白释出，出现自家溶血现象。在机体自我调整中产生行气活血、舒筋活络、消肿止痛、祛风除湿等功效，起到一种良性刺激，促其恢复正常功能的作用。

（2）温热作用

拔罐法对局部皮肤有温热刺激作用，以大火罐、水罐、药罐最明显。温热刺激能使血管扩张，促进以局部为主的血液循环，改善充血状态，加强新陈代谢，使体内的废物、毒素加速排出，改变局部组织的营养状态，增强血管壁通透性，增强白细胞和网状细胞的吞噬活力，增强局部耐受性和机体的抵抗力，起到温经散寒、清热解毒等作用，从而达到促使疾病好转的目的。

（3）调节作用

拔罐法的调节作用是建立在负压或温热作用的基础之上的，首先是对神经系统的调节作用，由于自家溶血等给予机体一系列良性刺激，作用于神经系统末梢感受器，经向心传导，达到大脑皮层；加之拔罐法对局部皮肤的温热刺激，通过皮肤感受器和血管感受器的反射途径传到中枢神经系统，从而发生反射性兴奋，借以调节大脑皮层的兴奋与抑制过程，使之趋于平衡，并加强大脑皮层对身体各部分的调节功能，使患部皮肤相应的组织代谢旺盛，吞噬作用增强，促使机体恢复功能，阴阳失衡得以调整，使疾病逐渐痊愈。

其次是调节微循环，提高新陈代谢。微循环的主要功能是进行血液与组织间物质的交换，其功能的调节在生理、病理方面都有重要意义。且还能使淋巴循环加强，淋巴细胞的吞噬能力活跃。此外，由于拔罐后自家溶血现象，随即产生一种类组织胺的物质，随体液周流全身，刺激各个器官，增强其功能活力，这有助于机体功能的恢复。

2. 拔罐疗法的机械作用

拔罐疗法是一种中医外治法，也是一种刺激疗法。它在拔罐时通过罐内的负压，使局部组织充血、水肿，产生刺激作用和生物学作用。负压也可使局部毛细血管破裂而产生组织瘀血、放血、发生溶血现象，红细胞的破坏，血红蛋白的释放，使机体产生了良性刺激作用。同时负压的形成牵拉了神经、肌肉、血管以及皮下的腺体从而引起一系列的神经内分泌反应，调节血管舒、缩功能和血管的通透性从而改善局部血液循环，给机体造成良性刺激，增强各器官的功能活力，有助于人体功能的恢复。

机械作用还能使表皮角化层断裂，细胞由复层变为单层，各级血管扩张，从而提高皮肤渗透作用，有利于局部用药的吸收。而拔罐的引流作用，及刺激局部皮脂分解，脂肪酸形成，则有助于局部皮肤自洁、抗感染。皮肤生发层受刺激，角质形成细胞增生，毛囊细胞向棘细胞推移，有助于伤口愈合，减轻疤痕。

·拔罐疗法的治病机理

在火罐共性的基础上，不同的拔罐法各有其特殊的作用。如走罐具有与按摩疗法、保健刮痧疗法相似的效应，可以改善皮肤的呼吸和营养，有利于汗腺和皮脂腺的分泌，对关节、肌腱可增强弹性和活动性，促进周围血液循环；可增加肌肉的血流量，增强肌

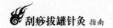

肉的工作能力和耐力，防止肌萎缩；并可加深呼吸，增强胃肠蠕动，兴奋支配腹内器官的神经，增进胃肠等脏器的分泌功能；可加速静脉血管中血液回流，降低大循环阻力，减轻心脏负担，调整肌肉与内脏血液流量及贮备的分布情况。缓慢而轻的手法对神经系统具有镇静作用；急速而重的手法对神经系统具有一定的兴奋作用。

循经走罐还能改善各经功能，有利于经络整体功能的调整。再如药罐法，在罐内负压和温热作用下，局部毛孔、汗腺开放，毛细血管扩张，血液循环加快，药物可更多地被直接吸收，根据用药不同，发挥的药效各异。如对于皮肤病，其药罐法的局部治疗作用就更为明显。水罐法以温经散寒为主；刺络拔罐法以逐瘀化滞、解闭通结为主；针罐结合则因选用的针法不同，可产生多种效应。

（一）疏通经络 行气活血

人体的经络内属于脏腑，外络于肢体，纵横交错，遍布全身将人体内外、脏腑、肢节联络成为一个有机的整体，具有运行气知，沟通机体表里、上下和调节脏腑组织活动的作用。它通过罐体过缘的按压及负压的吸吮，刮熨皮肤，牵拉、挤压浅层肌肉，刺激经络、穴位，循经传感，由此及彼，由表及里，以达到通其经脉，调整气血，平衡阴阳，祛病健身的目的。

（二）双向调节 异病同治

拔罐疗法具有双向的调节作用和独特的功效，在取穴、操作等不变的情况下，可以治疗多种疾病。如：大椎穴刺血拔罐法，既可治疗风寒感冒，又可治疗风热感冒，还可用于内伤发热；既可治疗高血压、头痛等内科疾病，又可用来治疗顽固性荨麻疹、痤疮等皮肤科疾病。许多临床研究都证明，拔罐的双向调节与疾病的好转是一致的。

·拔罐疗法的妙用

"扎针拔罐子，不好去一半子"，这是在民间从古至今流传的一句名言。拔罐是民间的疗法，人人都会使用，有些家庭都备用几个火罐，有个头疼脑热的都想到拔火罐祛病，可见拔罐一定有它的治疗作用。其原因不外乎省钱、适用、简便和有效。

为什么拔罐有治疗作用呢？拔罐的作用不在于罐体，罐体无论什么样的材质，是陶瓷罐、玻璃罐、竹管，还是银罐、甚至是金罐，其实都是一种器皿，或称之为工具。拔罐的本质是真空的作用，罐体通过抽真空产生负压，吸附在皮肤上，由于负压的作用，把体内的邪气吸出体外，达到治病和祛病的目的。

体内都有什么气呢？为什么会产生邪气呢？搞清人和自然的关系，自然就明白了这个道理。在自然界中存在风湿燥热暑寒这六种现象，统称为六气。这"六气"在《素问·宝命全形论》中说："人以天地之气生，四时之法成。"意思说，人虽然生活在大地上，但也丝毫离不开天，天地之气相合，才产生了人，人如果适应了四时的变化，那么自然界的一切，都会成为他生命的泉源。所以，人类长期生活在自然界中，对各种气候变化，都有一定的适应能力，在一般情况下气候因素不会使人生病。但当气候变化异常，或者气候急剧变化，在人体正气不足，抵御能力下降时，六气便可成为致病因素，导致人体疾病的发生，这时的"六气"，就变成为"六淫"，或称为"六邪"。

六淫之邪致病的途径，多由皮肤或口鼻侵入人体，由表入里，由浅入深，损害人体的健康。《素问·调经论》又说："风雨之伤人，先客于皮肤，传入于孙脉，孙脉满则传入于络脉，络脉满则输于大经脉，血气与邪并客于分腠之间。"这句话表述的意思非常清晰，六邪首先由皮肤侵入，然后，逐步侵入到孙脉、络脉、然后到经脉，由经脉的传导侵入到所属的脏腑。

从致病的途径使我们明确了一个问题，肌肉组织是致病的切入点，发病基本上都在肌组织当中进行的。肌肉布满全身的各个部位，人体的各种肌肉约有600多块，占体重的40%左右，是人体组织中很重要的一个组成部分。肌肉具有收缩的特性，是运动系统的动力部分，每个肌肉都有一定的形态、构造，支配人体的生理活动。肌肉中除含有孙脉、络脉、经脉以外，还有丰富的血管，淋巴管、神经系统等等。这些组织被肌肉紧紧包裹起来，保障这些肌肉中的这些组织，按自己的职责，各司其职，各行其是，畅通无阻的运行，为人体从事各项生理活动，提供必要的物质保证。当六淫其中某一种邪气，侵入到一定的肌组织内，首先促使肌纤维收缩异常，造成肌紧张，然后作用于肌组织气血循环不畅。正因为这种邪气充斥肌肉之间，由于肌肉组织气血运行的障碍，必将压迫肌组织中的血管、淋巴管、神经，以及经脉等气血的运行，造成脏腑功能失调，阴阳失衡，经脉运行不畅。因外侵的风、寒、湿……的性质不同，可在身体一些部位上出现酸、麻、痛、胀等不同表症。火罐疗法，就是要确诊发病的病因，然后，通过罐体抽真空产生的负压，将患病肌肉组织中的邪气排出体外，使肌肉柔软有度，改善受挤压的血管、淋巴管、神经等各个组织器官的工作状态，在瞬间内加快气血循环，提高脏腑功能，使疾病得到治愈。

火罐疗法可独立地实施治疗，同时，也可作为辅助疗法从事临床。因此，火罐疗法和其他各种疗法一样，无论身体患何种疾病，只要病因判断准确，选穴无误，一般来说对于内科、妇科、儿科、软组织损伤等疾病的治疗，都有很好的治疗作用。治疗的作用在于对症，中医和西医，治疗的手段依靠的是药物的疗效，选的药都是良药，但没有对症治疗，再好的药物会有什么样的疗效呢？针灸是传统疗法，不判断发病的病情，只根据患者口述治疗，用针的水平再高又有什么用呢？一切疗法的临床治疗都在于对症，火罐疗法也是同样。

在拔火罐的瞬间，通过罐体抽真空，将危害人体中的邪气，可迅速地从体内排出而消除病痛。但拔火罐启罐后，皮肤上会出现的各种颜色，这种色差是病情的一种表象，不完全是时间上的问题。如，紫色为燥暑热毒，出现湿和水泡为湿毒，出现白色为风寒等等。火罐疗法是一种特殊的疗法，火罐的这种奇特作用，由于自身的特性决定的，在治疗六淫诱发的疾病上，用拔火罐治疗，比任何疗法都来的快捷，是其他各种疗法不可比拟的。

无论采取何种方法治疗，有两个条件是非常重要的。一是正确的判断病因，二是在判断病因的基础上对症治疗，这两个条件缺一不可，这是治病取得疗效的本质所在。如何正确地使用火罐也是一门科学，并不是像有人说的，只要长手就会拔火罐，绝非如此。因为拔火罐是一种科学的疗法，所以，拔火罐和其他疗法一样，不单单是治疗头疼脑热的疾病，它的治疗范围非常广泛，在于临床上的运用。

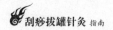

·小罐如何发挥大疗效

在火罐共性的基础上，不同的拔罐法各有其特殊的作用。如走罐具有与按摩疗法、保健刮痧疗法相似的效应，可以改善皮肤的呼吸和营养，有利于汗腺和皮脂腺的分泌，对关节、肌腱可增强弹性和活动性，促进周围血液循环；可增加肌肉的血流量，增强肌肉的工作能力和耐力，防止肌萎缩；并可加深呼吸，增强胃肠蠕动，兴奋支配腹内器官的神经，增进胃肠等脏器的分泌功能；可加速静脉血管中血液回流，降低大循环阻力，减轻心脏负担，调整肌肉与内脏血液流量及贮备的分布情况。缓慢而轻的手法对神经系统具有镇静作用；急速而重的手法对神经系统具有一定的兴奋作用。

循经走罐还能改善各经功能，有利于经络整体功能的调整。再如药罐法，在罐内负压和温热作用下，局部毛孔、汗腺开放，毛细血管扩张，血液循环加快，药物可更多地被直接吸收，根据用药不同，发挥的药效各异。如对于皮肤病，其药罐法的局部治疗作用就更为明显。水罐法以温经散寒为主；刺络拔罐法以逐瘀化滞、解闭通结为主；针罐结合则因选用的针法不同，可产生多种效应。

·拔罐养生常用方法

拔罐养生常用方法主要有：增加活力法、祛除浊气法、疏通经络法等。

（一）增加活力法

取穴：劳宫、涌泉、三阴交、足三里

劳宫穴位于手掌心，是手厥阴心包经的荥穴，回阳九针穴之一，具有振奋阳气，清心泻火，宽胸利气，增加活力的功能，配合涌泉、三阴交、足三里，效果更加明显，经常在此拔罐可使人解除疲劳，保持旺盛的精力，以面对现代社会快节奏，竞争激烈，环境污染日趋严重的生活。

（二）祛除浊气法

取穴：涌泉穴、足三里

涌泉穴位于足心，是足少阴肾经的井穴。肾为"先天之本"，主藏精，包括先天之精及后天之精，又主生长、发育、生殖，是人体的生命之源，肾气充则生长发育正常，精力旺盛，反之则生长发育迟缓，精力不足。肾为主水之脏，肾的生理功能异常则水液代谢出现障碍，人体就会出现湿毒侵袭的现象，湿邪重着粘腻，易趋于下，不易排出，常阻塞经络气血，引发其他各种疾病。涌泉穴经常拔罐可以及时祛除体内的湿毒浊气，疏通肾经，使经络气血通畅，肾脏功能正常，肾气旺盛。配伍足三里更可使人体精力充沛，进而延缓衰老，体质康健。

（三）疏通经络法

（1）任、督二脉透罐法

任、督二脉透罐法是对传统腹背阴阳配穴法的继承和发展，任脉为阴脉之海，督脉为阳脉之海。在任、督两脉透罐可以通透全身的阴经与阳经，起到疏通经络，平衡阴阳，对人体五脏六腑均有防病治病的作用。

（2）背俞穴及华佗夹脊穴

背俞穴及华佗夹脊穴纵贯整个颈背腰部，五脏六腑之经气均在此流通。现代医学证明背俞穴及华佗夹脊穴位于人体脊髓神经根及动、静脉丛附近，在这两处俞穴用走罐之法，可以疏通五脏六腑之经气，调整全身气血经络的协调，增强机体的抗病能力。现在背俞穴及华佗夹脊穴走罐已经成为人们最常用的保健方法。尤其对颈椎病，腰椎病更可以收到明显的疗效。

（四）培补元气法

取穴：关元、气海、命门、肾俞

关元与气海穴皆为任脉之要穴，气海者元气之海也，关元为任脉与足三阴经交会穴，二穴自古以来就是保健强身的要穴。命门，顾名思义为"生命之门户也"，为真气出入之所，肾俞为肾之要穴，经常拔这四个穴位，可以培补元气，益肾固精，达到强身健体，延年益寿的目的。

（五）调补精血法

取穴：三阴交、气海、肾俞、心俞

三阴交是足太阴脾，足少阴肾，足厥阴肝三条阴经的交会穴。肾为先天之本，主藏精，"精血同源"。脾为后天之本，气血生化之源，二者相互滋生，精血才能充盈。肝主藏血，可以调节人体流动血量，全身血脉都归心所主，气又为血之帅，故常拔三阴交可调补肝，脾，肾三经的气血，配以肾俞、心俞、气海可使先天之精旺盛，后天气血充足，从而达到健康长寿之目的。

（六）预防呼吸道疾病

取穴：天突、肺俞、风门

呼吸系统疾病多是由于风寒之邪侵袭而致，肺为娇脏，最易受邪。天突位于任脉，与阴维脉交会，现代医学报道刺激天突穴可以明显降低呼吸道阻力；肺俞为肺之要穴，风门为外邪出入之门户，故这三个穴位有着理肺止咳，祛风除邪，调畅气机的作用，经常拔罐能够预防呼吸系统疾病。

（七）预防心血管疾病

取穴：内关、心俞、肝俞、肾俞

内关为手厥阴心包经络穴，八脉交会穴之一，通阴维脉，具有宁心安神，宽胸利气的作用。心包乃心之外围，具有保护心脏，代心受邪的作用。心俞为心脏之要穴，肝藏血，肾藏精，肝肾同源，二者都和人体心血管系统有着密切联系，故经常在内关、心俞、肝俞、肾俞上拔罐可以有效地预防心血管疾病的发生。

（八）预防胃肠道疾病

取穴：足三里、脾俞、胃俞、中脘

足三里是人体极重要的保健穴位，对于脾胃功能具有良好的双向调节作用，脾俞、胃俞为脾、胃二脏的背俞穴，中脘为胃之募穴，在这几个穴位拔罐可以有效地调节脾胃功能，预防胃肠道疾病的发生。

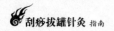

第二章
拔罐前必须了解这些事

拔罐的用具是什么？怎么选取"罐"最为适宜？它还需要哪些辅助工具吗？在拔罐之前，这些都是十分重要的问题。一定要好好了解"拔"的是什么"罐"，以及拔罐都有哪些原则和注意事项，才能使拔罐过程更加顺利。

·拔罐常用的"罐"介绍

（一）竹罐

用直径3~5厘米的坚实成熟的竹，按节截断，一端留节当底，一端去节作口，罐口打磨光滑，周围削去老皮，做成中间略粗、两端稍细，形如腰鼓的竹罐。长约10厘米，罐口直径分为5厘米、4厘米、3厘米三种。其优点是轻便、廉价。

（二）玻璃罐

玻璃拔罐是目前家庭较常用的拔罐，各大医药商店的器械柜均有出售。它是由玻璃加工制成，一般分为大、中、小三个型号。其形如球状，下端开口，小口大肚。其优点是罐口光滑，质地透明，使用时可观察到拔罐部位皮肤充血、瘀血程度，便于掌握情况；缺点是易摔碎损坏。

（三）陶罐

由陶土烧制而成，形如石臼，罐口平滑，鼓肚，口底稍细，分为大、中、小三种型号。其优点是吸力强；缺点是易破碎，不易观察皮肤的变化。

（四）抽气罐

医药商店的器械柜有出售成品真空枪抽气罐，它是有机玻璃或透明工程塑料制成，形如吊钟，上置活塞便于抽气。其优点是不用点火，不会烫伤，使用安全，可随意调节罐内负压，控制吸力，便于观察。它是家庭最适用的抽气拔罐。

（五）角制罐

用牛角或羊角加工制成。用锯在角顶尖端实心处锯去尖顶，实心部分仍需留1~2厘米，不可锯透，作为罐底。口端用锯锯齐平，打磨光滑。长约10厘米，罐口直径分为6厘米、5厘米、4厘米三种。其优点是经久耐用。

（六）挤气罐

挤气拔罐常见的有组合式和组装式两种。组合式是由玻璃喇叭筒的细头端套一橡皮球囊构成；组装式是装有开关的橡皮囊和橡皮管与玻璃或透明工程塑料罐连接而成。其优点是不用点火，不会烫伤，使用安全，方法简便，罐口光滑，便于观察。

（七）金属罐

多以铜、铁、铝制成，状似竹罐。其优点是不易破碎，消毒便利。缺点是导热过快，成本价高，无法观察吸拔部位皮肤变化，故现已很少应用。

（八）橡胶罐

橡胶罐是用橡胶制成的，有多种形状和规格。优点是不易破损，便于携带，不必点火，操作简单，患者可自行治疗；缺点是吸附力不强，无温热感，只能用于吸拔固定部位，不能施行其他手法。

（九）电罐

电罐是在传统火罐的基础上发展而来的一种拔罐工具，随着现代科学技术的发展，电罐已经从单纯的产生负压到集负压、温热、磁疗、电针等综合治疗方法为一体。负压以及温度均可通过电流来控制，而且还可以连接测压仪器，以随时观察负压情况。电罐的特点是使用安全，不易烫伤，温度和负压等可以自行控制，患者感觉更加舒适。电罐的缺点是体积较大，搬运不便，成本较高，费用较贵，必须有电源装置才能使用，只适用于拔固定罐，不能施行其他手法。

（十）复合罐具

随着科学的发展，罐具配用治疗仪者越来越多。如罐内安装刺血器，可在拔罐时接通电源，增加拔罐的温热效应，称为电热罐。还有将红外线治疗疗仪、紫外线灯管、激光发生器、磁铁等置于罐内，形成红外线罐、紫外线罐、激光罐、磁疗罐等。

（十一）代用罐

代用罐是在日常生活中随手可用的应急用罐，选择代用罐应注意选择罐口平整宽厚光滑、耐热的器皿，如罐头瓶、瓷瓶、茶杯、小酒杯、小口碗、饮料罐、化妆品瓶等均可用作代用罐。如罐口不够光滑可根据情况用砂纸打磨光滑后再用。代用罐的特点是可以就地取材，以应急需，适用于家庭或野外工作时急用。

（十二）煮药罐

把配制成的药物装入袋内，放入水中煮至适当浓度，再将竹罐投入药汁内煮10~15分钟。使用时按蒸汽罐法吸拔于患处。此法多用于风湿等症。

药物处方：

（1）麻黄、蕲艾、羌活、独活、防风、秦艽、木瓜、川椒、生乌头、曼陀罗花、刘寄奴、乳香、没药各二钱（10克）。

（2）川椒、桂枝、防风、当归、杜仲、牛膝、麻黄、桑寄生、川乌、红花各一两（50克）。

（3）羌活、独活、紫苏、蕲艾、石菖蒲、香白芷、防风、当归、茜草各五钱（25克），莲须、大葱各二两（100克）。

（十三）贮药罐

其操作方法有两种，一种是抽气罐内事先盛贮一定量的药液（约为罐子的1/2），快速紧扣于被拔部位，然后按抽气罐法，抽出罐内空气，即可吸拔于皮肤上。另一种是

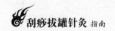

在玻璃火罐内成贮一定的药液（约为罐子的1/2），然后按火罐法快速吸拔在皮肤上。常用的药液有辣椒水、生姜汁、风湿酒等。此法常用于风湿痛、感冒、胃病等疾患。

·选择拔罐器具的原则

（1）罐口宽阔，便于操作

选择火罐时一定要选择罐口较宽的，以免在操作中形成阻碍，但应注意罐口的直径不应大于罐体，以免造成吸附力过小。

（2）边缘平滑圆润

拔罐疗法是以罐体与皮肤之间形成一个完整的密闭系统，形成负压的吸引力刺激皮肤或穴位的一种疗法，因此皮肤要与罐口形成紧密结合，选择边缘平滑圆润的物体，可以避免划伤皮肤。

（3）便于观察，便于操作

罐体的选择应使其在操作过程中便于观察吸附的情况，并根据患者的反应随时调整其吸拔的时间、作用力的大小等。

·拔罐的几大辅助工具

（1）燃料

酒精是拔罐过程中经常要用的燃料。拔罐时，一般要选用浓度为75%~95%的酒精，如果身边没有酒精，可用度数稍高的白酒代替。

（2）消毒用品

拔罐前要准备一些消毒清洁用品对器具和拔罐部位进行消毒，比如棉签或酒精脱脂棉球；此外，拔罐时还可用以燃火、排气。

（3）润滑剂

常用的润滑剂一般包括凡士林、植物油、石蜡油等。还有一些润滑剂是具有药用疗效的，如红花油、松节油、按摩乳等，具有活血止痛、消毒杀菌的功效。

（4）针具

在拔罐治疗过程中，有时会用到针罐、刺血罐、抽气罐，所以，操作者还需要备用三棱针、皮肤针、注射器、针头小眉刀、粗毫针、陶瓷片、滚刺筒等针具。其中，最常用的就是三棱针和皮肤针。

·拔罐的方法与过程

（一）准备

（1）仔细检查病人，以确定是否适应证，有无禁忌。根据病情，确定处方。

（2）检查应用的药品、器材是否齐备，然后一一擦净，按次序排置好。

（3）对患者说明施术过程，解除其恐惧心理，增强其治疗信心。

（二）患者体位

患者的体位正确与否，关系着拔罐的效果。正确体应使患者感到舒适，肌肉能够放松，施术部位可以充分暴露。一般采用的体位有以下几种：

仰卧位：患者自然平躺于床上，双上肢平摆于身体两侧。此位有利于拔治胸、腹，双侧上肢、双下肢前侧及头面部和胁肋部等处。

俯卧位：患者俯卧于床上，两臂顺平摆于身体两侧，颌下垫一薄枕。此体位有利于拔治背部、腰部、臀部、双下肢后侧、颈部等处。

侧卧位：患者侧卧于床上，同侧的下肢屈曲，对侧的腿自然伸直（如取左侧卧位，则左侧腿屈曲、右侧腿自然伸直），双上肢屈曲放于身体的前侧，此位有利于拔治肩、臂、下肢外侧等处。

坐位：患者倒骑于带靠背椅子上，双上肢自然重叠，抱于椅背上。此位有利于拔治颈、肩、背、双上肢和双下肢等处。

（三）选罐

根据部位的面积大小，患者体质强弱、以及病情而选，用大小适宜的火罐或竹罐及其他罐具等。

（四）擦洗消毒

在选好的治疗部位上，先用毛巾浸开水洗净患部，再以干纱布擦干，为防止发生烫伤，一般不用酒精或碘酒消毒。如因治疗需要，必须在有毛发的地方或毛发附近拔罐时，为防止引火烧伤皮肤或造成感染，应行剃毛。

（五）温罐

冬季或深秋、初春、天气寒冷、拔罐前为避免患者有寒冷感，可预先将罐放在火上燎烤。温罐时要注意只烤烘底部，不可烤其口部，以防过热造成烫伤。温罐时间，以罐子不凉和皮肤温度相等，或稍高于体温为宜。

（六）施术

首先将选好的部位显露出来，术者靠近患者身边，顺手（或左或右手）执罐按不同方法扣上。一般有两种排序：

（1）密排法：罐与罐之间的距离不超过1寸。用于身体强壮且有疼痛症状者。有镇静，止痛消炎之功，又称"刺激法"。

（2）疏排法：罐与罐之间的距离相隔1~2寸。用于身体衰弱、肢体麻木、酸软无力者。又称"弱刺激法"。

（七）询问

火罐拔上后，应不断询问患者有何感觉（假如用玻璃罐，还要观察罐内皮肤反应情况），如果罐吸力过大，产生疼痛过甚，即应放入少量空气。方法是用左手拿住罐体稍倾斜，以右手指按压对侧的皮肤，使之形成一微小的空隙，使空气徐徐进入，到一定程度时停止放气，重新扣好。拔罐后病人如感到吸着无力，可起下罐子再拔1次。

·掌握拔罐的适当时间

拔罐疗法是以各种罐具为工具，利用燃烧等方法排除罐内空气，使罐内形成负压状态而吸附于体表一定部位、俞穴、经络或患处等。通过热能、负压产生一定的物理作用，使被治疗的部位温度增高，压力增大，加快血液循环，起到消炎、止痛、活血、化瘀、祛寒、除湿功效，达到通经活络、调畅气血的生化效应。

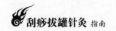

由于拔罐疗法是用罐具通过热能或负压能直接吸附于人体体表而产生治疗作用，因此拔罐疗法时间的控制和掌握对于治疗和疗效有着十分重要的作用和意义。

拔罐疗法的时间控制和掌握主要应以"辨证和辨病"为指导原则。

（一）辨证

主要是遵循以下方法：实者泻之——不留罐法；虚者补之——留罐法；平补者平泻之——闪罐法。

不留罐法是指火罐吸附于体表之后，立即取下，且不再进行拔罐。

留罐法是指火罐吸附于人体之后，留置3~5分钟（称为短留罐）或5~10分钟（称为长留罐）。

闪罐法亦称闪火拔罐法，是指将点火棒点燃迅速递入罐中后，立即取出，将火罐吸附于施术部位，再将火罐取下；再将火罐吸附于施术部位，再取下。如此反复，直至局部皮肤红润为度。闪罐法可以单用一只罐进行小面积操作，如在神阙穴；也可多罐相互交替大面积操作，如在腰背部、下肢部等部位。单罐闪罐法操作时要注意：火罐在使用一段时间后，罐具温度会增高，应及时予以更换，以免烫伤患者皮肤。

（二）辨病

【辨病情的轻重缓急】

（1）病情轻，慢性发作者，治疗时间可短；病情重，急性发作者，时间则要长。

（2）病情轻、病程急的患者，治疗的时间相对长；病情重、病程缓的患者，治疗的间隔时间相对短。

【辨病位】

（1）面部，一般不拔罐。因为面部毛细血管丰富，容易留下紫痕而影响美观，甚至烫伤造成毁容。

（2）胸部，不留罐为好。

（3）腹部，宜用闪罐法。

（4）颈肩上肢部，可根据需要采用留罐法。

（5）腰背部、臀部及下肢部，宜用留罐法。

【辨病人的具体情况】

（1）年势高，体质差的病人治疗时间宜短、间隔治疗时间宜长；年轻、体质好的病人治疗时间可稍长、间隔治疗时间可短些。

（2）某些特殊人群不宜采用拔罐治疗。如一些凝血机制差、孕产妇、某些重症或患有传染性疾病、皮肤病病人以及醉酒、过饥、过饱、情志不宁等病人不宜。

·拔罐的注意事项

（1）拔罐时，室内需保持20℃以上的温度。最好在避风向阳处。

（2）患者以俯卧位为主，充分露施术部位。

（3）拔罐时的吸附力过大时，可按挤一侧罐口边缘的皮肤，稍放一点空气进入罐中。初闪拔罐者或年老体弱者，宜用中、小号罐具。

（4）拔罐顺序应从上到下，罐的型号则应上小下大。

（5）一般病情轻或有感觉障碍（如下肢麻木者）拔罐时间要短。病情重、病程长、病灶深及疼痛较剧者，拔罐时间可稍长，吸附力稍大。

（6）针刺或刺血拔罐时，若用火力排气，须持消毒部位酒精完全挥发后方可拔罐。否则易灼伤皮肤。

（7）留针拔罐时，要防止肌肉牵拉而造成弯针或折针，发现后要及时起罐，拔出针具。

（8）拔罐期间应密切观察患者的反应，若出现头晕恶心呕吐、面色苍白、出冷汗、四肢发凉等症状，甚至血压下降、呼吸困难等情况，应及时取下罐具，将患者仰卧位平放，垫高头部，轻者可给予少量温开水，重者针刺人中、合谷。必要时，可用尼可刹米每次0.5克，肌注射或静注；或用咖啡因2毫升肌注。

（9）拔罐时间过长或吸力过大而出现水泡时，可涂龙胆紫，覆盖纱布固定。如果水泡较大，可用注射器抽出泡内液体，然后用利凡诺纱布外敷固定。

患者在过饥、过饱、过劳、过渴、高热、高度水肿、高度神经质、皮肤高度过敏、皮肤破损、皮肤弹性极差、严重皮肤病、肿瘤、血友病、活动性肺结核、月经期、孕期，均应禁用或慎用拔罐。

·罐斑暗示着什么

拔罐疗法，利用罐具通过排气产生负压吸拔于体表后，皮肤对这种刺激产生各种各样的反应，主要是颜色与形态的变化，我们把这种变化称为"罐斑"。

常见的罐斑有潮红、紫红或紫黑色瘀斑，小点状紫红色的疹子，同时还常伴有不同程度的热痛感。皮肤的这些变化属于拔罐疗法的治疗效应，可持续一至数天。

拔罐后，罐斑如显水疱、水肿和水气状，表明患者湿盛或因感受潮湿而致病。

有时拔后水泡色呈血红或黑红，表明久病湿夹血瘀的病理反应。

罐斑出现深红、紫黑或丹痧现象，触之微痛，兼见身体发热者，表明患者有热毒证。

如罐斑出现紫红或紫黑色，无丹痧和发热现象，表明患者有瘀血症。

罐斑无皮色变化，触之不温，多表明患者有虚寒症。

罐斑如出现微痒或出现皮纹，多表明患者患有风症。

·拔罐的适用人群

拔罐的适应人群主要是患有如下疾病的人：内科疾病、外科疾病、骨科疾病、儿科疾病等。

（1）内科疾病：感冒、咳嗽、肺痛、哮喘、心悸、不寐、多寐、健忘、百合病、胃脘痛、呕吐、反胃、呃逆、痞满、泄泻、便秘、腹痛、胃下垂、饮证、痿证、眩晕、胁痛、郁证、水肿、淋证、癃闭、遗尿、遗精、阳痿、男性不育、阳强、风温、暑湿、秋燥。

（2）外科疾病：红丝疔，丹毒，有头疽，疖病，乳痈，脱肛，急性阑尾炎，急性胆绞痛，急性胰腺炎，急性输尿管结石。

（3）骨科疾病：落枕、颈椎病、腰椎间盘突出症、腰椎管狭窄症、腰肌劳损、急

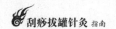

性腰扭伤、肩关节周围炎、颈肩纤维织炎、肱骨外上髁炎、坐骨神经痛、股外侧皮神经炎、肋软骨炎、肋间神经痛、类风湿性骨关节炎等。

（4）妇科疾病：经行先期、经行后期、经行先后无定期、月经过多、月经过少、经闭、痛经、白带、黄带、赤带、妊娠呕吐、产后缺乳、产后腹痛、人工流产综合征、脏躁、阴挺、阴吹、阴痒、不孕症、产后大便困难、产后发热等。

（5）儿科疾病：小儿发热、小儿呕吐、小儿泄泻、小儿厌食、小儿夜啼、小儿遗尿、百日咳、腮腺炎等。

（6）皮肤科疾病：缠腰火丹、银屑病、斑秃、湿疹、瘾疹、风瘙痒、漆疮、疥疮、蛇皮癣、皮痹、白癜风等。

（7）五官科疾病：针眼、睑弦赤烂、流泪症、沙眼、目痒、目赤肿痛、目翳、远视、近视、视神经萎缩、鼻塞、鼻渊、鼻衄、咽喉肿痛、乳蛾、口疮、牙痛、下颌关节紊乱症。

·拔罐中遇到异常反应怎么办

拔罐的正常反应是：不论采用何种方法将罐吸附于施治部位，由于罐内的负压吸拔作用，局部组织可隆起于罐口平面以上，病人觉得局部有牵拉发胀感，或感到发热、发紧、凉气外出、温暖、舒适等，这都是正常现象。起罐后，走罐后，治疗部位出现潮红、紫红或紫红色疹点等，均属拔罐疗法的治疗效应，几天后，可自行恢复，毋需作任何处理。

拔罐的异常反应是：拔罐后如果患者感到异常，或者烧灼感，则应立即拿掉火罐，并检查有无烫伤，患者是否过度紧张，或术者手法是否有误，或是否罐子吸力过大等。根据具体情况予处理。如此处不宜再行拔罐，可另选其他部位。如在拔罐过程中，患者感觉头晕、恶心、目眩、心悸、继则面色苍白、冷汗出、四肢厥逆、血压下降、脉搏微弱，甚至突然意识丧失，出现晕厥时（晕罐），应及时取下罐具，使患者平躺，取头低脚高体位。轻者喝些开水，静卧片刻即可恢复。重者可用卧龙散或通关散吹入鼻内，连吹2~3管，待打喷嚏数次后，神志即可清。或针刺百会、人中、中冲、少商、合谷等穴；必要时注射可拉明、安息香酸钠、咖啡因等中枢兴奋剂。如果术前做好解释工作，消除病人的恐惧，术中能很好掌握病人的情况，这种情况是完全可以避免的。

第三章

拔罐的取穴原则和操作方法

掌握了拔罐的理论，就要了解拔罐的取穴原则和操作方法了。拔罐常用的穴位有很多，胸腹部腧穴有膻中、巨阙等，背部腧穴有大椎、身柱等。对于不同的病症找准穴位，能使治疗过程更加顺利。

·拔罐常用穴及其位置

（1）膻中

位置：在胸骨上，当两乳头之中间取穴。

解剖：在胸骨上，相当第五胸肋关节之间，有胸廓（乳房）内动、静脉的前穿支。布有第四肋间神经前皮支的内侧支（内部为心包及心）。

（2）巨阙

位置：前正中线，胸骨剑突下，脐上6寸处。

解剖：在腹白线中，有腹壁上动、静脉分支，布有第七肋间神经前皮支的内侧支。

（3）上脘

位置：前正中线，脐上5寸。

解剖：在腹白线中，有腹壁上动、静脉分支。布有第七肋间的神经分支。

（4）中脘

位置：前正中线，脐上4寸。

（5）下脘

位置：腹正中线，脐上2寸。

解剖：在腹白线中，有腹壁上动、静脉。布有肋间神经前皮支的内侧支。

（6）气海

位置：前正中线，脐下1.5寸。

解剖：在腹白线中，有腹壁浅动、静脉分支急腹壁下动、静脉分支。布有第十一肋间神经前皮支的内侧支（内部胃小肠）。

（7）关元

位置：前正中线，脐下3寸。

解剖：在腹白线中，有腹壁浅急腹壁下动、静脉分支。布有第十二肋间神经前皮支

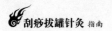

的内侧支（内部为小肠）。

（8）中极

位置：前正中线，脐下4寸。

解剖：在腹白线中，有腹壁浅动、静脉分支极腹壁下动、静脉分支，布有腹壁下神经分支（内部为乙状结肠）。

（9）梁门

位置：脐上4寸，距正中线旁开2寸。

解剖：当腹直肌及其鞘部，深层为腹横筋膜。有第七肋间动、静脉之支及腹壁上动、静脉。布有第八肋间神经处（右侧深部是肝大缘、胃幽门部）。

（10）天枢

位置：平脐旁开2寸。

解剖：当腹直肌及其鞘部，布有第九肋间动、静脉及腹壁下动、静脉分支。布有第十肋间神经分支（内部为小肠）。

（11）水道

位置：脐下3寸，中线旁开2寸。

解剖：当腹直肌及其鞘处。有第十二肋间动、静脉分支，外侧为腹壁下动脉、静脉。布有第十二肋间神经（内部为小肠）。

（12）膺窗

位置：乳线上第三肋间，距中线旁开4寸。

解剖：在第三、四肋之间，胸大肌中，深部为肋间肌，有肋间动、静脉。布有胸前神经和肋间神经（内部为肺脏）。

（13）中府

位置：锁骨外端下约1寸处。

解剖：当胸大、小肌处，深部为第一肋间内、外肌。上外侧有腋动、静脉，胸肩峰动、静脉。布有锁骨上神经中间支、胸前神经的分支及第一肋间神经。

（14）天突

位置：在胸骨切迹上缘正中上0.5寸凹陷处。

解剖：在胸骨颈切迹之中央，当左右胸锁乳突肌之中间，深部有胸骨舌骨肌，胸骨甲状肌，有颈前皮神经分支，深部有气管。

（15）缺盆

位置：在锁骨中点上凹陷中，直对乳头。

解剖：在锁骨中点上方，胸锁乳突肌止点之外侧，对应臂丛，锁骨上神经司皮肤感觉。

（16）乳根

位置：乳头下1.6寸处，相当于第六肋间。

解剖：当第五肋间，在第五肋间动、静脉及第五肋间神经支的时候，深部是肺、胸大肌下缘。

（17）华盖

位置：胸骨正中线上，平第一肋间。

解剖：皮肤、肌肉、深部为胸骨柄。

（18）大椎

位置：在第七颈椎与第一胸椎棘突间正中处。

解剖：在棘上韧带与棘间韧带中间处，有棘突间皮肤静脉丛，布有第八颈神经后支内侧支。

（19）身柱

位置：在第三胸椎与第四胸椎之间。

解剖：在棘上韧带与棘间韧带中，为第三肋间动、静脉，布有第三胸神经。

（20）神道

位置：在第五胸椎和第六胸椎棘突之间。

解剖：在第五、六胸椎棘突之间，斜方肌及大菱形肌其始部，有肋间动、静脉后支；布有第五胸神经后支之内侧支。

（21）灵台

位置：在第六胸椎和第七胸椎棘突之间。

解剖：在棘上韧带及棘间韧带中，为第六肋间动脉后支及棘突间皮下静脉丛分布。布有第六胸神经后支之内侧支。

（22）至阳

位置：第七胸椎与第八胸椎棘突之间。

解剖：在棘上韧带和棘间韧带中，有第七肋间动脉后支、棘间皮下静脉丛分布。布有第七胸神经后支内侧支。

（23）筋缩

位置：在第九胸椎和第十胸椎棘突之间。

解剖：在棘上韧带和棘间韧带中。有肋间动脉后支。布有胸神经后支。

（24）命门

位置：在第二腰椎与第三腰椎棘突之间。

解剖：有腰背筋膜、棘上韧带及棘间韧带等。有腰动脉后支及棘突间皮下静脉丛。布有腰神经后支内侧支。

（25）阳关

位置：在第四腰椎与第五腰椎棘突之间。

解剖：有腰背筋膜、棘上韧带及棘间韧带。有腰动、静脉后支，棘突间皮下静脉丛。布有腰神经后支内侧支。

（26）八髎

位置：上、次、中、下髎左右共 8 个穴合称八髎。上髎在第一骶骨孔中；次髎在第二骶骨孔中；中髎在第三骶骨孔中；下髎在第四骶骨孔中。

解剖：在骶脊肌及臀大肌起部，第一~四骶骨孔处，有第一~四骶神经后支及其伴行的动、静脉。

（27）大杼

位置：第一胸椎棘突下旁开1.5寸处。

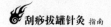

解剖：有斜方肌、菱形肌、上后锯肌、最深层为最长肌。在第一肋间动、静脉后支外侧有胸神经后支内侧支，深层为第一胸神经后支外侧支。

（28）风门

位置：第二胸椎棘突下旁开1.5寸。

解剖：有斜方肌、菱形肌、上后锯肌；有第二肋间动、静脉后支的内侧支。布有第二胸神经后支、内支皮支，深层为第二胸神经内支外侧支。

（29）肺俞

位置：第三胸椎棘突下旁开1.5寸。

解剖：有斜方肌、菱形肌、深层为最长肌。有第三肋间动、静脉后支的内侧支。布有第三胸神经后支的内侧支、深层为第三胸神经后支的外侧支。

（30）厥阴俞

位置：第四胸椎棘突下旁开1.5寸。

解剖：有斜方肌、菱形肌、深层为最长肌。布有第四肋间动、静脉后支的内侧支。正为第四胸神经后支的内侧支，深层为第四胸神经后支的外侧支。

（31）督俞

位置：第六胸椎棘突下旁开1.5寸处。

解剖：有斜方肌、背阔肌肌腱、最长肌。有第六肋间动、静脉后支的内侧支，深层为第六胸神经后支的外侧支。

（32）膈俞

位置：第七胸椎棘突下旁开1.5寸处。

解剖：在斜方肌下缘，有背阔肌、最长肌。有第七肋间动、静脉后支的内侧支。布有第七胸神经后支内侧支，深层为第七胸神经后支外侧支。

（33）肝俞

位置：在第九胸椎棘突下旁开1.5寸处。

解剖：在背阔肌最长肌和髂肋肌之间。有第九肋间动、静脉后支的内侧支。布有第九胸神经后支内侧支，深层为第九胸神经后支外侧支。

（34）胆俞

位置；第十胸椎棘突下旁开1.5寸处。

解剖：在背阔肌、最长肌和髂肋肌之间。有第十肋间动、静脉后支的内侧支。布有第十胸神经后支内侧支，深层为第十胸神经后支外侧支。

（35）脾俞

位置：在第十一胸椎棘突下旁开1.5寸处。

解剖：在背阔肌、最长肌、髂肋肌之间。有第11肋间动、静脉后支的内侧支。布有第11胸神经后支内侧支，深层为第11胸神经外侧支。

（36）胃俞

位置：第十二胸椎棘突下旁开1.5寸处。

解剖：在腰背筋膜、最长肌和髂肋肌之间。有肋下动、静脉后支的内侧支。布有第十二胸神经后支内侧支，深层为第十二胸神经后支外侧支。

（37）三焦俞

位置：第一腰椎棘突下旁开1.5寸处。

解剖：有腰背筋膜、最长肌和髂肋肌之间。有第一腰动、静脉后支的内侧支。布有第十胸神经后支内侧支，深层为第一腰神经后支外侧支。

（38）肾俞

位置：第二腰椎急突下旁开1.5寸处。

解剖：有腰背筋膜、最长肌、髂肋肌之间。有第二腰动、静脉后支外侧支。布有第一腰神经后支的内侧支，深层为第一腰神经后支外侧支。

（39）气海俞

位置：第三腰椎急突下旁开1.5寸处。

解剖：在腰背筋膜、最长肌、髂肋肌之间。有第三腰动、静脉后支。布有第二腰神经后支内侧支，深层为第一腰神经后支外侧支。

（40）大肠俞

位置：第四腰椎棘突下旁开1.5寸处。

解剖：在腰背筋膜、最长肌和髂肋肌之间。有第四腰动、静脉后支。布有第三腰神经的后支。

（41）关元俞

位置：第五腰椎棘突下旁开1.5寸处。

解剖：有骶棘肌，有第五腰动、静脉后支，布有第五腰神经的后支。

（42）膀胱俞

位置：平第二骶后孔，骨正中线旁开1.5寸处。

解剖：在骶棘肌起部和臀大肌起始部之间。有骶外侧动、静脉的后支的外侧支。布有第一、二骶神经后支外侧支，并有交通支与第一骶神经交通。

（43）白环俞

位置：平骶骨孔，背正中线旁开1.5寸处。

解剖：在臀大肌、骶结节韧带下内缘。有臀下动、静脉，深层为阴部内动、静脉。布有臀下神经，其深层为阴部神经。

（44）肩中俞

位置：第七颈椎棘突下旁开2寸处。

解剖：在第一胸椎横突端，表层为斜方肌，深层为提肩胛肌。有颈横动、静脉。布有胸神经后支内侧支、肩胛背神经和副神经。

（45）肩外俞

位置：第一胸椎棘突下，距中线旁开3寸处。

解剖：有肩胛骨内侧角，表层为斜方肌，深层为提肩胛肌和小菱形肌。有颈横动、静脉。布有第六、七颈神经后支、肩胛背神经和副神经。

（46）阳纲

位置：在第十胸椎棘突下旁开3寸处。

解剖：在第十、十一胸椎棘突间的外方，背阔肌中。有肋肩动、静脉后支。布有胸

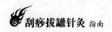

神经后支。

（47）天髎

位置：在肩井穴下约 1 寸处。

解剖：在肩胛骨的上部岗上窝中，表层为斜方肌，深层为岗上肌。有肩胛上动、静脉。布有锁骨上神经和副神经。

（48）肩贞

位置：在腋缝尽端上 1 寸处。

解剖：在肩胛骨后下方，肩胛骨外下缘，三角肌后缘，下层是大圆肌。有旋肱后动脉。深部有腋神经，浅部有臂背侧、内侧皮神经及肋间神经外侧皮支。

（49）肩髃

位置：三角肌上部的中点，肩峰与肱骨大结节之间，肩平举时凹陷处。

解剖：在肩峰与肱骨大结节，三角肌上部中央。有旋肱后动、静脉。布有锁骨上神经及腋神经。

（50）期门

位置：乳头正下方，肋骨边缘。

解剖：在第九肋软骨附着部下缘，浅层为腹外斜肌，中层为腹内斜肌，深层为腹横肌。有腹壁上动、静脉。布有肋间神经外侧皮支。

（51）日月

位置：期门穴下5分处。

解剖：在第九肋软骨下，腹外斜肌中。有腹壁上动、静脉。布有肋间神经外侧皮支。

（52）京门

位置：在第12肋软骨尖端。

解剖：在第12肋软骨尖端，腹外斜肌和腹内斜肌中。有腹壁上动、静脉之分支。布有肋间神经。

（53）髂凹

位置：在髂前上棘后凹陷中。

效能：舒筋落，强腰腿。

（54）翳外

位置：以棘中、髂凹为底边的等边三角形之顶点处。

解剖：有臀中肌的中点，由臀上神经支配该处肌肉，臀上皮神经同皮肤感觉。

（55）髀关

位置：髂前上肌直下，平会阴部。

解剖：在股骨大转子的前下方，缝匠肌和张阔筋膜肌之间，深层为旋股外侧动、静脉分支。布有旋外侧皮神经。

（56）伏兔

位置：髌骨外上缘直上 6 寸处。

解剖：在股骨前外侧，股直肌的肌腹中。有旋股外侧动、静脉分支。布有股前皮神经，当股外侧皮神经处。

（57）鹤顶

位置：在髌骨上缘正中。

解剖：在髌骨上缘，股四头肌腱中。有膝关节动、静脉网。布有股神经前皮支。

（58）秩边

位置：第四骶椎棘突旁开 3 寸处。

解剖：有臀大肌下缘。正当臀下动、静脉。深层当臀下神经及股下皮神经。外侧为坐骨神经。

（59）殷门

位置：大腿后侧正中部。

解剖：在股骨后面的中央部，办腱肌中。外侧为股深动、静脉第三穿之。布有股后皮神经，深层正当坐骨神经。

（60）居髎

位置：在髂前上棘与股骨大转子最高点连线中点。

解剖：在阔筋膜前缘，深层为腹外侧肌。有旋髂浅动、静脉分支及旋股外侧动、静脉升支。当股外侧皮神经处。

（61）风市

位置：在大腿外侧中线，膑骨外上 7 寸。或直立时手臂下垂，中指尖所点处。

解剖：在阔筋膜下，股外侧肌中。有旋股外侧动、静脉肌支。布有股外侧皮神经、股神经皮支。

（62）环跳

位置：在股骨大转子最高点与骶骨裂孔连线的外1/3与内2/3交界处。

解剖：在臀大肌、梨状肌下缘。内侧为臀下动、静脉。布有臀下皮神经、臀下神经，深层正当坐骨神经。

·拔罐的取穴原则

（一）就近拔罐

即在病痛处拔罐。这是由于病痛之所以出现，是因为局部经络功能之失调，如经气不通所致。在病痛处拔罐，就可以调整经络功能，使经气通畅，通则不痛，从而达到治疗疾病的目的。

（二）远端拔罐

就是在远端病痛处拔罐。这远端部位的选择是以经络循环为依据，刺激经过病变部位经络的远端或疼痛所属内脏的经络的远端，以调整经气，治疗疾病。如牙痛拔合谷，胃腹疼痛拔足三里，颈椎疼痛拔足三里等。

（三）特殊部位拔罐

某些穴位具有特殊的治疗作用。因此，根据病变特点来选择拔吸部位。如：大椎，曲池，外关等有退热作用。如治疗发热时，可以在上述部位处拔罐。内关对心脏有双向调节作用，如心跳过缓，过急可以选择此穴。

（四）中间结合，强调脊椎

（1）颈椎部是指颈椎到胸椎的部位，主要治疗头部、颈部、肩部、上肢及手部的病变和功能异常。如头晕、头痛、颈椎病、落枕、肩周炎、手臂肘腕疼痛等。

（2）胸椎上部是指第一胸椎到第六胸椎的部位。主要治疗心、肺、气管、胸廓的病变。如心悸、胸闷、气短、咳喘、胸痛等病症。

（3）胸椎下部是指第七胸椎到第十二胸椎的部位，主要治疗肝、胆、脾、肠等器官的痛症。如肝区胀痛、胆囊炎、消化不良、急慢性胃炎、肠炎、腹痛、便秘等病症。

（4）腰椎部是指腰椎以下的腰椎部，主要治疗肾、膀胱、生殖系统、腰部、臀部、下肢各部位的病变。如肾炎、膀胱炎、痛经、带下、阳痿、腰椎增生、椎间盘带脱出、坐骨神经痛、下肢麻痹、瘫痪、疼痛等病症。

【拔罐疗法必选俞穴】

（1）全身疾病：大椎，身柱。

（2）下半身疾病：命门。

（3）呼吸系统：风门，肺俞，脾俞，中府等。

（4）循环系统：心俞，肾俞，肝俞，脾俞，神道。

（5）消化系统：膈俞，肝俞，脾俞，胃俞，中脘，上脘，三焦俞，大肠俞，天枢，关元，胆俞，阿是穴。

（6）泌尿系统：肝俞，脾俞，肾俞，膀胱俞，中极，关元。

（7）内分泌系统：肺俞，心俞，肝俞，脾俞，肾俞，中脘，关元。

（8）神经系统：心俞，厥阴俞，肝俞，脾俞，肾俞。

（9）脑血管：心俞，厥阴俞，肝俞，脾俞。

（10）运动系统：肩髃，肩贞，肩中俞，肩外俞，环跳，阿是穴。

（11）五官及皮肤系统：风门，肺俞，肝俞，阿是穴。

·了解人体经络系统：气血运行的通道

经络学说是我国人民在长期的临床实践中发展起来的。经络把人体的五脏六腑、四肢百骸、五官九窍，以及筋脉、皮肉、毛发等器官连接成一个有机的整体。

经络是人体运行气血的通路，是"经"与"络"的统称。经是主干，譬如途径；络是分支，譬如网络。它们内属脏腑，外络肢节，沟通内外，贯穿上下，将内部的脏腑和外部的各种组织、器官，联系成为一个有机的整体，使人体的各部的功能保持相对的协调和平衡。

经络中的经气巡行留驻昼夜不休。通过经气的作用，使人体各部的功能得到适当的调节，从而使整个机体保持正常的生理功能。经络中的经气来源于脏腑之气，经气的虚实可反映出脏腑的盛衰，脏与腑、脏腑与体表之间多种复杂的生理功能活动都依赖于经络的沟通。同样，它们之间的病理关系也会在经络上反映表现出来。若辨明经络，分清虚实，选取俞穴，运用针灸、点穴、拔罐等疗法来调整气血，就可以治疗疾病，保持健康。早在《灵枢·经络》篇中就有"经络者，所以决死生，处百病，调虚实，不可不通"的记载。后世各位医家也有"不明经络脏腑，开口动手便错"的体会。可见经络学说具有多么重要的保健意义。经络学说已有两千多年的历史了，是历代医家根据俞穴的主治功能，进一步联系到针灸、点穴、循经拔罐等刺激的传导经络，结合俞穴对脏腑疾病的治疗效应，推论生理功能和病理变化，再经过长期的临床实践经验总结而逐渐形成和完善的。

疾病的发生与传变和经络系统有密切的关系，同时经络学说在指导疾病的治疗方面更有着重要意义。外邪可通过体表经络传入脏腑，内脏的病变也会循经络通路反映到体表。治疗时，对内脏之病可以"内病外治"，在体表进行针灸、推拿、拔罐等。对体表的病症也可通过治疗内脏器官而驱除。所以可以说经络学说是辨证施治的理论基础。

人体的经络纵横交错，相互间遍布全身，起着运行气血、联系周身上下与内脏体表的作用。经和络构成一个系统，使体内所有脏器和体表的一切组织，密切结合在一起，靠经气灌注，形成多种复杂的功能活动，从而使人体成为一个相互协调的统一整体。

经络系统由十二经脉（包括手三阴经：手太阴肺经、手厥阴心包经、手少阴心经；手三阳经：手阳明大肠经、手少阳三焦经、手太阳小肠经；足三阴经：足太阴脾经、足厥阴肝经、足少阴肾经；足三阳经：足阳明胃经、足少阳胆经、足太阳膀胱经）、奇经八脉（包括任脉、督脉、冲脉、带脉、阴维脉、阳维脉、阴跷脉、阳跷脉）、十五络脉和十二经别、十二经筋、十二皮部以及许多孙络、浮络所构成。经络系统则以十二经脉为主体。

·十二经脉是滋养身体的河流

十二经脉十二经脉是经络系统的主题，是正经，分属于十二脏腑，皆以所属的脏腑命名，凡属脏的经脉都统称"阴经"，属腑的经脉总称"阳经"。十二经脉不仅各自有其一定的巡行通路，而且经与经之间也有着密切的联系。通过支脉和络脉沟通衔接，在脏与腑之间形成六组"属络"关系，相应地在阴阳络之间形成六组"表里"关系。阴经属脏络腑，阳经属经络脏。再通过同各手足经的交接，构成了十二经脉的巡行传注。

（1）阴经与阳经交接：阴经与阳经在四肢部衔接，如手太阴经在胸后与手阳明经交接，手少阴经在小指与手太阳经交接，手厥阴经在掌中与手少阳经交接，足阳阴经从跗上与足太阴经交接，足太阳经从足小趾斜趋足心与足少阴经交接，足少阳经从跗上与足厥阴经交接。十二经脉循流注次序歌：肺大胃心小肠，膀肾胞焦胆肝叙。

（2）阳经与阳经交接：同名的手足阳经在头面部位相交接，如手足阳明经都经过鼻旁，手足经都通于目内眦，手足少阳经都通于目外眦。阴经与阴经交接：如足太阴经与手太阴经交接于心中，足少阴经与手厥阴经交接于胸中，手厥阴经与手太阴经交接于肺中。

（3）十二经脉依次交接：十二经脉通过手足阴阳表里经的联接而逐经相传，就构成一个周而复始的传注循环。起交接情况可概括为：手三阴从胸走手交手三阳，手三阳从手走头交足三阳，足三阳从头走足交足三阴，足三阴从足走胸交手三阴，十二经别十二经别是从十二经脉中分出的支脉，源于同名经。分布的规律是：从四肢入体腔内部，再浅出体表，多数上行头颈部，沟通表里两络，可加强经脉与脏腑的联系，从而补充十二经脉在体内循行的不足。

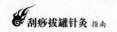

十二经别又称"别行正经"。其循行分布的特点如下：

（1）十二经别均从同名正经分出，通过体内的运行后，六阳经别仍合入本经，六阴经别则合入互为表里的阳经，进一步密切了十二经脉在体内的联系。

（2）十二经别均先入体腔，深入在体腔内，阴经经别一般经过本脏，六阳经别除经过本腑外，还散落相为表里的脏。

（3）十二经别的离河部位与十二经所过有密切关系。如足厥阴之脉"入颃连目系"。

（4）十二经别与十二经脉循行方向的顺逆有显著不同，十二经别均从四肢走向内脏。

·经络的生理功能和病理反映

经络的生理功能主要表现在沟通内外、运行气血、调节平衡等三个方面。《灵枢·海论》篇说："夫十二经脉者，内属于脏腑，外络于枝节。"指出经络内联五脏六腑，外络四肢百骸、五官九窍、经筋皮部，把人体的各个部分紧密的联系成为一个有机的整体。

《灵枢·本藏》篇指出："经脉者，所以行气血而营阴阳、濡筋骨，利关节者也。"说明经络在沟通内外的同时，还运行着气血，周流不息地传注输布给全身各部的组织、器官，为它们提供营养物质，从而保证人体各部的生理功能。

由于经络具有上述功能，所以机体某一组织、器官，因某种因素导致功能失常时，就可通过经络进行调整，使其恢复相应的协调和平衡。

经络的各种功能都是"经气"作用的结果，因此它们之间是密切联系而不可分割的。

机体在病态状况时，经络又是病症的反应系统。从各经所属的脏腑及其在体表的循行路线，就可以看出其病理反应的规律性。《灵枢·经脉》篇曾对十二经脉反映于提表及内脏的病候，分经作了比较系统的叙述，例如它把咳嗽、喘息、胸闷、锁骨上窝部以及上肢内侧前缘的一些症状，归纳为手太阴肺经的病候；另将齿痛、鼻衄、颈肿、喉痛以及关节和上肢前缘的一些症状，归纳为手阳明大肠经的病候。

还有一些内脏疾病，往往在体表的某一特定部位上出现压痛、过敏等病理反应，例如肾病腰痛、肝病胁痛等；另外还有一些经络病由于迁延不愈而传入内脏。这些现象，一般认为是通过经络传导所致。

由于经络有一定的循行路线和脏腑络属，能反映所属脏腑的病症，所以在临床上就可以根据病人所表现的症状，结合经络循行的部位及所联系的脏腑，作为辨证归经的依据，例如某些疾病常可反应在经络循行路线上，或反应在经气聚集的某些穴位上。因此，这些部位常有明显压痛、结节等异常反应，或可出现皮肤形态变化，皮肤温度及电阻改变等。临床上采用循经诊察、按压诊察及经络电测定等方法来检查有关经络、俞穴的变化。对诊断疾病有一定的参考意义。

经络指导拔罐的作用：拔罐通过经络的传导功能，疏通经气，恢复脏腑功能，从而达到治病的目的。因此，除选用局部俞穴外，通常以循经取穴为主。即某一经络或脏腑有病，就选取该经或该脏腑的所属经络，或相应经脉的远部俞穴来治疗，《四总穴歌》所讲："肚腹三里留，腰背委中求，头项寻列缺，面口合谷收"就是循经取穴的典范，临床和实际治疗中，广泛应用，例如头痛，因前头痛与阳明经有关，可循经选取上肢的合谷穴、下肢的内庭穴治疗。

经络不仅在人体生理功能和病理变化上起重要作用，而且还是指导辨证归经和拔罐、针灸治疗的主要依据，所《灵枢.经脉》篇中说："经脉者，所以决死生，处百脉，调虚实，不可不通。"

·腧穴：河坝上的水闸

腧穴是人体经络、脏腑之气输注于体表的部位。"腧"是传输的意思，"穴"是空隙的意思。这是针灸、拔罐的刺激点，历代文献上有"砭石处""气血""孔穴""输穴""腧穴"以及"穴位"等不同的名称。

由于腧穴与经络、脏腑在生理上是息息相通、密切联系的。因此对腧穴进行针刺、艾灸、拔罐就可发挥相应的经脉作用，以调节脏腑、气血的功能，激发机体内在的抗病能力，以达到治愈疾病的目的。

下面简述腧穴的分类、治疗作用、体表定位方法等。

（一）腧穴的分类

人体有很多腧穴，它是我国劳动人民长期与疾病做斗争的过程中陆续发现、逐渐积聚起来的。经过历代医家用"分分部"或"分经"的方法，进行多次整理，才成为系统。一般分为"十四经腧穴"、"经外穴"和"阿是穴"等三类。

（1）十四经腧穴：简称"经穴"。即分布在十二经脉和任、督二脉上的腧穴，这些腧穴，具有主治本经病症的共同作用，因此以类相从地分别归纳于十四经系统中。这是腧穴中的主要部分，现有的361个经穴中，绝大部分是晋代以前发现的，其中有很多腧穴是发现经络的基础。这些经穴自发现以后，都是经过定位、订名，逐渐由散在到系统的。

这些腧穴，因其分布在十四经循行路线上，所以与经脉关系密切，不仅具有主治本经病症的共同作用，而且能主治本经所属脏腑的病症。

（2）奇穴：又称"经外奇穴"，是指即有具体定位，又有明确定名，又尚未列入十四经系统的腧穴，因有奇效，故称"奇穴"。因在十四经以外，所以又称"经外奇穴"。《灵枢·刺节真邪》称之为"奇输"。它是在阿是穴的基础上发展起来的。其中有一部分有明确的位置，具有名称，称之为"有名奇穴"；部分仅有明确位置，但尚未定名的，则称为"无名奇穴"。前者占绝大多数，后者为数较少。这些腧穴，对某些病症具有特殊的治疗作用。如头部的太阳穴治疗头痛，百劳穴治疗瘰疬，四缝穴治疗小儿疳积，腰部的腰眼穴治疗腰痛等。奇穴的分布虽然比较分散，但与经络系统仍有密切的关系。如印堂穴与督脉，太阳穴与三焦荆即逝。从历代有关文针灸县中可以看出，有好多经穴都是从经外奇穴纳入十四经的，例如《铜人针灸腧穴图经》增加阳关、灵台、膏肓腧、决厥阳、青灵；《资生经》增加眉中、督腧、气海、关元腧、风市；《一宗金鉴》增加中极、吉脉等。有的奇穴并不单指一个穴位，而是由多穴位所组合。例如十宣、八邪、八风、华佗夹脊穴等。有些虽名为奇穴，其实就是经穴，如胞门、子沪等。

（3）阿是穴："阿"，《汉书·东方朔传》颜师古注为"痛"。因其按压痛处，病人会"啊"的一声，顾得名为阿是穴。

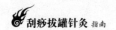

阿是穴没有固定位置，而是在压痛点或其他病理反应点上进行针灸、拔罐、艾灸、点穴等，即《灵枢·经筋》篇所说的"以痛为输"，一般认为是腧穴发现的最初形式。阿是穴始见于《千金方》，以后又有"不定穴""天应穴"等名称。

（4）新穴：随着针灸学的发展，我国又逐渐发现了不少新的穴位，称之为"新穴"，亦属于奇穴范围。目前新穴数目繁多，穴位复杂，在针灸、拔罐、点穴时宜慎重选择，避免滥用。

（二）腧穴的起源与发展

腧穴是人们在长期的医疗实践中不断发现的。起初是把病痛的局部作为针灸、拔罐、点穴、推拿的部位，即"以痛为腧"。后来随着医疗实践的积累，才把某穴特殊的"按之快然""祛病迅捷"的部位称为"砭灸处"。长沙出土的汉墓马王堆帛书《脉法》中"阳上于环二寸而益为一久（灸）。"《五十二病方》中"久（灸）是中指"、"久（灸）左筋"等，其所指的都是针灸的部位。这说明在战国的初期已形成穴位的概念。又经过长期的医疗实践，人们对腧穴的部位、特点和治疗范围的认识更深入一步，不仅确定位置，阐明主治，赋予命名，而且进行了系统的分类。

我国最早的医书《内经》由许多有关腧穴的论述，为腧穴学的形成与发展奠定了基础。以后的《难经》又提出了八会穴，努腧穴、幕穴、原穴、五腧穴均有阐述。魏晋皇甫谧根据《素问》、《针经》、《名堂孔穴针灸治要》，系统总结前人的经验，编辑成《针灸甲乙经》，这是我国现存的最早的针灸专著。共128篇，其中70余篇专讲腧穴方面的内容。唐代孙思邈编著的《千金方》、《千金翼方》，增加腧穴的配伍方法，收集大量奇穴，扩充了腧穴防治疾病的范围。明代杨继洲的《针灸大成》则收集了明代以前的针灸医集中的精华，是一部总结性的针灸著作；该书对腧穴主治各证，分门别类地予以详尽阐述，又列举辩证选学范例和针灸医案，充实了针灸辨证施治的内容，此书不但在我国广泛流传，而且还有法文、日文、德文等多种译本，为针灸学术的传播做出了贡献。清代针灸学的发展不如明代昌盛，在医界重药轻针的情况下，理学川提出针灸与方脉可以左右逢源，因此，在《针灸逢源》六卷中，他将历代医学书籍内所载的十四经经穴归纳整理为361个，一直沿用至今。鸦片战争以后针灸、点穴、拔罐事业日趋衰落。新中国成立后，针灸、点学工作者在腧穴的作用、腧穴内部的规律性等各方面进行了大量的临床实践和研究，取得了初步成果。同时，又发现了一些新的穴位和有效的腧穴，从而进一步充实了腧穴学的内容。

（三）腧穴腧脏腑经络的关系及腧腧输之区别

《素问·气腑论》解释：腧穴是"脉气所发"。《灵枢·九针十二原》说："节之交，三百六十五会……所言节者，神气之游行出入夜，非皮肉筋骨也。"《灵输·小针解》对之解释说："节之交，三百六十五会者，络脉之渗罐诸节者也。"上述经文，说明与腧穴经络相通，是经络之气聚结出入的相应部位。

经络腧穴同属于脏腑，受五脏六腑的统辖。一般说，腧穴分属于不同经脉，而每一条经脉又各隶属于某一脏腑。《素问·调经论》说："五脏之道，接出于经隧。"《灵输·海论》说："夫十二经脉者，内属于脏腑，外络于肢节。"明确指出脏腑、经络、腧穴之间的关系。《千金翼方》说："凡孔穴者，是经络所行往来处，引气运入抽病也。"这是说明腧穴通过经络与人体内外发生联系，如果在体表的穴位施以针灸、点穴、拔罐，就能治疗所属脏腑的某些疾病，而脏腑的某些病候又能在相应的某些穴位上有所反映。因此，腧穴、经络、脏腑三者之间有着不可分割的有机联系。

腧穴、俞穴、输穴应如何区分呢？我们认为穴位，是人体脏腑、经络之气血输注于体表的部位，也是内脏病理、生理和功能变化在体表上相应的感应点，也是诊断、治病的反应点和刺激点。

腧穴在《内经》中称作节、会、气血、气府、骨空等，《针灸甲乙经》称为"孔穴"，《太平圣惠方》称为穴道，有的称穴位。

穴位包括腧穴、俞穴和输穴，它们名称不同，也各有所指。后世医家对之区分不甚严格，以致混淆不清。

腧穴泛指全身所有的穴位。

输穴则指手不过肘、足不过膝的五输穴。它以水流比喻血气在经络中自源而出，从小到大，由浅入深的状态。此外，还可以作为五输穴重的"所注为输"的输穴而言。

俞穴是指脏腑在背部相应的穴位。如心俞、脾俞等。

（四）腧穴功能及主治规律取穴原则

经络主运气血，腧穴时期穴输注的部位。所以腧穴必然与脏腑、经络、气血有着不可分割的联系，腧穴具有输注气血、反应病候的作用。通过腧穴进行针灸、点穴、按摩、拔罐等有防治疾病的作用。

《灵输·灸针十二原》说："所谓节者，神气之所游行出入也。"《灵枢·平人绝谷》说："神者，水谷之精气也。"《灵枢·营卫生会》又说："营卫者，精气也。血者，神气也。"由此可知，营卫气血是水谷精微所化，它又是转化为神气的物质基础。《素问·气血论》又指出："分肉之间，溪谷之会，以行荣卫。"高士宗《素问直解》注明："溪谷之会，内外相通，内通经脉，以行荣卫，外通皮毛；以会大气；宗气也。"以上说明腧穴不仅是营气、卫气运行转输出入的部位，同时又是宗气相会的处所。《灵枢·小针解》说："节之交，365会者，经络之渗灌诸节者也。"是腧穴乃经络相互贯通的枢纽。经脉中的气血，通过腧穴灌注于经脉，渗透到四肢百骸、全身各部。其所以又称"脉气所发"，是因为腧穴是经脉气血输注之处。

腧穴作为人体体表的一个部位，它与机体的内脏组织器官有着密切的联系，所以疾病发生时相应的腧穴上就有异常反应。

《素问·三部九候论》说："留庾不移，节而制之。"张介宾《类经》注释："凡病邪久留不移者，必于四肢八溪之间有所结聚，故当于节之会处索而刺之。"这就说明腧穴在病理状态下具有反应病候的作用，所以当患胃及十二指肠溃疡时，绝大部分患者在足三里穴可有压痛感，并在第十一或十二胸椎旁开一寸（同身寸）左右处可触及阳性反应物。又如在肺腧穴触及异物时多显示肺部疾患等。因此，临床上常在特定穴如背俞穴、募穴、郄穴、原穴等相应部位上以切压的方法，查其压痛、过敏、肿胀、硬结，以及审视其皮肤的色泽、斑点、丘诊、脱屑或肌肉的隆起、凹陷等现象，来进行经络穴位的诊断。这正如《灵输·官能》篇所说："查其所痛，左右上下，知其寒温，和精何在。"又如《灵枢·刺节真邪》篇所说："用针者，必查其经络之实虚，切而循之，按

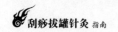

而弹之，视其应动者，然后取之而下之。"

现代对腧穴的诊断又有心得进展，如对耳郭中的耳穴测定，对原穴导电量的测定，对十二井穴知热感度测定等。通过这些探测，可查明经络、脏腑、组织器官的病症。

针灸、点穴、拔罐治病，不能离开腧穴的主治范围。《素问·疏五过论》曰："守数据治，无失命理论。"如何掌握其腧穴的主治规律？除个别情况外，一般从腧穴的分经、分部方面来归纳，这样旧能掌握其基本主治规律。所有穴位其所在部位和分经不同，其主治范围也有差异，如穴位既具有局部的治疗作用，还有兼治临近或远隔本穴部位病症的作用。这些都同经络的分布循行是分不开的，都是依经络学说为依据的。腧穴的主治规律口诀为一句话，就是"经络所过，主治所及。"

针灸、拔罐、点穴的选穴原则，我们认为人体周围的穴位各有特性，而同经同部的穴位又有相类似的作用，针灸处方、拔罐方法、点穴和按摩办法，应从实际情况出发，按照"少而精"的原则取穴，待经过一段时间治疗，再根据病情的变化，适当调整和加减取用穴位。若病情较复杂，亦不可固守某穴某方，应取与其相类似的穴位做适当的调整，或人分作几个处方轮流交替应用。对于初次接受针灸、拔罐治疗，思想恐惧者，首次取穴宜少，且手法宜轻浅为好，拔罐宜负压少、时间短、数量少为好，待经过几次治疗后，再根据病情做适当的调整。

（五）腧穴治疗作用

《素问·五脏生成》篇说："人有大谷十二分，三百五十四名，少十二腧，此皆卫气之所容，针后缘而去之。"说明腧穴不仅是气血输注、邪气所容的处所，同时又是防治疾病的部位。利用腧穴防治疾病的关键在于接受适当的刺激来调整经络气血，以达到扶正祛邪的目的，而腧穴就是传导感应、调整虚实的据点。由此可见，经络是腧穴治疗作用的基础。所以，临床上根据此理而循理取穴、按经论治。

（1）近治作用：这是一切腧穴（包括十四经穴、奇穴、阿是穴）主治作用所具有的共同特点，这些腧穴均能治疗该穴所在部位及邻近组织、器官的局部病症。例如眼区的睛明、承泣、四白、球后诸穴，均能治疗眼病；耳区的听宫、听会、翳风、耳门诸穴，均能治疗耳病；胃部的中脘、建里、梁门诸穴，均能治疗胃病等。

（2）远治作用：这是十四经腧穴主治作用的基本规律。在十四经腧穴中，尤其是十二经脉在四肢肘、膝关节以下的腧穴，则不仅能治局部病症，还可以治疗本经循行所及的远端部位的不适及器官、脏腑的病症，有的甚至具有影响全身的作用。例如合谷穴，不仅能治上肢病症，还能治疗颈部和头面部的病症，同时还能治疗外感的发热；足三里穴不但能治下肢病症，而且对消化系统的病症、甚至对人体防卫免疫方面都具有很大的作用。

（3）特殊作用：从临床实践证明，针刺某些腧穴，在某些腧穴部位上拔罐、按摩、点穴对机体的不同状态，可起着双重性的两性调整作用。例如腹泻时，可针刺、拔罐、按摩、点穴天枢穴，便秘时，又能通便。心动过速时，针刺、拔罐、按摩、点穴内关，能减慢心率；心动过缓时，又能使心率恢复正常。同时腧穴的治疗作用还有相对的特意性，如大椎退热，至阴矫正胎位等，均是特殊的治疗作用。

总之，腧穴的主治作用，归纳起来大体是本经腧穴能治本经病，表里经脉穴能相互治疗表里两经病，临近经穴能配合治疗局部病。各经的主治既有其独特性，又有其共同性。

·奇经八脉是调节河流的水库

奇经八脉奇经为任、督、冲、带、阴维、阳维、阴跷、阳跷等八脉的总称，它与十二经脉不同，既不直属脏腑，又无表里配合。其生理功能，主要是对十二经脉的气血运行，起着溢蓄、调节作用。

（1）督脉：起始于会阴部尾闾骨端长强之前，沿集注上行，至枕部下方的风府进入脑部，上达头顶，下沿前额至龈交。诸阳经均来交会，故有"阳脉之海"之称。具有调节全身诸阳经经气的作用。

（2）任脉：其始于终极之下的会阴部分，上至中极而入腹内，经关元沿着前正中线到达咽喉，上行颏下，循面部而入目内。诸阴经脉均来交会，故有"阴脉之海"之称，具有调节诸阴经经气的作用。

（3）冲脉：起始于下腹部的胞中，沿集注上行，作为全身经脉之海，其线行于体表部分，由腹上行会于咽喉，并别行于唇口。所以说冲脉总起于气冲，沿着足少阴络，挟脐旁的两侧上行，到达胸中而散。十二经脉均来汇聚，故有"十二经之海"的美称，又叫"血海"。具有涌蓄十二经气血的作用。

（4）带脉：起始于季肋的下部，环绕腰腹部的一周，状如束带。有约束诸经的功能。

（5）阴跷脉：为足少阴肾经之别支，起于然谷穴的后方照海，上行内踝之上，直上沿着大腿内侧进入阴部，复上行于胸腔内侧，至锁骨上高而到达人迎之前，经过咽喉，和冲脉一起行于唇口，上行于鼻部，属于目内眦，与足太阳膀胱经相会合。调节肢体运动和眼睑的开合。

（6）阳跷脉：属足太阳经的别出之脉。起于足跟外踝下的申脉，绕至蒲参穴，由外踝上行，经附阳沿着大腿外侧上行，与足少阳胆经会于居髎，又与三焦经会于肩髎，与大肠经会于巨骨，由小肠经之臑腧手太阳、阳维相会，复向前上行，与手足阳明经会于口角部的地仓，沿鼻外侧与手足阳明会于胃经的巨髎，与任脉和足阳明会于承泣，并进入项上部的风池，阳跷脉与阴跷脉共同调节肢体的运动和眼睑的开合。

（7）阴维脉：是维系诸阴经的，起于诸阴经的交会之处，沿着内踝上至足少阴肾经的筑宾，与足太阴脾经会于冲门、府舍、大横、腹结，又与足厥阴肝经会于期门，上行又与任脉会于天突廉泉。调节六阴经。

（8）阳维脉：起于诸阳经之交会之处，其脉由足背外侧足太阳膀胱经的舍门，沿着外踝上行至足少阳胆经之阳交，与手足太阳及阳跷脉会于肩后的臑腧，上行肩部与手足少阳经会于天髎及肩井，在头部与足少阳会于阳白，上至本神，沿着脑室而下至风池最后与督脉会于风府。其功能是调节六阳经的经气。与阴维脉一起调节阴阳经之间的协调与平衡。

·十二皮部：抵御外邪的森林

十二皮部是经络系统的体表部分，是机体卫外的屏障，也是十二经脉与五脏六腑在皮肤上的反映区。

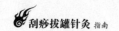

【循行分布特点】

以十二经脉的循行为依据，归属于十二经脉的皮肤区域，十二经脉均有络脉分出，将皮部有规律地分成十二部分故叫十二皮部。各经皮部就是该经在皮肤表面上的反射区，同各经皮部由该经担负营养的作用。不同点是：十二经是直行的主干，呈线状分布；络脉是斜行的分支，呈网状分布；而皮部则呈面状分布。十四经体表循行分布情况十四经脉即十二经脉（手三阴经、手三阳经、足三阳经、足三阴经）和督脉与任脉的总称。六阴经多循行于四肢内侧及胸腹，上肢内侧为手三阴经，下肢内侧为足三阴经。六阳经多循行于四肢外侧及躯干、头面，上肢外侧为手三阳，下肢外侧者为足三阳。任督二脉在体表分别循行于头面、颈项、躯干的前后正中线上。

·十二经筋：河流滋养的土地

十二经筋是经络系统的连属部分，行于四肢、体表、胸壁、腹壁，不入脏腑，是十二经络所属的筋肉体系，其特点是：

（1）循行与分布：基本上和十二经脉一致，但与十二经脉有逆顺的不同，而经筋的走向都是从四肢的末梢行向躯干，终于头身，沿行于体表，不入脏腑。

（2）十二经筋都结聚在四肢关节和肌肉丰厚处，互相连接，故可连级百骸，维络周身的皮肉筋骨，使人体形成一个统一的整体。

（3）肝脏之合在筋，足厥阴之筋"络诸筋"，说明一切筋病都与肝脏有关。

（4）前阴部是宗筋之所聚，所以足三阴与足阳明之筋都在该部相聚。

·十五络脉：遍全身的地下水

十五络十二经脉和任督二脉各自别出一络，与脾之络，共计十五条，称之为"十五络"。阳络络于阴经，阴络络于阳经，从而起到互为表里贯穿的作用。

（1）十五络的循行

手太阴肺经的别络列缺：起于腕侧上的分肉间，由列缺穴别出，络于手阳明大肠经。另一支仍与本经并行，直接进入手掌之中，散行与鱼际部分。实证时掌心发热，宜重拔罐，虚证时则呵欠，遗尿或小便频数，宜轻拔罐。手少阴心经的别络通里：由腕后一寸的通里穴别出，络于手太阳小肠经。另一支仍与本经并行进入心脏，连系舌根，合属目系。手厥阴心包经的别络内关：在腕上两筋间二寸处别出，终于手少阳三焦经，然后沿着本经向上联系心包络。手太阳小肠经的别络支正：腕后五寸处向内输注手少阴心经，其循行的经脉，沿着本经向上至肘部，绕络手阳明大肠经的肩髃。手阳明大肠经的别络偏历：在腕上三寸处，别行于手太阴肺经。手少阳三焦经的别络外关：去腕上二寸，沿臂部向上输注胸中，与手厥阴心包络经相会合。足太阳膀胱经的别络飞扬：去外踝上七寸处，别行于足少阴肾经。足少阳胆经的别络光明：外踝上五寸处，别行于足厥阴肝经，向下与足背联络。足阳明胃经的别络丰隆：外踝上八寸处，别行于足太阴脾经。足太阴脾经的别络公孙：由足第一跖趾关节后一寸处，别行于足阳明胃经。足少阴肾经过的别络大钟：经内踝后的足跟，别行足太阳膀胱经。足厥阴肝经的别络蠡沟：在内踝上五寸处，别行于足少阳胆经。任脉的别络屋翳：也叫鸠尾，由鸠尾再下行于腹部。督脉的别络长强：挟脊柱两侧之肌肉上行项部，散发于头上，向下在肩胛左右别行于足太阳膀胱经，复深入贯穿脊柱两旁的肌肉。脾经过大络大包：其始于渊腋下三寸处，散布于胸胁部分。

（2）十五络的意义诊断意义

十五络有病时，出现各自的症状，根据不同的症状，便可诊断是哪一络有病及其虚实。亦可根据经脉的充盈和陷下，诊断疾病的虚实。如经脉充盈鼓起，则多为实证，陷下不见，都为虚证。

十五络在理疗上的意义：根据经脉所表现的症状，选取相应的经脉穴位，虚则用补法拔罐，实则用泻法拔罐，来调整各络的虚实，使之趋于平衡。十二经别是从十二经脉中分出的支脉，源于同名经。分布的规律是：从四肢入体腔内部，再浅出体表，多数上行头颈部，沟通表里两络，可加强经脉与脏腑的联系，从而补充十二经脉在体内循行的不足。

·拔罐疏通经络之原理

拔罐是如何达到疏通经络效果的呢？

因为气血阴阳的亏损，风寒暑湿燥火的入侵，七情而导致"怒则气上，惊则气下，思则气结"，饥饱失常，疫毒等等，人体的正常的气血的循环受干扰，都容易导致经络受阻。就如湿气，湿在经络，必然导致经气运行不畅，进一步会表现为种种症状，此时拔罐，强行泄经络之气，在经络之气外泄的同时确实会带出部分湿气，表现为罐中雾气朦胧，甚至形成水滴，湿气被拔出一点时，因为湿气阻碍经络而导致的疾患会减轻，人会感觉舒服；但想想看：你的体内湿气为什么会超过正常？拔罐能够把湿气全拔出来吗？穴位在短暂的疏通后会不会再次受阻？湿气如此，其他情况也可以作此类似分析。

有人长期大量拔罐后，感觉指甲变红，不容易感冒等等，看似症状有所好转，却不知给自己埋下了更多的隐患。人体是一个完整的整体，"牵一发而动全身"，没有搞清楚疾病形成的原因，盲目大量长时间拔罐，强行使人体正气大量外泄，不仅很难达到治病的效果，反而受尽诸般苦后，会害了自己。

拔罐与中医的其他治疗方法一样，都是很好的，然而其使用必须在中医理论的指导之下，切不可不问缘由，盲目大量长时间拔罐。

·拔罐疗法必选腧穴

拔罐疗法，是属于祖国传统医学外治方法的一种。因此，它亦是以中医辨证论治为依据，以经络为基础，结合现代医学理论，少而精地选取相应腧穴。现将必选腧穴叙述如下：

（1）全身肌病

必选腧穴：大椎、身柱

（2）下半身疾病

必选腧穴：命门

（3）呼吸系统疾病

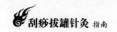

必选腧穴：风门、肺俞、脾俞、中府、膻中。

（4）循环系统疾病

必选俞穴：心俞、厥阴俞、督俞、肝俞、脾俞、神道、灵台、巨阙。

（5）胃病

必选俞穴：膈俞、肝俞、脾俞、胃俞、中脘、上脘。

（6）肠道病

必选俞穴：脾俞、三焦俞、大肠俞、天枢、关元。

（7）肝胆疾病

必选俞穴：肝俞、胆俞、脾俞、中脘、至阳、期门、阿是穴。

（8）泌尿生殖系统疾病

必选俞穴：肝俞、脾俞、肾俞、膀胱俞、八髎、关元、中极。

（9）内分泌系统疾病

必选俞穴：肺俞、心俞、肝俞、脾俞、肾俞、中脘、关元。

（10）神经系统疾病

必选俞穴：心俞、厥阴俞、神道、灵台、肝俞、脾俞、肾俞。

（11）脑血管疾病

必选俞穴：心俞、厥阴俞、肝俞、脾俞、神道、灵台。

（12）运动系统疾病

必选俞穴：上肢范围：肩髃、肩贞、肩中俞、肩外俞、阿是穴。

下肢范围：肾俞、八髎、秩边、环跳、殷门、伏兔、风市、阿是穴。

腰部疾患：命门、肾俞、脾俞、阳关、殷门、阿是穴。

（13）高烧

必选俞穴：大椎、身柱、心俞、肝俞、肺俞、风门。

（14）妇科疾病

必选俞穴：肝俞、脾俞、大肠俞、关元、中极、八髎、阿是穴。

（15）五官科疾病

必选俞穴：风门、肺俞、肝俞、脾俞、阿是穴。

（16）皮肤科疾病

必选俞穴：风门、肺俞、肝俞、脾俞、阿是穴。

·经络学说的应用

（一）诊断方面

（1）辨证分经：就是以经络的循行分布为依据，对照病症所在部位来诊断是属于哪一经络的病症，例如头痛在前额为阳明经病，在颞部为少阳经病，在枕部为太阳经病，在头顶部为足厥阴经病或督脉病。

此外，可以从疾病症状的异同，结合各经所属脏腑的生理病理特点，来辨别它是属于哪一经的病症。例如胸痛而伴有咳嗽、气喘等症的属于太阴肺经病；心前区痛而伴有心悸等症的属于厥阴心包经病。

（2）经络诊察：是近年来在经络学说的基础上发展起来的一些诊断方法，例如"经络穴位诊察法"和"经络电测量法"等。

经络穴位诊察法：是用手指按压背俞穴、募穴、郄穴、合穴等，检查这些穴位有无阳性反应，如压痛、皮下结节，或皮下组织有无隆起、凹陷、松弛和皮肤温度的变易等现象，以此分析推断属于哪一经的病变与疾病的性质（虚实）等，并有人将这种检查方法结合"穴位注射"称为"经络综合疗法"。

经络电测定法：是根据生物体对电反应特性的原理，用"经络测定仪"在十二经的井穴、原穴、郄穴、背俞穴等一些有代表性的穴位上测定皮肤导电量，从测出数值的高低中，分析各经气血的盛衰，作为临床诊断的参考。

（二）治疗方面

经络既为全身气血循行的通道，又与脏腑各部相连，对人体生理功能和病理过程都起着重要的作用。因此，在治疗方面也必然有其重要意义。针灸、拔罐是通过经络而发挥治疗作用的。

（1）经络和十二脏腑发病各有其具体症候，因而在诊断为某脏、某腑或某经脉的病变以后，即应在该经上选穴，这就是按经取穴的道理。

（2）经络循行各有一定的道路，因而当本经有病时，在该经循行的某些部位上反映出来的症状，就作为按经取学时的理论依据。

（3）十二经脉纵贯上下，因而在治疗上就作为"病在上取之下，病在下取之上"的理论根据。例如足少阳胆经病发生的头痛，虽病在上，却取该经的足窍阴穴拔罐。

（4）十二经脉、十二脏腑都有着阴阳表里的关系，这是异经取穴的理论基础和根据。如手太阴肺经病取手阳明大肠经的穴位，或手阳明大肠经病取手太阴肺经的穴位拔罐治疗。

（5）经络循行是手之三阴从胸走手，手之三阳从手走头，足之三阳从头走足，足之三阴从足走腹胸的，因此可以采取迎随补泻法来进行拔罐治疗。

（6）奇经八脉各有所会，所以临床上可按八脉交会取穴拔罐治疗疾病。

（7）经络有交叉的关系，因而病在左而在右侧拔罐，反之亦然。如足阳明胃经的在承浆交叉，所以当左侧口眼歪斜可在右侧地仓穴、颊车等拔罐治疗。手阳明大肠经在人中交叉，因此，右侧牙痛可在左侧合谷穴拔罐、针灸、点穴，当有二经相交之穴，亦可治疗二经之病。

·常用的取穴方法

俞穴是一些特定的针灸、拔罐、点穴刺激点，在诊断与治疗的临床工作中，取穴的位置是否正确，会直接影响到诊断的准确性和治疗的效果。为了找准穴位，必须掌握一定的定位方法。线将临床中常用的解剖标志定位法、骨度分寸定位法、简便定位法介绍如下：

1. 自然标志取穴法

根据人体表面所具的特征的部位作为标志，而定取穴位的方法称为自然标志定位法。人体自然标志有两种：

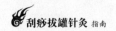

固定标志法：即是以人体表面固定不移，又有明显特征的部位作为取穴标志的方法。如人的五官、爪甲、乳头、肚脐等作为取穴的标志。

活动标志法：是依据人体某局部活动后出现的隆起、凹陷、孔隙、皱纹等作为取穴标志的方法。如曲池屈肘取之。

2. 骨度分寸定位法

骨度分寸法，是以骨节为主要标志测量周身各部的大小、长短，并依其比例折算尺寸作为定穴标准的方法。常用的骨度分寸见下表。

分部	起止点	常用骨度	度量法	说明
头部	前发际至后发际	12寸	直寸	如前后发际不明，从眉心量至大椎穴作18寸，眉心至前发际3寸，大椎穴至后发际3寸。
	耳后两完骨（乳突）之间	9寸	横寸	用于量头部的横寸
胸腹部	天突至歧骨（胸剑联合）	9寸	直寸	1.胸部与肋部取穴直寸，一般根据肋骨计算，每一肋骨折作1寸6分 2."天突"指穴名的部位
	歧骨至脐中	8寸		脐中至横骨上廉（耻骨联合上缘）5寸
	两乳头之间	8寸	横寸	胸腹部取穴的横寸，可根据两乳头之间的距离折量。女性可用左右缺盆穴之间的宽度来代替两乳头之间的横寸。
背腰部	大椎以下至尾骶	21椎	直寸	背部俞穴根据脊椎定穴。一般临床取穴，肩胛骨下角相当第七（胸）椎，髂嵴相当第1 6椎（第四腰椎棘突）
	两肩胛骨脊柱缘之间	6寸	横寸	
上肢部	腋前纹头（腋前皱襞）至肘横纹	9寸	直寸	用于手三阴、手三阳经的骨度分寸
	肘横纹至腕横纹	12寸		
侧胸部	腋以下至季胁	12寸	直寸	"季胁"指第一1肋端
侧腹部	季胁以下至髀枢	9寸	直寸	"髀枢"指股骨大转子
下肢部	横骨上廉至内辅骨上廉（股骨内髁上缘）	18寸	直寸	用于足三阴经的骨度分寸
	内辅骨下廉（胫骨内髁下缘）至内踝高点	13寸		
	髀枢至膝中	19寸	直寸	1.用于足三阴经的骨度分 2."膝中"的水平线：前面相当于犊鼻穴，后面相当于委中穴。
	臀横纹至膝中	14寸		
	膝中至外踝高点	16寸		
	外踝高点至足底	3寸		

3. 指寸定位法

以患者手指为标准来定取穴位的方法。由于生长相关律的缘故，人类机体的各个局部间是相互关联的。由于选取的手指不同，节段亦不同，可分作以下几种。

中指同身寸法：是以患者的中指中节屈曲时内侧两端纹头之间作为一寸，可用于四肢部取穴的直寸和背部取穴的横寸。

拇指同身寸法：是以患者拇指指关节的横度作为一寸，亦适用于四肢部的直寸取穴。

横指同身寸法：以名"一夫法"，是令患者将食指、中指、无名指和小指并拢，以中指中节横纹处为准，四指横量作为3寸。

4. 简便取穴法

此法是临床上一种简便易行的方法。如垂手中指端取风市，两手虎口自然平直交叉，在食指端到达处取列缺穴等。

5. 解剖标志定位法

利用体表各种解剖标志作为定位依据，是最基本的取穴法。临床上常用的大致可分为以下两种：

（1）定型标志：指不受人体活动影响而固定不移的标志。如五官、毛发、指（趾）甲、乳头、脐及各种骨节的突起和凹陷部。由于这种自然标志固定不移，所以有利于俞穴的定位。例如两目之间取印堂；两乳之间取膻中等。

（2）活动标志：指需要采取相应的动作姿势才会出现的标志，包括肌肉的凹陷、肌腱的显露、皮肤的皱襞以及某些关节的间隙等。例如张口于耳屏方凹陷处取听宫；握拳于掌横纹头取后溪等。

6. 依据指压或针刺时的感觉作为标志

这种方法只适用于成人，且限于精神正常和无知觉障碍的患者。即用手指按压穴位或针刺穴位时是否"得气"（即出现痛、胀、麻或触电样的感觉），作为定穴的方法。如按压小海穴时，可麻到小指；重拨风池穴，本侧或对侧鼻腔发痛；按压合谷穴时，感觉可下至拇指指尖或上达肩部。在临床上，不仅根据指压或针刺时所出现的感觉作为审定穴位准确与否的参考，同时也常作为估计疗效的参考。

·特定穴

特定穴是指十四经上具有特殊治疗作用的经穴。由于这类俞穴的分布和作用不同，因此各有特定的名称和含义。

（一）五输穴

手足三阴三阳经在肘膝关节以下各有五个重要经穴，井、荥、输、经、合五穴，统称"五输穴"。五输穴按井、荥、输、经、合的顺序，从四肢末端向肘膝方向依次排列，是有具体含义的。古代医家把经气在经脉中运行的情况，比作自然界的水流，以说明经气的出入和经过部位的深浅及其不同作用。如经气所出，像水的源头，称为"井"；经气所流，像刚出的泉水微流，称为"荥"；经气所注，像水流由浅入深，称为"输"；经气所行，像水在通畅的河中流过，称为"经"；最后经气充盛，由此深入，进而汇于脏腑，恰像百川汇合入海，称为"合"。正如《灵枢·九针十二原》所

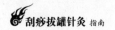

说"经脉十二，络脉十五，凡二十七气以上，下所出为井，所溜为荥，所注为俞，所行为，经所入为合，二十七气所行，皆在五俞也"。

（二）俞、募穴

俞穴是脏腑经气输注于背腰部的俞穴；募穴是脏腑经气汇聚于胸腹部的俞穴。它们均分布于躯干部，与脏腑有密切关系。

（三）原、络穴

原穴是脏腑原气之所过和留止的部位。十二经脉在腕、踝关节附近各有一个原穴，故名"十二原"。在六阳经上，原穴单独存在，排列在输穴之后，六阴经则以输代原。络脉在由经脉别出的部位各有一个俞穴，称为络穴络脉由正经别，出网络于周身。因此络穴具有联络表里两经的作用。

十二经的络穴皆位于四肢肘膝关节以下，加之任脉络穴鸠尾位于腹，督脉络穴长强位于尾骶部，脾之大络大包位于胸胁，部共十五穴，故又称"十五络穴"。

（1）郄穴

"郄"有空隙之间，郄穴是各经经气深集的部位。十二经脉及阴阳跷、阴阳维脉各有一个郄穴，共六个郄穴。多分布于四肢肘、膝关节以下。

（2）下合穴

下合穴又称六腑下合穴，是六腑经脉合于下肢三阳经的六个俞穴。下合穴主治六腑疾患有奇效，主要分布于下肢膝关节附近。

（3）八会穴

八会穴，是指脏、腑、气、血、筋、脉、骨、髓等精气所汇集的八个俞穴，分布于躯干部和四肢部。

（4）八脉交会穴

奇经八脉与十二正经脉气相通的八个俞穴称为八脉交会穴，又叫交经八会，这八个穴位主要分布于肘膝关节以下。

（5）交会穴

两条或两条以上的经脉在循行过程中相互交叉会合，在会合部位的俞穴称交会穴，多分布于躯干部。

第四章
拔罐的保健作用

除了治疗作用外，拔罐的保健作用也不容忽视。通过拔罐，不仅可以有效地减少发病几率，还可以达到"防"病的效果。

·拔罐的保健作用概述

拔火罐是物理疗法中最优秀的疗法之一。其保健作用如下：

（一）解除肌肉疲劳

对于只顾忙碌工作而不顾休息的人或因客观原因造成不能充分休息的人来说，日积月累将会"积劳成疾"。因此，脑力劳动者长期伏案工作，容易造成项背部肌肉的慢性劳损；体力劳动过重者容易造成腰、腿、肩、肘等部的肌肉疲劳。而无论哪个部位的疲劳，均可利用拔罐的方法来解除，在疲劳、酸痛的部位进行拔罐，可以加速局部的血液循环及淋巴回流，增强局部组织的营养供应，促进有毒物质的排泄，从而解除疲劳状态。

（二）调整神经紧张

现代社会生活节奏加快，各行各业，各个领域的竞争激烈，再加上营养配置不合理，环境污染严重，体育锻炼少，活动空间狭窄，人们常常觉得身体疲惫，精神紧张，大脑疲劳。医学上称这种感觉为精神紧张综合征。拔罐疗法可以消除精神紧张，解除大脑疲劳。

（三）消除各种疼痛

"不通则痛，通则不痛"，这是中医治疗常说的话。祖国医学认为，疼痛主要是由于经络、气血、瘀滞不通所致。拔罐疗法具有疏通经络，行气活血，祛除瘀滞的作用。有些常见的疾病，如急性腰扭伤，落枕，头痛等疾病，不用出家门，利用局部拔罐法，可起到立竿见影止痛之效，所以拔罐法具有缓解疼痛，家庭保健的作用。

（四）抢救家庭急症

拔罐疗法具有祛病强身之效，操作简单，费用低廉，家庭常备，必有益处。尤其对于一些家庭急症的抢救，拔罐疗法具有独到之处，如中暑、鼻出血、虫蛇咬伤、小儿惊风、咽喉肿痛等疾病，拔罐治疗可立即缓解症状。

（五）防病健身，延年益寿

人随着年龄的增长，各个器官相继老化，疾病也会越来越多，即使没有疾病，随着

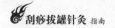

机体的老化也会出现这样和那样的不适或不便。许多临床资料表明，大多数老年疾病都与血管硬化有关，如脑动脉硬化出现的老花眼，心脏动脉硬化出现的冠心病等。另外，高血压、糖尿病、肾病综合征、肿瘤等都与血液循环有关。老年人血液粘滞度增高，血管壁增厚，管腔狭窄，血流缓慢，导致全身各个组织器官营养供应不足，毒性物质不能及时排出体外，附着在血管壁上，进一步使血管壁增厚变脆，管腔狭窄，同时毒性物质通过血管壁被组织器官重新吸收，所以容易引起许多疾病。

拔罐治疗法可以刺激血管壁收缩和舒张，增加血管壁的弹性，促进血液循环，增加全身各组织器官的营养供应，加速有毒废物的排泄，从起到预防疾病，延年益寿的作用。

· 补肾壮阳

中医认为"肾为先天之本"，肾具有藏精气、主骨、生髓通于脑、司二便的作用，与人体衰老有密切的关系。因此用拔罐方法补肾壮阳（女性可提高性功能）也是中老年人应常做的重要方法之一。

【选穴】

肾俞、关元、关元俞、太溪。

【操作方法】

留罐法。用大小合适的罐吸拔在上述穴位，留罐10~15分钟。每周拔罐3次，4周为1个疗程。

· 健脾和胃

脾胃为"水谷之海"，是气血生化之源。人们吃的食物由胃来消化，而其中之一的营养物质却靠脾来运化。因此脾胃功能正常，才能气血旺盛，所以，用拔罐疗法健脾和胃，也能达到强身健体的作用。

【选穴】

脾俞、胃俞、中脘、章门、阳陵泉、三阴交、足三里。

【操作方法】

留罐法。选以上3~5个穴位，留罐10~15分钟，隔2~3天1次，1个月为1疗程。

· 益智健脑

大脑为人体的中枢，选择适当的经穴，用拔罐疗法进行健脑对经常用脑的人大有裨益，还可以预防老年痴呆症。

【选穴】

太阳、心俞、肝俞、肾俞、内关、足三里、三阴交

【操作方法】

留罐法。选以上3~5个穴位，留罐10~15分钟，隔2~3天1次，1个月为1疗程。

· 腰腿疼痛

拔罐疗法对于防止和缓解腰腿痛有明显作用、对于陈旧性腰腿痛亦有巩固疗效，保

障活动功能的作用。由于腰腿痛构成的因素很复杂，特别是许多继发性腰腿痛的原始性病会有着不同的禁忌，尽管刺络、拔罐等传统保健医学手段有着很好的辅助治疗作用，但实际操作时应断清病症，有利于鉴别使用，当慎之。

（一）寒湿腰腿痛者

主症：为腰腿部冷痛并伴有重着感，转侧不利，喜按喜暖，遇寒或气候变化时加剧，疼痛发作似折如拔，膝部腘窝处如凝结，牵及足趾疼痛，舌苔白腻脉沉而迟缓。

治法：温经、通络、止痛。

取穴：分为三组穴位。

（1）大肠俞，环跳、委中、昆仑；

（2）加入位肾俞、气海俞；

（3）加环跳、风市、阳陵泉、飞扬穴。

操作：选用相对大口径的玻璃罐，可以单罐法留罐10~15分钟，对于肌肉丰隆处如环跳穴、风市穴且寒湿痹痛症状明显者也可以用多罐法留罐。对于飞扬穴及腿部肌肉丰隆处，也可用推罐法往返操作3~5遍，并可用推罐法循足少阳胆经循行路线或股四头肌，腿外侧等推罐法留罐。第一组穴位为循经取穴法，本着"经脉所过，主治所宜"之理。取第二组穴位为增强通经法寒止痛之功。取第三组穴位是飞扬穴为止下肢疼痛之有效穴，余穴为治疗足少阳胆经经气闭阻之痛，所以取风市、阳陵泉以疏解少阳经脉，通则不痛。

（二）肾虚腰腿痛者

主症：以酸软为主，喜按喜揉，腰膝无力，遇劳更甚，卧则减轻，反复发作，其痛隐隐，偏阳虚者，见少腹拘急，面色光白，手足不温，舌淡脉沉细；偏阴虚者，则心烦失眠，口燥咽干，面色潮红，手足心热舌红脉弦细数。

治法：偏阳虚者补肾助阳；偏阴虚者滋阴。

取穴：分为三组穴位。

（1）大肠俞、环跳、委中；

（2）偏阳虚者：肾俞、足三里、昆仑；

（3）偏阴虚者：秩边、三阴交、太溪。

操作：取大口径玻璃罐用单罐法对第一组穴位留罐10~15分钟，若偏阳虚者同法第二组穴位操作留罐，若偏阴虚者同法第三组穴位操作留罐。其中第二组穴位取足二里穴为足阳明胃经之合，昆仑穴为足太阳膀胱经经穴，配肾俞穴以助阳温经止痛。第三组穴位取三阴交穴配太溪穴在于滋补肝、肾、脾三脏之阴，佐以秩边为荣养筋脉以止痛。

（三）瘀血腰腿痛者

主症：以腰腿疼痛如刺，痛有定处，轻则俯仰不便，重则因痛剧而不能转侧，痛处拒按。舌质紫暗，或有瘀斑瘀点，脉涩。许多腰腿痛患者有外伤史或扭挫腰腿病因病史。

治法：活血化瘀，理气止痛。

取穴：血海、膈俞。大肠俞、环跳、三阴交、期门、肾俞、秩边、承山穴。

操作：取大号玻璃罐选上述穴位中肌肉丰隆处施以单罐法操作，留罐10~15分钟。对于下肢痛症明显者，沿环跳穴始循经下行推罐，返往3~5遍。取上述穴在于理气化瘀

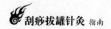

活血以通经止痛。

刺络拔罐疗法：取环跳、大肠俞、委中、阳陵泉穴。操作时每次取1~2穴，用三棱针点刺3~5点，取大号玻璃罐，闪火法拔之，出血量5~10滴，用于疼痛急性发作，有缓急解痉之效。暗示疗法作用，通过病人饥时或餐前的操作，起到提示病人自觉控制食量的心理效应，同时也确实引起下丘脑摄食中枢的调节反应。

·儿童保健拔罐

儿童脏腑娇嫩，机体功能脆弱，抗病能力较低，若养护不当，易患伤风感冒、咳嗽、哮喘、肺炎、支气管炎等呼吸系统的疾病；儿童肠胃脆弱，脾胃运化功能尚未健全，易为饮食所伤，引起脾胃运化功能紊乱，出现消化不良、腹胀、腹痛、积滞、疳积、便秘、腹泻等消化系统的疾病。儿童的这些常见病、多发病，可采用保健拔罐疗法进行预防和保健。

【穴位选配】

（1）呼吸系统保健：大椎、风门、身柱、肺俞、灵台、心俞、定喘。

（2）消化系统保健：神阙、中脘、天枢、脾俞、胃俞、足三里。

【拔罐方法】

单纯拔罐法。根据保健的侧重点，每次选用3~4个穴位。用抽气罐或火罐吸拔在各穴上，留罐5~10分钟。每日1次，10次为1疗程。待儿童体质强健后改为每周1次的定期保健拔罐，长期坚持，成效显著。

【主治】

儿童呼吸系统及消化系统保健。

·青壮年保健拔罐

青壮年应是机体发育成熟、筋骨强健、气血旺盛、精力充沛的时期，然而，在青壮年人群中有不少先天不足或后天失养者，男子出现阳痿、早泄、不育、女子出现月经不调、不孕等病症；有些因房事不节，滥耗精髓，或因手淫频繁、生育过多出现气血双亏；有些因工作劳累，思虑过度，营养失调，养生无方，造成肝肾亏损，过早衰老。凡此症状皆可用保健拔罐疗法进行调理和改善。

【穴位选配】

（1）生殖系统保健：肾俞、关元、气海、命门、八髎、秩边；

（2）消化系统保健：神阙、中脘、下脘、脾俞、足三里；

（3）循环系统保健：身柱、曲池、内关、阳陵泉、足三里、三阴交；

（4）呼吸系统保健：大椎、风门、肺俞、尺泽、孔最；

（5）月经失调保健：归来、血海、三阴交、气海、肝俞、胃俞。

【拔罐方法】

单纯拔罐法。根据保健的侧重点，每次选用3~4个穴位。用抽气罐或火罐吸拔在穴位上，留罐15~20分钟。每日1次，10次为1疗程，2个疗程间隔5天。

【主治】

青壮年保健。

·缓解各种疼痛

"不通则痛,通则不痛",这是中医治病常说的话。祖国医学认为,疼痛主要是由于经络、气血瘀滞不通所致。拔罐疗法具有疏通经络,行气活血,祛除瘀滞的作用。有些常见的疾病,如急性腰扭伤、落枕、头痛等疾病,利用局部拔罐法,可起到立竿见影的止痛之效。所以拔罐法具有缓解疼痛,家庭保健的作用。

现代医学认为,疼痛是大脑皮层对身体某一局部病症的病理反应。由于疼痛部位的血液循环受阻,酸性代谢产物聚集,或炎症、癌症等疾病产生的致痛物质刺激了末梢神经的化学感受器。这些刺激通过神经传到大脑皮层即反应为疼痛。而拔罐可以调整神经系统的功能,改善全身的血液循环和淋巴循环,促进体内的新陈代谢。大脑的功能得到了调整,改变了原来的痛阈,血液循环的改善加速了体内酸性代谢产物和有害致痛物质的排除,同时缓解了局部血管和平滑肌的痉挛状态,解除了末梢神经的压迫症状。所以拔罐具有明显的缓解疼痛的作用。

·解毒排毒

皮肤内的汗腺和皮脂腺都有分泌和排泄的作用,拔罐所产生的负压可使汗腺和皮脂功能加强,协助和加强了肾脏排泄体内新陈代谢的废物;同时也可使皮肤表层衰老细胞脱落;负压使皮肤表面产生微气泡溢出,排除组织血液的"废气",加强了局部组织的气体交换,从而使体内的废物、毒素加速排出,加强了新陈代谢。

临床观察结果表明,拔罐对神经系统、内分泌系统、消化系统、性腺及生殖系统的功能具有双向良性的调节、调整作用。由于拔罐使各系统得到有效的调节,使之趋于良好的功能状态,从而也促进机体的新陈代谢,加强循环血流量,净化血毒,减少多余热量在体内的转化,防止脂肪、毒素、垃圾的沉积,从而达到减肥、濡养、润泽、美颜的效果。尤其发疱排毒拔罐疗法能有效地将积累体内的毒素排出体外,同时也增强身体天生的生理性排毒功能。从而给身体创造了一个洁净通畅的内部环境,才能让身体摆脱毒素的困扰,让你每时每刻都充满活力。

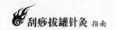

第五章
常见疾病的拔罐疗法

　　一些常见的疾病有时会困扰着人们，内科有感冒、慢性支气管炎等，皮肤科有湿疹、风疹等；通过拔罐，可以有效地缓解病痛，并起到"防"、"治"结合的作用。

·内科疾病

1. 感冒

　　感冒是由病毒引起的常见呼吸道传染病，俗称"伤风"，一年四季均可发生。几乎每个人都与感冒亲密接触过。中医分为风寒感冒、风热感冒和暑湿感冒3种。

【表现】

　　主要表现为鼻子不通气、流清鼻涕、打喷嚏、咽部发干并伴有痒感等，经常伴随有声音嘶哑、咳嗽、胸闷、头痛、全身酸痛、没有力气、感觉疲劳、食欲不振等。一般有轻度发热，也可能不发热。

【治疗方法】

　　治法一

　　取穴：大椎、身柱、大杼、风门、肺俞穴。

　　操作：采用留罐法，患者取坐位或俯卧位，将火罐吸拔在上述穴位，留罐10~15分钟，本法适用于风寒感冒，表现为恶寒重，发热轻，无汗，头痛，关节酸痛，鼻塞，流清鼻涕，喉痒，咳嗽，痰稀白，喜热饮，舌苔薄白。

　　治法二

　　取穴：大椎、风门、肺俞穴。

2. 急性气管炎、支气管炎

　　急性支气管炎是由于细菌或病毒感染、物理化学刺激、过敏反应等因素所引起的支气管黏膜的急性炎症，常发生于上呼吸道感染之后，此外，冷空气、刺激性气体、粉尘、烟雾的吸入以及过敏反应等都可以引起本病。着凉、疲乏劳累、淋雨等是常见的诱发因素。

【表现】

　　起病急骤，大多数患者先有上呼吸道感染症状，如鼻塞、流鼻涕、咽部干痒疼痛、声音嘶哑、怕冷、发热、头痛、全身酸痛无力等。接着出现频繁的刺激性干咳及胸骨后疼痛，2~3天后咳出黏液样或黏液脓性痰。清晨和傍晚时咳嗽较重，也可能整日咳嗽。咳嗽剧烈时会引起恶心、呕吐等。严重者由于呼吸道黏膜充血肿胀及支气管痉挛，可出现呼吸困难、哮喘等症状。

【治疗方法】

治法一

取穴：肺俞、心俞、膈俞、大椎穴。

操作：采用留罐法，用闪火罐法将火罐吸拔在穴位上，留罐10~15分钟，隔日1次，3次为1个疗程。本法适用于小儿外感者。

治法二

取穴：大椎、肺俞、定喘、天突、膻中、尺泽、丰隆穴。

操作：采用留罐法，患者取坐位，采用闪火法，将火罐吸拔在穴位上，留罐10~15分钟，隔日1次；也可采用刺络拔罐法，用三棱针在每个穴位上点刺几下，然后立即在穴位上拔火罐，留罐5~10分钟，每个穴位出血6~10滴为宜。隔日1次。

治法三

取穴：肺俞、大椎、风门、膈俞穴。

操作：采用留罐法，患者取俯卧位，用闪火法将直径为5~6厘米的玻璃火罐吸拔在穴位上，至皮肤充血发红为度。每日1~2次。

治法四

取穴：大椎、陶道、身柱、风门、肺俞、膈俞、膻中穴。

操作：每次取3~4个穴位，采用留罐法，患者取坐位或俯卧位，用闪火法将大小适宜的玻璃罐吸拔在穴位上，留罐10~15分钟，3~4日1次。本法适用于风寒束肺型，表现为恶寒，发热，无汗，咳嗽，气急，痰稀白，流鼻涕，喉痒，舌苔薄白者。

治法五

取穴：膀胱经的大杼至膈俞；督脉的大椎至至阳；肺经的孔最至尺泽；胃经的足三里至丰隆；任脉的天突至膻中。

操作：采用走罐法，患者取俯卧位，在背部涂上适量的润滑油，用闪火法将罐吸拔在背部，沿着膀胱经和督脉所选的穴位来回走罐，至皮肤出现紫红色瘀血为止。患者改仰卧位，用同样的方法在肺经、胃经和任脉的穴位来回走罐，至皮肤出现紫红色瘀血为止。一般每星期1次，每次可选2~3条经脉。

治法六

取穴：大椎、肺俞穴。

操作：采用药罐法，取桑叶12克，菊花9克，薄荷9克，连翘4克，桔梗6克，杏仁10克，甘草3克，加入适量水煎煮成药液，再将竹罐放入药液中，煮5~10分钟后捞出，甩去药液，擦干罐口，拔在所选的穴位上，留罐5~10分钟，隔日1次。本法适用于风热犯肺型，表现为咳嗽，痰黄不易咳出，流黄鼻涕，口干，咽喉干痛，舌苔薄黄。

治法七

取穴：大椎、身柱、肺俞、膈俞穴。

操作：采用药罐法，取杏仁10克，桔梗3克，半夏6克，苏叶6克，前胡10克，枳壳

10克，茯苓10克，荆芥6克，甘草3克，加入适量水煎煮成药液，再将竹罐放入药液中，煮5~10分钟后捞出，甩去药液，擦干罐口，拔在所选的穴位上，留罐5~10分钟。本法适用于风寒束肺型，表现为恶寒，发热，无汗，咳嗽，气急，痰稀白，流鼻涕，喉痒，舌苔薄白。

治法八

取穴：定喘、肺俞、天突、膻中、丰隆穴。

操作：采用药罐法，将半夏、橘红、茯苓、桔梗、前胡、厚朴、白果、苏子、甘草各30克用纱布包好，加水3000毫升，煎煮30分钟左右至药性煎出，再将竹罐放入药液中，煮5~10分钟用镊子夹出，甩去药液，擦干罐口，拔在所选的穴位上，手持竹罐稍加按压1分钟，待竹罐吸牢即可，留罐10~20分钟，至皮肤出现瘀血现象为止。每日1次，10次为1个疗程。

治法九

取穴：身柱、肺俞、中府穴。

操作：采用药罐法，取桑叶12克，淡豆豉9克，杏仁9克，浙贝母9克，南沙参9克，梨皮6克，山栀9克，加入适量水煎煮成药液，再将竹罐放入药液中，煮5~10分钟后捞出，甩去药液，擦干罐口，拔在所选的穴位上，留罐5~10分钟，隔日1次。本法适用于风燥伤肺型，表现为干咳，咽痒，咽干，咽痛，无痰或痰少不易咳出，口干者。

治法十

取穴：大椎、风门、膻中穴。

操作：采用刺络拔罐法，对局部进行常规消毒后，用消毒的三棱针点刺出血，用闪火法将罐吸拔在穴位上，以拔出血为度，留罐2~3分钟，每日1次。本法适用于风燥伤肺型，表现为干咳，咽痒，咽干，咽痛，无痰或痰少不易咳出，口干者。

小提示

（1）本病如果治疗不及时会转变成慢性，不易治疗，所以应及时治疗。

（2）患病期间应注意休息，多喝水。

（3）患者应戒烟，远离粉尘及刺激性气体。

3. 慢性支气管炎

慢性支气管炎是指气管、支气管黏膜及其周围组织的慢性炎症，在北方地区是一种常见病。患者表现为长期咳嗽、咳痰，每年至少发病3个月，连续2年以上。本病多发生于抵抗力较差及过敏体质的人，老年人防御疾病的功能减退，因此患病率比较高。此外，长期吸烟、病毒和细菌感染、烟雾、粉尘、大气污染、气温突然转变等因素都可以引发本病。

【表现】

主要表现为反复发作的咳嗽、咳痰，痰呈白色泡沫状，尤其是早晨起床时较为严重。并发细菌感染后，痰液转为黄色或黄绿色脓样，数量增多，有时痰中可带血丝。喘息型可伴有哮喘。

【治疗方法】

治法一

取穴：膏肓、肺俞、风市、脾俞穴。

操作：采用留罐法，患者取俯卧位或坐位，用闪火法将火罐吸拔在穴位上，至皮肤充血发红为度，每日2~3次。

治法二

取穴：大椎、肺俞、膈俞、膏肓穴。

操作：采用留罐法，患者取俯卧位或坐位，用闪火法将火罐吸拔在穴位上，至皮肤充血发红为度。隔日1次，5~7次为1个疗程。

治法三

取穴：中府、天突、膻中、气海、足三里、大椎、肺俞、脾俞、肾俞穴。

操作：采用留罐法，患者先取仰卧位，在身体前侧的穴位上拔罐，留罐15分钟，起罐后，患者改俯卧位，在背部穴位上拔罐，留罐15分钟；也可以采用针罐法或刺络拔罐法。每日1次，10日1个疗程，休息5日，再进行下1个疗程。

治法四

取穴：肺俞、风门、膏肓穴。

操作：采用药罐法，取白芥子2克，延胡索2克，生甘遂1克，生川乌2克，将上述药物研成细粉，加蜂蜜、姜汁调成糊状，装瓶备用。拔罐时，患者取俯卧位，将中药糊涂在穴位上，用直径约为5厘米的真空抽气罐拔在穴位上，以病人能耐受为度，留罐25分钟。每年3次，头伏、中伏、末伏的第一日各1次，3个伏天为1个疗程。

治法五

取穴：肺俞（双）、心俞（双）、膈俞（双）、天突、膻中、神阙穴。

配穴：哮喘者（表现为哮喘）加大椎、定喘穴；脾虚者（表现为神疲乏力，食欲不振，大便稀薄）加脾俞、足三里、丰隆穴；肾虚者（表现为酸膝酸软，倦怠乏力）加肾俞、膏肓穴。

操作：采用拔罐后贴药法，取白芥子、细辛、甘遂、吴茱萸、苍术、青木香、川芎、雄黄、丁香、肉桂、皂角各等份，红参l/10份，每10克用海马1条，研成细末，使用前加适量麝香、冰片密封保存。每次选3~4个穴位，先用闪火法拔罐，起罐后，将药粉用鲜姜汁调成糊状，做成直径为1厘米的圆饼，贴在穴位上，用胶布固定，20小时后取下。如果感觉皮肤瘙痒剧烈，可以在3小时后取下。

小提示

（1）慢性支气管炎患者应戒烟，不要接触粉尘、烟雾和刺激性气体。

（2）平时坚强身体锻炼，增强体质，并注意气候变化，冬季和初春注意胸背部保暖，以避免感冒。

（3）患病期间饮食应清淡，尽量不要吃生冷、油腻及刺激性食物，不要喝酒。

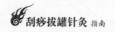

4. 支气管哮喘

支气管哮喘是一种常见的过敏性疾病，临床表现为反复发作的胸闷、咳嗽，呼吸困难，呼气时喉中会发出哮鸣音。本病病因很复杂，粉尘、花粉、螨虫、动物皮毛、鱼虾、药物、刺激性气体、细菌或病毒感染、寄生虫、气候急剧变化、运动、精神紧张、过度疲劳等因素都可诱发哮喘。

【表现】

病人多数有过敏史或家族遗传史。病症反复发作，发作时喉中有哮鸣声，呼吸困难、胸闷或咳嗽。严重者持续发作时间较长，病人常张口抬肩呼吸，口唇、指甲青紫，不能平卧，大量出冷汗，甚至可导致昏迷、呼吸衰竭或死亡。

【治疗方法】

治法一

取穴：中脘、气海、肺俞穴。

操作：采用留罐法，用闪罐法在穴位上拔罐，留罐，至皮肤充血发红为度。

治法二

取穴：风门、肺俞、大椎、膻中穴。

操作：采用留罐法，患者取仰卧位，用闪火法将小口径玻璃罐吸拔在膻中穴上，留罐10分钟；再改俯卧位，以同样方法在其余穴位上拔罐，留罐5~10分钟，每日1次。本法适用于实证，表现为呼吸急促，喉间有哮鸣声，胸闷，形寒无汗，头痛，口不渴，咳嗽，痰清稀。

治法三

取穴：一组大椎、肺俞、脾俞、肾俞穴；二组身柱、关元、膻中、中府穴。

操作：每次使用1组穴位，采用留罐法，用闪火法将火罐拔在穴位上，留罐10~15分钟，每日1次。本法适用于虚证，表现为哮喘反复发作，气息短促，语言无力，动则喘息，汗出肢冷，神疲乏力。

治法四

取穴：脾俞、肺俞、膈俞、膻中、足三里穴。

操作：双侧穴位交替使用，采用留罐法，患者取坐位，用闪火法将中号玻璃罐吸拔在穴位上，留罐10分钟，每日1次。本法适用于虚证，表现为哮喘反复发作，气息短促，语言无力，动则喘息，汗出肢冷，神疲乏力者。

治法五

取穴：大椎、肺俞、膏肓、定喘、膻中、足三里穴。

操作：上述穴位轮流使用，采用留罐法，用闪火法或投火法将大小适宜的火罐吸拔在所选穴位上，留罐10~15分钟，每日或隔日1次，10~20次为1个疗程。

治法六

取穴：大椎、肺俞、风门、身柱、中府、曲泽穴。

操作：选2~4个穴位，采用留罐法，对局部进行常规消毒后，用闪火法将口径为6厘米的玻璃罐吸拔在穴区上，留罐15~20分钟。

5. 心脏神经官能症

心脏神经官能症是神经官能症的一个特殊类型，主要是由于高级神经中枢功能失调产生的一种以心血管症状为突出表现的功能性疾患，而体检时心脏并没有器质性病变，体质、遗传、精神因素、使用兴奋剂以及过度疲劳等因素都与本病有关，多见于青壮年，患者以女性居多。

【表现】

临床表现多种多样，常见的症状是病人于轻微劳动或精神紧张波动之后感到心悸、胸闷、气短、呼吸困难、心前区疼痛、头痛、头晕、耳鸣、失眠、多梦、全身无力等，有些人伴有恶心、呕吐、食欲不振、出汗等现象。这些症状的出现与心脏病的症状有所不同，本病的疼痛主要是在心前区，表现为刺痛或灼痛，经休息后不能缓解；心悸常在安静时发生，与心脏病的运动后发生不同；患者多数精神状态不是很好，常表现出焦虑、紧张等。这些症状时轻时重，变化较大，没有一定的规律。

【治疗方法】

取穴：厥阴俞、心俞、膈俞、脾俞、胃俞、三焦俞、肾俞等穴。

操作：采用留罐法，以闪火法将中号玻璃火罐吸拔在穴区上，留罐至局部发热潮红为止；也可以采用走罐法，沿脊柱两侧往返移动，每日1次，10次为1个疗程。

小提示

（1）如发现有本病的症状，应首先到医院进行检查，以排除心脏病。
（2）本病患者平时应注意休息，不要过于劳累。
（3）保持心境平和，避免紧张、焦虑、忧郁、烦躁等不良情绪。

6. 高血压

高血压病是以体循环动脉血压增高为主的全身性慢性疾病。成年人在非同一日连续测量血压3次以上，结果均高于140/90毫米汞柱（18.72/12.3千帕）者就可诊断为高血压。可分为原发性高血压和继发性高血压两种。原发性高血压是指查不到病因的高血压，绝大多数高血压患者均为此种类型；继发性高血压是由已知其他疾病引起的，又称症状性高血压。本病患病率较高，且易引起心、脑、肾的并发症。

【表现】

早期可无症状，也可有头晕、头痛、头胀、眼花、耳鸣、烦躁、乏力、心悸、失眠、健忘、易疲劳、注意力不集中及四肢麻木等症状。部分病人可有鼻出血及眼结膜下出血等。后期随着病程进展，血压持续增高，可引起心、脑、肾等器官的损害，并出现相应的症状。导致心脏病变者表现为心慌、心前区不适、疼痛等；导致脑部病变可出现头痛、眩晕、呕吐、失语、抽搐及昏迷等症状；导致肾脏病变可出现多尿、夜尿多，甚至发展为肾衰竭。

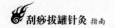

【治疗方法】

治法一

取穴：大椎、灵台、心俞、肝俞、脾俞、肾俞穴。

操作：采用留罐法，以闪火法将大小适宜的罐吸拔在穴区上，留罐大约15分钟，每日1次。

治法二

取穴：肝阳上亢者（表现为头痛，头胀，眩晕，耳鸣，面色潮红，烦躁，易怒，便秘，口干，舌红苔黄）取太阳、肝俞穴；肾精不足者（表现为头痛，眩晕，耳鸣，失眠，腰膝酸软，神疲乏力）取脾俞、肾俞穴；气血不足者（表现为头痛，头晕，倦怠乏力，心悸，面色无华）取气海、心俞、脾俞穴；痰浊中阻者（表现为头昏，胸闷，形体肥胖，嗜睡）取肺俞、脾俞穴。

操作：采用留罐法，用闪火法将大小适宜的火罐吸拔在所选的穴位上，留罐3~5分钟，每日1次，7次为1个疗程。

治法三

取穴：太阳、风池、大椎、肝俞、肾俞、心俞、膈俞、脾俞、胃俞、丰隆、足三里、血海、三阴交、曲泽、曲池、委中穴。

操作：每次选4~6个穴位，采用留罐法，将大小适宜的火罐吸拔在所选穴位上，至皮肤发红为度；也可采用刺络拔罐法。每日1次，10次为1个疗程。

治法四

取穴：足太阳膀胱经的大杼—膀胱俞。

操作：采用走罐法，患者取俯卧位，在背部涂上适量的润滑油，用闪火法将适当大小的火罐吸拔在背部，并沿着膀胱经的大杼至膀胱俞来回推动，至皮肤变红瘀血为度，起罐后擦净皮肤上的油迹。每周1~2次，6次为1个疗程。

治法五

取穴：陶道穴。

操作：采用刺络拔罐法，对局部进行常规消毒后，用消毒的三棱针点刺3~5下，以有少量出血为度，然后用闪火法将一个玻璃火罐吸拔在穴区上，留罐5~10分钟，拔出血液5~10毫升为宜，起罐后用消毒干棉球擦净血迹。每次治疗时可以在原针处偏上或偏下处进行，但不宜在原针眼上重复。每周治疗1次，5次为1个疗程。1个疗程无效者，改用其他方法治疗。本法适用于肝阳上亢型，表现为头痛，头胀，眩晕，耳鸣，面色潮红，烦躁，易怒，便秘，口干，舌红苔黄。

治法六

取穴：大椎穴。

操作：采用刺络拔罐法，对局部进行常规消毒后，用消毒的三棱针点刺出血，再用闪火法将罐吸拔在穴区上，留罐5~10分钟，起罐后擦净血迹，隔日1次。

治法七

取穴：一组大椎、肝俞、肾俞穴。二组督俞、脾俞、肾俞穴。

操作：以上2组穴位交替使用，采用刺络拔罐法，对局部进行常规消毒后，用消毒的三棱针点刺出血，然后用闪火法将玻璃火罐吸拔在点刺的穴位上，留罐10~15分钟，起罐后擦净血迹，用消毒纱布覆盖，胶布固定。隔日1次，5次为1个疗程。一般治疗2个疗程。本法适用于肝肾阴虚型，表现为眩晕，耳鸣，五心烦热，心悸失眠，腰膝酸软，遗精，舌红苔薄。

治法八

取穴：肝俞、筋缩穴。

操作：采用刺络拔罐法，对局部进行常规消毒后，用梅花针中强度叩击出血，用闪火法将玻璃罐吸拔在穴位上，留罐10~15分钟，以出血量2~5毫升为宜，隔日1次。

7. 慢性胃炎

慢性胃炎是由各种不同原因引起的胃黏膜慢性炎性病变。临床上主要分为两大类：浅表性胃炎和萎缩性胃炎。

【表现】

本病没有特异性临床症状，一般只表现为长期中上腹部饱胀、钝痛、嗳气，可有食欲不振、反酸、食后饱胀或疼痛加重等症状，严重者可伴有恶心、呕吐、消瘦等。

【治疗方法】

治法一

取穴：一组肝俞、脾俞、上脘穴；二组膈俞、胃俞、中脘穴。

操作：每次选1组穴位，2组交替使用，采用留罐法，用闪火法将火罐吸拔在穴位上，至皮肤发红为度，先拔背部，后拔腹部，每日或隔日1次。本法适用于脾胃虚弱型，表现为胃脘隐痛或食后饱胀，嗳气，舌淡，苔白。

治法二

取穴：脾俞、胃俞、中脘、足三里穴。

操作：采用留罐法，患者先取俯卧位，用闪火法将大小适中的火罐吸拔在脾俞、胃俞穴上，留罐10~15分钟，起罐后，再取仰卧位，将火罐吸拔在中脘、足三里穴上，留罐10~15分钟，每日1次，10次为1个疗程。本法适用于脾胃虚寒型，表现为胃脘隐痛，喜温喜按，吐清水，神疲乏力，手足不温，大便溏薄，舌淡，苔薄白。

治法三

取穴：脾俞、胃俞、中脘、肝俞、胆俞、期门、足三里穴。

操作：采用留罐法，用闪火法将大小适中的火罐吸拔在穴位上，留罐10~15分钟，每日1次，10次为1个疗程。本法适用于肝胃不和型，表现为胃脘胀痛连及两胁，胸闷，嗳气，情志不畅时加重，舌苔薄白。

治法四

取穴：脾俞、胃俞、三焦俞、肾俞、气海俞、关元俞、天枢、足三里、梁丘、中脘穴。

操作：每次选2~4对穴位，采用留罐法，用闪火法将小号玻璃火罐吸拔在穴位上，留罐20分钟，每日1次，10次为1个疗程，休息1周后，进行第二个疗程。

治法五

取穴：胆俞、肝俞、脾俞、膈俞、三焦俞、内关、足三里穴。

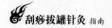

操作：采用留罐法，将火罐吸拔在穴位上，留罐10分钟，隔日1次，5次为1个疗程。

治法六

取穴：背部膀胱经大杼—大肠俞穴。

操作：采用走罐法，在局部涂上液体石蜡或按摩乳，用闪火法将玻璃火罐吸拔在背部，沿膀胱经来回走罐，至皮肤出现潮红且隐见出血点后，再将火罐吸拔在脾俞、胃俞、肝俞处，留罐约10分钟左右。

治法七

取穴：一组中脘、足三里穴；二组胃俞、三阴交穴。

操作：每次取1组穴位，2组交替使用，采用药罐法，取曼陀罗60克，延胡索45克，桂枝50克，高良姜45克，加水浸泡后煎煮，过滤制成50%灭菌水溶液40毫升备用，用时将药液加温至45℃左右，将抽气罐紧扣在中脘穴上，用注射器吸取药液20~40毫升。

注于罐内，将橡皮帽覆盖在排气孔上，用注射吸引器抽出罐内空气，形成负压，将罐吸拔在中脘穴上，同时针刺足三里，留针30分钟，30分钟后起罐，吸走药液，同时起针。次日取胃俞穴拔药罐，针刺三阴交穴，如此循环往复，10次为1个疗程。休息5~7日后，进行第二个疗程。

治法八

取穴：一组大椎、脾俞、胃俞穴；二组身柱、胃俞、中脘穴。

操作：每次选1组穴位，2组交替使用，采用刺络拔罐法，对局部进行常规消毒后，用消毒的三棱针点刺，用闪火罐法将罐吸拔在穴位上，留罐10分钟，隔日1次。

小提示

（1）本病患者应养成良好的饮食习惯，做到定时定量进食，细嚼慢咽，不要暴饮暴食，不要吃刺激性的食物，戒烟酒。

（2）做到生活有规律，保持心情舒畅。

（3）平时适当进行体育锻炼，以增强体质，提高机体免疫功能。

8. 消化性溃疡

消化性溃疡是指发生在消化道内壁上的溃疡性病变，主要指胃和十二指肠溃疡，是一种常见病。常由饮食无规律，进食生、冷、硬及刺激性食物，精神紧张所诱发或加重。病程较长，周期性反复发作。

【表现】

节律性、周期性的上腹部疼痛，伴有嗳气、反酸、恶心、呕吐等症状，还可出现失眠、多汗等症状，进食少者可有乏力、消瘦、贫血等再现。缓解期无明显症状。本病症状与慢性胃炎、功能性消化不良较相似，可通过钡餐和胃镜检查诊断。

【治疗方法】

治法一

取穴：中脘、天枢、关元穴。

操作：先闪罐后留罐，在穴位上闪罐，每穴20~30次，然后留罐约10分钟，每日1次，症状缓解后改为1~2日1次。本法适用于脾胃虚寒型，表现为胃脘隐痛，喜温喜按，吐清水，神疲乏力，手足不温，大便溏薄，舌淡，苔薄白。

治法二

取穴：一组大椎、肝俞、脾俞、气海穴；二组筋缩、胃俞、中脘穴。

操作：每次选1组穴位，2组交替使用，采用刺络拔罐法，对局部进行常规消毒后，用消毒的三棱针点刺至微出血为度，用闪火法将大小适宜的玻璃火罐吸拔在点刺部位，拔出血液3~5毫升，每日1次。

治法三

取穴：一组大椎、脾俞、天枢穴；二组肾俞、胃俞、中脘穴。

操作：每次选1组穴位，2组交替使用，采用刺络拔罐法，对局部进行常规消毒后，用消毒的三棱针点刺至微出血为度，用闪火法将大小适宜的玻璃火罐吸拔在点刺部位，罐口应罩住出血部位，留罐10~15分钟，拔出血液3~5毫升即可，不宜太多。起罐后用消毒干棉球擦净血迹。隔日1次。本法用于肝胃不和型，表现为胃脘胀痛连及两胁，胸闷，嗳气，情志不畅时加重，舌苔薄白。

小提示

（1）本病患者如果合并消化道出血、穿孔及幽门梗阻等并发症时，应及时到医院进行综合治疗，以免贻误病情。

（2）平时要注意饮食，以易消化的食物为主，发作期应以流质食物为主，不要吃生冷、辛辣、油腻等食物，戒烟酒。

（3）注意保暖，避免受寒。

（4）保持乐观的情绪，做到生活有规律，避免过度劳累。

9. 胃下垂

胃下垂是指人体站立时，胃的下缘抵达盆腔，胃小弯弧线最低点低于髂嵴连线以下。多见于体型瘦长的人，生育多的妇女、有消耗性疾病者、腹壁松弛或较薄的人易患此病。

【表现】

轻者没有明显的临床症状，重者可有上腹部不适，胃脘隐痛，腹胀，饭后加重，平卧可减轻，可伴有消化不良、食欲减退、消瘦、乏力、嗳气、恶心、便秘、头晕、低血压、心悸等症状。

【治疗方法】

治法一

取穴：中脘、气海、脾俞穴。

操作：采用留罐法，患者取坐位，用闪火法将中号玻璃火罐吸拔在穴位上，留罐15分钟，每日1次。

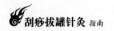
刮痧拔罐针灸 指南

治法二

取穴：脾俞、胃俞、气海穴。

操作：采用留罐法，患者取坐位，用闪火法将中号火罐吸拔在穴位上，留罐15分钟，每日1次，本法适用于脾胃虚寒型，表现为上腹部坠胀不适，喜温喜按，肢冷，大便溏薄，舌淡苔白。

治法三

取穴：梁门穴。

操作：采用留罐法，在穴位处拔罐，留罐10~20分钟，每隔1~2日1次。

治法四

取穴：中脘、天枢、关元穴。

操作：先闪罐后留罐法，用闪火法将火罐吸拔在穴位上，闪罐，每穴20~30下，然后留罐10分钟，每日1次，症状缓解后改为1~2日1次。

治法五

取穴：一组大椎、肝俞、脾俞、气海穴；二组筋缩、胃俞、中脘穴。

操作：每次选1组穴位，2组交替使用，采用刺络拔罐法，对局部进行常规消毒后，用消毒的三棱针点刺或梅花针叩至微出血为度，然后用闪火法将玻璃火罐吸拔在穴位上，火罐要罩住出血面，留罐10~15分钟，拔出血液1~2毫升，起罐后用消毒干棉球擦净血迹。每日或隔日1次。本法适用于中气下陷型，表现为上腹部坠胀，疼痛，嗳气，身体消瘦，倦怠乏力，气短，语音低微。

小提示

（1）本病患者在饮食上应少吃多餐，加强营养，忌食刺激性及不易消化的食物，不要暴饮暴食。

（2）在进食后最好平卧一段时间。

（3）睡觉时最好头低脚高。

（4）保持乐观，避免发怒、烦躁、抑郁等不良情绪。

（5）平时可进行腹肌锻炼，增强腹壁肌肉的力量。

10. 腹泻

凡大便次数增多，粪便稀薄或含有黏液、脓血者称为腹泻。可分为慢性腹泻与急性腹泻，一年四季均可发病，可发于任何年龄。

【表现】

大便次数增多，粪便稀薄或如水样，可含有黏液或脓血。根据病因不同，可有不同的表现，如发热、腹痛、呕吐、乏力、脱水等。

【治疗方法】

治法一

取穴：脐窝处（相当于以神阙穴为中心，包括两侧天枢穴的部位）。

操作：采用留罐法，患者取仰卧位，用口径为6厘米的中型火罐在肚脐窝处拔罐，一般隔1~4日1次，往往1~3次即可减轻或者痊愈。本法适用于大便溏薄、次数多，或为清冷的灰白色稀便，或为完谷不化的稀便。

治法二

取穴：下脘、大横、气海、足三里穴。

操作：采用留罐法，每日1~2次。

治法三

取穴：脾俞、胃俞、大肠俞、中脘、足三里穴。

操作：采用留罐法，患者取坐位，用闪火法将中号玻璃罐吸拔在穴位上，留罐5~10分钟，每日1次。本法适用于脾虚型，表现为大便时溏时泻，进食油腻后加重，腹胀，食欲不振，乏力，面色萎黄，舌淡苔白。

治法四

取穴：中脘、气海、肝俞、脾俞、大肠俞穴。

操作：采用留罐法，患者取坐位，选用大小适宜的火罐吸拔在穴位上，留罐10分钟，本法适用于寒性泄泻，表现为腹泻，大便清稀，腹痛，肠鸣，舌苔白腻；也适用于食滞泄泻，表现为腹痛，肠鸣，大便中有未消化的食物，脘腹痞满，嗳气有腐臭味。

治法五

取穴：一组大肠俞、足三里穴；二组三焦俞、天枢、气海穴。

操作：每次任选1组穴位，采用留罐法，将大小适宜的火罐吸拔在穴位上，留罐15~20分钟，每日或隔日1次，5次为1个疗程。

治法六

取穴：一组天枢、关元、足三里、上巨虚穴；二组大肠俞、小肠俞、足三里、下巨虚穴。

操作：每次选一组穴位，两组交替使用，采用留罐法，每日或隔日1次。本法适用于脾胃虚寒型，表现为大便溏薄，脘腹胀闷，食欲不振，倦怠乏力，面色萎黄，舌淡苔白。

治法七

取穴：脊柱两侧膀胱经俞穴。

操作：采用走罐法，患者取俯卧位，在背腰部涂上适量的润滑油，将中号火罐吸拔在背部，沿经上下推动3次，至皮肤潮红即可，每日1次，10日为1个疗程。

治法八

取穴：一组大椎、脾俞、大肠俞穴；二组身柱、三焦俞、肾俞穴。

操作：每次选一组穴位，两组交替使用，采用刺络拔罐法，对局部进行常规消毒后，用消毒的三棱针点刺出血，用闪火法将火罐吸拔在穴位上，留罐10~15分钟，起罐后擦净血迹。隔日1次。6日为1个疗程，治疗1~2个疗程。本法适用于湿热型，表现为腹痛，腹泻，泻下急迫或泻而不爽，粪便有脓血黏液，烦热，口渴，舌苔黄腻。

治法九

取穴：一组身柱、三焦俞、肾俞穴；二组天枢、下脘、关元穴。

操作：每次选1组穴位，2组交替使用，采用刺络拔罐法，对局部进行常规消毒后，用消毒的三棱针点刺出血，用闪火法将火罐吸拔在穴位上，留罐10~15分钟，起罐后擦净血迹。隔日1次。6日为1个疗程，治疗1~2个疗程。本法适用于脾肾阳虚型，表现为肠鸣，多在黎明前腹泻，形寒肢冷，乏力，腰膝酸软，舌淡苔白。

小提示

（1）本病患者应以流食或半流食为主，忌食生冷、油腻及刺激性食物。

（2）平时应注意饮食卫生，不吃不干净的食物，忌暴饮暴食。

（3）急性腹泻应该禁食6~12小时，多喝淡盐水。

（4）对于因为腹泻而导致严重脱水的患者应立即送医院治疗。

11. 便秘

便秘是指大便秘结不通，排便间隔时间延长，或虽有便意，但排便不畅。可见于多种急慢性疾病。便秘的原因十分复杂，有排便动力缺乏、不合理的饮食习惯、不良排便习惯、体质因素、自主神经系统功能紊乱、医源性因素等。常见的有习惯性便秘、老年性便秘等。

【表现】

排便次数减少，3~4天1次，甚至1周1次，粪便坚硬干燥，排便时可引起肛门疼痛、肛裂。还可伴有腹痛、肠鸣、反胃、恶心、嗳气、食欲不振、心悸、乏力、烦躁易怒等症状。

【治疗方法】

治法一

取穴：天枢、大横、脾俞、胃俞、大肠俞、小肠俞穴。

操作：采用留罐法，用闪火法将火罐吸拔在穴位上，留罐10~15分钟，隔日1次，10次为1个疗程。

治法二

取穴：气海、关元、肾俞、左水道穴。

操作：采用留罐法，患者取坐位，用闪火法将中号玻璃火罐吸拔在穴位上，留罐15~20分钟，每日1次。本法适用于寒秘，表现为大便艰涩，腹中冷痛，四肢不温，面色光白，舌淡苔白。

治法三

取穴：一组神阙、气海、大巨、足三里穴；二组天枢、大肠俞、小肠俞穴；三组天枢、支沟、上巨虚、大肠俞、脾俞穴。

操作：以上3组穴位任取1组，采用留罐法，用闪火法将罐吸拔在穴位上，留罐10~15分钟。

治法四

取穴：肺俞、肾俞、天枢、左水道穴。

操作：采用留罐法，患者取坐位，用闪火法将小口径火罐吸拔在穴位上，留罐5~10分钟，每日1次。本法适用于虚秘，表现为大便不易排出，临厕努挣无力，挣则汗出气短，便后乏力，头晕，疲乏，面色光白，舌淡苔薄白。

治法五

取穴：大肠俞、小肠俞、左下腹。

操作：采用留罐法，用闪火法将火罐吸拔在穴位上，留罐15分钟，每日1次。本法适用于阳虚便秘，表现为便质未必干，但艰涩难以排出，伴有畏寒肢冷，小便清长，腰脊冷痛，舌淡，苔白润。

治法六

取穴：水道、腹结、大横、天枢、神阙、大肠俞穴。

操作：采用闪罐法，患者取仰卧位，双下肢伸直，选用中号或大号玻璃火罐，采用闪罐法依次拔上述诸穴，拔罐按顺时针方向，右水道—右腹结—右大横—右天枢—神阙—左天枢—左大横—左腹结—左水道。反复闪罐10~15次，留罐15分钟左右，以局部皮肤潮红为度。然后患者改俯卧位，在大肠俞穴拔罐，留罐15分钟。

12. 肋间神经痛

肋间神经痛是指一根或几根肋间神经支配区域经常性疼痛，多有发作性加剧的特征。本病的发生与病毒和细菌感染、胸膜炎、结核、肿瘤、脊柱和肋骨的损伤等因素有关。

【表现】

疼痛沿肋间神经分布，呈阵发性灼痛或刺痛，有时被呼吸动作所激发，咳嗽、喷嚏可使疼痛加重。相应的皮肤区有感觉过敏，相应的肋骨边缘有压痛，以脊柱旁、腋中线、胸骨旁较为显著。

【治疗方法】

治法一

取穴：肝俞、膈俞、三阴交穴。

操作：采用留罐法，患者取坐位，用闪火法将中等大小的火罐吸拔在穴位上，留罐10~15分钟，每日1次。本法适用于瘀血阻滞型，表现为疼痛如针刺，位置固定，舌质紫暗。

治法二

取穴：肝俞（双侧）、阳陵泉（双侧）、期门（患侧）穴。

操作：采用留罐法，患者取坐位，用闪火法将中等大小的火罐吸拔在穴位上，留罐10~15分钟，每日1次。本法适用于肝气郁结型，表现为胁肋胀痛或刺痛，位置不固定，胸闷，喜欢叹气，食欲不振，情志不畅时症状加重，舌苔薄白。

治法三

取穴：与疼痛相应的华佗夹脊穴、阿是穴。

配穴：三阴交、阴陵泉、阳陵泉、内关穴。

操作：采用刺络拔罐法，对局部进行常规消毒后，用消毒的三棱针点刺3~5下，在点刺的部位拔罐。

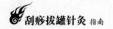

小提示

（1）在治疗期间可配合使用针灸疗法。
（2）本病患者应注意休息，不要过度劳累。
（3）注意保暖，避免受凉。

13. 坐骨神经痛

坐骨神经痛是指发生在沿坐骨神经通路及其分布区的疼痛，可分为原发性和继发性两大类。原发性者又称坐骨神经炎，临床较少见。大多为继发性，是因坐骨神经在其行程中遭受邻近病变的刺激或压迫所引起的。

【表现】

患病后疼痛往往先从一侧腰或臀部开始，继而出现放射性下肢疼痛，沿坐骨神经，自腰部或臀部经大腿后部、腘窝、小腿后外侧向足跟或足背放射。疼痛呈烧灼样或刀割样，呈持续性或阵发性加剧，可因活动、弯腰、咳嗽、喷嚏、屏气、用力排便等加重。夜间疼痛加剧。

【治疗方法】

治法一

取穴：肾俞（双侧）、膈俞（双侧）、关元俞（双侧）、委中穴（患侧）。

操作：采用留罐法，患者取俯卧位或坐位，用闪火法将中等大小的火罐吸拔在穴位上，留罐10~15分钟，每日1次。本法适用于瘀血型，表现为疼痛如针刺或如刀割，位置固定，转侧不利，舌质紫暗或有瘀斑。

治法二

取穴：命门、腰阳关、关元俞（双侧）、肾俞（双侧）、环跳穴（患侧）。

操作：采用留罐法，患者取坐位，用闪火法将中等大小的火罐吸拔在穴位上，留罐10~15分钟，每日1次。本法适用于寒湿型，表现为腰腿疼痛剧烈，重着强硬，喜温，遇寒加重，舌苔白腻。

治法三

取穴：肾俞、秩边、殷门、委中、承山、昆仑、环跳、风市、阳陵泉、双阳穴（环跳与风市的中点向内，足太阳膀胱经与足少阳胆经循行路线的正中间取穴，再由此穴向上向下各1寸）。

操作：上述穴位可分组交替使用，采用针后拔罐法，先在穴位处针刺，然后拔罐。

治法四

取穴：委中、环跳、阳陵泉、大肠俞穴。

操作：采用刺络拔罐法，首先对局部进行常规消毒，用三棱针点刺3~5点，再取用中号玻璃火罐，用闪火法吸拔在穴位上，以出血量3~5毫升为宜。本法适用于疼痛急性发作者。

治法五

取穴：腰俞、环跳、委中、申脉、坐骨穴（大转子与尾骨尖连线中点下1寸）。

配穴：行痹者（表现为疼痛游走不定）加昆仑穴。

小提示

（1）养成良好的作息习惯，做到生活有规律，劳逸结合，坚持体育锻炼，适当参加一些社会活动。

（2）保持良好的心态，避免不良情绪。

（3）有失眠症状的患者睡前不要喝浓茶及咖啡。

14. 痔

痔是直肠下端黏膜下和肛管皮肤下的静脉丛扩大、曲张形成的静脉团块，是肛肠部常见的慢性疾病。根据发生部位的不同，分为内痔、外痔、混合痔。位于肛门齿状线上方的称为内痔；位于齿状线下方的称为外痔；内外痔同时存在，形成一个整体的称为混合痔。本病的发生与久坐、久站、长期负重远行、长期便秘、长期腹泻、妊娠多产、嗜食刺激性食物、长期饮酒及肛门、直肠部位慢性炎症等因素有关。

【表现】

外痔主要症状为肛门部皮下有青蓝色圆形隆起的结节，有异物感，发生感染时可出现坠胀、疼痛感，一般无出血。内痔和混合痔一般不感觉疼痛，在劳累、进食刺激性食物、腹泻、便秘时大便后出血，血色鲜红，少数患者出血量较大，长期出血甚至可造成头晕、贫血。内痔、混合痔严重时可脱出于肛门外，发生水肿、溃烂、剧痛、黏液分泌增多。

【治疗方法】

治法一

取穴：大肠俞、委中、承山、气海俞穴。

操作：采用留罐法，在穴位处拔罐，留罐15~20分钟，每日或隔日1次，5次为1个疗程。

治法二

取穴：腰骶部。

操作：采用走罐法，在所选部位涂抹适量的润滑油，将大小适宜的火罐吸拔在皮肤上，在腰骶部走罐，待出现瘀血点后选择3~5个明显者点刺出血，再在点刺部位拔罐，拔出瘀血。隔2日1次。

治法三

取穴：第二腰椎至第二骶椎之间的华佗夹脊穴。

操作：采用刺络拔罐法，对局部进行常规消毒后，用梅花针从下向上均匀叩刺脊柱两侧华佗夹脊穴，以局部充血潮红和轻微出血为度。取4只大小合适的玻璃罐，分别在两侧叩刺部位上拔罐5~10分钟，以拔罐部位充血发紫并拔出少许血液为度，起罐后用消毒棉球擦净血迹，外涂抗生素软膏以防感染。隔日1次。

治法四

取穴：大肠俞穴。

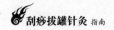

操作：采用刺络拔罐法，患者取俯卧位，对局部进行常规消毒后，用消毒的三棱针在两侧大肠俞快速进针，深度约为0.5厘米，进针后将针体左右摇摆3~5次，使局部有强烈的酸麻痛感时起针。然后迅速用闪火法将大号玻璃火罐吸拔在针眼处，留罐10~20分钟，拔出瘀血约5毫升，起罐后擦净皮肤上的血迹。每周2次，6次为1个疗程。

治法五

取穴：长强、腰俞穴。

操作：采用刺络拔罐法，对局部皮肤进行常规消毒后，用消毒的三棱针快速点刺，使出血2~3滴，血止后在点刺部位拔罐，留罐15~20分钟，隔日1次，5次为1个疗程。

治法六

取穴：腰骶部痔点（在背部或腰骶部寻找圆形如小米粒大小、灰白、棕褐色或暗红色、凸出皮肤的丘疹，压之不褪色。痔点不明显者，可摩擦皮肤。如出现两个或多个痔点，选其中最明显的一个。如果找不出痔点，可在长强上端、臀纵纹尽头中央及八髎穴处挑治，每次只挑一处）。

操作：采用挑刺加拔罐法，患者取俯卧位，暴露挑刺部位，常规消毒后，左手将皮肤捏紧，右手持三棱针挑破皮肤，然后入皮下，把0.5厘米深的白色纤维数十条逐一挑断，挑尽为止。然后拔火罐，留罐10分钟，起罐后对挑治部位进行消毒，贴上胶布即可。1次未治愈者，1周后进行第二次治疗。

治法七

取穴：阿是穴（长强穴上端、臀纵纹尽头中央处）。

操作：采用刺络拔罐法，患者取俯卧位，对局部进行严密消毒后，左手将局部皮肤捏紧，右手持三棱针快速进针，挑破络脉之后随即用抽气法或贴棉法拔罐，这个部位不容易吸紧，所以尽可能采用抽吸罐，留罐10~15分钟，以局部出现红晕为度。每日1次，5次为1个疗程，疗程间隔3~5日。

小提示

（1）患者出现便血时，应先到医院检查，以排除直肠癌、直肠息肉等疾病。

（2）平时要注意休息，从事久坐、久站工作的人，在休息时应做适当的锻炼。

（3）注意饮食，多吃蔬菜、水果以保持大便通畅，少吃刺激性食物，禁止喝酒。

（4）养成定时排便的习惯，保持大便通畅。

（5）可配合使用针灸疗法。

15. 直肠脱垂

直肠脱垂也称脱肛，是指直肠或乙状结肠下段的黏膜层或整个直肠壁脱出于肛门外的一种疾病。多见于老人、小儿和多产妇女，常见诱因为：慢性咳嗽、慢性腹泻、排尿困难、百日咳等。

【表现】

排便时直肠壁脱出肛门外数厘米至10厘米以上，发病初期，排便后脱出部分能自动回缩，经过一段时间后，便后需用手送还肛内，患者有肛门坠胀、排便未净感觉；严重者，咳嗽、打喷嚏时均可引起直肠脱垂。脱出的黏膜、肠壁如不及时送还，时间长了可因慢性刺激而发炎、红肿、糜烂、溃疡，甚至坏死。

【治疗方法】

治法如下

取穴：一组气海、关元、足三里、气海俞、白环俞、脾俞、肾俞穴；二组气海、关元、足三里、长强穴、腰俞、次髎穴。

操作：每次选一组穴位，两组交替使用，采用留罐法，用闪火法。

16. 颈椎病

颈椎病又称为颈椎综合征，是一种颈椎退行性改变，是中老年人常见的疾病。本病是因颈椎间盘退变、椎体骨质增生、韧带改变及椎间小关节改变，刺激或压迫颈部神经及血管，而引起的头、颈、肩、臂等部位的一系列症状。常见的病因有颈椎退变、急性损伤、慢性劳损、颈椎先天性椎管狭窄、咽部炎症等。40~60岁的人发病率较高，长期低头工作的人、司机、电脑操作人员、有颈部外伤史的人易患颈椎病。

【表现】

起病缓慢，主要表现为颈、肩部不适或疼痛，上肢活动受限、麻木，头痛，头晕，视物模糊，握力减弱，肌肉萎缩，也可出现下肢无力或二便失常。具体表现如下。

（1）颈型：主要表现为颈部酸痛不适、僵直，肩背部肌肉痉挛、僵硬，头部转动受限，病变部位有压痛，长时间看书、写字时症状加重。

（2）神经根型：主要表现为颈项疼痛，可向肩背及上肢放射，咳嗽、打喷嚏可使疼痛加重。患部皮肤可产生麻木、过敏等感觉异常，上肢肌力减弱，沉重无力，手指麻木、活动不灵活。

（3）脊髓型：颈项疼痛不明显，常先出现一侧或双侧下肢麻木、无力，走路不稳，随后出现上肢僵硬麻木、乏力，并伴有头痛、头晕、排尿困难、便秘等症状，严重者可出现大小便失禁、尿潴留、四肢瘫痪等。

（4）椎动脉型：主要表现为眩晕，并可因头部转动而诱发或使病情加重，可伴有头痛、耳鸣、耳聋、恶心、呕吐及视物模糊等症状。患者在突然转动颈部时会发生猝倒，随即恢复正常，有时可出现肢体感觉障碍。

（5）交感神经型：主要表现为头痛或偏头痛，头晕，眼花，眼窝胀痛，视物模糊，流泪，耳鸣，听力下降，心悸，心前区疼痛，胸闷，血压异常，手脚发凉或发热，局部多汗或少汗等症。

临床上单独出现一种类型的症状并不多见，经常是两种或两种以上类型的症状同时出现。

【治疗方法】

治法一

取穴：大椎、曲池（患侧）、风池（患侧）、昆仑穴（患侧）。

操作：采用留罐法，患者取坐位，用闪火法将中号火罐吸拔在穴位上，留罐10~15分钟，每日1次。本法适用于经脉闭阻型，表现为肩、背、臂部疼痛，颈项强硬，头痛，畏寒，舌淡苔白。

治法二

取穴：风池、天柱、三阴交、颈夹脊穴。

操作：颈夹脊穴采用走罐法，在颈背部涂上润滑油，用闪火法将中号火罐吸拔在穴区，并走罐2~3次；其他穴位采用留罐法，用闪火法将火罐吸拔在穴位上，留罐5~10分钟。每日1次。本法适用于肝肾亏虚型，表现为头痛，眩晕，失眠多梦，耳鸣，耳聋，腰膝酸软，舌红苔少。

治法三

取穴：华佗夹脊穴。

操作：采用走罐法，先在颈部涂适量润滑油，用闪火法将小火罐吸拔在颈部，沿着华佗夹脊穴来回推动火罐，至皮肤出现红色瘀斑为止。每日1次。

治法四

取穴：大椎、膈俞、颈夹脊穴。

操作：颈夹脊穴采用走罐法，在颈背部涂上润滑油，用闪火法将中号火罐吸拔在穴区，并走罐5~6次；其他穴位采用留罐法，用闪火法将火罐吸拔在穴位上，留罐10~15分钟。每日1次。本法适用于气滞血瘀型，表现为颈、肩、背及四肢疼痛，位置固定不变，颈部活动受限，面色紫暗，有瘀斑。

治法五

取穴：阿是穴。

操作：采用药罐法，取透骨草、防风、羌活、独活、草乌、川椒、牛膝、桂枝、红花、艾叶各60克，加水浸泡半小时，放入锅中煎煮15分钟，取药汁，放入竹罐共煮15分钟，取出后甩干药液，吸拔在疼痛部位。如病情严重，可沿疼痛的路径走行密密排罐，留罐15~20分钟。每日1次。本法适用于风寒湿痹型，表现为颈、肩、臂部疼痛，麻木，颈项沉重、酸痛，恶寒，肌肉无力，舌淡苔薄白。

治法六

取穴：阿是穴、大椎、风池穴。

操作：采用药罐法，取麻黄、防风、木瓜、川椒、秦艽、穿山甲、乳香、没药各30克，用纱布包好，放入锅内煎30分钟至药性煎出，将竹罐放入药中，煮5~8分钟，用镊子夹出，甩去药液，迅速用干毛巾捂住罐口，趁热立即扣在所选穴位上，留罐10~20分钟。每日1次，10次为1个疗程。

治法七

取穴：颈夹脊。

操作：采用刺络拔罐法，对病变颈椎两侧进行常规消毒后，用皮肤针叩刺，待局部皮肤出现小血滴后，加拔火罐，留罐5~10分钟，以吸出3~5毫升血液为宜，每周2次，10次为1个疗程。

治法八

取穴：一组大椎、肩中俞、肩外俞穴；二组大杼、肩井、肩髎穴。

操作：每次选1组穴位，采用刺络拔罐法，对局部进行常规消毒后，用梅花针叩刺至皮肤发红并有少量出血点，然后在叩刺部位拔火罐，留罐10~15分钟，以拔出少量瘀血为度，每日或隔日1次，10次为1个疗程。

治法九

取穴：以督脉、手足太阳、手足少阳经为主，路线分主线和配线，主线有风府—身柱、风池—肩井，配线有天柱—膈俞、大椎—巨骨、肩中俞—膈俞。

操作：采用先经络刮痧后刺络拔罐法，经络刮痧采用水牛角制成的长方形刮痧板，介质采用刮痧油，刮拭经络一般主线为必刮线，再根据酸痛所在部位选取相应的配线。操作时先在所刮部位涂少许刮痧油，然后用刮痧板与皮肤成45°角，由上而下，先主线后配线，先中线后旁线，刮拭力量以患者可耐受为宜，先轻后重，缓缓而行，刮至皮肤明显见痧，即皮肤出现红色粒状、片状潮红、紫红色或暗红色的血斑、血疱即可。酸痛处及风池、百劳、肩井、肩中俞、肩外俞、曲垣、天宗等可重点刮拭；从痧斑中寻找紫红色或暗红色的血斑或血疱，常规消毒，用三棱针刺破皮肤，每次3~5个，然后用闪火法在其上拔罐，留罐10分钟，可有瘀血拔出，每隔5~7日1次，也可待痧退后再治疗。

小提示

（1）在采用拔罐疗法治疗的同时，可配合使用针灸、推拿、牵引、理疗等方法。

（2）本病患者要注意纠正不良的姿势，避免长时间保持一个姿势不动，工作一段时间要起来活动一下，特别是要做几次颈肩部活动。

（3）注意颈部保暖，避免因受风寒而使病情加重。

（4）睡眠时枕头不应太高。

17. 肩关节周围炎

肩关节周围炎简称肩周炎，是肩关节囊及其周围组织病变而引起肩关节疼痛和活动受限的一种常见病，又称冻结肩、肩凝症或五十肩。本病可由外伤、慢性劳损、受凉、较长时间不活动等因素引发，好发于40岁以上的中老年人，女性多于男性。

【表现】

起病缓慢，多数无外伤史，病程较长，表现为肩部疼痛，可放射到颈部、前臂和手，可引起肌肉痉挛，晚间疼痛加重，常半夜痛醒，穿脱上衣时疼痛加剧，严重者甚至不能洗脸、梳头，肌肉无力，肩关节活动受限，尤其是外展、后伸等动作。

【治疗方法】

治法一

取穴：肩外俞、肩髎、臑俞穴。

操作：采用留罐法，患者取坐位或侧卧位（患肩在上），用闪火法将罐吸拔在穴位上，留罐20分钟，每日1次，5次为1个疗程。

治法二

取穴：一组肩髎、天宗、曲池、大杼穴；二组肩井、肩贞、外关、臑髎穴。

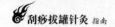

操作：每次选用1组穴位，2组交替使用，采用留罐法，患者取坐位，用闪火法将中等大小的火罐吸拔在穴位上，留罐10~15分钟，每日1次。

治法三

取穴：病变局部。

操作：采用走罐法，患者取坐位，局部涂凡士林或其他润滑油，以肩峰端为中心，拔罐后，向四周作环形推动，要求缓慢，不用蛮力，以局部皮肤潮红或紫红为度。

治法四

取穴：疼痛最明显点。

操作：采用刺络拔罐法，对局部进行常规消毒后，用消毒的三棱针迅速刺入穴位及其周围有瘀血现象的静脉血管，深度为0.1~0.3厘米，随即迅速退出，使血液流出，出血量以10~20毫升为佳，血止后拔罐，留罐5分钟，每15~20日1次，需1~3次。

治法五

取穴：患侧肩髎、肩贞、膈俞、天宗、曲垣、肩外俞穴。

操作：每次选用2~3个穴位，采用刺络拔罐法，对局部皮肤进行常规消毒后，用三棱针每穴迅速点刺3~5下，再用闪火法拔罐，留罐5~10分钟，以出血5~8毫升为宜，每日1次，15日为1个疗程。

治法六

取穴：点刺穴位取肩前、肩髎、大椎穴；拔罐穴位取肩井、肩髎、天宗、肩贞、天泉、大椎穴。

操作：采用点刺加拔罐法，点刺穴位交替选用，对局部皮肤进行常规消毒后，将三棱针对准穴位迅速刺入2~3分，随即退针使其出血，如血流不畅，可在针孔周围挤压使其出少量血，用消毒棉球擦净；拔罐穴位用闪火法拔罐且可走罐治疗，每次20分钟，隔日1次，10次为1个疗程。

小提示

（1）治疗期间应注意肩部保暖，避免受寒。

（2）可配合使用针灸、按摩等疗法，同时应进行肩关节功能锻炼。

18. 急性腰扭伤

急性腰扭伤是指腰部活动不当所致的腰部软组织急性损伤，也称"闪腰"，是一种常见病，多由姿势不正、用力过猛、超限活动及外力碰撞等因素引起。多发生于青壮年体力劳动者。

【表现】

本病发生突然，有明显的腰部扭伤史，严重者在受伤时腰部有撕裂感和响声。伤后腰部立即出现剧烈的疼痛，当即不能活动，疼痛呈持续性。也有的当时并无明显的疼痛，可以继续工作，但休息后或次日出现腰部疼痛。表现为腰部剧烈疼痛，活动受限，不能挺直，行走不利，俯、仰、扭转困难，咳嗽、喷嚏、大小便可使疼痛加剧，严重者卧床不起。站立时往往用手扶住腰部，坐立时用双手撑着椅子，可以减轻疼痛。

【治疗方法】

治法一

取穴：病变局部。

操作：采用留罐法，在病变局部以闪火法或投火法广泛拔罐，每日1次，一般3次可治愈。

治法二

取穴：大肠俞、血海、委中、阿是穴。

操作：采用留罐法，患者取坐位，用闪火法将中等大小的火罐吸拔在穴位上，留罐10~15分钟，每日1次。

治法三

取穴：腰骶关节处、髂后上棘处（双侧）。

操作：采用留罐法，患者取俯卧位，用闪火法将火罐吸拔在所选部位，留罐15~20分钟，每日1次，1~3次即可治愈。

治法四

取穴：健侧养老穴，损伤局部。

操作：采用针后加火罐法，在穴位处快速进针，提插捻转得气后出针，然后在损伤局部用闪火法拔罐2~3枚，留罐30分钟，取罐后在患部用手掌面由轻—重—轻按摩数分钟。

治法五

取穴：压痛点。

操作：采用刺络拔罐法，找到明显的压痛点后，对局部进行常规消毒，用皮肤针叩打至渗血，再拔火罐，留罐10分钟。

治法六

取穴：委中穴。

操作：采用刺络拔罐法，患者取俯卧位，对局部进行常规消毒后，用三棱针快速点刺，使其出血，迅速拔罐，留罐10分钟，出血约5毫升。此法治疗腰扭伤效果较好，一般一次治愈。

治法七

取穴：委中、肾俞、阿是穴。

操作：采用刺络拔罐法，对局部皮肤进行常规消毒后，用三棱针点刺出血，然后拔罐，留罐15分钟。

治法八

取穴：疼痛部位的压痛点或典型的瘀滞点。

操作：采用刺络拔罐法，患者取俯卧位，对局部皮肤进行消毒后，用三棱针点刺出血，然后拔罐2~5次，每次留罐15~20分钟，直到不出瘀血为止。每日1次。

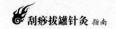

小提示

（1）发病后应卧床休息，使用硬板床。

（2）注意腰部保暖，避免风寒。

（3）可配合使用针灸、理疗等方法。

（4）疼痛减轻后可适当进行腰背肌功能锻炼。

19. 腰肌劳损

腰肌劳损是由于外力经常反复地牵拉或挤压，造成腰部肌肉、韧带、筋膜、椎间盘乃至椎骨的慢性损伤，是一种常见病。本病的发生主要是因为长期保持不良姿势工作或学习，使腰肌长时间处于牵拉状态而产生，此外，急性腰部损伤治疗不当及腰椎畸形都可引起本病。

【表现】

主要表现为腰部疼痛，疼痛性质为酸痛、胀痛、钝痛或隐痛，反复发作，劳累后加重，休息后可减轻。腰部活动多无异常，少数患者可有腰肌痉挛，腰部活动受限。腰部可有广泛压痛。

【治疗方法】

治法一

取穴：膈俞、委中、次髎、三阴交穴。

操作：采用留罐法，患者取坐位，用闪火法将中等大小的火罐吸拔在穴位上，留罐10~15分钟，每日1次。本法适用于瘀血型，表现为腰部刺痛，位置固定，转侧不利，夜间加重，舌质紫暗或有瘀斑。

治法二

取穴：肾俞、次髎、关元俞、腰阳关穴。

操作：采用留罐法，用闪火法在穴位处拔罐，留罐10~15分钟；也可采用闪罐法，反复吸拔至皮肤潮红为止。本法适用于肝肾。

20. 跟痛症

跟痛症指足跟底部局限性疼痛，是跟骨底面慢性劳损、跟骨骨刺、跟骨结节滑囊炎等所致。这是中老年较常见的一种慢性疾病，体形肥胖的妇女易患此症。

【表现】

本病起病缓慢，可有几个月或几年的病史。主要表现为足跟疼痛，疼痛部位一般比较固定，有明显的压痛点，可伴有足底胀麻感或紧张感。早晨起床后刚开始站立或走动时疼痛剧烈，长期站立或行走可使疼痛加重，休息后则减轻，温热时感觉舒适，遇冷后病情加重。

【治疗方法】

取穴：疼痛局部。

操作：采用闪罐法，病人取俯卧位，患侧腿屈膝90°，足底向上，在疼痛局部闪罐，罐热后，将罐体翻转，以烫手的罐底按压疼痛局部，至罐温与体温接近为止，反复

5次。

小提示

（1）采用拔罐方法治疗时，可配合使用针灸、热敷等方法。
（2）急性期应注意休息，减少站立和行走。
（3）患者可以穿软底鞋或在鞋内放置海绵垫，以减轻疼痛。

21. 哮喘

哮喘是由于宿痰伏肺，遇诱因引触，导致痰阻气道，气道挛急，肺失肃降，肺气上逆所致的发作性痰鸣气喘疾患。发作时喉中哮鸣有声，呼吸气促困难，甚则喘息不能平卧。引发哮喘的原因有多种，主要病因为过敏原刺激和肺部病毒感染。常见的过敏原有花粉、灰尘、霉菌、吸烟、化学气体及动物皮屑等。本病有季节性发病或加重的特点，常先有喷嚏、咽喉发痒、胸闷等先兆症状，如不及时治疗可迅速出现哮喘。根据发作时特点及伴随症状的不同一般可以分为脾肺虚弱、气虚乏力、寒哮及热哮三型。

（一）脾肺虚弱、气虚乏力

（1）症状

咳喘气短，稍运动则加剧，咳声较低，痰多清稀，神疲乏力，食欲减退，大便稀薄，舌淡苔薄白。

（2）治法

【选穴】背部足太阳膀胱经循行线上脾俞穴到大肠俞穴，大椎、肺俞、肾俞。

【定位】脾俞：在背部，当第一胸椎棘突下，旁开1.5寸（与肚脐中相对应处即为第二腰椎，由第二腰椎往上摸3个椎体，即为第一胸椎，其棘突下缘旁开约2横指处为取穴部位）。

大肠俞：在腰部，当第四腰椎棘突下，旁开1.5寸——两侧髂前上棘之连线与脊柱之交点即为第四腰椎棘突下，其旁开约2横指（食、中指）处为取穴部位。

大椎：在背部正中线上，第7颈椎棘突下凹陷中。

肺俞：在背部，当第三胸椎棘突下，旁开1.5寸。

肾俞：在腰部，当第二腰椎棘突下，旁开1.5寸（与肚脐中相对应处即为第二腰椎，其棘突下缘旁开约2横指处为取穴部位）。

（3）拔罐方法

先采用走罐法，膀胱经从脾俞穴到大肠俞穴上涂抹万花油，用大号玻璃罐来回走罐，待皮肤出现红色痧点为度，接着采用留罐法，将罐具留在大椎、肺俞、脾俞、肾俞等穴位。每日1次，每次留罐10分钟，10次为1疗程，2个疗程间隔5天。

（二）寒哮

（1）症状

呼吸急促，喉中哮鸣有声，胸膈满闷如塞；伴有咳嗽，痰少咳吐不爽，或清稀呈泡沫状，口不渴，或渴喜热饮，面色晦暗带青色，形寒怕冷，或小便清，天冷或受寒易发，或怕冷，无汗，身体疼痛。

（2）治法

方法一

【选穴】定喘、风门、肺俞、膻中。

【定位】定喘：在背部，当第7颈椎棘突下，旁开0.5寸。

风门：在背部，当第二胸椎棘突下，旁开1.5寸（大椎穴往下推2个椎骨，其下缘旁开约2横指（食、中指）处为取穴部位）。

肺俞：在背部，当第三胸椎棘突下，旁开1.5寸（大椎穴往下推3个椎骨，即为第三胸椎，其下缘旁开约2横指（食、中指）处为取穴部位）。

膻中：在胸部，当前正中线上，平第四肋间，两乳头连线的中点。

（3）拔罐方法

火罐法。留罐10分钟。各穴以皮肤出现瘀血为度，若不慎起泡，起罐后不挑破水泡，用消毒纱布敷盖固定即可，待水泡自行吸收结痂。每日1次，10次为1疗程。

方法二

【选穴】肺俞、尺泽、列缺、天突。

【定位】肺俞：在背部，当第三胸椎棘突下，旁开1.5寸。

尺泽：肘横纹中，肱二头肌肌腱桡侧缘。

列缺：在前臂桡侧缘，桡骨茎突上方，腕横纹上1.5寸，当肱桡肌与拇长展肌腱之间（①两手虎口相交，一手食指压在另一手的桡骨茎突上，当食指尖端到达的凹陷中为取穴部位；②腕关节掌屈，在桡骨茎突上方可摸到一裂隙处，此处为取穴部位）。

天突：在颈部，当前正中线上，胸骨上窝中央。

【拔罐方法】灸罐法。上述各穴（除天突外）行艾条温和灸，之后拔罐（除列缺外）并留罐10分钟，每日1次，10次为1疗程。

（三）热哮

（1）症状

气粗息涌，喉中痰鸣如吼，胸胁胀闷，伴有咳嗽频作，咳痰色黄，黏浊稠厚，咳吐不利，烦闷不安，不恶寒，汗出，面赤，口苦，口渴喜饮。

（2）治法

方法一

【选穴】大椎、风门、肺俞、丰隆。

【定位】肺俞：在背部，当第三胸椎棘突下，旁开1.5寸。

风门：在背部，当第二胸椎棘突下，旁开1.5寸。

大椎：在背部正中线上，第7颈椎棘突下凹陷中。

丰隆：在小腿前外侧，当外踝尖上8寸，条口外，距胫骨前缘2横指（中指）（平腘横纹与足腕横纹连线之中点，在胫骨、腓骨之间，距胫骨前嵴约2横指处为取穴部位）。

【拔罐方法】采用刺络拔罐法，用梅花针在各穴用轻叩刺，待微出血为度，再拔罐，留罐10分钟，以局部有少量血点冒出皮肤为度。隔日1次，10次为1疗程。

方法二

【选穴】中府、膻中、孔最、合谷、丰隆。

【定位】中府：在胸前壁的外上方，云门下1寸，平第一肋间隙，距前正中线6寸（两手叉腰正立，锁骨外侧端下缘的三角窝处是云门穴，由此窝正中垂直向下平第一肋间隙处为取穴部位）。

膻中：在胸部，当前正中线上，平第四肋间，两乳头连线的中点。

孔最：在前臂掌面桡侧，当尺泽与太渊连线上，腕横纹上7寸。

合谷：第一、第二掌骨间，当第二掌骨桡侧的中点处（以一手的拇指掌面指关节横纹，放在另一手的拇、食指的指蹼缘上，屈指当拇指尖尽处为取穴部位）。

丰隆：在小腿前外侧，当外踝尖上8寸，条口外，距胫骨前缘2横指（中指）。

【拔罐方法】采用刺络拔罐法，用梅花针在各穴用轻叩刺，待微出血为度，再拔罐，留罐10分钟，以局部有少量血点冒出皮肤为度。隔日1次，10次为1疗程。

（四）对症治疗

若病人喘急，可配合在鱼际穴针灸，用捻转提插手法，直至病人喘息渐平息时方可出针。

（五）注意事项

（1）轻度哮喘可用单纯拔罐法治疗，重度哮喘应配合药物治疗。

（2）加强锻炼，增强体质，避免接触过敏原，注意保暖，防止感冒。

（3）忌生冷、辛辣、肥甘等食物，忌食易引起哮病发作的食物，避免接触诱发因素，戒除烟酒，戒烟是减少哮喘发作和防止病情加重的条件之一。

22. 头痛

头痛是一种常见的自觉症状，引起原因较复杂。是以头部疼痛为主要症状的一种病症。头部或五官疾病可致头痛，头部以外或全身性疾病也可致头痛，所以必须辨清头痛的发病原因，方可对症治疗，但颅内占位性病变或颅外伤所致头痛，不宜用拔罐治疗。根据病因及发作时特点的不同一般分为肝阳上亢头痛、风寒头痛、风热头痛3型。

（一）肝阳上亢头痛

（1）症状

头胀痛，头痛多为两侧，伴有头晕目眩，心烦易怒，面红目赤，口苦胁痛，失眠多梦。

（2）治法

方法一

【选穴】风门、太阳、印堂、太冲。

【定位】风门：在背部，当第二胸椎棘突下，旁开1.5寸。

太阳：在眉梢与目外眦之间向后约1寸的凹陷中。

印堂：两眉头连线的中点处。

太冲：在足背侧，当第一跖骨间隙的后方凹陷处（由第一、第二趾间缝纹向足背上推，至其两骨联合缘凹陷中）。

【拔罐方法】风门、太阳、印堂3穴采取单纯拔罐法，留罐10分钟。太冲穴点刺出血，以微微出血为度，每日1次，5次为1疗程。

方法二

【选穴】印堂、大椎、肝俞、合谷、行间。

【定位】肝俞：在背部，当第9胸椎棘突下，旁开1.5寸。

合谷：第一、第二掌骨间，当第二掌骨桡侧的中点处。

行间：在足背侧，当第一、第二趾间，趾蹼缘的后方赤白肉际处。

印堂：见前。

大椎：见前。

【拔罐方法】刺络拔罐法，行间只点刺出血不拔罐，其他穴位点刺放血后拔罐，留罐10分钟。每日1次，5次为1疗程。

（二）风寒头痛

（1）症状

全头痛，痛势较剧烈，痛连项背，常喜裹头，恶风寒，口淡不渴。

（2）治法

【选穴】风门、太阳、外关。

【定位】风门：在背部，当第二胸椎棘突下，旁开1.5寸。

太阳：在眉梢与目外眦之间向后约1寸的凹陷中。

外关：在前臂背侧，当阳池与肘尖的连线上，腕背横纹上2寸，尺骨与桡骨之间。

【拔罐方法】艾罐法。先在上述各穴拔罐，留罐10分钟，起罐后用艾条温灸风门、外关10分钟，每日1次，3次为1疗程。

（三）风热头痛

（1）症状

头痛而胀，甚则疼痛如裂，并伴有有发热恶风，面红赤，口渴喜饮，大便秘结，小便黄赤。

（2）治法

方法一

【选穴】大椎、风门、太阳、曲池。

【定位】大椎：在背部正中线上，第7颈椎棘突下凹陷中。

风门：在背部，当第二胸椎棘突下，旁开1.5寸。

太阳：在眉梢与目外眦之间向后约1寸的凹陷中。

曲池：在肘横纹的外侧端，屈肘时当尺泽与肱骨外上髁连线中点。

【拔罐方法】单纯拔罐法，留罐10分钟，每日1次，3次为1疗程。

方法二

【选穴】太阳、大椎、肺俞、外关。

【定位】太阳：在眉梢与目外眦之间向后约1寸的凹陷中。

大椎：在背部正中线上，第7颈椎棘突下凹陷中。

肺俞：在背部，当第三胸椎棘突下，旁开1.5寸。

外关：在前臂背侧，当阳池与肘尖的连线上，腕背横纹上2寸，尺骨与桡骨之间。

【拔罐方法】单纯拔罐法，留罐10分钟，每日1次，3次为1疗程。

（四）注意事项

拔罐治疗头痛对缓解症状效果良好，但引发头痛的因素复杂多样，若多次拔治无效或症状加重，应考虑有其他病变因素，需到医院查治，以免延误病情。

23. 失眠

失眠是以经常不能获得正常睡眠为特征的一种病症。轻者入睡困难，有入睡后易醒，有醒后不能再入睡，亦有时睡时醒等，严重者则整夜不能入睡。一般分为心肾不交、心脾两虚、肝郁气滞3型。

（一）心肾不交

（1）症状

失眠伴心悸不安，口干咽燥，颧红面赤，腰膝酸软。

（2）治法

【选穴】心俞、肾俞、内关、神门。

【定位】心俞：在背部，当第五胸椎棘突下，旁开1.5寸（由平双肩胛骨下角之椎骨，往上推2个椎骨，即第五胸椎棘突下缘，旁开约2横指处为取穴部位）。

肾俞：在腰部，当第二腰椎棘突下，旁开1.5寸（与肚脐中相对应处即为第二腰椎，其棘突下缘旁开约2横指处为取穴部位）。

内关：在前臂掌侧，当曲泽与大陵的连线上，腕横纹上2寸，掌长肌肌腱与桡侧腕屈肌肌腱之间。

神门：在腕部，腕掌侧横纹尺侧端，尺侧腕屈肌肌腱的桡侧凹陷处。

【拔罐方法】单纯拔罐法，留罐10分钟，每日1次，5次为1疗程。

（二）心脾两虚

（1）症状

多梦易醒，心悸健忘，并伴有头晕目眩，肢倦神疲，饮食无味，面色少华，或脘闷纳呆。

（2）治法

方法一

【选穴】心俞、脾俞、内关、神门。

【定位】心俞：在背部，当第五胸椎棘突下，旁开1.5寸（由平双肩胛骨下角之椎骨，往上推2个椎骨，即第五胸椎棘突下缘，旁开约2横指处为取穴部位）。

脾俞：在背部，当第一胸椎棘突下，旁开1.5寸（与肚脐中相对应处即为第二腰椎，由第二腰椎往上摸3个椎体，即为第一胸椎，其棘突下缘旁开约2横指处为取穴部位）。

内关：在前臂掌侧，当曲泽与大陵的连线上，腕横纹上2寸，掌长肌肌腱与桡侧腕屈肌肌腱之间。

神门：在腕部，腕掌侧横纹尺侧端，尺侧腕屈肌肌腱的桡侧凹陷处（仰掌，豌豆骨的桡侧，掌后第一横纹上，尺侧腕屈肌肌腱的桡侧缘）。

【拔罐方法】单纯拔罐法，留罐10分钟，每日1次，5次为1疗程。

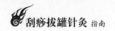

方法二

【选穴】足三里、三阴交、神门。

【定位】神门：在腕部，腕掌侧横纹尺侧端，尺侧腕屈肌肌腱的桡侧凹陷处。

足三里：在小腿前外侧，当犊鼻下3寸，距胫骨前缘1横指（站位，用同侧手张开虎口围住髌骨上外缘，余4指向下，中指尖处为取穴部位）。

三阴交：在小腿内侧，当足内踝尖上3寸，胫骨内侧缘后方（以手4指并拢，小指下边缘紧靠内踝尖上，食指上缘所在水平线在胫骨后缘的交点，为取穴部位）。

【拔罐方法】单纯拔罐法，留罐10分钟，每日1次，5次为1疗程。

（三）肝郁气滞

（1）症状

失眠伴急躁易怒，严重者彻夜不能入睡，伴有胸闷胁痛，不思饮食，口苦而干。

（2）治法

方法一

【选穴】肝俞、内关、神门、太冲。

【定位】肝俞：在背部，当第9胸椎棘突下，旁开1.5寸（由平双肩胛骨下角之椎骨，往下推2个椎骨，即第9胸椎棘突下缘，旁开约2横指处为取穴部位）。

内关：在前臂掌侧，当曲泽与大陵的连线上，腕横纹上2寸，掌长肌肌腱与桡侧腕屈肌肌腱之间。

神门：在腕部，腕掌侧横纹尺侧端，尺侧腕屈肌肌腱的桡侧凹陷处。

太冲：在足背侧，当第一跖骨间隙的后方凹陷处（由第一、第二趾间缝纹向足背上推，至其两骨联合缘凹陷中处，为取穴部位）。

【拔罐方法】神门、内关、肝俞3穴采取单纯拔罐法，留罐10分钟。太冲穴点刺出血，以微微出血为度。每日1次，5次为1疗程。

方法二

【选穴】肝俞、胆俞、内关、阳陵泉。

【定位】肝俞：在背部，当第9胸椎棘突下，旁开1.5寸。

胆俞：在背部，当第10胸椎棘突下，旁开1.5寸（由平双肩胛骨下角之椎骨（第7胸椎），往下推3个椎骨，即第10胸椎棘突下缘，旁开约2横指处为取穴部位）。

内关：在前臂掌侧，当曲泽与大陵的连线上，腕横纹上2寸，掌长肌肌腱与桡侧腕屈肌肌腱之间。

阳陵泉：在小腿外侧，当腓骨头前下方凹陷处（坐位，屈膝成90°，膝关节外下方，腓骨小头前缘与下缘交叉处的凹陷，为取穴部位）。

【拔罐方法】单纯拔罐法。每日1次，每次留罐10分钟，5次为1疗程。

（四）注意事项

调适情志，喜怒有节，开阔心胸，淡泊名利，劳逸结合，起居规律，晚餐清淡，按时睡眠。

积极查治可能引发本病的原发病症。

24. 惊悸

惊悸，是指由于七情不节累及于心所导致的，以惊悸为主要外兆的心病，属于现代医学的心脏神经官能症。本病临床多为阵发性，有时也有呈持续性者，并伴有胸痛、胸闷、喘息、吸气不够、头晕和失眠等症状。一般分为心脾两脏虚损和心气虚、胆怯易惊2型。

（一）心脾两脏虚损

（1）症状

心跳不安，气短，失眠多梦，思虑劳心则加重，多伴有神疲乏力，眩晕健忘，面色无华，口唇色淡，食少腹胀，大便稀烂。

（2）治法

【选穴】心俞、脾俞、内关、气海、关元。

【定位】心俞：在背部，当第五胸椎棘突下，旁开1.5寸。

脾俞：在背部，当第11胸椎棘突下，旁开1.5寸（与肚脐中相对应处即为第二腰椎，由第二腰椎往上摸3个椎体，即为第一1胸椎，其棘突下缘旁开约2横指处为取穴部位）。

内关：在前臂掌侧，当曲泽与大陵的连线上，腕横纹上2寸，掌长肌肌腱与桡侧腕屈肌肌腱之间。

气海：在下腹部，前正中线上，当脐中下1.5寸。

关元：在下腹部，前正中线上，当脐中下3寸。

【拔罐方法】灸罐法。上述各穴拔罐后留罐10分钟，之后行温和灸15分钟，以皮肤感觉温热、舒适感为度，10次为1疗程。

（二）心气虚、胆怯易惊

（1）症状

心悸不宁，善惊易怒，稍惊即发，劳累则加重，兼有胸闷气短，自汗出，坐卧不安，不愿闻及声响，少寐多梦而易惊醒。

（2）治法

方法一

【选穴】心俞至胆俞的连线、内关、关元。

【定位】心俞：在背部，当第五胸椎棘突下，旁开1.5寸（由平双肩胛骨下角之椎骨，往上推2个椎骨，即第五胸椎棘突下缘，旁开约2横指处为取穴部位）。

胆俞：在背部，当第10胸椎棘突下，旁开1.5寸（由平双肩胛骨下角之椎骨，往下推3个椎骨，即第10胸椎棘突下缘，旁开约2横指处为取穴部位）。

内关：在前臂掌侧，当曲泽与大陵的连线上，腕横纹上2寸，掌长肌肌腱与桡侧腕屈肌肌腱之间。

关元：在下腹部，前正中线上，当脐中下3寸。

【拔罐方法】梅花针以轻度手法叩刺内关穴，以出血点较多为度，然后拔罐，出血量以较多血点冒出皮肤为准，然后取掉罐具。同时在心俞至胆俞的直线上涂抹万花油，用火罐吸定后来回走罐，至皮肤潮红为止。然后配合艾灸关元穴，至局部皮肤出现红晕，温热感明显为止。每日1次，10次为1疗程。

方法二

【选穴】心俞、胆俞、巨阙、间使、神门。

【定位】心俞：在背部，当第五胸椎棘突下，旁开1.5寸。

胆俞：在背部，当第10胸椎棘突下，旁开1.5寸。

巨阙：在上腹部，前正中线上，当脐中上6寸。

间使：在前臂掌侧，当曲泽与大陵的连线上，腕横纹上3寸，掌长肌肌腱与桡侧腕屈肌肌腱之间。

神门：在腕部，腕掌侧横纹尺侧端，尺侧腕屈肌肌腱的桡侧凹陷处（仰掌，豌豆骨的桡侧，掌后第一横纹上，尺侧腕屈肌肌腱的桡侧缘）。

【拔罐方法】单纯拔罐法，每日1次，10次为1疗程。

（三）注意事项

（1）拔罐治疗惊悸不仅可改善和控制症状，而且对于疾病本身也有治疗作用，坚持治疗，效果显著；但在器质性心脏病出现心衰如呼吸急促、不能平卧等症状倾向时，则应针对病情的轻重缓急，及时采用综合治疗措施。

（2）日常起居要有规律，清心寡欲，调适情志，不怒不怨，心态平和。

（3）注意营养，锻炼身体，增强抵御外邪入侵的能力。

25. 中风后遗症

中风是以突然昏厥，不省人事，伴有口眼歪斜，语言不利，半身不遂；或仅有半身不遂为主要表现的疾病。其特点是发病急骤，变化迅速。

中风为本虚标实之证，在本为阴阳偏胜，气机逆乱；在标为风火相煽，痰浊壅塞，瘀血内阻。常见的病因有忧思恼怒，饮酒无度，或恣食肥甘，纵欲劳累，或起居不慎等。中风有中经络和中脏腑之分。中经络，一般仅见肌肤麻木，口眼歪斜，言语塞涩，或半身不遂，无神志障碍。常见证型有：①风邪入中，经络痹阻型。兼恶寒发热，苔薄脉浮。治宜祛风通络。方用大秦艽汤。②肝肾阴虚，风阳上扰型。兼腰酸耳鸣，舌红脉细。治宜滋阴熄风，方用镇肝熄风汤。③痰热腑实，风痰上扰型。兼痰多便秘，苔腻脉滑。治宜通腑化痰，方用小承气汤加味。中脏腑，除见中经络的症状外，还有朦胧思睡或昏愦无知等神志症状。又可分为闭脱二证：①闭证。证见牙关紧闭，两手握固，肢体强痉等，多属实证。属阳闭者兼见面红身热，苔腻脉滑。治宜辛凉开窍，滋阴熄风，方用至宝丹和羚羊角汤。阴闭者兼面白唇暗，肢冷脉缓。治宜辛温开窍，豁痰熄风，方用苏合香丸和涤痰汤。②脱证。证见目合口张，鼻鼾息微，手撒尿遗。多属虚证，治宜回阳固脱，方用参附汤。部分中风病人留有后遗症，如偏瘫、失语等，这与病情轻重，治疗和护理是否及时得当有关。

（一）中经络

主症：半身不遂，舌强语謇，口角歪斜。

兼见面红目赤，眩晕头痛，心烦易怒，口苦咽干，便秘尿黄，舌红或绛，苔黄或燥，脉弦有力，为肝阳暴亢；肢体麻木或手足拘急，头晕目眩，苔白腻或黄腻，脉弦滑，为风痰阻络；口粘痰多，腹胀便秘，舌红，苔黄腻或灰黑，脉弦滑大，为痰热腑实；肢体软弱，偏身麻木，手足肿胀，面色淡白，气短乏力，心悸自汗，舌暗，苔白腻，脉细涩，为气虚血瘀；肢体麻木，心烦失眠，眩晕耳鸣，手足拘挛或蠕动，舌红，苔少，脉细数，为阴虚风动。

（二）中脏腑

主症：神志恍惚，迷蒙，嗜睡，或昏睡，甚者昏迷，半身不遂。

兼见神昏，牙关紧闭，口噤不开，肢体强痉，为闭证；面色苍白，瞳神散大，手撒口开，二便失禁，气息短促，多汗腹凉，脉散或微，为脱证。

（1）中经络

治法：醒脑开窍，滋补肝肾，疏通经络。以手厥阴经、督脉及足太阴经穴为主。

主穴：内关、水沟、三阴交、极泉、尺泽、委中。

配穴：肝阳暴亢者，加太冲、太溪；风痰阻络者，加丰隆、合谷；痰热腑实者，加曲池、内庭、丰隆；气虚血瘀者，加足三里、气海；阴虚风动者，加太溪、风池；口角歪斜者，加颊车、地仓；上肢不遂者，加肩髃、手三里、合谷；下肢不遂者，加环跳、阳陵泉、阴陵泉、风市；头晕者，加风池、完骨、天柱；足内翻者，加丘墟和照海；便秘者，加水道、归来、丰隆、支沟；复视者，加风池、天柱、睛明、球后；尿失禁、尿潴留者，加中极、曲骨、关元。

（2）中脏腑

治法：醒脑开窍，启闭固脱。以手厥阴经及督脉穴为主。

主穴：内关、水沟。

配穴：闭证加十二井穴、太冲、合谷；脱证加关元、气海、神阙。

小提示

（1）治疗期间应配合功能锻炼。

（2）中风急性期，出现高热、神昏、心衰、颅内压增高、上消化道出血等情况时，应采取综合治疗措施。

（3）中风患者应注意防止褥疮，保证呼吸道通畅。

（4）本病应重在预防，如年逾四十，经常出现头晕头痛、肢体麻木，偶有发作性语言不利、肢体痿软无力者，多为中风先兆，应加强防治。

32.扁桃体炎

扁桃体炎为腭扁桃体的非特异性炎症，有急慢性之分。急性扁桃体炎多见于10~30岁之间的青年人，好发于春秋季节，通常与急性咽炎同时发生，主要由细菌感染而引起，常见致病菌为溶血性链球菌、葡萄球菌和肺炎双球菌。细菌通过空气飞沫、食物或直接接触而传染。慢性扁桃体炎多由扁桃体炎的急性反复发作或隐窝引流不畅，细菌在隐窝内繁殖而导致，也可继发于某些急性传染病，如猩红热、麻疹、白喉等。扁桃体炎的反复发作，除可引起明显的局部症状外，还可成为身体的一个重要隐患，在某些诱发因素存在的情况下，促使发生各种疾病或原有疾病恶化，特别是儿童时期慢性扁桃体炎

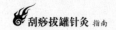

的反复发作，容易合并风湿病，肾小球肾炎、风湿性心脏病等，应当引起重视。中医认为外感风热邪毒是本病发生的主要原因。本病急性者多为风火热毒之症，慢性者多属阴亏燥热之侯。治疗当以清火、滋阴、润燥为基本法则。

【主要有这些症状】

急性扁桃体：起病较急，咽痛明显，吞咽时加剧，伴有头痛、全身酸痛。

慢性扁桃体：扁桃体肿大，说话含糊不清，呼吸不畅或睡眠时打鼾、咽痛反复发作、咽部有异物感。

治疗选穴和部位：

选穴：大椎、风门、身柱、肺俞、心俞、曲池、外关、合关。

【方法】

（1）拔罐法：将抽气罐吸附于大椎、肺俞、身柱、曲池

（2）针罐法：先行针刺大椎、风门、肝俞、合谷，得气后留针，用火罐或抽气罐法将罐吸附于穴位。

（3）刺络拔罐：先对大椎、肺俞、心俞、外关进行消毒，后用三棱针在各穴位点刺2~3下，再用闪罐法将罐吸拔于点刺部位。

·皮肤科疾病

1. 白癜风

白癜风又称"白驳风"，是一种非常常见的皮肤病，一般都是后天发生的，男女均可发生，可见于任何年龄，但以青少年多见。是因为皮肤的局部色素脱失而产生的一块块白色斑片，多发生在颜面、手背等暴露在外的部位，虽然没有什么不适的感觉，但影响美容，所以患者感到很苦恼。本病的病因目前还不是十分清楚，可能与黑色素细胞毁损、自身免疫、遗传、精神神经因素等有关。

【表现】

本病可发生于任何部位，以面部、手背等处易发，常对称分布，也可单独散在，甚至沿皮神经呈节段状分布。病程缓慢，皮损处呈白色或乳白色的色素脱失斑，斑内毛发变白，边缘境界清楚，色素较深。急性疾病、精神刺激等因素可使白斑迅速扩大、增多。白斑大小不等，形态各异，一般无自觉症状。患处曝晒后变红或产生水泡。

【治疗方法】

治法一

取穴：期门、合谷、内关、病变局部。

操作：采用留罐法，患者取坐位，用闪火法将中号火罐吸拔在穴位上，留罐10~15分钟，每日1次。本法适用于肝郁气滞型，表现为白斑淡红，因情志不畅而蔓延，舌苔白。

治法二

取穴：脾俞、中脘、病变局部。

操作：病变部位采用刺络拔罐法，对局部皮肤进行常规消毒后，用梅花针叩刺，然后用旋转移动拔罐至皮肤充血发红；脾俞、中脘穴采用留罐法，留罐15~20分钟，起罐后，均用艾条温灸5~10分钟。每日1次，5次为1个疗程。

治法三

取穴：病变局部。

操作：采用刺络拔罐法，对病变局部进行常规消毒后，用三棱针在皮损中心点刺，呈梅花状，用火罐拔除污血。再外涂中药酊剂（红花、白蒺藜、川芎各等量，以30%的酒精适量浸泡），并于日光下晒15分钟。每周1~2次，3个月为1个疗程。

治法四

取穴：合谷、阴陵泉、足三里、三阴交、病变局部。

操作：采用刺络拔罐法，患者取坐位，对局部皮肤进行常规消毒后，用梅花针叩刺，然后用闪火法将中号玻璃火罐吸拔在叩刺部位，留罐10~15分钟，每日1次。本法适用于湿热郁积型，表现为白斑呈粉红色，遇热瘙痒，夏秋季扩展较快，舌红苔腻者。

治法五

取穴：病变局部。

操作：采用拔罐加中药外涂法，先用75%酒精棉球反复清洁皮损区，根据皮损范围选择适当口径的火罐，要求火罐口径略大于皮损区，在皮损中央放置艾炷（约2厘米长的锥形艾炷），点燃艾炷，当燃至约1/2时，扣上火罐并轻压罐底，待罐内逐渐形成负压时艾炷自然熄灭，留罐30分钟，起罐后随即将药液（大黄、薄荷、蝉蜕各100克，补骨脂50克，清洗干净后加水500毫升，煎开10分钟后过滤而成）涂在局部数次，3日1次，7次为1个疗程。对面部无法拔罐者可采用湿巾热敷，待局部皮肤潮红可反复涂擦药液.对面积较大的皮损区可采用走罐。

治法六

取穴：阿是穴。

配穴：孔最、足三里、三阴交穴。

操作：取川芎、木香、荆芥各10克，丹参、白蒺藜、当归、赤芍、丹皮各15克，鸡血藤20克，灵磁石30克，放入适量95%酒精中浸泡10天，去渣取汁200毫升，贮藏在玻璃瓶中密封备用。白斑范围小的用1只火罐吸拔在皮损处，白斑范围较大的，取2~5只火罐在皮损边缘处拔罐。配穴每次取一侧穴，每侧穴位连续拔罐10次，再改取另一侧，交替进行。用指头大小的脱脂棉球放到药液中浸透，然后将其贴在火罐的中段，用火点燃吸拔在所选部位，留罐15~20分钟。皮损处起罐后涂上中药酊剂（红花、白蒺藜、川芎各等份，用适量30%酒精浸泡），并在日光下晒5~20分钟。每日1次，30次为1个疗程。

小提示

（1）本病需要长时间的治疗，所以患者要有耐心，坚持治疗，不要半途而废。

（2）本病治疗的同时需要晒太阳，但在夏季阳光充足时不可晒的时间过长，以免晒伤皮肤。

2. 银屑病

银屑病是常见的慢性炎症性皮肤病，中医常称"银屑病"、"白疕"等。特征是在

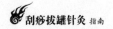

红斑上反复出现多层银白色干燥鳞屑。本病的发生与精神神经、酶代谢紊乱、内分泌、感染、外伤、寒冷潮湿、遗传等因素有关。临床上分为寻常型、关节型、脓疱型和红皮症型4种类型。本病以青壮年多见，也可发生于任何年龄。

【表现】

（1）寻常型：本病好发于头皮、四肢伸侧和骶部。开始为炎性红丘疹，常融合成片，呈点滴状、钱币状、地图状、斑块状等形状，大小不等，边缘清楚，上面覆盖白色的鳞屑，鳞屑容易剥落，剥去鳞屑后有发亮的红色薄膜，上面可见点状出血。病程缓慢，反复发作。大多进入冬春之季复发加剧，到夏季则减轻。可有不同程度的瘙痒。不同部位病变可有不同的表现，累及头皮，表现为边界清楚的暗红色斑，上面覆盖着很厚的灰白色或灰黄色的鳞屑，头发被鳞屑簇集在一起而呈束状，但不脱发断发，皮损常发生于发际边缘；如累及指（趾）甲，则甲板可出现点状小凹陷，较严重者甲板增厚变脆，有沟纹，或与甲床分离。

（2）关节型：有关节的病变，病变常发生在银屑病之后，也可先于银屑病出现，多侵犯小关节（如指、趾关节），有时也侵犯肘、骶髂关节和椎间关节等。导致关节肿胀疼痛，活动受限制，关节僵硬或变形。可有发热、疲乏不适等全身症状。

（3）脓疱型：在红斑上出现密集的针尖至粟粒大小的脓疱，小脓疱很快融合成片状。常伴有发热、疲乏不适、关节疼痛等全身症状。

（4）红皮症型：此型大多因为治疗不当引起。患者全身皮肤呈现弥漫性潮红、肿胀，每日有大量鳞屑脱落，头皮有厚积鳞痂，指（趾）甲混浊、增厚、变形或脱落，口、咽、鼻、眼结膜充血。常伴有发热、畏寒、头痛、疲乏不适等全身症状。

【治疗方法】

治法一

取穴：肝俞、膈俞、血海、三阴交穴。

操作：双侧穴位交替使用，采用留罐法，患者取坐位，用闪火法将中等大小的玻璃罐吸拔在穴位上，留罐10~15分钟，每日1次。

治法二

取穴：大椎、曲池穴。

操作：采用刺络拔罐法，对局部进行常规消毒后，用消毒的三棱针点刺，挤出几滴血，再在大椎穴处拔罐，留罐5~10分钟，出血1~5毫升，每日1次，10次为1个疗程，疗程间休息5日。

治法三

取穴：大椎、陶道（主治全身病变）、肩胛冈（主治背及上肢病变）、肩髎（主治上肢病变）。

操作：采用刺络拔罐法，对局部进行常规消毒后，用三棱针在选定的穴位上点刺，然后用闪火法拔火罐，留罐10~15分钟，以拔出少许血液为度，每日或隔日1次；残留的少数皮损可沿皮损四周和中间进行雀啄样点刺，然后拔罐，留罐10~15分钟，每日1次。

治法四

取穴：大椎、陶道、曲池、肾俞、皮损局部。

操作：采用刺络拔罐法，对局部进行常规消毒后，用三棱针点刺或梅花针叩刺，以微出血为度，然后加拔火罐，留罐10~15分钟，每日或隔日1次，10次为1个疗程。

治法五

取穴：大椎、风门、血海、膈俞穴。

操作：采用刺络拔罐法，患者取坐位，对局部皮肤进行常规消毒后，用针点刺，再用闪火法将中等大小的玻璃罐吸拔在穴位上，留罐10分钟，每日1次。

治法六

主穴：大椎、陶道、阿是穴。

配穴：皮损在头部者加四神聪、上星、头维穴；在颈项部加翳明穴；在背部加天宗、肝俞、脾俞穴；在上肢者加肩髃、曲池穴；在腰部加肾俞穴；在下肢加环跳（在尾骨尖旁开3寸处）、血海、梁丘、阳陵泉穴。

操作：一般只选用主穴，效果不佳时可加配穴，配穴按皮损分布及消退情况有顺序地由上到下选择，如背部皮损未退或未完全退净不宜取腰以下穴位，大椎、陶道每次选1个，交替使用，阿是穴仅在残留皮损时使用，配穴取1~2个。采用刺络拔罐法，对局部皮肤进行常规消毒后，用三棱针在选定的穴位上点刺，点刺宜轻、浅且快，然后用闪火法拔火罐，以拔出0.3~0.4毫升血液为宜，留罐10~15分钟，头顶部穴位可只点刺不拔罐，残留的少数皮损可沿皮损四周和中间进行雀点刺，然后拔罐。每日或隔日1次，15次为1个疗程，疗程间隔3~5日。

治法七

取穴：大椎、陶道、肝俞、脾俞穴。

操作：每次选1~2个穴位，采用刺络拔罐法，对穴位局部进行常规消毒后，用三棱针点刺，然后在穴位上拔罐，留罐5~10分钟，隔日1次，10次为1个疗程。

小提示

（1）在治疗期间可配合使用药物、针灸等方法。

（2）治疗期间应养成合理的饮食习惯，忌食鱼、虾等食物，禁止喝酒。

（3）注意保暖，防止感冒，以免加重病情。

（4）平时应加强体育锻炼，保持心境平和。

（5）病变局部不要搔抓，不要使用碱性强的肥皂。

3. 湿疹

湿疹是全身均可出现的以糜烂、瘙痒、红疹为主症的常见皮肤病。特点是多形性损害，常对称分布，自觉瘙痒，反复发作，易演变成慢性湿疹。男女老幼皆可发病，且无明显季节性，但多有冬季常复发的现象。一般分为急性、亚急性和慢性3类。可广泛发于全身，也可局限于某些部位。

【表现】

（1）急性湿疹：起病较快，可发于身体任何部位，亦可泛发全身，多对称分布，也有不对称的。皮疹开始时局部出现片状水肿性红斑，逐渐向四周扩展，同时在红斑上或周围皮肤出现数量较多的红色丘疹，可演变为丘疹、水疱或脓疱，破损后发生糜烂、渗液，接着便结痂、脱屑。自觉剧烈瘙痒。病程2~4周，愈后容易复发。感染严重时可出现发热、全身不适等症状。

（2）亚急性湿疹：多由急性湿疹迁延而来，也可由慢性湿疹加重所致。红肿、水疱及渗出等减轻，开始脱屑、结痂，以丘疹、丘疱疹或小片状糜烂为主。自觉瘙痒，或患处有干裂感。

（3）慢性湿疹：多由急性、亚急性湿疹演变而来，少数也有发病初期就表现为慢性。患处皮肤粗糙、增厚、变硬，呈暗红色或暗褐色，边界清楚，部分呈苔藓样，并有色素沉着，外周可有丘疹或丘疱疹。自觉瘙痒，有时较剧烈。病程缓慢，常时轻时重，迁徙数月不愈。

【治疗方法】

治法一

取穴：膈俞、血海、三阴交、足三里穴。

操作：双侧穴位交替使用，采用留罐法，用闪火法将中等大小的火罐吸拔在穴位上，留罐10分钟，每日1次。本法适用于血虚风燥型，表现为病情缠绵不愈，反复发作，患部皮肤增厚、粗糙，肤色暗，色素沉着，脱屑，舌淡苔白。

治法二

取穴：脾俞、足三里、阴陵泉、三阴交穴。

操作：双侧穴位交替使用，采用留罐法，用闪火法将中等大小的火罐吸拔在穴位上，留罐10~15分钟，每日1次。本法适用于湿热型，表现为皮损局部糜烂，渗液较多，瘙痒剧烈，伴有身热，疲乏，便秘或腹泻，舌苔黄腻。

治法三

取穴：大椎、委中穴。

操作：采用刺络拔罐法，对局部进行常规消毒后，用消毒的三棱针点刺，用闪火法将直径为2~3厘米的玻璃火罐吸拔在穴位皮肤上，可以看到每个针孔有血液流出，皮肤充血发红即可起罐。每周2次，6~8次为1个疗程。本法适用于急性炎症期。

治法四

取穴：丘疹、水疱及苔藓样变局部。

操作：采用刺络拔罐法，对病变局部进行常规消毒后，用1寸毫针或三棱针迅速点刺，然后立即拔上火罐，以吸出少量血液及渗液为佳。本法适用于湿热型，表现为皮损局部糜烂，渗液较多，瘙痒剧烈，伴有身热，疲乏，便秘或腹泻，舌苔黄腻。

治法五

取穴：大椎、肺俞、陶道、委阳、血海、曲池、病变局部。

操作：采用刺络拔罐法，患者取俯卧位，暴露后背及双腿腘窝处，对局部进行常规消毒后，用消毒的三棱针快速点刺大椎、肺俞、陶道、委阳穴，在点刺部位加拔火罐，留罐10~15分钟后起罐。然后在血海、曲池及病变局部用同样方法进行刺络拔罐，隔日1次，3次为1个疗程。

治法六

取穴：大椎、委阳穴。

操作：采用刺络拔罐法，患者取俯卧位，暴露后背上部和双腿腘窝处，对局部进行常规消毒后，用三棱针快速点刺肺俞穴，然后用手指挤压针眼周围，使之有血滴时，马上在穴位上拔火罐，然后在委阳穴点刺拔火罐，均留罐10~15分钟，隔日1次，3次为1个疗程。

小提示

（1）治疗期间应避免接触刺激性物品，不要用过热的水清洗患部，避免曝晒、搔抓。

（2）患病期间应注意饮食，少吃辛辣和易引发过敏的食物，忌烟酒，不喝浓茶及咖啡。

（3）急性期应使用抗过敏药。

（4）对不适宜直接拔罐的部位，如手、阴囊等处可以采用用艾条温和灸法，配合拔罐治疗。

4. 风疹

风疹是由风疹病毒引起的一种急性呼吸道传染病。好发于冬春季节，经空气飞沫传播。感染后18天左右患病，病后有持久的免疫力。本病多发于儿童，成人也可发病。妊娠妇女患风疹后可能导致流产、死胎或胎儿畸形。

【表现】

早期有低热、轻度头痛、流鼻涕、打喷嚏、咽痛、咳嗽、乏力等症状，耳后、后颈部及枕部淋巴结肿大，有轻度压痛。在发热1~2天后出红色斑丘疹，先发于面部，很快便波及全身，出疹期发热高达38~39℃。2~3天后皮疹消退，疹退后不留痕迹。

【治疗方法】

取穴：神阙穴。

操作：采用留罐法，在脐部拔罐，留罐5分钟，起罐后再拔罐5分钟，如此反复3次，共15分钟，每日1次。

5. 荨麻疹

荨麻疹是一种常见的过敏性皮肤病。病因复杂，常见的有食物、药物、遗传、各种感染、动物羽毛、花粉、冷、热、日光等因素。可分为急性和慢性两种：急性荨麻疹在数日到2星期停止发疹；慢性荨麻疹可反复发作，经年累月不愈。

【表现】

临床表现为大小不等的局限性风疹块，形态不一，呈鲜红色、暗红色或苍白色，微高出于皮肤，瘙痒剧烈，一般几分钟到几小时消退，消退后不留任何痕迹。可伴有恶心、呕吐、头痛、腹痛、腹泻、胸闷、气短、呼吸困难、心慌等症，严重者可发生过敏性休克。

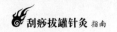

【治疗方法】

治法一

取穴：大椎、曲池、风池、风门、血海穴。

操作：采用留罐法，患者取坐位，用闪火法将中等大小的火罐吸拔在穴位上，留罐10~15分钟，每日1次。本法适用于风寒束表型，表现为皮疹色白，遇冷或风吹加重，遇热则缓解，舌苔薄白。

治法二

取穴：一组风门、膈俞、脾俞穴；二组气海、血海、足三里穴。

操作：每次选1组穴位，2组交替使用，采用留罐法，患者取坐位，用闪火法将中等大小的火罐吸拔在穴位上，留罐5~10分钟，每日1次。本法适用于气血两虚型，表现为皮损反复发作，迁延日久，疹块色淡，劳累加重，伴有头晕，心悸，失眠，神疲乏力，食欲不振，舌淡胖，苔薄或少苔。

治法三

取穴：神阙穴。

配穴：风寒束表者（表现为皮疹色白，遇冷或风吹加重，遇热则缓解，舌苔薄白）加大椎、风门、曲池、血海穴；风热客表者（表现为皮损色红，灼热剧痒，遇热加重，口渴，咽干，心烦，舌红，苔薄黄）加风门、风池、曲池、风市、膈俞、血海穴；脾胃湿热者（表现为皮疹成片、色红，脘腹胀痛，食欲不振，恶心，呕吐，神疲乏力，泄泻或便秘，小便短赤，舌红苔黄腻）加天枢穴；气血两虚者（表现为皮损反复发作，迁延日久，疹块色淡，劳累加重，伴有头晕，心悸，失眠，神疲乏力，食欲不振，舌淡胖，苔薄或少苔）加脾俞、气海、膈俞、血海穴；冲任失调者（表现为见于女性患者，发疹与月经周期有关，常在月经前2~3天发生，月经干净后消失，但在下次月经来潮时又发作，伴有月经不调，经行腹痛，色紫，有血块，舌质紫暗或有瘀斑）加肝俞、期门、关元、血海穴；伴有腹痛者加中脘、气海穴；上肢加曲池穴；下肢加血海穴；顽固者加大椎、肺俞、脾俞穴。

操作：采用留罐法，患者取仰卧位，用闪火法将大号或中号火罐迅速吸拔在神阙穴上，留罐5分钟，起罐后以同样方法再拔一次，连拔3次为1次治疗；配穴每次选用1~2个，用闪火法拔罐，留罐10~15分钟。每日1次，6次为1个疗程，疗程间休息3~4日。

治法四

取穴：一组肝俞、膈俞；二组关元、期门、血海、三阴交穴。

操作：每次选1组穴位，2组交替使用，采用留罐法，患者取坐位，用闪火法将中等大小的火罐吸拔在穴位上，留罐10~15分钟，每日1次。本法适用于冲任失调型，表现为见于女性患者，发疹与月经周期有关，常在月经前2~3天发生，月经干净后消失，但在下次月经来潮时又发作，伴有月经不调，经行腹痛，色紫，有血块，舌质紫暗或有瘀斑。

治法五

取穴：心俞、肺俞、肝俞、肾俞、脾俞、膈俞穴。

操作：患者取俯卧位，心俞、肺俞、肝俞、肾俞、脾俞穴先闪罐后留罐，每穴闪罐约2分钟，直至皮肤潮红，然后留罐8~10分钟；膈俞穴采用刺络拔罐法，对局部皮肤进行常规消毒后，用梅花针叩刺，直至局部隐隐出血，然后闪罐5~10下，吸出血液约1毫升，把罐内的瘀血用消毒棉球擦干净，并留罐5分钟。

治法六

取穴：曲池、天枢、内关、足三里、三阴交穴。

操作：双侧穴位交替使用，采用刺络拔罐法，患者取坐位，对局部皮肤进行常规消毒后，用针点刺，然后用闪火法将中等大小的火罐吸拔在穴位上，留罐5~10分钟，每日1次。本法适用于脾胃湿热型，表现为皮疹成片、色红，脘腹胀痛，食欲不振，恶心，呕吐，神疲乏力，泄泻或便秘，小便短赤，舌红苔黄腻。

小提示

（1）患病期间应忌食鱼、虾、蟹、辣椒、酒等刺激性食物。

（2）慢性荨麻疹患者应尽可能查明其病因，并针对病因进行根本性治疗。

（3）病变部位严禁搔抓，以免引起感染。

（4）尽可能找出发病诱因并尽早除去，如食用某种药物或食物，接触某种致敏物，吸入花粉、动物皮屑、羽毛、灰尘、蓖麻粉等。

（5）平时保持精神欢乐，心情舒畅，并加强体育锻炼，以增强体质。

（6）注意气温变化，随气温变化增减衣着。

（7）病情严重者，尤其是有过敏性休克或喉头水肿时，必须立即送医院救治。

6. 皮肤瘙痒症

皮肤瘙痒症是一种临床上无原发性皮肤损害而以瘙痒为主的皮肤病，多见于60岁以上的老年人。中医称为"痒风"或"风瘙痒"。瘙痒的发生与季节、天气变化、疾病和机体代谢等因素有关。

【表现】

皮肤瘙痒，痒感时轻时重，夜间尤甚，以致常常夜不安眠，皮肤较干燥，常起屑，有时因搔抓，可见抓痕。

【治疗方法】

治法一

取穴：肝俞、膈俞、血海、三阴交穴。

操作：采用留罐法，患者取坐位，用闪火法将中等大小的玻璃火罐吸拔在穴位上，留罐10~15分钟，每日1次。本法适用于血热化燥型，表现为皮肤瘙痒，色红，灼热，遇热加重，伴有口干，心烦，尿赤，舌红，苔黄。

治法二

取穴：风池、曲池、血海穴。

操作：采用留罐法，患者取坐位，用闪火法将中等大小的火罐吸拔在穴位上，留罐10~15分钟，每日1次。本法适用于湿热郁滞型，表现为多发于夏秋季节，患部皮肤潮

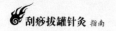

湿，搔抓后易破溃，舌苔薄腻。

治法三

取穴：神阙穴。

操作：采用留罐法，患者平卧，将火罐吸拔在穴位上，要求吸力要大，留罐5分钟，每日1~2次。

治法四

取穴：足太阳膀胱经的风门至关元俞，督脉的大椎至命门。

操作：采用走罐法，患者取俯卧位，在所选部位涂一层液体石蜡，用闪火法将大号玻璃火罐吸拔在皮肤上，沿督脉及膀胱经上下来回走罐约2~3遍，至皮肤潮红为度，然后在大椎、肺俞、脾俞、膈俞、肾俞处留罐10~15分钟。每周2~3次，10次为1个疗程。

小提示

（1）积极治疗原发病，如肝胆疾病、习惯性便秘、糖尿病等。

（2）消除诱因，不吃易致敏及刺激性的食物，如鱼、虾、蟹及辛辣食物等，最好不吸烟，不喝酒、浓茶及咖啡。

（3）注意保持皮肤清洁，可使用一些保湿护肤品。

（4）不用碱性强的肥皂洗浴，瘙痒处尽量不要搔抓、避免摩擦。

（5）应穿着柔软宽松的内衣，最好是棉织品，不要穿化纤内衣。

（6）坚持体育锻炼，提高机体抗病能力。

（7）保持精神愉快，避免不良情绪。

7. 冻疮

冻疮是冬季常见的疾病，多见于儿童、青年女性或周围血循环不良者。

【表现】

常发生在手背、手指、足趾、足跟、足缘、耳郭、面颊等部位。局部表现为局限性暗紫红色肿块，按压可褪色，严重时可产生水疱，疱破后形成糜烂。局部有肿胀感、瘙痒，遇热后加剧，溃烂后疼痛。

【治疗方法】

取穴：足三里、命门、脾俞、肾俞穴。

配穴：病位在手加外关、中渚穴；病位在足加冲阳、阳交穴。

8. 偏瘫

偏瘫又叫半身不遂，是指一侧上下肢、面肌和舌肌下部的运动障碍，它是急性脑血管病的一个常见症状。轻度偏瘫病人虽然尚能活动，但走起路来，往往上肢屈曲，下肢伸直，瘫痪的下肢走一步划半个圈，这种特殊的走路姿势，叫作偏瘫步态。严重者常卧床不起，丧失生活能力。一般分为虚证和实证。

（一）虚证

（1）症状

半身不遂，肢体瘫软，言语不利，口舌歪斜，伴有面色苍白，气短乏力，偏身麻木，心悸自汗出；或伴有手足心热，肢体麻木，五心烦热，失眠，眩晕耳鸣等。

（2）治法

【选穴】肩髃、臂臑、手三里、合谷、大椎、膈俞、肝俞、脾俞、肾俞、气海、关元、足三里、三阴交、悬钟。

【定位】肩髃：在肩部，三角肌上，臂外展或向前平伸时，当肩峰前下方凹陷处。

臂臑：在臂外侧，三角肌止点处，当曲池与肩髃连线上，曲池上7寸（屈肘，紧握拳，上肢用力令其紧张，三角肌下端偏内侧处为取穴部位）。

手三里：在前臂背面桡侧，当阳溪与曲池穴连线上，肘横纹下2寸（桡侧肘横纹头下2横指，阳溪与曲池的连线上）。

合谷：第一、第二掌骨间，当第二掌骨桡侧的中点处。

大椎：在背部正中线上，第7颈椎棘突下凹陷中。

膈俞：在背部，当第7胸椎棘突下，旁开1.5寸（由平双肩胛骨下角之椎骨，其棘突下缘旁开约2横指处为取穴部位）。

肝俞：在背部，当第9胸椎棘突下，旁开1.5寸（由平双肩胛骨下角之椎骨，往下推2个椎骨，即第9胸椎棘突下缘，旁开约2横指处为取穴部位）。

脾俞：在背部，当第11胸椎棘突下，旁开1.5寸（与肚脐中相对应处即为第二腰椎，由第二腰椎往上摸3个椎体，即为第11胸椎，其棘突下缘旁开约2横指处为取穴部位）。

肾俞：在腰部，当第二腰椎棘突下，旁开1.5寸（与肚脐中相对应处即为第二腰椎，其棘突下缘旁开约2横指处为取穴部位）。

气海：在下腹部，前正中线上，当脐中下1.5寸。

关元：在下腹部，前正中线上，当脐中下3寸。

足三里：在小腿前外侧，当犊鼻下3寸，距胫骨前缘一横指（站位，用同侧手张开虎口围住髌骨上外缘，余4指向下，中指尖处为取穴部位）。

三阴交：在小腿内侧，当足内踝尖上3寸，胫骨内侧缘后方（以手4指并拢，小指下边缘紧靠内踝尖上，食指上缘所在水平线在胫骨后缘的交点，为取穴部位）。

悬钟：在小腿外侧，当外踝尖上3寸，腓骨前缘。

【拔罐方法】

灸罐法。先在大椎、膈俞、肝俞、脾俞、肾俞、气海、关元、足三里各穴用艾条温和灸5~10分钟，以局部皮肤红晕为度。然后各穴拔罐，留罐15分钟，每日1次，10次为1疗程。

（二）实证

（1）症状

半身不遂，肢体强痉，口舌歪斜，言语不利，伴有眩晕头胀痛，面红目赤，心烦易怒，口苦咽干，便秘尿黄；或伴有腹胀便秘，头晕目眩，口黏痰多，午后面红、烦热等。

（2）治法

【选穴】肩髃、曲池、合谷、居髎、环跳、风市、阳陵泉、承山、血海。

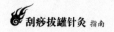

【定位】肩髃：在肩部，三角肌上，臂外展或向前平伸时，当肩峰前下方凹陷处。（上臂外展至水平位，在肩部高骨外，肩关节上出现两个凹陷，前面的凹陷为取穴部位）。

曲池：在肘横纹的外侧端，屈肘时当尺泽与肱骨外上髁连线中点（仰掌屈肘成45度，肘关节桡侧，肘横纹头为取穴部位）。

合谷：第一、第二掌骨间，当第二掌骨桡侧的中点处（以一手的拇指掌面指关节横纹，放在另一手的拇、食指的指蹼缘上，屈指当拇指尖尽处为取穴部位）。

居髎：在髋部，当髂前上棘与股骨大转子最凸点连线的中点处。

环跳：在股外侧部，侧卧屈股，当股骨大转子最凸点与骶骨裂孔连线的外1/3与中1/3交点处（侧卧位，下面的腿伸直，以拇指指关节横纹按在大转子头上，拇指指向尾骨尖端，当拇指尖所指处为取穴部位）。

风市：在大腿外侧部的中线上，当腘横纹上7寸（或直立垂手时，中指尖处）。

阳陵泉：在小腿外侧，当腓骨头前下方凹陷处（坐位，屈膝成90°，膝关节外下方，腓骨小头前缘与下缘交叉处的凹陷，为取穴部位）。

承山：在小腿后面正中，委中与昆仑之间，当伸直小腿或足跟上提时腓肠肌肌腹下出现尖角凹陷处（腘横纹中点至外踝尖平齐处连线的中点为取穴部位）。

血海：屈膝，在大腿内侧，髌底内侧端上2寸，当股四头肌内侧头的隆起处（坐位，屈膝成90°，医者立于患者对面，用左手掌心对准右髌骨中央，手掌伏于其膝盖上，拇指尖所指处为取穴部位）。

【拔罐方法】单纯拔罐法，上述各穴拔罐，留罐15分钟，每日1次，10次为1疗程。

（三）对症治疗

偏瘫常伴有手腕屈伸不利，肌肉、关节疼痛，足内翻、足外翻，口眼歪斜，大便秘结等症状。

（1）手腕屈伸不利

【配穴】外关。

【定位】外关：在前臂背侧，当阳池与肘尖的连线上，腕背横纹上2寸，尺骨与桡骨之间。

【拔罐方法】采用单纯拔罐法。

（2）肌肉、关节疼痛

【配穴】阿是穴。

【定位】局部压痛点处取穴。

【拔罐方法】采用单纯拔罐法。

（3）足内翻

【配穴】申脉。

【定位】申脉：在足外侧部，外踝直下方凹陷中。

【拔罐方法】采用单纯拔罐法。

（4）足外翻

【配穴】照海。

【定位】照海：在足内侧，内踝尖下方凹陷处。

【拔罐方法】采用单纯拔罐法。

（5）口眼㖞斜

【配穴】颧髎、地仓、下关、颊车、大迎。

【定位】颧髎：在面部，当目外眦直下，颧骨下缘凹陷处。

地仓：在面部口角外侧，上直对瞳孔（正坐平视，瞳孔直下垂线与口角水平线相交点为取穴部位）。

下关：在面部耳前方，当颧弓与下颌切迹所形成的凹陷中（闭口，由耳屏向前摸有一高骨，其下方有一凹陷，若张口则该凹陷闭合和突起，此凹陷为取穴部位）。

颊车：在面颊部，下颌角前上方约一横指（中指），当咀嚼时咬肌隆起，按之凹陷处。

大迎：在下颌角前方，咬肌附着部的前缘，当面动脉搏动处（闭口鼓气，下颌角前下方沟形凹陷处为取穴部位）。

【拔罐方法】采用闪罐法，局部穴位。

（6）大便秘结

【配穴】支沟、天枢、丰隆。

【定位】支沟：在前臂背侧，当阳池与肘尖的连线上，腕背横纹上3寸，尺骨与桡骨之间。

天枢：在腹中部，距脐中2寸。

丰隆：在小腿前外侧，当外踝尖上8寸，条口外，距胫骨前缘二横指（中指）（平腘横纹与足腕横纹连线之中点，在胫骨、腓骨之间，距胫骨前嵴约2横指处为取穴部位）。

【拔罐方法】采用单纯拔罐法。

（四）注意事项

本病治疗第一需要的是早期的功能恢复锻炼和及时的对症药物，此外调适情志，增加营养，增强体质也是必要措施。

拔罐、刮痧、按摩等中医理疗手段是中风后遗症功能恢复的重要辅助治疗方法，可有效地促进肢体正常功能的恢复，缩短康复时间。

9. 面瘫

面瘫是以面部表情肌群运动功能障碍为主要特征的一种常见病，一般症状是口眼歪斜。它是一种常见病、多发病，它不受年龄和性别限制。患者面部往往连最基本的抬眉、闭眼、鼓腮、努嘴等动作都无法完成。一般分为痰浊内阻和风寒外袭2型。

（一）痰浊内阻

（1）症状

颜面向健侧歪斜，患侧肌肉松弛，可见患侧额纹消失、眼睛闭合不全、鼻唇沟变浅或消失，口角下垂，不能作皱眉、露齿、鼓腮等动作，可伴有言语不利、舌强硬、舌歪斜等症。

（2）治法

【选穴】太阳、上关、下关、颊车、阳白、地仓、合谷、中脘、足三里、丰隆。

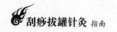

【定位】太阳：见前。

上关：在耳前，下关直上，当颧弓的上缘凹陷处。

下关：在面部耳前方，当颧弓与下颌切迹所形成的凹陷中。

颊车：在面颊部，下颌角前上方约一横指（中指），当咀嚼时咬肌隆起，按之凹陷处。

阳白：在前额部，当瞳孔直上，眉上1寸。

地仓：在面部口角外侧，上直对瞳孔。

合谷：第一、第二掌骨间，当第二掌骨桡侧的中点处。

中脘：在上腹部，前正中线上，当脐中上4寸（仰卧位，在上腹部，前正中线上，脐中与胸剑联合部的中点为取穴部位）。

足三里：在小腿前外侧，当犊鼻下3寸，距胫骨前缘一横指（中指）（站位，用同侧手张开虎口围住髌骨上外缘，余4指向下，中指尖处为取穴部位）。

丰隆：在小腿前外侧，当外踝尖上8寸，条口外，距胫骨前缘2横指（中指）（平腘横纹与足腕横纹连线之中点，在胫骨、腓骨之间，距胫骨前嵴约2横指处为取穴部位）。

【拔罐方法】刺络拔罐法。可先用梅花针轻轻叩刺患侧面部太阳、阳白、上关、下关、地仓、颊车处，然后在太阳、下关、地仓、颊车处拔罐后留罐5~10分钟，以局部较多血点冒出皮肤为度，每日1次，5次为1疗程。

（二）风寒外袭

（1）症状

起病急，多在晨起起床后发现口角歪斜、流口水，不能自止，进食后易造成食物残留，不能鼓腮、吹口哨等，可伴有恶寒发热，颈项不舒，多在吹风、吹空调后犯病。

（2）治法

【选穴】太阳、上关、下关、颊车、地仓、外关、合谷。

【定位】太阳：在眉梢与目外眦之间向后约1寸的凹陷中。

上关：在耳前，下关直上，当颧弓的上缘凹陷处。

下关：在面部耳前方，当颧弓与下颌切迹所形成的凹陷中（闭口，由耳屏向前摸有一高骨，其下方有一凹陷，若张口则该凹陷闭合和突起，此凹陷为取穴部位）。

颊车：在面颊部，下颌角前上方约一横指的部位（中指），当咀嚼时咬肌隆起，按之凹陷处。

地仓：在面部口角外侧，上直对瞳孔（正坐平视，瞳孔直下垂线与口角水平线相交点为取穴部位）。

外关：在前臂背侧，当阳池与肘尖的连线上，腕背横纹上2寸，尺骨与桡骨之间。

合谷：第一、第二掌骨间，当第二掌骨桡侧的中点处（以一手的拇指掌面指关节横纹，放在另一手的拇、食指的指蹼缘上，屈指当拇指尖尽处为取穴部位）。

【拔罐方法】艾灸法、闪罐法。可先用梅花针轻轻叩刺患侧面部太阳、上关、下关、地仓、颊车处，然后在上述穴位上闪罐5~10分钟，再用艾条温和灸15分钟，每日1次，3次为1疗程。另嘱患者用热毛巾湿敷患处，每次15分钟，每日2~3次。

【注意事项】

（1）局部避免受寒吹风，必要时可戴口罩、眼罩防护；因眼睑闭合不全，灰尘容易侵入，每日滴眼药水2~3次，以防感染。

（2）拔罐治疗面瘫时，无论是周围神经性还是中枢神经性的，在取穴和治法上基本相同，但疗效差异较大。周围性面瘫、急性面瘫及病程短的面瘫疗效显著，5~6次即愈；中枢性及病程长的疗效较差。

10. 药物性皮炎

药物性皮炎也叫药疹，是各种药物通过各种不同途径进入体内而引起的皮肤黏膜反应，称为药疹或药物性皮炎。药物不仅通过内服和注射，而且可通过栓塞、含片、吸入、灌肠、漱口及外用（包括滴眼、滴鼻）等途径进入体内而引起药疹。任何年龄均可发生。一般说来，以西药产生的机会较多，中草药很少引起药疹。

拔罐选穴及治疗方法：

选穴：曲泽、尺泽、内关、曲池、合谷、足三里、血海、三阴交。

操作方法：留罐法，取上穴留罐5~10分钟，每日1次，15次为1疗程。

11. 接触性皮炎

接触性皮炎是因接触某些物理、化学、生理等刺激而引起的皮肤炎症，多发生在皮肤裸露部位。临床表现：接触部位或扩展到身体的其他部位肿胀、瘙痒、红斑、丘疹、烧灼及胀痛，甚则起水疱或大疱以至坏死溃疡等。有的并伴有无力、头痛、头胀等全身症状。中医认为本病系风毒袭表、温热内蕴、热毒壅遏、气血失和而成。治宜疏风散邪、清热解毒、利湿止痒之法。

拔罐选穴及治疗方法：

选穴：尺泽、曲池、曲泽、合谷、委中。

方法：取上穴，以单纯留罐法吸拔穴位。留罐10分钟，每日1次。

12. 神经性皮炎

神经性皮炎是一种皮肤神经功能障碍性疾病，以阵发性皮肤瘙痒和皮肤苔藓化为主症，发病和神经精神因素及某些外在刺激因素有关。好发于颈后及两侧，肘窝等处。皮疹不甚广泛或仅限于上述部位时，称局限性神经皮炎；皮疹分布广泛，除局限型所涉及的部位外，眼，脸，头皮，躯干及四肢均受累时，则称为泛发性神经皮炎。

本病初发时局部皮肤瘙痒，因不断搔抓，渐渐出现圆形或多角形的扁平丘疹。疹的颜色和正常皮肤颜色相同或带褐色，表面很少有鳞屑。久之，皮肤逐渐变后变硬，成为一块境界清楚的椭圆形或不规则斑块。斑块表面粗糙，皮沟显著加深，皮脊隆起，很像一块粗糙的牛皮，叫苔藓样改变。皮损部位干燥，不流水，也有时发生糜烂，奇痒无比，夜间尤甚。病程缓慢，时轻时重，反复发作。临床上分为局限型和泛发型两种。局限型好发于颈后或颈侧部位，占80%~90%，其次为肘伸面，会阴部；泛发型好发于颜面，四肢屈侧，手背等处。

拔罐选穴及治疗方法：

选穴：大椎，身柱，肺俞穴及病灶处。

方法：取上3穴，采用刺络罐法或留针罐法，先用三棱针点刺或用毫针刺穴位得

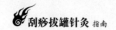

气，然后将罐吸拔在点刺或留针的穴位上。病灶局部施行皮肤针罐法（叩击出血）均留罐10~15分钟。起罐后病灶上加艾条温和灸约15分钟，每日1次。缓解后隔1~2日1次，10次为一个疗程。

13. 带状疱疹

带状疱疹是一种病毒引起的皮肤病，可发生于身体任何部位，但以腰背为多见，故此俗称"串腰龙"。病人感染后，往往暂不发生症状，病毒潜伏在脊髓后根神经节的神经元中，在机体免疫功能减退时才引起发病，如感染、肿瘤、外伤、疲劳及使用免疫抑制剂时等。本病发于三叉神经，椎神经，肋神经和腰底神经的分布区，初起时患部有瘙痒，灼热或痛的感觉，有时有全身不适，发热食欲不振等前驱期症状，随后有不规则的红斑，斑丘疹出现，很快演变成绿豆大小的集簇状水疱，疱液澄清，周围绕以红晕。数日内水疱干涸，可有暗黑色结痂，或出现色素沉着；与此同时不断有新疱出现，新旧疹群依神经走形分布，排列呈带状，故得"带状疱疹"之名，疹群之间皮肤正常。有些患者皮损完全消退后，仍可留有神经痛，多数病人在发病期间疼痛明显，少数病人可无疼痛或仅有轻度痒感。中医认为，本病的发生多因情至内伤，肝郁气滞，日久化火而致肝胆火盛，外受毒邪而发。中医学属缠腰火丹，缠腰龙，蜘蛛疮范畴。

拔罐选穴及治疗方法：

选穴：（1）病灶处，大椎，灵台穴（2）大椎，肝俞（3）身柱，脾俞

方法：取1组穴，在病灶处采用单纯密排，或加艾条温和灸约10~15分钟，或用皮肤重叩，渗血后再施行密排罐法；大椎，灵台穴采用刺罐法，留罐15分钟。若局部疱疹溃破，渗液多时，可涂龙胆紫药水。取2组穴，采用刺络罐法，每次取3穴，点刺后拔罐10~15分钟，每日或隔日1次。

14. 痤疮

痤疮俗称"粉刺"，是毛囊皮脂腺的慢性炎症性疾病。雄性激素分泌增加使皮脂腺肥大，皮脂分泌增多，毛囊皮脂腺导管角化栓塞，皮脂瘀积，被棒状杆菌分解，产生游离脂肪酸破坏毛囊壁，引发炎症。另外，饮食，气候，化学物质刺激可以诱发本病。本病多发生于青春期男女，男性多余女性，青春期过后，大多自然痊愈或减轻。其基本病机为素体阳热偏盛，加上青春期生机旺盛，营血日渐偏热，血热外壅，气血郁滞，蕴阻肌肤。

痤疮常自青春期开始发生，好发于面、胸、肩等皮脂腺发达部位。皮损初起为圆锥形丘疹，与皮肤颜色一样，内含淡黄色皮脂栓。如毛囊口开放。皮脂栓顶端干燥污染而呈黑色，叫黑头粉刺。如毛囊口封闭或有细菌感染可形成脓疱，结节，囊腔。多无自觉症状或微痒。病程较长，时轻时重，多数到25~30岁左右逐渐自愈。

拔罐选穴及治疗方法：

选穴：大椎，身柱，肺俞穴及病灶处。

方法：取上3穴，采用刺络罐法或留针罐法，先用三棱针点刺或用毫针刺穴位得气，然后将罐吸拔在点刺或留针的穴位上。病灶局部施行皮肤针罐法（叩击出血）或用敷蒜罐（将蒜捣烂敷在病灶上再拔罐），涂药罐（在病灶上涂5%~10%来苏水或2.5%碘酒），病灶宽者可多拨几个罐，均留罐10~15分钟。起罐后在病灶上加艾条温和灸约15

分钟，每日1次。缓解后隔1~2日1次，10次为1疗程。

·外科疾病

1. 风湿性关节炎

中医学认为，风湿性关节炎是由于风、寒、湿邪杂合而成病，停滞于关节、肌肉，阻碍气机运行，不通则有疼痛。拔罐是借热力排去罐中空气，产生负压吸附于皮肤，使局部充血而达到康复的一种方法。有研究表明，拔罐能温通经络，祛湿逐寒，行气活血及消肿止痛。针对风湿性关节炎，拔罐能使关节周围的风寒湿邪气透于体表而外泄，改善局部的血液循环，消除致炎物质，加强新陈代谢，从而减轻症状，促进康复。

类风湿性关节炎是一种结缔组织的非化脓性炎症，以关节部位为主，也可能触及其他器官，寒冷和潮湿可引发此病。

治疗选穴及部位：大椎区、下关、门区为第一组；神道区、脾区、肝区、肾俞、腰区为第二组。

方法：留罐法。根据以上穴位留罐10~15分钟，每周2~3次。

2. 坐骨神经痛

坐骨神经痛是指在坐骨神经通路及其分布区内发生疼痛，为常见的周围神经疾病。临床分为原发性和继发性两类，原发性坐骨神经痛的发病与受寒、潮湿、损伤及感染有关；继发性坐骨神经痛的发病与受寒、潮湿、损伤及感染有关；继发性所引起，如腰椎间盘突出症，椎间关节、骶髂关节、骨盆的病变以及腰骶部软组织损伤。

根据病因还可以分为根性坐骨神经与干性坐骨神经痛，前者多由脊椎病变所引起，如腰椎间盘突出症、脊椎肿瘤、结核等，疼痛可因咳嗽、喷嚏、弯腰等而加重；后者多由坐骨神经炎而引起，发病较急。根性坐骨神经痛小腿外侧或足背皮肤感觉减弱明显，干性坐骨神经痛通路压痛较重。

临床主要表现为，坐骨神经通路及其分布区（臀部、大腿后侧、小腿后外侧和足部外侧）内的疼痛，疼痛多由臀部或髋部开始，向下沿大腿后侧、小腿外侧和足背部外侧扩散，在持续性钝痛的基础上有发作性加剧；根性坐骨神经痛常从腰部开始向下放射。

本病归属于祖国医学的"痹症"等病症范畴，多因风、寒、湿之邪客于足少阳经脉，致使该经气血阻滞所致。

治疗选穴及部位：

根性坐骨神经痛：

主穴：夹脊、肾俞、腰阳关。

配穴：环跳、委中、承山。

干性坐骨神经痛：

主穴：环跳、委中、承山。

配穴：足三里、丘墟。

3. 颈椎病

颈椎病是指颈椎及其周围软组织发生病理改变或骨质增生等而导致颈神经根、颈部脊髓、椎动脉及交感神经受压或刺激而引起的综合征。临床的主要症状为颈肩臂疼痛、

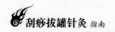

僵硬，疼痛可放射至前臂、手指，指尖有麻木感，部分患者亦有头晕、头痛、恶心、耳鸣、耳聋、颈部压痛、行走不稳和肌肉萎缩等症状。本病好发于40岁以上的成年人，无论男女皆可发生。

临床上颈椎病可以根据症状和体征分为以下几型：

（1）颈型：以颈、肩、背部疼痛为主要症状，并有相应的压痛点，X线片显示颈椎曲度改变，或椎间关节不稳定。

（2）椎动脉型：以头晕、头痛、失眠为主要症状，有猝倒的颈型眩晕史，X线片显示颈椎曲度改变，椎间关节失稳或钩椎关节骨质增生，脑血流图显示椎动脉供血不足，旋颈试验阳性。

（3）神经根型：典型的根性症状（麻木、疼痛），以上肢麻木不适为主要症状，臂丛神经牵拉试验或压颈试验阳性、X线片显示颈椎曲度改变，或有骨质增生，椎间隙变窄。

（4）交感型：以头晕、耳鸣、心动过速及心前区不适为主要症状，X线片显示颈椎曲度已经改变，或有骨质增生，椎间隙变窄。

（5）脊椎型：以脊椎受压为主要临床表现，X线片显示椎体后缘多有骨质增生，椎管矢状径出现狭窄。

治疗选穴及部位：

主穴：颈部阿是穴、大椎、风门、天宗。

配穴：上肢麻木疼痛重者加肩髃、曲池、合谷、中渚；头晕、耳鸣重者加率谷、百会、太冲；心慌、心悸重者加内关、足三里。

操作方法：

取以上穴位单罐吸收，留罐10~15分钟。每日一次。

4. 肩周炎

肩周炎是指遍肩关节周围的肌肉、肌腱、滑囊以及关节囊等组织的一种慢性退行性炎性无菌疾病。临床主要表现为逐渐出现患侧肩关节疼痛和肩关节活动受限，夜间尤甚，亦可为双侧性，日久患侧肩关节甚至上肢肌肉可出现失用性萎缩。本病多发生在40岁以上之中老年人，女性发病率高于男性，非体力劳动者为多见。

本病又称"肩关节周围炎""老年肩"，归属中医学的"肩凝证""漏肩风""冻结肩""五十肩"等病症范畴。多因肝肾亏虚、气血虚弱，血不荣筋；或外伤后遗，痰浊瘀阻，复感风寒湿之邪侵袭经络，致使气血凝滞不畅、瘀阻经脉所致。

治疗穴位及部位：

主穴：肩髃、肩髎、肩贞、压痛点、阿是穴。

配穴：曲池、外关、中渚、臂臑。

操作方法：

取以上穴位单罐吸拢，留罐10~15分钟。每日一次。

5.落枕

落枕是指急性单纯性颈项强痛、活动受限的一种病症。多因体质虚弱，劳累过度，睡眠时头颈部位置不当，或枕头高低不适或太硬，使颈部肌肉（如胸锁乳突肌、斜方肌、肩胛提肌等）过长时间维持在过度伸展位或紧张状态；或因患者事前无准备，致使颈部突然扭转；或肩扛重物，颈部肌肉扭伤或引起痉挛等等均可致落枕，引起颈部肌肉静力性损伤或痉挛。本病无论男女老幼皆可发生，是临床常见多发病。临床主要表现为颈部肌肉强直、酸胀、转动失灵、强行则痛。轻者可自行痊愈，重者可延至数周。

本病又称"颈部伤筋"，归属于祖国医学的"失枕"、"颈部伤筋"等病症范畴。多因起居不当，受风寒湿邪侵袭，寒凝气滞，经脉瘀阻。

治疗选穴及部位：

主穴：颈部阿是穴、大椎、肩中俞、肩外俞。

操作方法：

（1）采用真空拔罐疗法，取以上穴位单罐吸拢，留罐10~15分钟。

（2）选择大小适宜的罐，用闪罐法将罐吸拔于疼痛部位，沿着肌肉走行，在颈部来回推拉火罐，至疼痛部位皮肤出现红色瘀血为止。

·男科疾病

1. 男性不育症

夫妻共同生活2年以上，未采取避孕措施，由于男方原因使女方未能受孕者，称为男性不育症。病因很复杂，性功能障碍、精子功能异常、生殖系统感染、隐睾、药物等因素均可引起本病。

【表现】

夫妻共同生活2年以上，性生活时未采取避孕措施，女方生殖功能正常而未能受孕者。

【治疗方法】

治法一

取穴：肾俞、气海、足三里穴。

操作：采用留罐法，患者取坐位，用闪火法将中口径玻璃火罐吸拔在穴位上，留罐5~10分钟，每日1次。本法适用于肾阴虚型，表现为精子量少或死精过多，性欲强烈，头晕，耳鸣，心悸，失眠，多梦，五心烦热，口干，腰膝酸软，舌红。

治法二

取穴：肾俞、命门、关元穴。

操作：采用留罐法，患者取坐位，用闪火法将中口径玻璃火罐吸拔在穴位上，留罐10~15分钟，每日1次。本法适用于肾阳不足型，表现为性欲淡漠，阳痿，滑精，精液清稀，酸膝酸软，精神委靡，面色㿠白，小便清长，夜尿多，畏寒肢冷，舌淡，苔白。

治法三

取穴：脾俞、膈俞、气海、关元、足三里、三阴交穴。

操作：双侧穴位交替使用，采用留罐法，患者取坐位，用闪火法。将中口径玻璃火罐吸拔在穴位上，留罐5~10分钟，每日1次。本法适用于气血两虚型，表现为头晕目眩，心悸失眠，少气懒言。

2. 遗精

遗精是指无性交而精液自行外泄的一种男性疾病。有梦（睡眠时）而精液外泄者为

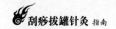

梦遗；无梦（清醒时）而精液外泄者为滑精，无论是梦遗还是滑精都统称为遗精。在未婚男青年中80%~90%的人有遗精现象，一般一周不超过1次属正常的生理现象；如果一周数次或一日数次，并伴有精神萎靡、腰酸腿软、心慌气喘，则属于病理性。本病可以大体分为梦遗和滑精2型。

（一）梦遗

（1）症状

梦境纷纭，阳事易举，遗精有一夜数次，或数夜一次，或兼早泄，伴有头晕，心烦少寐，腰酸耳鸣，小便黄。

（2）治法

方法一

【选穴】心俞、肾俞、气海、三阴交。

【定位】心俞：在背部，当第五胸椎棘突下，旁开1.5寸。

肾俞：在腰部，当第二腰椎棘突下，旁开1.5寸。

气海：在下腹部，前正中线上，当脐中下1.5寸。

三阴交：在小腿内侧，当足内踝尖上3寸，胫骨内侧缘后方。

【拔罐方法】单纯拔罐法，留罐10分钟，每日1次，10次为1疗程。

方法二

【选穴】神门、关元、三阴交、太溪。

【定位】神门：在腕部，腕掌侧横纹尺侧端，尺侧腕屈肌肌腱的桡侧凹陷处。

关元：在下腹部，前正中线上，当脐中下3寸。

三阴交：在小腿内侧，当足内踝尖上3寸，胫骨内侧缘后方。

太溪：在足内侧内踝后方，当内踝尖与跟腱之间的凹陷处。

【拔罐方法】单纯拔罐法，留罐10分钟，每日1次，10次为1疗程。

（二）滑精

（1）症状

无梦而遗，甚则见色流精，滑泄频繁，腰部酸冷，面色苍白，神倦乏力，或兼阳痿，自汗，短气。

（2）治法

方法一

【选穴】肾俞、命门、气海、关元。

【定位】肾俞：在腰部，当第二腰椎棘突下，旁开1.5寸。

命门：在腰部，当后正中线上，第二腰椎棘突下凹陷中（俯卧位，在腰部，后正中线上与脐相对处为取穴部位）。

气海：在下腹部，前正中线上，当脐中下1.5寸。

关元：在下腹部，前正中线上，当脐中下3寸。

【拔罐方法】灸罐法，先在上述各穴吸拔火罐，留罐10分钟，起罐后用艾条点燃温灸各穴10分钟，以皮肤有温热感为宜，每日1次，10次为1疗程。

方法二

【选穴】命门、腰阳关、关元、三阴交。

【定位】命门：在腰部，当后正中线上，第二腰椎棘突下凹陷中。

腰阳关：在腰部，当后正中线上，第四腰椎棘突下凹陷中。

关元：在下腹部，前正中线上，当脐中下3寸。

三阴交：在小腿内侧，当足内踝尖上3寸，胫骨内侧缘后方。

【拔罐方法】灸罐法，先在上述各穴吸拔火罐，留罐10分钟，起罐后用艾条点燃温灸各穴10分钟，以皮肤有温热感为宜，每日1次，10次为1疗程。

（三）早泄

早泄是指性交时间极短，或阴茎插入阴道就射精，随后阴茎即软，不能正常进行性交的一种病症，是一种最常见的男性性功能障碍。中医认为多由于房劳过度或频犯手淫，导致肾精亏耗，肾阴不足，相火偏亢，或体虚羸弱，虚损遗精日久，肾气不固，导致肾阴阳俱虚所致。过度兴奋，紧张冲动也是引起早泄的原因之一。

【选穴】命门、肾俞、关元、中极、足三里、三阴交、太溪。

【方法】取上穴，以单纯拔罐法吸拔穴位，留罐10~15分钟，每日或隔日1次。

【注意事项】

（1）生活中调适情志，清心寡欲，陶冶情操，积极向上，惜精养身，节制房事，戒除手淫。

（2）日常起居要有规律，晚餐不宜过饱，食物宜清淡，忌辛辣刺激性食物，加强营养，适当锻炼。

（3）积极查治引发本病的其他疾病，由某些器质性疾病引起的遗精、滑精，应同时治疗原发病。

3. 前列腺增生

前列腺增生又称前列腺肥大，是老年人常见的疾病之一。前列增生的发病机制目前尚不明了，一般认为慢性炎症、性生活过度、盆腔充血是重要的致病因素。前列腺由围绕尿道的腺体和在其外层的前列腺体所组成，前列腺增大时，压迫尿道，可造成排尿阻塞不畅。由于排尿不畅，尿过多积存，又可以引起泌尿系统的继发感染，有的发生膀胱结石。

选穴：肾俞、膀胱俞、气海、中极、足三里、血海、阴陵泉、三阴交、太溪。

方法：

取上穴，以单纯拔罐法吸拔穴位。留罐10~15分钟每日或隔日1次。

4. 前列腺炎

前列腺炎是中年男性常见病之一，可分为急性和慢性两种。急性前列腺炎是由细菌或其毒素所致的前列腺体和腺管的急性炎症；慢性前列腺炎可继发于急性前列腺炎或慢性尿道炎，也可继发于全身其他部位的感染。诱发因素可以是过度饮酒，会阴部损伤，前列腺增生，房事过度等引起的前列腺长期充血。

急性前列腺炎可由细菌自下尿道逆行感染或因皮肤化脓性病灶，扁桃体炎，及呼吸道感染通过血液，淋巴液循环而引起。多见于青壮年。起病急骤，有发热，畏寒，厌

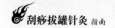

食，乏力等全身症状，尿频，尿痛，排尿困难，终末血尿及腰骶部，会阴部和耻骨上去疼痛和直肠刺激症状，急性前列腺炎可形成浓重，造成局部红肿，胀痛等。

慢性前列腺炎是男性生殖系统极为常见的疾病，所产生的症状多种多样，而且变化多端。病变轻者可无症状。常有排尿结束或尿道口有稀薄水样物或乳白色混浊液溢出，前列腺肿大，压痛，尿道口反而见不到液体滴沥。持续性的慢性炎症刺激经过神经反射可以引起下身不适，会阴、肛门和阴囊等部位可有严重的触痛感和坠胀感，并常放射到人体横膈下的所有部位。特别会引起莫名其妙的腰酸背痛，而使病人难受不堪，坐立不安，尤其晨间较严重。含有细菌或细菌毒素的精液可破坏精液中的有效成分或直接杀死精子而造成男性不育，还可经常出现头晕，眼花，失眠等神经衰弱的症状。

拔罐选穴及治疗方法：

选穴：

肾俞，膀胱俞，关元，中极，阴陵泉，三阴交，太溪，太冲。

方法：

取上穴，以单纯留罐法吸拔穴位，留罐10~15分钟，每日或隔日1次。

· 妇科疾病

1. 痛经

妇女在经期或行经前后，出现腹痛、腰酸、下腹坠胀或其他不适，影响正常工作和生活的，称为痛经，是妇科常见疾病之一，多见于青年妇女。分为原发性和继发性两种，原发性痛经又称功能性痛经，指生殖器官无明显器质性病变的痛经；继发性痛经是生殖器官器质性病变所导致的痛经。

【表现】

本病随月经周期而发作。发病以经期或行经前后下腹及腰骶部疼痛为主要症状，可伴有恶心、呕吐、腹泻、头痛、头晕、腰酸、下腹坠胀及尿频等症状，严重者面色苍白，出冷汗，手脚凉，甚至虚脱。经妇科检查无明显生殖系统的器质性病变。

【治疗方法】

治法一

取穴：关元、三阴交、公孙穴。

操作：采用留罐法，患者取坐位或仰卧位，用闪火法将中号火罐吸拔在穴位上，留罐10~15分钟，每日1次。本法适用于寒凝胞中型，表现为经前数日或经期小腹冷痛，得热则痛减，月经延后，经量少，经色暗，有血块，怕冷，面色发青，舌苔白。

治法二

取穴：中极、关元、次髎穴。

配穴：气滞血瘀者（表现为经前或经期小腹胀痛或阵发性绞痛，拒按，经量少或经行不畅，经色紫暗，有血块，血块排出后疼痛减轻，可伴有胸胁、乳房胀痛，恶心、呕吐，汗出肢冷，烦躁易怒，舌质紫暗或舌尖边有瘀斑）加气海、血海穴；寒凝胞中者（表现为经前数日或经期小腹冷痛，得热则痛减，月经延后，经量少，经色暗，有血块，怕冷，面色发青，舌苔白）加大赫穴；气血虚弱者（表现为经期或经后1~2日小腹绵绵作痛，喜按，月经量少，经色淡，质稀薄，伴有面色光白或萎黄，神疲乏力，食少，便溏，舌淡苔薄白）加气海、脾俞、膈俞、足三里；湿热下注者（表现为经前或经期小腹疼痛，拒按，伴有腰骶胀痛，白带较多，色黄质稠，有臭气，舌红，苔黄或腻）加脾俞穴；肝肾虚损者（表现为月经将净或经后1~2日内小腹绵绵作痛，经色暗淡，经量少，质稀薄，可伴有腰部酸软，头晕，耳鸣，眼花，潮热）加肝俞、肾俞穴。

操作：采用留罐法，对穴位局部进行常规消毒后，用闪火法将大小适中的玻璃火罐吸拔在所选穴位上，留罐10~15分钟，每日1次，10次为1个疗程。

治法三

取穴：气海、中极、太冲、三阴交穴。

操作：采用留罐法，患者取坐位，用闪火法将中号火罐吸拔在穴位上，留罐10~15分钟。本法适用于气滞血瘀型，表现为经前或经期小腹胀痛或阵发性绞痛，拒按，经量少或经行不畅，经色紫暗，有血块，血块排出后疼痛减轻，可伴有胸胁、乳房胀痛，恶心，呕吐，汗出肢冷，烦躁易怒，舌质紫暗或舌尖边有瘀斑。

治法四

取穴：肾俞、胸腰部（后背）、骶椎两侧、下脘穴。

操作：采用留罐法，用闪火法将大小适当的玻璃火罐吸拔在所选部位上，每次只拔2~3罐，留罐25~30分钟，每日1次，7~10次为1个疗程。

治法五

取穴：肝俞、肾俞、关元、三阴交穴。

操作：双侧穴位交替使用，采用留罐法，患者取坐位，用闪火法将中号火罐吸拔在穴位上，留罐5~10分钟，每日1次。本法适用于肝肾虚损型，表现为月经将净或经后1~2日内小腹绵绵作痛，经色暗淡，经量少，质稀薄，可伴有腰部酸软，头晕，耳鸣，眼花，潮热。

治法六

取穴：关元、血海、脾俞、足三里穴。

操作：双侧穴位交替使用，采用留罐法，患者取坐位，用闪火法将中号火罐吸拔在穴位上，留罐5~10分钟，每日1次。本法适用于气血虚弱型，表现为经期或经后1~2日小腹绵绵作痛，喜按，月经量少，经色淡，质稀薄，伴有面色光白或萎黄，神疲乏力，食少，便溏，舌淡苔薄白。

治法七

取穴：任脉气海至中极穴、双子宫穴、腰骶部、肾俞穴。

操作：采用走罐法，患者取仰卧位，在中极、关元、气海、子宫穴处涂抹润滑油，用闪火法将火罐吸拔在穴位上，旋转走罐10分钟，起罐后，擦净油污，取仰卧位，在腰骶部及肾俞穴区域涂抹润滑油，将火罐吸拔在背部，先上下顺行走罐10分钟，然后在肾俞穴处旋转走罐5分钟，起罐后擦净油污，每日1次，10次为1个疗程。

治法八

取穴：关元、归来、肾俞、关元俞穴。

方法：采用药罐法，取当归、白芍、乳香、没药、桂枝、细辛、陈皮、厚朴、苏

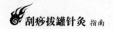

叶、小茴香、甘草各30克，装入纱布包内，放入药锅中，加水3000毫升，熬30分钟左右，取出药包，将竹罐放入药液中煮。

2. 盆腔炎

盆腔炎是子宫内膜炎、子宫肌炎、附件炎和盆腔结缔组织炎的总称，指女性内生殖器官及其周围结缔组织、盆腔腹膜发生炎性病变，是妇科常见的疾病。炎症可局限于一个部位，也可涉及几个部位，可分为急性和慢性两种。

【表现】

急性盆腔炎的发病，常有近期流产、分娩、宫腔手术或经期性交史；有发热、下腹部疼痛伴下坠感及带下增多等症状。慢性盆腔炎多由急性盆腔炎转化而来，表现为下腹部隐痛、腰背酸痛，腹胀、白带增多、月经不调和不孕等症状，劳累、性交后，月经期加重。

【治疗方法】

治法一

取穴：一组关元、气海、归来、阴陵泉穴；二组次髎、肾俞、肝俞穴。

操作：每次选用1组穴位，2组交替使用，采用留罐法，对穴位局部皮肤进行常规消毒，用闪火法将适当大小的玻璃火罐吸拔在所选穴位上，留罐10~15分钟，每日1次，10次为1个疗程。本法适用于慢性盆腔炎。

治法二

取穴：归来、关元穴。

配穴：三阴交、足三里、合谷穴。

操作：采用留罐法，在主穴处拔罐4~5个，配穴处拔罐4~6个，留罐10~20分钟。

治法三

取穴：腰骶部（督脉、膀胱经为主），下腹部（任脉、肾经为主）。

操作：采用走罐法，患者取俯卧位，暴露腰骶部，局部涂抹适量的润滑油，用闪火法将适当大小的火罐吸拔在肾俞穴上，然后沿膀胱经和督脉在腰骶部走罐10~15分钟，以皮肤出现红色瘀血为佳。起罐后擦掉皮肤上的油迹，患者改仰卧位，用同样的方法在下腹部走罐，每日1次，10次为1个疗程。

治法四

取穴：气海、子宫、脾俞、肝俞、肾俞、血海穴。

操作：采用药罐法，取当归、红花、乳香、没药、丹参、桂枝、艾叶、小茴香各30克，将上药用纱布包好，放入药锅内，加水3000毫升，熬30分钟后将药包取出。将竹罐放入药液中煮10~15分钟，用镊子夹出，甩去药液，迅速用干毛巾捂住罐口，立即扣在所选穴位上，留罐10~15分钟，每日1次，10次为1个疗程。本法适用于慢性盆腔炎。

治法五

取穴：第七椎下、腰眼穴。

配穴：八髎穴周围的络脉。

操作：采用刺络拔罐法，对局部皮肤进行常规消毒后，用消毒的三棱针快速刺入穴位，出针后立即拔罐，留罐5~10分钟，起罐后用碘酒棉球消毒针孔，3~5日1次。本法适用于慢性盆腔炎。

小提示

（1）急性盆腔炎患者在灸治的同时，最好配合使用抗生素治疗，应及时就医，彻底治疗，防止转为慢性。

（2）患病期间应节制性生活，注意经期卫生，保持外阴清洁。

3. 经前期紧张综合征

经前期紧张综合征是指妇女在月经前7~14天出现的一系列反应，月经来潮以后症状便自行消失。

【表现】

经前7~14天出现神经敏感、烦躁易怒、易激动、焦虑、抑郁、倦怠嗜睡或失眠、乏力、头痛、思想不集中、乳房胀痛、下腹痛、食欲不振等症状。少数患者可出现舌炎、口腔溃疡、痤疮、荨麻疹、皮肤瘙痒、外阴瘙痒及外阴溃疡等。

【治疗方法】

取穴：肝俞、脾俞、肾俞、太阳、关元、三阴交、太冲穴。

操作：采用刺络拔罐法，患者取俯卧位，对肝俞、脾俞、肾俞穴进行常规消毒后，每穴用三棱针点刺3~5下，将适当大小的火罐吸拔在点刺的穴位上，留罐10~15分钟，拔出血3~5毫升，起罐后擦净皮肤上的血迹。然后患者改仰卧位，用同样的方法在太阳、足三里、三阴交、太冲穴上进行刺络拔罐。隔日1次，10次为1个疗程。经前2~3天开始治疗。

小提示

（1）经期注意休息，保证充足的睡眠，避免过度劳累。

（2）保持乐观情绪，消除思想顾虑和紧张情绪，避免精神刺激。

（3）忌食寒凉、辛辣等食品，戒烟酒。

（4）平时应加强锻炼，以增强体质。

4. 更年期综合征

更年期综合征是指妇女在更年期由于卵巢功能衰退，出现以自主神经功能紊乱为主的一系列症状。更年期是绝经前后一段时期，此时期是妇女从性成熟期进入老年期的一个过渡，一般为45~55岁，持续3~10年，包括绝经前期、绝经期和绝经后期3个阶段。年轻妇女由于手术或放射治疗也可出现更年期综合征的症状。

【表现】

雌性激素缺乏症状：面部潮红、潮热、出汗、头痛、眩晕、心悸不适、心绞痛、生殖器萎缩、阴道干燥疼痛、性欲减退、尿频、尿急、尿失禁、乳房变软下垂、皮肤干

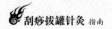
燥、弹性减弱、瘙痒、骨质疏松等。精神神经症状：倦怠、头晕、失眠、烦躁易怒、易激动、抑郁、多疑、情绪不稳定、记忆力减退、精神不集中等。

【治疗方法】

治法一

取穴：肾俞、心俞、足三里、三阴交穴。

配穴：肾阳虚者加脾俞、气海俞穴；肾阴虚者加肝俞、血海穴。

操作：采用留罐法，对穴位局部进行常规消毒后，用闪火法将适当大小的玻璃火罐吸拔在所选穴位上，留罐10~20分钟，注意不要压力过大，以免皮肤起泡引起感染。每日1次，10次为1个疗程。

治法二

取穴：肺俞、肾俞、关元、京门穴。

操作：肺俞至肾俞穴采用走罐法，在背部涂抹适量的润滑油，用闪火法将火罐吸拔在肺俞穴上，推至肾俞穴，来回走罐20次，直到皮肤变红为止；关元、京门穴采用留罐法，用闪火法将火罐吸拔在穴位上，留罐20分钟。隔日1次。本法适用于肾阴虚型，表现为阴道分泌物减少，甚至干涩，性欲减退，潮热自汗，五心烦热，头晕，耳鸣，失眠多梦，腰膝酸软，大便便结，多愁善感，烦躁易怒，舌红少苔。

治法三

取穴：腰背部的膀胱经和督脉。

操作：采用走罐法，患者采取俯卧位，以充分显露腰背部，涂抹上适量的润滑油，用闪火法将适当大小的玻璃火罐吸拔在腰部，然后沿着膀胱经和督脉推拉火罐，至皮肤出现红色瘀血为止，起罐后擦净皮肤上的油迹，一般10~15分钟，每日1次，10次为1个疗程。

小提示

（1）患者平时应注意生活有规律，劳逸结合。

（2）保持乐观心态，避免情绪波动。

（3）少吃盐，尽量不吸烟，不喝酒。

5. 不孕症

婚后夫妻同居2年以上，配偶健康，未避孕而未能怀孕者；或曾生育或流产，间隔2年以上未再受孕者称为不孕。

【表现】

婚后夫妻同居2年以上，未避孕而未能怀孕；或曾生育或流产，间隔2年以上未再受孕。男方精液检查正常，性生活正常。

【治疗方法】

取穴：中极、气海、三阴交穴。

操作：采用留罐法，患者取坐位或仰卧位，用闪火法将中号火罐吸拔在穴位上，留罐10~15分钟，每日1次。本法适用于肝郁气滞型，表现为婚后不孕，月经先后不定，经行不畅，经量少，经色微暗，有血块，经期腹痛，经前乳房腹痛，胸闷，精神抑郁，喜欢叹气，烦躁易怒，舌暗红，苔薄白。

6. 妊娠剧吐

妇女在早孕期间出现频繁而剧烈的呕吐，不能进食、进水，以致影响身体健康者，称为妊娠剧吐。

【表现】

临床表现为反复呕吐、全身乏力，症状逐渐加重，呕吐频繁，不能进食，呕吐物中有胆汁和咖啡样物。可伴有失眠、便秘、精神萎靡、血压下降等。

【治疗方法】

治法一

取穴：中脘、内关、内庭穴。

操作：采用留罐法，患者取坐位，用闪火法将中号火罐吸拔在穴位上，留罐5~15分钟，每日1次。本法适用于胃热型，表现为呕吐酸苦水，心烦，口干，夜不安眠，大便干燥，舌红苔黄。

治法二

取穴：脾俞、肝俞、胃俞、内关穴。

配穴：脾胃虚弱者（表现为恶心，食入即吐，口淡，呕吐清涎或食糜，头晕，食少，神疲倦怠，嗜卧，舌淡苔白）加足三里、中脘穴；肝胃不和者（表现为恶心呕吐，呕吐酸水或苦水，头晕，头胀，胸胁胀痛，心烦，口苦，咽干，小便黄，大便秘结，舌红，苔黄）加期门、太冲穴。

操作：采用留罐法，对穴位局部进行常规消毒后，用闪火法将适当大小的玻璃火罐吸拔在所选穴位上，留罐10~15分钟，每日1次或隔日1次，10次为1个疗程。

治法三

取穴：中脘、足三里、阴陵泉穴。

操作：采用留罐法，患者取坐位或仰卧位，用闪火法将中号火罐吸拔在穴位上，留罐10~15分钟，每日1次。本法适用于中虚湿盛型，表现为呕恶，吐清水痰涎，食少，胸闷，倦怠乏力，口淡乏味，舌淡苔白腻。

治法四

取穴：足太阳膀胱经的肝俞至三焦俞。

操作：采用走罐法，患者取俯卧位，在背部穴位处涂抹适量的润滑油，用闪火法将适当大小的玻璃罐吸拔在肝俞穴处，沿膀胱经向下推拉火罐至三焦俞处，循环往复，走罐10~15分钟，起罐后擦干皮肤上的油迹，以皮肤出现红色瘀血为佳。隔日1次，5次为1个疗程。

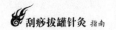

小提示

（1）对于呕吐严重、出现电解质紊乱及脱水现象的患者，应及时到医院进行治疗。

（2）保持乐观心态，消除紧张情绪。

（3）妊娠期间应适当休息，预防感冒。

（4）本病患者应注意饮食，适当增加营养，多吃高蛋白质、高维生素、易消化的食物，并少食多餐，尽量少吃生冷油腻的食品。

7. 急性乳腺炎

急性乳腺炎是哺乳妇女的多发病、常见病，是乳房的急性化脓性炎症，多发生于产后哺乳期及回乳期。发展过程分三期：郁乳期、酿脓期、溃脓期。主要临床表现为寒战、高热、乳房红、肿、热、痛，乳房内很快形成脓肿，患侧腋窝淋巴结肿大，白细胞增高。本病多由于忧思恼怒、肝气郁结；或多食肥甘厚味，胃中积热；或因乳头皮肤破裂，外邪侵入乳房导致脉络阻塞，排乳不畅，火毒与积乳互凝，而结肿。

【选穴】

主穴：乳根、膻中；阿是穴（患侧乳房相应的背部）；背部督脉及膀胱经的第一内侧线。

配穴：若肿块疼痛在乳头深部，取膏肓俞；乳房局部硬结处，加乳根、神封；发热恶寒加大椎、委中、合谷；腋下淋巴结肿大加肩井、曲池。

【操作方法】

轻者只取单侧，即患乳对侧的背部，重者双侧背部取穴。在背部沿着膀胱经和督脉的循行线在背部来回走罐，至皮肤出现明显的红色瘀血。重点在患侧乳房相对应的背部留罐10~15分钟，每日治疗一次，一般1~5次即愈。

8. 月经不调

月经失调也称月经不调。妇科常见病。表现为月经周期或出血量的异常，或是月经前、经期时的腹痛及全身症状。大致分为气滞血瘀、血热、肾虚3型。

（一）气滞血瘀

（1）症状

月经或提前或延后，经量或多或少，颜色紫红，有血块，月经过程不顺利；或伴小腹疼痛，怕按；或有胁肋部、乳房、少腹等胀痛，胸部不舒服。

（2）治法

方法一：

【选穴】膈俞、肝俞、期门、中极、血海。

【定位】膈俞：在背部，当第7胸椎棘突下，旁开1.5寸（由平双肩胛骨下角之椎骨，其棘突下缘旁开约2横指处为取穴部位）。

肝俞：在背部，当第9胸椎棘突下，旁开1.5寸（由平双肩胛骨下角之椎骨，往下推2个椎骨，即第9胸椎棘突下缘，旁开约2横指处为取穴部位）。

期门：在胸部，当乳头直下，第6肋间隙，前正中线旁开4寸（男性可取任意体位，女性取卧位，乳头直下，往下数两根肋骨处为取穴部位）。

中极：在下腹部，前正中线上，当脐中下4寸。

血海：屈膝，在大腿内侧，髌底内侧端上2寸，当股四头肌内侧头的隆起处（坐位，屈膝成90°，医者立于患者对面，用左手掌心对准右髌骨中央，手掌伏于其膝盖上，拇指尖所指处为取穴部位）。

【拔罐方法】刺络拔罐法。膈俞、肝俞两穴用梅花针点叩刺出血，以皮肤微微出血为度，之后拔罐，以局部有少量血点冒出皮肤为度。余穴采用单纯拔罐法，留罐10分钟，每日1次，10次为1疗程。

方法二

【选穴】归来、血海、蠡沟、三阴交、太冲。

【定位】归来：在下腹部，当脐中下4寸，距前正中线2寸（前正中线上，耻骨联合上缘上1横指处，再旁开2横指处为取穴部位）。

血海：屈膝，在大腿内侧，髌底内侧端上2寸，当股四头肌内侧头的隆起处。

蠡沟：在小腿内侧，当足内踝尖上5寸，胫骨内侧面的中央。

三阴交：在小腿内侧，当足内踝尖上3寸，胫骨内侧缘后方（以手4指并拢，小指下边缘紧靠内踝尖上，食指上缘所在水平线在胫骨后缘的交点，为取穴部位）。

太冲：在足背侧，当第一跖骨间隙的后方凹陷处（由第一、第二趾间缝纹向足背上推，至其两骨联合缘凹陷中处，为取穴部位）。

【拔罐方法】刺络拔罐法。太冲穴用梅花针点刺出血，以皮肤发红或微微出血为度。余穴拔罐后留罐10分钟，再艾灸归来穴约15分钟，以局部红晕为度。每日1次，10次为1疗程。

（二）血热

（1）症状

月经提前，量多，颜色深红或紫红，质稠黏，有血块；伴心胸烦闷、容易发怒，面色发红，口干，小便短黄，大便秘结。

（2）治法

方法一

【选穴】大椎、曲池、中极、三阴交、隐白。

【定位】大椎：在背部正中线上，第7颈椎棘突下凹陷中。

曲池：在肘横纹的外侧端，屈肘时当尺泽与肱骨外上髁连线中点（仰掌屈肘成45°，肘关节桡侧，肘横纹头为取穴部位）。

中极：在下腹部，前正中线上，当脐中下4寸。

三阴交：在小腿内侧，当足内踝尖上3寸，胫骨内侧缘后方。

隐白：在足大趾末节内侧，距趾甲角0.1寸（足大趾内侧，由大趾趾甲内侧缘与下缘各作一垂线之交点为取穴部位）。

【拔罐方法】刺络拔罐法。曲池、大椎及隐白三穴用三棱针点刺出血，出血量以3~5毫升为度，余穴拔罐，留罐10分钟，每日1次，10次为1疗程。

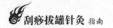

方法二

【选穴】血海、地机、三阴交、行间。

【定位】血海：屈膝，在大腿内侧，髌底内侧端上2寸，当股四头肌内侧头的隆起处。

地机：在小腿内侧，当内踝尖与阴陵泉的连线上，阴陵泉下3寸。（阴陵泉下3寸，胫骨内侧缘）。

三阴交：在小腿内侧，当足内踝尖上3寸，胫骨内侧缘后方。

行间：在足背侧，当第一、第二趾间，趾蹼缘的后方赤白肉际处。

【拔罐方法】行间穴用梅花针轻叩刺，以皮肤发红或微微出血为度，余穴拔罐后留罐10分钟，每日1次，10次为1疗程。

（三）肾虚

（1）症状

月经周期先后无定，量少，色淡红或暗红，经质清稀。腰膝酸软，足跟痛，头晕耳鸣，或小腹自觉发冷，或夜尿较多。

（2）治法

方法一

【选穴】肾俞、气海、关元、三阴交、照海。

【定位】肾俞：在腰部，当第二腰椎棘突下，旁开1.5寸（与肚脐中相对应处即为第二腰椎，其棘突下缘旁开约2横指 处为取穴部位）。

气海：在下腹部，前正中线上，当脐中下1.5寸。

关元：在下腹部，前正中线上，当脐中下3寸。

三阴交：在小腿内侧，当足内踝尖上3寸，胫骨内侧缘后方（以手4指并拢，小指下边缘紧靠内踝尖上，食指上缘所在水平线在胫骨后缘的交点，为取穴部位）。

照海：在足内侧，内踝尖下方凹陷处。

【拔罐方法】灸罐法。先用艾条点燃温灸各穴15分钟，以皮肤有温热感及人体感觉舒适为宜，之后吸拔火罐，留罐10分钟，每日1次，10次为1疗程。

方法二

【选穴】肾俞、命门、气穴、关元、太溪。

【定位】肾俞：见前。

命门：在腰部，当后正中线上，第二腰椎棘突下凹陷中（俯卧位，在腰部，后正中线上与脐相对处为取穴部位）。

气穴：在下腹部，当脐中下3寸，前正中线旁开0.5寸。

关元：在下腹部，前正中线上，当脐中下3寸。

太溪：在足内侧内踝后方，当内踝尖与跟腱之间的凹陷处（由足内踝尖向后推至凹陷处为取穴部位）。

【拔罐方法】灸罐法。先用艾条点燃温灸各穴15分钟，以皮肤有温热感及人体感觉舒适为宜，之后吸拔火罐，留罐10分钟，每日1次，10次为1疗程。

（四）注意事项

治疗期间患者要注意饮食的调节，保暖防寒，劳逸结合，心情乐观；适当锻炼身体，增强体质，注意经期卫生，经期忌过性生活。

9. 产后腹痛

产妇在分娩后由于子宫收缩而引起的腹痛叫作产后腹痛。临床症状是产后1~2天出现腹痛，3~4天自行消失。重症患者持续时间较长，哺乳时腹痛明显，同时子宫变硬，恶露增加。一般分为血瘀、血虚2型。

（一）血瘀

（1）症状

孕妇产后小腹刺痛，怕按，恶露量少，流出不畅，色紫暗有块，面色青白，或伴胸胁胀痛。

（2）治法

【选穴】膈俞、中极、归来、血海、三阴交。

【定位】膈俞：在背部，当第7胸椎棘突下，旁开1.5寸。

中极：在下腹部，前正中线上，当脐中下4寸。

归来：在下腹部，当脐中下4寸，距前正中线2寸。

血海：屈膝，在大腿内侧，髌底内侧端上2寸，当股四头肌内侧头的隆起处。

三阴交：在小腿内侧，当足内踝尖上3寸，胫骨内侧缘后方。

【拔罐方法】刺络拔罐法。膈俞穴用梅花针轻叩刺，以皮肤微微出血为度，之后拔罐，以有较多血点冒出皮肤为度。余穴用单纯拔罐法，留罐10分钟，每日1次，3次为1疗程。

（二）血虚

（1）症状

产后小腹隐隐作痛，喜按喜揉，恶露量较少，舌淡质稀。头晕眼花，自觉时有心跳加快，容易受惊，大便秘结。

（2）治法

【选穴】脾俞、关元、中极、足三里、三阴交。

【定位】脾俞：在背部，当第11胸椎棘突下，旁开1.5寸。

关元：在下腹部，前正中线上，当脐中下3寸。

中极：在下腹部，前正中线上，当脐中下4寸。

足三里：在小腿前外侧，当犊鼻下3寸，距胫骨前缘一横指（中指）（站位，用同侧手张开虎口围住髌骨上外缘，余4指向下，中指尖处为取穴部位）。

三阴交：在小腿内侧，当足内踝尖上3寸，胫骨内侧缘后方。

【拔罐方法】灸罐法。先用艾条点燃温灸各穴15分钟，以皮肤有温热感及人体感觉舒适为宜，之后吸拔火罐，留罐10分钟，每日1次，10次为1疗程。

（三）注意事项

（1）拔罐治疗产后腹痛效果显著，但吸拔力不可过大；产后要注意腹部保暖，宜食温胃、润肠、暖腹的食物，忌食生冷、辛辣之物。

（2）如子宫内有残留物而引发产后腹痛或出血过多，并发感染症状时，应采取中西医药物治疗。

10. 崩漏

崩漏是指妇女非周期性子宫出血，其发病急骤，暴下如注，大量出血者为"崩"；病势缓，出血量少，淋漓不绝者为"漏"。崩与漏虽出血情况不同，但在发病过程中两者常互相转化，如崩血量渐少，可能转化为漏，漏势发展又可能变为崩，故临床多以崩漏并称。青春期和更年期妇女多见。一般可以分为脾虚、血瘀及血热3型。

（一）脾虚

（1）症状

经血不按月经正常时间而下，量多之后淋漓不断，血色淡而质薄，自觉吸气不够，精神疲倦，面色苍白，或面部、肢体有水肿，手足不温，或饮食胃口差。

（2）治法

方法一

【选穴】脾俞、气海、关元、足三里、隐白。

【定位】脾俞：在背部，当第11胸椎棘突下，旁开1.5寸。

气海：在下腹部，前正中线上，当脐中下1.5寸。

关元：在下腹部，前正中线上，当脐中下3寸。

足三里：在小腿前外侧，当犊鼻下3寸，距胫骨前缘一横指（中指）（站位，用同侧手张开虎口围住髌骨上外缘，余4指向下，中指尖处为取穴部位）。

隐白：在足大趾末节内侧，距趾甲角0.1寸。

【拔罐方法】灸罐法。先用艾条点燃温灸各穴15分钟，以皮肤有温热感及人体感觉舒适为宜，之后吸拔火罐（除隐白外），留罐10分钟，每日1次，10次为1疗程。

方法二

【选穴】气海、中极、足三里、三阴交。

【定位】气海：在下腹部，前正中线上，当脐中下1.5寸。

中极：在下腹部，前正中线上，当脐中下4寸。

足三里：足三里穴在外膝眼下3寸，距胫骨前嵴1横指，当胫骨前肌上。

三阴交：在小腿内侧，当足内踝尖上3寸，胫骨内侧缘后方。

【拔罐方法】灸罐法。先用艾条点燃温灸各穴15分钟，以皮肤有温热感及人体感觉舒适为宜，之后吸拔火罐，留罐10分钟，每日1次，10次为1疗程。

（二）血瘀

（1）症状

经血不按月经正常时间而下，一会儿来，一会儿停止，或一直淋漓不净，或很久未按时来正常月经，又突然下血，且量多，继而一直淋漓不断，色紫暗有血块，小腹有下坠，胀痛的感觉。

（2）治法

方法一

【选穴】膈俞、中极、血海、三阴交、隐白。

【定位】膈俞：在背部，当第7胸椎棘突下，旁开1.5寸。

中极：在下腹部，前正中线上，当脐中下4寸。

血海：在大腿内侧，髌底内侧端上2寸，当股四头肌内侧头的隆起处。

三阴交：在小腿内侧，当足内踝尖上3寸，胫骨内侧缘后方。

隐白：在足大趾末节内侧，距趾甲角0.1寸。

【拔罐方法】膈俞穴采用刺络拔罐法，用梅花针叩刺出血，以皮肤微微出血为度，之后拔罐，以局部有少量血点冒出皮肤为度。隐白穴用梅花针叩刺出血，以皮肤微微出血为度。余穴（除膈俞、隐白外）采用单纯拔罐法，留罐10分钟，每日1次，10次为1疗程。

方法二

【选穴】膈俞、次髎、归来、气冲、血海。

【定位】膈俞：见前。

次髎：在骶部，当髂后上棘内下方，适对第二骶后孔处（俯卧，骨盆后面，从髂嵴最高点向内下方骶角两侧循摸一高骨突起，即是髂后上棘，与之平齐，骶骨正中突起处是第一骶椎棘突，髂后上棘与第二骶椎棘突之间即第二骶后孔，此为取穴部位）。

归来：在下腹部，当脐中下4寸，距前正中线2寸（前正中线上，耻骨联合上缘上1横指处，再旁开2横指处为取穴部位）。

气冲：在腹股沟稍上方，当脐中下5寸，距前正中线2寸（耻骨联合上缘中点旁开2寸取穴）。

血海：在大腿内侧，髌底内侧端上2寸，当股四头肌内侧头的隆起处。

【拔罐方法】刺络拔罐法。膈俞、次髎穴用梅花针叩刺出血，以皮肤微微出血为度，之后拔罐，以局部有少量血点冒出皮肤为度。余穴采用单纯拔罐法，留罐10分钟，每日1次，10次为1疗程。

（三）血热

（1）症状

经血不按月经正常时间而下，量多，或淋漓不净，色深红或紫红，质地黏稠，口渴喜饮水，自觉胸中烦热，或有发热，小便黄或大便干结。

（2）治法

方法一

【选穴】大椎、曲池、中极、水泉、隐白。

【定位】大椎：在背部正中线上，第7颈椎棘突下凹陷中。

曲池：在肘横纹的外侧端，屈肘时当尺泽与肱骨外上髁连线中点（仰掌屈肘成45°，肘关节桡侧，肘横纹头为取穴部位）。

中极：在下腹部，前正中线上，当脐中下4寸。

水泉：在足内侧内踝后下方，当太溪直下1寸（指寸），跟骨结节内侧凹陷处。

隐白：在足大趾末节内侧，距趾甲角0.1寸（足大趾内侧，由大趾趾甲内侧缘与下缘各作一垂线之交点为取穴部位）。

【拔罐方法】刺络拔罐法，曲池、大椎及隐白3穴用三棱针点刺出血，出血量以3~5毫升为度，之后上述5穴（除隐白外）拔罐，留罐10分钟，每日1次，10次为1疗程。

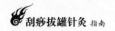

方法二

【选穴】曲池、血海、三阴交、隐白。

【定位】曲池：在肘横纹的外侧端，屈肘时当尺泽与肱骨外上髁连线中点。

血海：屈膝，在大腿内侧，髌底内侧端上2寸，当股四头肌内侧头的隆起处（坐位，屈膝成90°，医者立于患者对面，用左手掌心对准右髌骨中央，手掌伏于其膝盖上，拇指尖所指处为取穴部位）。

三阴交：在小腿内侧，当足内踝尖上3寸，胫骨内侧缘后方（以手4指并拢，小指下边缘紧靠内踝尖上，食指上缘所在水平线在胫骨后缘的交点，为取穴部位）。

隐白：在足大趾末节内侧，距趾甲角0.1寸。

【拔罐方法】刺络拔罐法，曲池、大椎及隐白三穴用三棱针点刺出血，出血量以3~5毫升为度，之后上述4穴（除隐白外）拔罐，留罐10分钟，每日1次，10次为1疗程。

（四）注意事项

（1）拔罐治疗崩漏效果显著，但疗程较长，即便症状明显缓解后，还要坚持2~3个疗程，以巩固疗效。

（2）患者应注意饮食调摄，加强营养，忌食辛辣及生冷饮食，防止过度劳累；绝经期妇女，如反复多次出血，应作妇科检查，警惕肿瘤所致。

（3）出血量多时宜卧床休息或住院治疗，平时多注意出血的期、量、色、质的变化，若出血量骤多不止，宜采用与药物结合等综合疗法，以免暴伤阴血发生虚脱危象。

（4）要积极查治导致崩漏的其他病症。

11. 带下病

白带是指正常妇女阴道内流出的少量白色无味的分泌物。若在经期、排卵期或妊娠期白带增多，是妇女正常的生理现象。如果妇女阴道分泌物增多，且连绵不断，色黄、色红、带血，或黏稠如脓，或清稀如水，气味腥臭，就是带下病症。带下病患者常伴有心烦、口干、头晕、腰酸痛、小腹有下坠、肿痛感、阴部瘙痒、小便少、颜色黄，全身乏力等症状。一般分为湿毒下注和脾肾虚弱2型。

（一）湿毒下注

（1）症状

带下量多，色黄或黄绿如脓，或带血，浑浊如泔米水，有臭秽气味，阴部瘙痒，小腹隐隐作痛，小便少且黄，口苦咽干，舌质红，苔黄。

（2）治法

方法一

【选穴】脾俞、次髎、蠡沟、三阴交、太冲。

【定位】脾俞：在背部，当第11胸椎棘突下，旁开1.5寸（与肚脐中相对应处即为第二腰椎，由第二腰椎往上摸3个椎体，即为第11胸椎，其棘突下缘旁开约2横指处为取穴部位）。

次髎：在骶部，当髂后上棘内下方，适对第二骶后孔处。

蠡沟：在小腿内侧，当足内踝尖上5寸，胫骨内侧面的中央。

三阴交：在小腿内侧，当足内踝尖上3寸，胫骨内侧缘后方。

太冲：在足背侧，当第一跖骨间隙的后方凹陷处（由第一、第二趾间缝纹向足背上推，至其两骨联合缘凹陷中处，为取穴部位）。

【拔罐方法】刺络拔罐法。脾俞、次髎、太冲穴用梅花针叩刺，后在脾俞、次髎穴上拔罐，以有较多血点冒出皮肤为度。蠡沟、三阴交两穴用单纯拔罐法，留罐10分钟，每日1次，10次为1疗程。

方法二

【选穴】关元俞、次髎、带脉、阴陵泉、三阴交。

【定位】关元俞：第五腰椎棘突下，旁开1.5寸。

次髎：在骶部，当髂后上棘内下方，适对第二骶后孔处。

带脉：在人体侧腹部，章门下1.8寸，当第11肋骨游离端下方垂线与脐水平线的交点上。

阴陵泉：在小腿内侧，当胫骨内侧髁后下方凹陷处（坐位，用拇指沿小腿内侧骨内缘由下往上推，至拇指抵膝关节下时，胫骨向内上弯曲之凹陷为取穴部位）。

三阴交：在小腿内侧，当足内踝尖上3寸，胫骨内侧缘后方。

【拔罐方法】刺络拔罐法，关元俞、次髎穴用梅花针轻叩刺，再拔罐，以有较多血点冒出皮肤为度。余穴用单纯拔罐法，留罐10分钟，每日1次，10次为1疗程。

（二）脾肾虚弱

（1）症状

带下量多，色白或淡黄，质稀薄，或如鼻涕，如唾液样，无臭味，面色苍白或面带黄色无光泽，神疲乏力，食少，腹胀，便稀薄。

（2）治法

方法一

【选穴】脾俞、肾俞、命门、三阴交。

【定位】脾俞：在背部，当第11胸椎棘突下，旁开1.5寸（与肚脐中相对应处即为第二腰椎，由第二腰椎往上摸3个椎体，即为第11胸椎，其棘突下缘旁开约2横指处为取穴部位）。

肾俞：在腰部，当第二腰椎棘突下，旁开1.5寸（与肚脐中相对应处即为第二腰椎，其棘突下缘旁开约2横指处为取穴部位）。

命门：在腰部，当后正中线上，第二腰椎棘突下凹陷中（俯卧位，在腰部，后正中线上与脐相对处为取穴部位）。

三阴交：在小腿内侧，当足内踝尖上3寸，胫骨内侧缘后方（以手4指并拢，小指下边缘紧靠内踝尖上，食指上缘所在水平线在胫骨后缘的交点，为取穴部位）。

【拔罐方法】灸罐法。先用艾条点燃温灸各穴15分钟，以皮肤有温热感及人体感觉舒适为宜，之后吸拔火罐，留罐10分钟，每日1次，10次为1疗程。

方法二

【选穴】命门、次髎、带脉、气海、三阴交、太溪。

【定位】命门：见前。

次髎：在骶部，当髂后上棘内下方，适对第二骶后孔处（俯卧，骨盆后面，从髂嵴

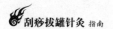

最高点向内下方骶角两侧循摸一高骨突起，即是髂后上棘，与之平齐，髂骨正中突起处是第一骶椎棘突，髂后上棘与第二骶椎棘突之间即第二骶后孔，此为取穴部位）。

气海：在下腹部，前正中线上，当脐中下1.5寸。

带脉：在侧腹部，章门下1.8寸，当第一肋骨游离端下方垂线与脐水平线的交点上（腋中线上，与通过脐中的水平线相交为取穴部位）。

三阴交：在小腿内侧，当足内踝尖上3寸，胫骨内侧缘后方。

太溪：在足内侧内踝后方，当内踝尖与跟腱之间的凹陷处（由足内踝尖向后推至凹陷处为取穴部位）。

【拔罐方法】灸罐法。先用艾条点燃温灸各穴15分钟，以皮肤有温热感及人体感觉舒适为宜，之后吸拔火罐，留罐10分钟，每日1次，10次为1疗程。

【注意事项】

（1）拔罐疗法对本病有较好的疗效，但要坚持多疗程治疗，以巩固疗效。

（2）要积极查治导致本病的其他病症。

（3）不吃生冷辛辣和刺激性的食物，戒烟酒，注意阴部卫生，节制房事。

· 儿科疾病

1. 婴幼儿腹泻

婴幼儿腹泻是小儿最常见的疾病之一，多由饮食不当和肠道细菌、病毒感染引起。以2岁以下的婴幼儿较为多见，年龄越小，发病率越高，可造成小儿营养不良或生长发育障碍。本病虽四季均可发病，但以夏秋季节较多。

【表现】

大便次数增多，每日排便5~6次，多的可达10次以上。腹胀肠鸣，粪质稀薄如水样，或夹杂不消化食物，或含少量黏液，有酸臭味，可伴有低热、呕吐或溢乳、食欲减退、腹痛、焦躁不安等症状，严重者可出现口干、尿少、皮肤弹性差、眼窝凹陷等症状。

【治疗方法】

治法一

取穴：足三里、天枢穴。

操作：采用留罐法，先用中指按揉穴位后，以闪火法拔罐，留罐10分钟，每日1次。本法适用于伤湿型，表现为泻下如水，黏滞不爽，寒湿者泻下清稀如水、腹痛肠鸣，湿热者肛门灼热。

治法二

取穴：中脘、气海、脾俞穴。

操作：采用留罐法，患者取坐位，用闪火法将中号火罐吸拔在穴位上，留罐5~10分钟，每日1次。本法适用于脾虚型，表现为久泻不愈，或时溏时泻，大便稀薄，常夹有乳瓣或食物残渣，食欲不振，倦怠乏力，面色萎黄，舌淡，苔薄白。

治法三

取穴：神阙、气海、天枢、长强穴。

操作：采用留罐法，患者取仰卧位，采用闪火法将火罐依次吸拔在穴位上，留罐10分钟，长强穴连用4次，每次间隔5~10分钟，每天早晨拔罐1次，拔后用手掌按摩。

治法四

取穴：脾俞、肾俞、大肠俞、足三里穴。

操作：采用留罐法，患者取坐位，用闪火法将火罐吸拔在穴位上，留罐5~10分钟，每日1次。本法适用于脾肾阳虚型，表现为久泻不止，下早清谷，食入即泻，形体消瘦，畏寒肢冷，面色光白，舌淡，苔薄白。

治法五

取穴：中脘、关元、脾俞、大肠俞、小肠俞、章门穴。

配穴：急性泄泻者加天枢、上巨虚、下巨虚穴；慢性泄泻者加命门、足三里穴。

操作：采用留罐法，对局部进行常规消毒后，用闪火法将适当大小的火罐吸拔在所选穴位上，留罐10~15分钟，每日1次，5次为1个疗程。

治法六

取穴：一组脾俞、胃俞、大肠俞穴；二组 中脘、天枢、足三里穴。

操作：每次选1组穴位，2组交替使用，采用留罐法，用闪火法将小巧的火罐轻轻地吸拔在穴位上，留罐约5~10分钟，至皮肤出现红色为度，每周各3次，1周为1个疗程。本法适用于伤食型，表现为腹痛、腹泻、肠鸣，大便腐臭，不思饮食，恶心呕吐，舌苔厚腻。

2. 流行性腮腺炎

流行性腮腺炎是由腮腺炎病毒引起的急性呼吸道传染病，俗称"痄腮"。传染源主要是早期病人和隐性感染者，通过唾液飞沫传播。本病好发于儿童，青少年也可发病。常年均可发病，但多见于冬春两季。

【表现】

起病大多较急，初起病人有发热、怕冷、头痛、咽痛、恶心、呕吐、全身不适、食欲减退等症状。腮腺部肿痛增大，以耳垂为中心向前、后、下肿大，边缘不清，外表皮肤不红，触之有压痛及弹性感，张口或咀嚼时疼痛加重。腮腺口可见红肿，通常一侧先肿大，随之双侧肿大，腮腺肿胀持续大约4~5天逐渐消退而痊愈。较重者可合并睾丸炎、胰腺炎、脑膜炎、卵巢炎、心肌炎等。

【治疗方法】

治法一

取穴：足太阳膀胱经的大杼至膈俞穴，督脉的大椎至至阳穴。

操作：采用走罐法，患者取俯卧位，充分暴露背部，在局部涂抹适量的润滑油，用闪火法将适当大小的火罐吸拔在背部，然后沿膀胱经和督脉来回走罐，至皮肤出现红色瘀血为佳，一般10~15分钟，起罐后擦净皮肤上的油迹，每日1次。

治法二

取穴：阿是穴。

操作：采用水罐法，患儿取坐位，取小型抽吸罐，装上半瓶左右温水，口朝上，倒扣在阿是穴，按紧罐具，让患儿缓慢仰卧，使罐具恢复口朝下的位置，然后用注射器插

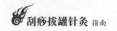
入罐内，抽去空气，使罐具吸拔在穴位上，使温水充分接触皮肤。如果肿胀面积较大，可同时吸拔2~3个，留罐15分钟左右，起罐时，用注射器将空气推入罐内，罐口朝上取下。每日1~2次。

治法三

取穴：翳风、颊车、大椎、外关、合谷、阿是穴（耳下腮腺疼痛最明显处）。

操作：采用刺络拔罐法，对局部皮肤进行常规消毒后，每穴用消毒的三棱针点刺2~3下，然后立即用闪火法将火罐吸拔在所点刺的部位，留罐10分钟左右，拔出毒血2~3毫升，起罐后擦净皮肤上的血迹。每日1~2次，4次为1个疗程。如果治疗及时，一般1次即可明显好转或痊愈。

治法四

取穴：翳风、颊车、大椎、肺俞、阿是穴。

操作：采用刺络拔罐法，对穴位局部进行常规消毒后，每穴用消毒的三棱针点刺3~5下，然后用闪火法将适当大小的火罐吸拔在所点刺的穴位处，留罐10~15分钟，起罐后擦净皮肤上的血迹，每日1次。

小提示

（1）患者如果出现并发症，应及时送医院进行治疗。

（2）本病为传染性疾病，病人应隔离，以防传染。

（3）患病期间应多休息，应进食流质、半流质食物，多喝水，禁止食用油腻、辛辣、不易消化的食物。

（4）患者应保持口腔清洁，常用淡盐水漱口，防止继发感染。

3. 小儿肺炎

小儿肺炎是指由不同的病原体或其他因素所致的肺部炎症，是儿科的常见病、多发病。一年四季均可发病，但以冬春季较常见。年龄小、体质弱的儿童易于发病。

【表现】

主要表现为发热、咳嗽、气急，可伴有呼吸加快、鼻翼翕动、口唇和指甲发紫、食欲不振等。严重者可有全身中毒症状，可表现为面色苍白、烦躁不安、肝肿大、少尿或无尿、下肢及颜面水肿等。

【治疗方法】

治法一

取穴：肩胛骨下部（双侧）。

操作：采用留罐法，用闪火法将火罐吸拔在穴位上，留罐5~10分钟，每日1次，5次为1个疗程。如果湿罗音明显，且局限于单侧，可单独在患侧拔罐。

治法二

取穴：以背部及胸部的穴位为主，重点取大椎、身柱、肺俞穴等。

操作：每次取4~5个穴位，采用留罐法，用闪火法将火罐吸拔在穴位上，留罐5~10

分钟，每日1次。

治法三

取穴：大椎、身柱、肺俞、膏肓、曲池、定喘穴。

操作：采用留罐法，用闪火法将火罐吸拔在穴位上，留罐5~10分钟，每日1次，3日为1疗程。

小提示

（1）小儿肺炎若治疗不及时可发展为重症肺炎，甚至出现并发症，所以一旦发病，应及时到医院治疗。

（2）患病期间应进食流质或半流质的食物，忌食辛辣、油腻。

4. 小儿厌食

厌食是指小儿较长时期见食不贪，食欲不振，甚则拒食的一种病症，是儿科的常见病。以1~6岁儿童为多见。引起本病的主要原因是不良的饮食习惯，此外，气候、小儿情绪变化、消化道及全身疾病等也会引起本病。

【表现】

食欲减退，厌恶进食，体重不增加。患儿一般精神状态均较正常，病程长者可出现面黄倦怠，形体消瘦等症状。

【治疗方法】

治法一

取穴：胃俞、内庭、足三里穴。

操作：采用留罐法，患者取坐位，用闪火法将中号火罐吸拔在穴位上，留罐5~10分钟，每日1次。本法适用于胃阴不足型，表现为口干多饮，不喜进食，皮肤干燥，缺乏润泽，大便多干结，舌质偏红，苔多光剥少津。

治法二

取穴：中脘、神阙、脾俞、肝俞、胃俞、足三里穴。

操作：采用留罐法，患者取坐位，用闪火法将适当大小的火罐吸拔在穴位上，留罐10~15分钟，至皮肤出现红色瘀血或潮红现象为止，每日1次，10次为1个疗程。

治法三

取穴：脾俞、足三里、章门穴。

操作：采用留罐法，患者取坐位，用闪火法将中号火罐吸拔在穴位上，留罐5~10分钟，每日1次。本法适用于脾失健运型，表现为不思饮食，甚至拒食，面色少华，形体偏瘦，舌淡，苔白或薄腻。

5. 疳积

疳积是小儿时期，尤其是1~5岁儿童的一种常见病症。是指由于喂养不当，或感染寄生虫病等引起，使脾胃受损而导致全身虚弱、消瘦面黄、发枯等慢性病症。临床主要症状有：初起恶心呕吐、不思饮食、腹胀腹泻；继而烦躁哭闹、睡眠不好、喜俯卧、手

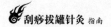

足心发热、口渴、午后两颧骨发红、大便时干时稀；最后见面黄肌瘦、头发稀疏、头大颈细、肚脐突出、精神萎靡。一般分为饮食不节、脾胃亏虚和感染寄生虫2型。

（一）饮食不节、脾胃亏虚

（1）症状

形体消瘦，体重不增，面色少华或萎黄，毛发稀疏，食欲不振，或能食善饥，烦躁易怒，大便不调，舌质偏淡，苔薄白。

（2）治法

【选穴】脾俞、胃俞、中脘、章门、四缝、足三里。

【定位】脾俞：在背部，第11胸椎棘突下，两侧旁开1.5寸（与肚脐中相对应处即为第二腰椎，由第二腰椎往上摸3个椎体，即为第11胸椎，其棘突下缘旁开约2横指处为取穴部位）。

胃俞：在背部，当第12胸椎棘突下，旁开1.5寸（与肚脐中相对应处即为第二腰椎，由第二腰椎往上摸2个椎体，即为第12胸椎，其棘突下缘旁开约2横指处为取穴部位）。

中脘：在前正中线上，脐上4寸处（仰卧位，在上腹部，前正中线上，脐中与胸剑联合部的中点为取穴部位）。

章门：在侧腹部，当第11肋游离端的下方（由腋前线往下循摸肋弓下之第一游离肋之前下缘处为取穴部位）。

四缝：在第二至第五指掌侧，近端指关节的中央，每手4穴，左右各8穴（在手2、3、4、5指的掌面，当第二指关节横纹中点为取穴部位）。

足三里：在小腿前外侧，当犊鼻下3寸，距胫骨前缘1横指（站位，用同侧手张开虎口围住髌骨上外缘，余4指向下，中指尖处为取穴部位）。

【拔罐方法】灸罐法。先用艾条温灸各穴10分钟，以皮肤有温热感及人体感觉舒适为宜，之后吸拔火罐（除四缝外），留罐5~10分钟，每日1次，10次为1疗程。四缝三棱针点刺，挤出黄白色透明样黏液或点刺出血，两侧交替操作。

（二）感染寄生虫

（1）症状

形体消瘦，肚腹胀满，甚则青筋暴露，面色萎黄无华，毛发稀疏干枯，精神烦躁，睡眠不宁，或见揉眉挖鼻，吮指磨牙，食欲不振，部分食欲亢进，甚或喜食异物，大便下虫，舌淡苔腻。

（2）治法

【选穴】膻中、中脘、章门、天枢、气海、百虫窝、足三里。

【定位】膻中：在胸部，当前正中线上，平第四肋间，两乳头连线的中点。

中脘：在前正中线上，脐上4寸处。

章门：在侧腹部，当第11肋游离端的下方。

天枢：在腹中部，距脐中2寸。

气海：在下腹部，前正中线上，当脐中下1.5寸。

百虫窝：屈膝，在大腿内侧，髌底内侧端上3寸，即血海上1寸。

足三里：在小腿前外侧，当犊鼻下3寸，距胫骨前缘1横指（中指）。

【拔罐方法】单纯拔罐法，上述各穴拔罐后留罐10分钟，每日1次，10次为1疗程。

（三）注意事项

（1）重点调理小儿饮食，多种营养成分合理调配，克服患儿挑食、偏食的不良习惯，要定质、定量、定时，逐渐增加辅食，并且要掌握先稀后干、先素后荤、先少后多的原则，并注意饮食卫生，预防各种肠道传染病和寄生虫病的发生。

（2）乳幼儿尽可能给予母乳喂养，不要过早断乳，断乳后给予易消化而富有营养的食物。

（3）带小儿多做户外活动，以增加运动量，以增加饭量，增强体质，增进健康。

（4）凡因肠道寄生虫病或结核病引起的小儿疳积，须及时治疗原发病。

6. 小儿消化不良

小儿消化不良又称"婴幼儿腹泻"，是婴幼儿常见的一种消化道疾病，一般分为单纯性和中毒性两种类型。一年四季均可发病，以夏秋季节为多见。临床主要表现为大便次数增多，一天3~5次，甚至10余次，大便稀薄呈黄绿色，带有不消化乳食及黏液。现代医学认为，本病与饮食、感染及免疫等因素有关，此外，气候突变及卫生习惯不良等，亦与本病有密切关系。

本病可归属于祖国医学的"泄泻"等病症范畴，小儿脾胃薄弱，无论外感邪气，内伤乳食等均可引起脾胃功能失调，多因运化功能失职，不能腐熟水谷，水谷不分，并走大肠，则成腹泻内伤乳食，感受外邪，脾胃虚弱而致脾胃运化失司。

拔罐疗法治疗小儿腹泻效果较好，尤其是对于惧怕针的患儿更加适宜。方法简便，无毒副作用，容易为患儿接受。

（1）治疗选穴及部位：

脾俞、胃俞、大肠俞、足三里、天枢、中脘。

（2）操作方法：

留罐5~10分钟，每周治疗3次，6次为一疗程。

（3）注意事项：

治疗期间应纠正不合理的饮食习惯，掌握哺乳和饮食的时间，给患儿以营养丰富容易消化的食物，不宜过饥或过饱。轻症停喂不易消化食物和脂类食物，重症应暂禁食，但一般不超过6~8小时，多饮水以防脱水。

·耳鼻喉科疾病

1. 急性结膜炎

急性结膜炎也称传染性结膜炎，多由细菌和病毒感染引起，起病急，传染性强，为接触性传染，易形成流行。多发于春秋季节。俗称"火眼"或"红眼病"。

【诊断要点】

临床主要表现眼部红、肿、热、痛，怕光，流泪，有异物感，结膜充血，分泌物增多，早晨起床时上下眼睑常被分泌物黏住。

【治疗方法】

治法一

取穴：太阳、大椎穴。

操作：采用刺络拔罐法，对局部皮肤进行常规消毒后，用消毒的三棱针刺破表皮，用闪火法在点刺部位加拔火罐。大椎穴点刺放血时，开始出血紫暗，放至鲜红为尽，一般出血量以3~4毫升为宜；太阳穴也可采用水罐法，用带铝盖的青霉素小瓶去掉底部后磨光，里面装入75%浓度的酒精3~5毫升，扣在穴位上，用注射器针头自橡皮塞一端刺入小瓶内，抽尽空气，小瓶即紧贴在皮肤上。闭目休息30分钟后取下，每日1次，多数患者2~3次即愈。

治法二

取穴：太阳、风池、曲池穴（均取患侧穴位）。

操作：采用刺络拔罐法，对局部皮肤进行常规消毒后，用消毒的三棱针点刺，然后用小号火罐吸拔在点刺部位，留罐5~10分钟，每日1次。

治法三

取穴：太阳、膈俞、曲池、内关穴（均取患侧穴位）。

操作：采用刺络拔罐法，对局部皮肤进行常规消毒后，用消毒的三棱针点刺，然后用小号火罐吸拔在点刺部位，留罐5~10分钟，每日1次。

小提示

（1）本病有传染性，应采取隔离措施，脸盆、毛巾等物品要单用，并注意消毒，避免交叉感染。

（2）注意休息，保证充足的睡眠。

（3）饮食宜清淡，忌食辛辣刺激性及热性食物，不吸烟，不喝酒。

2. 青光眼

青光眼是由于眼内压升高引起视盘损害和视野缺损的一种眼病。分为开角型和闭角型，闭角型青光眼治疗不及时可导致失明。拔罐疗法适用于开角型病程较长、症状较轻者。

【表现】

开角型青光眼自觉症状不明显，有轻度眼胀。闭角型青光眼表现为眼胀、视力下降、视物不清、虹视。急性发作可伴有恶心、呕吐、偏头痛、眼部混合充血、角膜雾状混浊。

【疗法】

取穴方一：大椎、胆俞、心俞、太阳。

方法：用刺络拔罐法。用三棱针点刺至轻微出血为度，然后拔罐15~20分钟。隔日治疗1次，10次为1疗程。

主治：青光眼。

效果：久治有效。

附记：引自《外治汇要》。根治尚难。

取穴方二：身柱、风门、肝俞、膈俞。

方法：用刺络拔罐法。用三棱针点刺至轻微出血，然后拔罐15分钟。或以毫针刺入，得气后留针10~15分钟，起针后，用闪火法拔罐10~15分钟。隔日治疗1次，10次为1疗程。

主治：青光眼（绿风内障）。

效果：多年使用，效果尚佳。

取穴方三：风池、丝竹空、攒竹。恶心呕吐配中脘、内关、足三里；头昏痛或眼压高时配合谷、光明、三阴交。

方法：用针刺后拔罐法。以毫针用平补平泻法针刺，留针20~30分钟，起针后，拔罐15~20分钟。丝竹空、攒竹、光明只针刺，不拔罐。每日或隔日治疗1次，10次为1疗程。

主治：青光眼（阴虚阳亢型）。

效果：临床屡用，均有一定效果。

取穴方四：太阳、风池、肝俞、心俞、印堂、鱼腰。肝火盛者，配太冲、光明；心火盛者，配内关；肾虚配肾俞。

方法：虚证用单纯拔罐法，留罐15~20分钟，起罐后加温灸5~10分钟。热证用刺络拔罐法，先用三棱针点刺出血，然后拔罐15~20分钟。印堂、鱼腰、光明、太冲只刺血或温灸，不拔罐。每日或隔日治疗1次，10次为1疗程。

主治：青光眼。

效果：临床屡用，疗效较好。

3. 睑腺炎

睑腺炎又称麦粒肿，是一种常见的眼睑腺体的化脓性炎症。可分为外睑腺炎和内睑腺炎两种，外睑腺炎是睫毛毛囊或其附近的皮脂腺、汗腺的炎性病变，内睑腺炎是睑板腺的炎性病变。本病一般发病较急，尤以夏季多见。中医名"针眼"、"偷针"、"斜眼"等。

【表现】

早期眼睑局部有红、肿、热、痛，形成局限性硬结，形如麦粒，压之疼痛。全身伴有发热、恶寒、头痛等。晚期出现黄白色脓点，可溃破，渐渐消肿自愈。

【治疗方法】

治法一

取穴：胃俞、脾俞、中脘、章门、足三里穴。

操作：采用留罐法，患者取坐位，用闪火法将中号火罐吸拔在穴位上，留罐5~10分钟，隔日1次。本法适用于气血虚弱型，表现为针眼反复发作，眼睑微红肿，日久不愈，面色萎黄无华，食欲不振，倦怠乏力。

治法二

取穴：背部第一至第七胸椎节段的督脉及膀胱经分布区域。

操作：采用走罐法，患者取俯卧位，在背部涂抹适量润滑油，将大小适宜的火罐

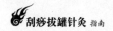

吸拔在背部，在背部第一至第7胸椎节段的督脉及膀胱经分布区域走罐，并在脾胃俞附近着重推罐，起罐后将脾胃俞处出现的瘀点点刺出血，再在点刺部位拔罐，吸出瘀血。本法适用于脾胃郁热型，表现为眼睑红肿疼痛，可伴有口渴喜饮，大便秘结，舌红，苔黄。

治法三

取穴：太阳、阳白、大椎、印堂穴。.

操作：采用刺络拔罐法，对局部皮肤进行常规消毒后，用消毒的毫针或三棱针点刺1~3下，然后用闪火法迅速将火罐吸拔在点刺部位，拔出几滴瘀血，起罐后擦净血迹，每日1次，3次为1个疗程。

治法四

取穴：大椎、太阳、风池、天井穴。

操作：采用刺络拔罐法，患者取坐位，对局部皮肤进行常规消毒后，用消毒的三棱针点刺穴位，然后用闪火法将小号火罐吸拔在点刺部位，留罐10~15分钟，每日1次。本法适用风热型，表现为初起眼睑红肿疼痛，继而疼痛拒按，局部有硬结，舌苔薄黄。

治法五

取穴：大椎穴。

操作：采用刺络拔罐法，对局部皮肤进行常规消毒后，用梅花针叩刺6~7下，至出现出血点，然后将口径合适的玻璃罐吸拔在大椎穴上，留罐10分钟。本法适用于麦粒肿早期，一般经1~3次治疗可愈。

治法六

取穴：背部第一至第12胸椎至腋后线范围内找反应点。

操作：采用刺络拔罐法，先找出如粟粒状的反应点，如果没有找到反应点，可刺相当于膏肓穴的部位。对局部皮肤进行常规消毒后，将针尖对准选好的部位，垂直进针0.2~0.3厘米，然后迅速地将火罐吸拔在电磁部位。左眼刺左背相应部位，右眼反之。

4. 电光性眼炎

电光性眼炎又称为紫外线性眼炎，是由于电光发出的紫外线照射眼部造成的眼结膜和角膜的炎症，多发生在察看电焊、气焊、电炉炼钢之后。

【表现】

多在紫外线照射后6~8小时发病，眼部有异物感、灼热感，剧痛，伴有怕光、流泪、眼睑皮肤潮红、结膜充血、眼睑痉挛等症状，一般2~3天后可自愈。

【治疗方法】

治法一

取穴：大椎、太阳、印堂穴。

操作：采用刺络拔罐法，对穴位局部皮肤进行常规消毒后，用消毒的三棱针点刺，然后用闪火法将大小适中的火罐吸拔在点刺的穴位上，留罐10~15分钟，每日1次，3次为1个疗程。

治法二

取穴：大椎穴。

操作：采用针刺后刺络拔罐法，患者取坐位或俯卧位，对局部皮肤进行常规消毒后，先用泻法针刺大椎穴，不留针，出针后用梅花针叩刺大椎穴，至皮肤潮红或轻微渗血为度，叩刺范围约3×3厘米，然后在叩击部位拔火罐，留罐5~15分钟，起罐后擦去污血并作表面消毒。

小提示

（1）治疗期间应注意休息，避免强光直射眼睛。
（2）忌食辛辣刺激性食物。
（3）可以用凉水浸湿毛巾敷在眼部，以减轻疼痛及眼部充血。

5. 流泪症

流泪症又称为迎风流泪，是指眼泪不由自主地流出的一种眼病，多见于老年人。

【表现】

经常不由自主地流泪，遇风加剧。

【治疗方法】

治法一

取穴：肝俞、肾俞、睛明、风池穴。

操作：采用留罐法，患者取坐位或俯卧位，用闪火法将适当大小的火罐吸拔在穴位上，留罐5~10分钟，每日1次。

治法二

取穴：太阳、肝俞、肾俞穴。

操作：太阳穴采用刺络拔罐法，对局部皮肤进行常规消毒后，用消毒的三棱针点刺，将小号火罐吸拔在穴位上，留罐10~15分钟，以出血1~2毫升为宜，起罐后擦净血迹；肝俞、肾俞穴采用留罐法，患者取仰卧位，将大号火罐吸拔在穴位上，留罐10分钟；再在膀胱经走罐，行轻手法，约15分钟。

治法三

取穴：攒竹、承泣、合谷穴。

操作：采用刺络拔罐法，患者取坐位或仰卧位，对局部皮肤进行常规消毒，用消毒的三棱针点刺，用闪火法将小口径的玻璃罐吸拔在点刺部位，留罐5~10分钟。

小提示

本病患者应及时到医院进行眼科检查，以查明病因，并针对原发病进行综合治疗。

6. 鼻出血

鼻出血也称鼻衄，是多种疾病的共同症状，出血量可少可多，反复出血易导致贫

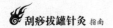

血，重者可引起失血性休克。原因较多，包括局部病因和全身病因两类：局部病因有鼻部外伤、炎症、息肉、肿瘤，全身病因有血液疾病、高血压、动脉硬化、急性传染病、中毒、静脉压增高、肝脾疾病、风湿热、维生素类缺乏等。

【表现】

鼻衄由于原因不同，表现也不同，出血量有时很少，仅为鼻涕中带血丝，有时则较多，可导致失血性休克。大部分发生在鼻中下方出血区，其次是下鼻甲、中鼻甲后端、中鼻道。鼻出血多为单侧，也可为双侧，可间歇性反复出血，也可持续出血。

【治疗方法】

治法一

取穴：一组大椎、肺俞穴；二组身柱、胃俞穴。

操作：每次选用1组穴位，2组交替使用，采取留罐法，先用应急方法止住鼻出血，然后用闪火法在穴位上拔罐，留罐10~20分钟，每日或隔日1次，5次为1个疗程，疗程间隔3~5日。

治法二

取穴：一组大椎、涌泉、委中穴；二组肺俞、肝俞、胃俞穴。

操作：每次选用1组穴位，2组交替使用，采用刺络拔罐法，对局部皮肤进行常规消毒后，用消毒的三棱针点刺出血，用闪火法将大小适宜的火罐吸拔在点刺部位，留罐10~15分钟，以出血1~2毫升为宜。每日1次，10次为1个疗程。

小提示

> 引起鼻出血的病因较多，如经常发生，应及时到医院查明病因，并针对原发病进行治疗。

7. 牙痛

牙痛是多种牙病的常见症状之一，龋齿、牙周炎、牙髓炎等均有此症状。

【表现】

由于引起牙痛的疾病不同，症状也不同，由龋齿引起的牙痛可见牙齿不同程度的龋坏；由牙周炎引起的牙痛可伴有牙龈红肿、口臭。

【治疗方法】

治法一

取穴：肾俞、志室、颊车、下关穴。

操作：采用留罐法，患者取坐位，用闪火法将适当大小的火罐吸拔在穴位上，留罐5~10分钟，隔日1次。本法适用于虚火牙痛，表现为牙齿隐隐作痛，时作时止，日久不愈，牙龈萎缩，牙齿浮动，咬物无力，伴有腰膝酸软，头晕眼花，口干不欲饮，舌质红嫩，少苔。

治法二

取穴：胃俞、大椎、合谷、内庭、行间、颊车、下关穴。

操作：采用刺络拔罐法，对穴位局部皮肤进行常规消毒后，每穴用消毒的三棱针点刺2~3下至出血，将适当大小的火罐立即吸拔在所点刺的穴位上，留罐10~15分钟，至皮肤出现紫红色瘀血，隔日1次，6次为1个疗程。

治法三

取穴：风池、大椎穴。

操作：采用刺络拔罐法，患者取坐位，对局部皮肤进行常规消毒后，用消毒的三棱针点刺，然后用闪火法将中号火罐吸拔在点刺部位，留罐5~10分钟，每日1次。本法适用于风火牙痛，表现为牙痛剧烈，突然发作，牙龈红肿，遇热加重，得冷则痛减，口渴，舌红。

小提示

（1）出现牙痛时，应及时到医院进行检查，查明病因，并对症进行治疗。

（2）本病患者在发病期间应忌食过冷、过热及辛辣等刺激性食物。

8. 耳鸣耳聋

耳鸣、耳聋都是听觉异常的症状，耳鸣是以耳内鸣响为主证；耳聋是以听力减退或听觉丧失为主证。因两者在临床上常同时并见，而且病因及治疗方法大致相同，故合并论述。

中医认为，本病多因暴怒、惊恐、肝胆风火上逆，以致少阳之气闭阻不通所致；或因外感风邪侵袭，壅竭清窍；或因肾气虚弱，精血不能上达于耳而成。

【治疗选穴及部位】

主穴：听宫、耳门、外关。

配穴：肝胆火盛者加行间、太冲、足临泣；外感风热者加大椎、合谷；肾虚者加肾俞、命门、太溪。

【操作方法】

（1）患者侧卧位，将穴位进行常规消毒，用三棱针点刺2~3下，立即将拔罐器吸拔于所点刺的穴位上，留罐10~15分钟，至皮肤出现红色瘀血或出血适量，起罐后擦净皮肤上的血迹。

（2）在听宫和耳门附近暴涨的血络，用三棱针点刺出血。

（3）隔日治疗1次，10次为1个疗程。

【注意事项】

（1）耳聋、耳鸣是临床上较为顽固的一种疾病，病因很多，拔罐疗法对于神经性耳鸣效果很好，但容易复发，需要坚持治疗，巩固疗效。

（2）患者应该注意休息，避免过度疲劳和精神刺激。

9. 鼻炎

鼻炎是指鼻腔黏膜下组织的炎症，从发病的急缓及病程的长短来说，可分为急性鼻炎和慢性鼻炎。此外，还有一种十分常见的外界环境有关的过敏性鼻炎。

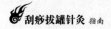

急性鼻炎是常见的鼻腔黏膜急性感染性炎症，俗称"伤风"，往往为上呼吸道感染的一部分。中医称之为"伤风鼻塞"，基本病机为风寒或风热之邪入侵，上犯鼻窍，宣降失常，清窍不利。

慢性鼻炎是一种常见的鼻腔和黏膜下层的慢性炎症，多为急性鼻炎反复发作，治疗不彻底所致。通常包括慢性单纯性鼻炎和慢性肥厚性鼻炎，后者多由前者发展而来。本痛的发病原因很多，但主要是由急性鼻炎反复发作或治疗不彻底不彻底转化而来。长期吸入污染的空气，如水泥、烟草、煤炭、面粉等也是致病原因。另外，许多全身慢性疾病，如贫血、糖尿病、风湿病等以及慢性便秘均引起鼻腔血管长期瘀血或反射性充血而致病。

【治疗选穴和部位】

大椎（及其两侧旁开0.5寸处也可作为挑点，这三点交替应用）、合谷穴；肺俞、足三里穴；风池、曲池穴。

【操作方法】

每次取1组穴位，施行挑罐法，先用三棱针挑刺穴位，然后将罐吸拔在穴位上，留罐10~15分钟，每周2次，症状缓解后改为每周1次，5次为1个疗程。两个疗程间隔1周。

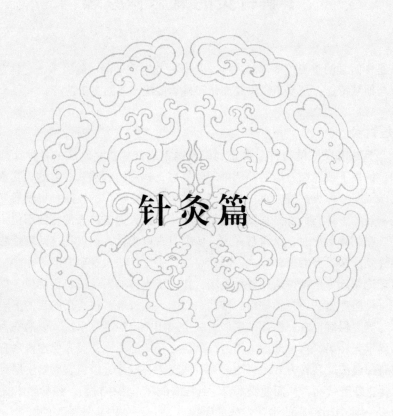

针灸篇

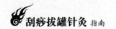

第一章
了解针灸的概念和原理

针灸是中医学的重要组成部分之一，是一种"内病外治"的医术，它具有鲜明的汉民族文化与地域特征，是基于汉民族文化和科学传统产生的宝贵遗产。

·什么是针灸

针灸是针法和灸法的合称。针是利用不锈钢或其他材料制成的各种针具，刺入人体特定部位的皮下或肌肉，以通经活络调整气血，达到防病治病的目的；艾灸是用艾叶制成的艾条或艾柱点火燃烧，直接或间接温灼人体特定部位的皮肤，以温通气血，达到防治疾病的目的。针与灸都是根据中医学的经络学说，通过体表的特定部位（穴位）来进行治病，在临床治疗时，又常常并用。所以自古以来，人们就把这两种疗法并称为针灸。其中针刺疗法又分为新针疗法、耳针疗法、头针疗法及针刺麻醉等疗法。推拿是医生以中医理论基础为依据，运用各种手法，作用于人体的穴位或特定部位，以防病治病或保健的一种医疗方法，古称按摩、按跷、乔摩、案杌等。按应用的目的不同，可分为医疗推拿与美容保健推拿：医疗推拿多由医生选用特定的推拿手法，以治病为目的。其手法用力要求先轻柔，再逐渐加大用力，最后再轻柔的原则；美容保健推拿有被动保健按摩和自我保健按摩两种方式，自始至终手法轻柔、舒适，以引起大脑皮层对全身功能的调整，促进新陈代谢，从而使受术者达到皮肤润泽，形体优美，强身健体的效果。

针灸是一种中国特有的治疗疾病的手段。是一种"内病外治"的医术。是通过经络、俞穴的传导作用，以及应用一定的操作法，来治疗全身疾病的。在临床上按中医的望闻问切诊断出病因，找出疾病的关键，辨明它是属于表里、寒热、虚实中那一类型，确定病变属于哪一经脉，哪一脏腑。然后进行相应的配穴处方，进行治疗。以通经脉，调气血，使阴阳归于相对平衡，使脏腑功能趋于调和，从而达到防治疾病的目的。

针灸疗法是祖国医学遗产的一部分，也是我国特有的一种民族医疗方法。千百年来，对保卫健康，繁衍民族，有过卓越的贡献，直到现在，仍然担当着这个任务，为广大群众所信赖。

狭义的针灸是针法和灸法的合称。广义的针灸包括针法、灸法、拔罐法。针法按针具分类，包括毫针、电针、水针、小针刀、三棱针、皮肤针、火针、皮内针、芒针、激光针、电热针、电火针、声电针、电磁针、微波针、指针以及穴位贴敷法、穴位埋线法等；按刺激的部位分类，包括体针、耳针、头皮针、眼针、鼻针、腕踝针、手针、足针等。灸法包括艾灸和非艾灸。拔罐法包括火罐、水罐、抽气罐等。

·针灸的历史与演进

针灸学起源中国，具有悠久的历史。根据史料记载，针灸推拿起源于我国大约4万年前的氏族公社制度时期。远古时期，人们偶然被一些尖硬物体，如石头、荆棘等碰撞了身体表面的某个部位，会出现意想不到的疼痛被减轻的现象。古人开始有意识地用一些尖利的石块来刺身体的某些部位或人为地刺破身体使之出血，以减轻疼痛。古书上曾多次提到针刺的原始工具是石针，称为砭石。这种砭石出现于距今8000至4000年前的新石器时代，相当于氏族公社制度的后期，人们已掌握了挖制、磨制技术，能够制作出一些比较精致的、适合于刺入身体以治疗疾病的石器，这种石器就是最古老的医疗工具砭石。人们就用"砭石"刺入身体的某一部位治疗疾病。砭石在当时还更常用于外科化脓性感染的切开排脓，所以又被称为针石。可以说，砭石是后世刀针工具的基础和前身。

在用火的过程中，人们发现身体某部位的病痛经火的烧灼、烘烤而得以缓解或解除，继而学会用兽皮或树皮包裹烧热的石块、砂土进行局部热熨，逐步发展以点燃树枝或干草烘烤来治疗疾病。经过长期的摸索，人们选择了易燃而具有温通经脉作用的艾叶作为灸治的主要材料，于体表局部进行温热刺激，从而使灸法和针刺一样，成为防病治病的重要方法。由于艾叶具有易于燃烧、气味芳香、资源丰富、易于加工贮藏等特点，因而后来成为了最主要的灸治原料。"砭而刺之"渐发展为针法，"热而熨之"渐发展为灸法，这就是针灸疗法的前身。

《山海经》记载有"高氏之山，有石如玉，可以为箴"，《素问·异法方宜论》记载："其民食鱼而嗜咸，皆安其处，美其食。鱼者使人热中。盐者胜血。故其民皆黑色疏理，其病皆为痈疡，其治宜砭石。故砭石者，亦从东方来。"这些都是石器时代人们以砭石治病的佐证。我国曾在内蒙古多伦县的新石器时代遗址中发现过一根带有弧形刃的砭石，可用来切开脓肿。这为判断针刺的起源提供了有力的依据。

《素问·异法方宜论》记载："北方者，天地所闭藏之域也。其地高陵居，风寒冰冽，其民乐野处而乳食。藏寒生满病，其治宜灸。故灸焫者，亦从北方来。"在原始社会，北方的人们离不开烤火取暖，加上他们生活在寒冷的环境中，易患腹部寒痛、胀满等症。经过长期的积累经验，发明了灸法和熨热疗法。

《黄帝内经》曰："中央者其地平以湿，天地之所以生万物之众，其民食杂而不劳，故其病多痿厥寒热，其治宜导引按蹻，故导引按蹻者，亦从中央出也。"这说明按摩治病最早发源于我国中部地区，这里的中央即我国的河南洛阳一带。据《史书》记载，黄帝时代的名医俞跗，已将"案扤"这一古代推拿术应用于临床。

再根据近年在我国各地所挖出的历史文物来考证，"针灸疗法"的起源就在石器时代。当时人们发生某些病痛或不适的时候，不自觉地用手按摩、捶拍，以至用尖锐的石器按压疼痛不适的部位，而使原有的症状减轻或消失，最早的针具——砭石也应运而生。随着古人智慧和社会生产力的不断发展，针具逐渐发展成青铜针、铁针、金针、银针，直到现在用的不锈钢针。相传，华夏文明的始祖伏羲是中医针灸的发明人。伏羲氏

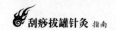

不仅画八卦，结绳为网，教民田猎，而且"尝百药而制九针"（东汉皇甫谧记载于《帝王世纪》）、"尝草制砭"（南宋罗泌记载于《路史》）。砭就是砭石，即华夏民族最早的针灸。灸法的起源与火的发现和使用有着密切的关系，当身体有某种不适时，用以去烘烤得以减轻，继而用各种树枝作为施灸工具，逐渐发展到艾灸。

针灸治疗方法是在漫长的历史过程中形成的，其学术思想也随着临床医学经验的积累渐渐完善。1973年长沙马王堆三号墓出土的医学帛书中有《足臂十一脉灸经》和《阴阳十一脉灸经》，论述了十一条脉的循行分布、病候表现和灸法治疗等，已形成了完整的经络系统。约成书于战国至秦汉时期的《黄帝内经》，标志着此时的医学家们不但已卓有成效地运用刺法、灸法和推拿等技术防病治病，而且初步形成了以理、法、方、穴、术为一体的独特的针灸推拿学理论体系。《黄帝内经》包括《素问》和《灵枢》两部分，共18卷，162篇，以阴阳、五行、脏腑、经络、俞穴、精神、气血等为基本理论，用无神论观点、整体观点、发展变化的观点、人体与自然界相应的观点，论述了人体的生理、病理、诊断要领和防病治病原则，重点论述了经络、俞穴、针法、灸法等，奠定了针灸学基础理论。其中《灵枢》又称《针经》，所载针灸理论更为丰富和系统，故《灵枢》又称《针经》。《灵枢》较为完整地论述了经络俞穴理论、刺灸方法和临床治疗等，对针灸医学作了比较系统的总结，为后世针灸学术的发展奠定了基础。

晋代医学家皇甫谧潜心钻研《内经》等著作，撰写成《针灸甲乙经》，是除《灵枢经》外我国现存最早、最系统的针灸学专著。全书分为12卷128篇，共收349个俞穴，按脏腑、气血、经络、俞穴、脉诊、刺灸法和临床常见病症针灸治疗为次序加以编纂，成为一部最早的体系比较完整的针灸专书，是继《内经》之后对针灸学的又一次总结，在针灸学发展史上起到了承先启后的作用。

宋朝时期，由于印刷术的广泛应用，出现了大量针灸推拿专著，加快了针灸推拿学的传播与发展进程。宋代政府进一步完善针灸推拿教育机构，设立有独立的针灸推拿科，《素问》《难经》《针灸甲乙经》等列为学员的必修课程。著名北宋针灸家王惟一，在政府支持下，重新考订厘正了354个俞穴的位置及所属经脉，增补了俞穴的主治病症，撰成《铜人俞穴针灸图经》，记述经络、俞穴、刺灸法等内容，并将全书内容雕刻于石碑上，由政府颁行。公元1027年，王惟一设计了两具男子铜人模型，外面刻有经络俞穴，内置脏腑，作为针灸教学和考试之用。南宋的针灸家王执中撰《针灸资生经》，他十分重视实践经验，书中搜集许多民间医案，对后世颇有影响。南宋初期窦材著《扁鹊心书》，极力推崇烧灼灸法，每灸数十壮乃至数百壮。当时的杨介、张济主张用解剖学知识指导针灸取穴。宋代名医庞安时运用腹部按摩手法催产："有民家妇孕将产，七日而子不下，百术无所效……令其家人以汤温其腰腹，自为上下按摩，孕者觉肠胃微痛，呻吟间生一男子。"本病案可属世上首例有记载的产科手法助产的病案。《经济总录》中对手法作用进行分析、对作用有所认识，运用到小儿科治疗之中。

金元时期，很多新的手法被创用，更多的俞穴及其疗效被确认。金代何若愚撰《子午流注针经》，提倡子午流注按时取穴法和经穴行针时间结合呼吸次数。金元名医窦汉卿在《针经指南》中既推崇子午流注，又提倡八法流注，按时取穴，他还编著了针灸歌赋《标幽赋》。元代滑伯仁所著的《十四经发挥》，首次将十二经脉与任、督二脉合称为十四经脉，对后人研究经脉很有裨益。

明代是针灸推拿学学术发展昌盛的朝代。针灸出现了很多的学术流派和更丰富的手法，并把没有归经的穴位称为奇穴。如杨继洲根据家传《卫生针灸玄机秘要》为基础，汇集了历代医家学说，并结合实践经验撰写了《针灸大成》，内容丰富。书中涉及经络、俞穴、针灸手法及适应证，介绍了针灸与药物综合治疗经验，并记载了针灸治疗成功与失败的医案。是继《黄帝内经》、《针灸甲乙经》之后对针灸学的又一次总结，至今仍是学习针灸的重要文献。陈会的《神应经》记述了催气法，提出平补平泄手法，补泄以捻转为主，并结合提插、呼吸、开阖等法。当时还有徐凤的《针灸大全》，高武的《针灸聚英发挥》，汪机的《针灸问对》、李时珍的《奇经八脉考》等，不同流派相互争鸣，促进了针灸的发展。推拿也日趋成熟。主要表现在小儿推拿有突破性进展，正骨推拿、保健推拿已形成了内容丰富的知识体系。当时，最具代表性的推拿书籍是《小儿按摩经》，可算是我国现存最早的推拿书籍。此外还有《小儿推拿方脉活婴秘旨全书》《小儿推拿秘诀》等多部小儿推拿医学著作出版。这个时期按摩被推拿一词所代替，体现了按摩疗法的发展和人们对推拿认识的提高。

清初至民国时期，针灸医学由兴盛逐渐走向衰退。清朝统治者1822年以"针刺火灸，究非奉君所宜"的荒谬理由，下令停止太医院使用针灸，废止针灸科，一般"儒医"也注重汤药轻针灸，使针灸发展受到阻碍。但是明清时期却是我国历史上推拿专著出版最兴旺的时期。公元1742年吴谦等撰《医宗金鉴》，其《医宗金鉴·刺灸心法要诀》不仅继承了历代前贤针灸要旨，并且加以发扬光大，通篇歌图并茂，自乾隆十四年以后（公元1749年）定为清太医院医学生必修内容。1840年鸦片战争后帝国主义入侵中国，加之当时的统治者极力歧视和消灭中医，针灸更加受到了摧残。尽管如此，由于针灸治病深得人心，故在民间仍广为流传。针灸名医李学川公元1822年撰《针灸逢源》，强调辨证取穴、针药并重，并完整地列出了361个经穴，其仍为现今之针灸学教材所取用。

·了解针灸的保健功效

中国古代人民很早以前就采用针灸方法保健强身。在《黄帝内经》中称掌握针灸保健技术的医生为"上工"，《灵枢·逆顺》中云："上工刺其未生者也。"

到了唐代，针灸保健已占有相当位置，如在《千金要方》中，就论述了许多针灸方面用以保健的材料。宋代王执中著的《针灸资生经》里，记载了用针灸预防多种疾病，如刺泻风门背不发痈疽等。明代医家亦倡导针灸保健，高武在《针灸聚英》里说："无病而先针灸曰逆，逆，未至而迎之也。"逆，即防病之义。清代潘伟如在《卫生要求》一书中还阐发了针刺的保健作用，他说："人之脏腑经络血气肌肉，日有不慎，外邪干之则病。古之人以针灸为本……所以利关节和气血，使速去邪，邪去而正自复，正复而病自愈。"

针灸的保健作用有：

（一）疏通经络

针灸的疏通经络作用是针灸最基本和最直接的治疗作用，可使瘀阻的经络通畅而发

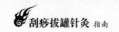

挥其正常生理功能。经络"内属于府脏，外络于肢节"，运行气血是其主要生理功能之一。经络功能正常时，气血运行通畅，脏腑器官、体表肌肤及四肢百骸得以濡养，均可发挥其正常的生理功能。若经络功能失常，气血运行受阻，则会影响人体正常的生理功能，出现病理变化而引起疾病的发生。

经络不通，气血运行受阻，其临床症状常常表现为疼痛、麻木、肿胀、瘀斑等症状。针灸疏通经络主要是根据经络的循行，选择相应的俞穴和针刺手法及三棱针点刺出血、梅花针叩刺、拔罐等，使经络通畅，气血运行正常，达到治疗疾病的目的。

（二）调和阴阳

针灸的调和阴阳作用是针灸治疗最终达到的根本目的，可使机体从阴阳的失衡状态向平衡状态转化。阴阳学说是中医基本理论的重要内容，疾病的发生机理是极其复杂的，但从总体上可归纳为阴阳失调。若因六淫、七情等因素导致人体阴阳的偏盛偏衰，失去相对平衡，就会导致"阴胜则阳病，阳胜则阴病"的状况出现。针对人体疾病的这一主要病理变化，运用针灸方法调节阴阳的偏盛偏衰，可以使机体恢复阴平阳秘的状态，从而达到治愈疾病的目的。

针灸调和阴阳的作用，主要是通过经络阴阳属性、经穴配伍和针刺手法完成的。如中风后出现的足内翻，从经络辨证上可确定为阳（经）缓而阴（经）急，治疗时采用补阳经而泻阴经的针刺方法，平衡阴阳；阳气盛则失眠，阴气盛则多寐，根据阳跷、阴跷主眼睑开合的作用，取与阴跷相通的照海和与阳跷相通的申脉进行治疗，失眠应补阴跷（照海）泻阳跷（申脉），多寐则应补阳跷（申脉）泻阴跷（照海），使阴阳平衡。

（三）扶正祛邪

针灸的扶正祛邪是针灸治疗疾病的作用过程，又是疾病向良性方向转归的基本保证，可扶助机体正气及祛除病邪。疾病的发生、发展及其转归的过程，实质上是正邪相争的过程。正胜邪退则病缓解，正不胜邪则病情加重。针灸治病，就在于能够发挥其扶正祛邪的作用。疾病的发展过程，是正气和邪气的相互斗争的过程，正邪力量消长决定疾病的发展和转归，邪胜于正则病情加重，正胜于邪则病情减轻，《素问·刺法论》篇说："正气存内，邪不可干。"《素问·评热病论》说："邪之所凑，其气必虚。"说明疾病的发生，是由于正气相对不足，邪气相对强盛所致。因此，治疗上必须坚持扶正祛邪的原则。在临床上扶正祛邪就是通过补虚泻实原则来实现的。补虚和泻实的具体方法在针灸治疗原则中已详述。

所谓针刺保健，就是用毫针刺激人体一定的穴位，以激发经络之气，使人体新陈代谢旺盛起来，从而起到强壮身体、益寿延年的目的。针刺保健与针刺治病的方法虽基本相同，但着眼点不同，针刺治病着眼于纠正机体阴阳、气血的偏盛偏衰，而针刺保健则着眼于强壮身体，增进机体代谢能力，旨在养生延寿。也正因为二者的着眼点不同，反映在选穴、用针上亦有一定差异。若用于保健，针刺手法刺激强度宜适中，选穴不宜多，且要以具有强壮功效的穴位为主。

保健灸法是中国独特的养生方法之一，不仅可用于强身保健，也可用于久病体虚之人的康复。所谓保健灸法，就是在身体某些特定穴位上施灸，以达到和气血、调经络、养脏腑、延年益寿的目的。《医学入门》里说："药之不及，针之不到，必须灸之"，说明灸法可以起到针、药有时不能起到的作用。至于灸法的保健作用，早在《扁鹊心书》中就有明确的记载："人于无病时，常灸关元、气海、命门……虽未得长生，亦可得百余岁矣"。

·针灸是如何治病的

针和灸是两种不同的治病方法。针法指用针灸针具在体表的穴位上进行针刺来达到治疗疾病的目的。灸法是将艾绒做成的艾炷、艾条，点燃后熏灼体表的相关穴位，通过温热刺激而达到治疗疾病的目的。

针灸为什么能治病，古今中外一直在研究，说法很多，但至今尚无定论。究其原因，主要是当今对调整人体功能的研究，常局限于神经反射、生化反应和生物分子物理运动的作用方面，而国内外对针灸的研究工作也因此常停留在这些范围内进行，未能深究到人体潜在功能的作用上。有学者认为针灸穴位所引起的神经冲动，能激活人体的潜在功能，对人体以神经系统为主的各个系统、器官组织的功能产生强有力的调节作用，以防治各种疾病和抗衰老。这就是针灸的根本功能。

人体是一个非常精密非常高级的生物体，他自身有非常完善非常复杂的自我调节机制，比如说人体的某一部位不小心被划破了，人会通过他的调节机制让伤口自己痊愈，不需要治疗的。正因为这样，人类才能在地球上不断地适应内外环境的变化，从几十万年前生存发展到了今天。而针灸对人体是一种刺激，人体的大脑接收到这一外界刺激后，很快就会激活他的调节机制对外界的这一刺激产生反应，或是被抑制，或是被兴奋，而人体为适应针刺刺激所做出的调节过程也就是针灸的治病过程。这就是从现代西医的角度来解释针灸的治病原理。

现代科学证实人体的确有很多功能，但其中仅有10%是显性的，常在应用，而90%是隐性的，还未被激活利用。在漫长的进化过程中，人类从防御侵害、寻求事物和延续生命的三大活动中，历尽无数艰难险阻和疾病的折磨，为了适应环境而生存产生某些能力，这些后天获得逐渐进化为先天具有，其中有的功能由于一直在应用，则成为显性；有的功能虽已遗传下来，但因后天环境的改变而逐渐不应用了，则为隐性的。人体有一套行使其作用的功能装置，主要包括中枢、内脏和躯体三大部分，它在人体内有机、紧密、精巧的结合。人体的功能装置内藏着错综复杂的分节性牵联，故亦可称神经节段功能装置。在患病时中枢内能建立病理反射来沟通许多功能装置，以增强防治病患的措施，这也是机体在进化过程中，适应环境生存反应所形成的。针灸只需在经络上，相应的取穴和行针，就能够激活人体的潜在功能，活化其功能装置，发挥强有力的调整作用。这样能够提高治病疗效，而且对大量的难治杂病和绝症也有治疗作用，如男女性功能障碍、不育与不孕、小睾丸、幼稚子宫、侏儒等。因此人体功能装置不仅是人体形态功能的局部单元，也是针灸"切经"和针灸治疗的局部单元，这也许就是经络诊治的奥秘。

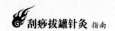
第二章
针法的基本操作方法

要了解针法的基本操作方法，不仅要了解行针的基本手法，如提插法、捻转法等；更要了解影响针灸治疗效果的因素，如辩证因素、穴位因素等。只有结合起来研究，才能尽量保证针灸疗法的进展顺利。

·行针与得气

得气，古称"气至"，近称"针感"，是指毫针刺入俞穴一定深度后，施以提插或捻转等行针手法，使针刺部位获得"经气"感应，谓之得气。"得气"是针刺治疗过程中的感觉，包括两个方面：一是病人对进针后的针刺感觉，又称"针感"；施术者根据针感掌握刺激的手法操作，以达到有效的刺激程度。二是施术者手指对针刺入皮肤以后的感觉，又称"手感"，施术者根据手感去寻找、调整针感，使针感达到治疗疾病所需要的程度。《金针梅花诗钞》指出："夫气者，乃十二经之根本，生命之泉源。进针之后，必须细察针下是否已经得气。下针得气，方能行补泻、除疾病"。

（一）得气的意义

得气，是施行针刺产生治疗作用的关键，得气与否及气至的迟速，不仅关系到针刺的治疗效果，也是判定患者经气盛衰、病候预后、正确定穴、行针手法、针治效应的依据。因此，在临床上若刺之而不得气时，就要分析经气不至的原因。或因取穴定位不准确，或为针刺角度有误，深浅失度，对此就应重新调整俞穴的针刺部位、角度、深度。另外应运用催气、候气法。古今医家无不重视针刺得气，得气的意义如下：

（1）得气与否和疗效有关《灵枢·九针十二原》说："刺之要，气至而有效"。针刺的根本作用在于通过针刺俞穴，激发经气，调整阴阳，补虚泻实，达到治病的目的。针刺气至，说明经气通畅，气血调和，并通过经脉、气血的通畅，调整"元神"（人体内在调整功能），使元神发挥主宰功能，则相应的脏腑器官、四肢百骸功能亦起到平衡协调，消除病痛。所以，针刺得气与否和针治疗效有其密切的关系。

（2）得气迟速与疗效有关。针下气至的速迟，虽然表现于俞穴局部或所属经络范围，但是能够观测机体的正气盛衰和病邪轻重，从而对判断病候好转或加重的趋向以及针治效果的快慢等有一个基本了解。《针灸大成》说："针若得气速，则病易痊而效亦速也；若气来迟，则病难愈而有不治之忧"。一般而论，针后得气迅速，多为正气充沛、经气旺盛的表现。正气足，机体反应敏捷，取效相应也快，疾病易愈。若针后经气迟迟不至者，多因正气虚损、经气衰弱的表现。正气虚，机体反应迟缓，收效则相对缓慢，疾病缠绵难愈。若经反复施用各种行针候气、催气手法后，经气仍不至者，多属正气衰竭，预后每多不良。临床常可见到，初诊时针刺得气较迟或不得气者，经过针灸等方法治疗后，逐渐出现得气较速或有气至现象，说明机体正气渐复，疾病向愈。

（3）得气，是施行补泻手法的基础和前提，《针灸大成》说："若针下气至，当察其邪正，分清虚实"。说明针下得气，尚有正气、邪气之分。如何分辨，则根据《灵枢·终始》所说"邪气来也紧而疾，谷气来也徐而和"的不同，辨别机体的气血、阴阳、正邪等盛衰情况，施以或补或泻的刺法。

（二）影响得气的因素

一般情况下，毫针刺中俞穴后，运用一定的行针手法即能得气。如不得气或气至不够理想时，就要分析原因，针对有关影响得气的因素，采取相应方法，促使得气。影响针刺得气的因素很多，主要有下述几个方面。

（1）与患者的关系。针刺得气与患者的精神状态、体质强弱和机体阴阳盛衰等情况密切相关。一般地说，新病、体形强壮、病症属实者，针后出现感应较快、较强；久病体衰、病症属虚者，针下出现感应较慢、较弱，甚至不得气：有些患者阳气偏盛、神气敏感，容易得气，并可出现循经感传。多数患者机体阴阳之气无明显偏颇者，气血润泽通畅，脏腑功能较好，故针刺时感应既不迟钝，亦不过于敏感，得气适时而平和。如属阴气偏盛的患者，多需经过一定的行针过程方有感应，或出针后针感仍然明显存在等，因人而异。

（2）与医者的关系。"中气穴，则针游于巷"（《灵枢·邪气脏腑病形》），如取穴不准，操作不熟练，未能正确掌握好针刺的角度、方向、深度和强度，或施术时患者的体位和行针手法选用不当等，都是影响针刺不能得气或得气较慢、较弱的因素。若医者在施术时精神不集中、注意力分散、不能"治神"，也会影响针刺得气。

（3）与环境的关系。环境对于机体无时无刻不在发生影响，就气候而言，在晴天、气候较温暖时，针刺容易得气；而阴天、气候较寒冷时，针刺得气较慢或不易得气。如《素问·八正神明论》所说："天温日明，则人血淖液而卫气浮，故血易泻，气易行。天寒日阴，则人血凝泣而卫气沉……是以因天时而调气血也"。环境的因素很多，除气候的阴晴，冷热外，还有空气、光线、湿度、海拔高度、电磁、音响、气味、卫生等，都会对针刺得气产生直接或间接的影响。

（三）促使得气的方法

针刺时，如不得气或得气较迟者，在分析其原因后，要采取相应措施，促使得气，以发挥针刺治疗的效果。具体方法如下。

（1）纠偏法：俞穴是脏腑、经络之气输注于体表的特定部位，刺中俞穴，才能得气。针刺不得气或得气不满意，可能是因为俞穴的体表定位不准确，或者虽然俞穴定位准确而针刺入俞穴内的角度、方向、深度和强度不恰当所致。所以，针刺时既要取穴准确，更要掌握好不同穴位的针刺角度、方向、深度和强度，以达到得气为准。如果俞穴的定位相差较大，应出针重新定准俞穴正确位置后，再行针刺。

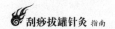
（2）候气法：《针灸大成》说："用针之法，以候气为先"。当针下不得气时，需取留针候气的方法等待气至，此为静留针候气法。亦可采用间歇运针，施以提插、捻转等手法，以待气至此为动留针候气法。留针候气，要有耐心，不可操之过急。

（3）益气法：对于少数机体虚弱、正气不足而致针刺不易得气的患者，可根据其具体情况，在其他已得气的俞穴（如足三里、气海、关元等具有强身保健的俞穴）上加强补的手法，或在未得气的俞穴上施以温针灸法、艾灸法以温经益气；或加服适当的补益药物，使机体正气渐复，经气充实，促使针刺得气。

·得气及其表现

针下是否得气，可从临床两方面来分析判断。一是患者对针刺的感觉和反应，另一是医者对刺手指下的感觉。当针刺俞穴得气时，患者的针刺部位有酸胀、麻重等自觉反应，有时或出现热、凉、痒、痛、抽搐、蚁行等感觉，或呈现沿着一定的方向和部位传导和扩散现象。少数患者还会出现循经性肌肤动、震颤等反应，有的还可见到受刺俞穴部位循经性皮疹带或红、白线状现象。当患者有自觉反应的同时，医者的刺手亦能体会到针下沉紧、涩滞或针体颤动等反应。若针刺后未得气，患者则无任何特殊感觉或反应，医者刺手亦感到针下空松、虚滑。《灵枢·邪气脏腑病形》说："中气穴，则针游于巷"，就是对针下得气的描述。历代医家对针刺得气的临床表现也作了生动细致的形象描述，都说明了针刺得气的临床表现以及得气与未得气反应迥然不同的体会。

·行针的基本手法

行针亦名运针，是指将针刺入俞穴后，为了使之得气，调节针感以及进行补泻而实施的各种针刺手法。

行针的基本手法，是针刺的基本动作，常用的有以下两种：

（1）提插法：针尖刺入俞穴的一定深度后，将针从深层提到浅层为提，再从浅层插向深层为插，如此反复上下提插，称为提插法。一般来说，提插幅度大而且频率快的，刺激量就大，提插幅度小而频率慢的，刺激量就小。针刺达到一定深度后，用右手中指指腹扶持针身，指端抵住俞穴表面，拇、食二指捏住针柄，将针由深至浅层，再由浅层插至深层，如此反复地上提下插。提插的幅度、频率及时间，应根据病人的体质、病情和俞穴的部位以及医者所要达到的目的而灵活掌握。

（2）捻转法：针尖刺入一定深度后，以右手拇指和中、食二指持住针柄，将针左右来回捻动，反复多次，这种行针手法，称为捻转法。捻转的幅度一般在180~360度左右，不可单向捻转，以免造成肌纤维缠住针身而产生疼痛和行针困难。至于捻转角度的大小，频率的快慢，操作时间的长短等，应根据病人的体质、病情和俞穴的特征以及医者所要达到的目的，灵活运用。

以上两种基本手法，既可单独应用，也可相互配合运用，在临床上必须根据病人的具体情况，灵活掌握，才能发挥其应有的作用。

·留针与出针

当毫针刺入俞穴，行针得气并施以或补或泻手法后，将针留置在穴内一定时间者称为留针，可增强和延长针刺效应。《素问·针解篇》："刺实须其虚者，留针。"意思就是治疗实邪疾患，可用留针的方法。留针期间可施行各种手法操作，并可加用温针、电针等。

留针时间长短应视具体情况而定，一般在15分钟左右，长者可达几小时乃至数天，如耳针、皮内针等。毫针留针时应嘱患者不要随便改变体位，以防发生弯针等意外。

出针（引针、排针、拔针）就是在针刺完毕后，一手固定穴位，一手持针，用捻转或直接向上提针等手法将针拔出体外。

·留针法

留针法属于针灸学的刺法范畴，是针刺施术过程中的一个重要环节，也是直接影响针刺疗效的重要因素之一。早在《灵枢·九针十二原》就载有："毫针者，尖如蚊虻喙，静以徐往，微以久留之……"《医宗金鉴》又特设"留针歌"，并加注解说："留针者，凡出针至于天部，入针至于地部，须在皮肤肌肉间徐徐容留，令荣卫宣散，方可出针入针。"临床多用于对针感耐受性较差的慢性、虚弱性患者。此外，病情属虚或寒需行补法时，按"寒则留之"也用本法。

（一）操作方法

（1）静留针法：将针刺入俞穴后，不行针，让其安静、自然地留置穴内，静留以待气至。

（2）动留针法：将针刺入俞穴先行针待气至后，留置一定时间，或在留针中间再施以行针手法后复留针，叫动留针法。本法主要用于针后气不至者，可时动针，时留针，直至气至，气不至，无问其数，延长行针和留针时间，直到气至后出针。

（3）提留针法：将针由深部提至浅部，留置于皮下，过一定时间后出针，叫提留针法。

（二）临床应用

（1）留针以候气：进针后气不至，留针片刻，具有候气，待气而至的作用。候气时，可以安静等待，也可以间歇运针，施以各种催气手法，直到气至。

（2）留针以调气：进针得气后留针一定时间，有调气、行气作用，使过盛、不足的经气进行自我调节的。气不至者留针可使气至，气已至者留针可使邪去，这种双向调节作用，往往在调气留针中可得到发挥。

（3）留针以逐邪扶正：留针有去除阳邪、阴邪，使谷气至而扶正逐邪的作用。

（4）留针可协助补泻：虚寒留针，可补虚进阳；实热留针，可清热泻实。

（三）注意事项

（1）留针要辨证而施：因病、因人、因季节根据俞穴特性确定留与不留，留长留短，留深留浅。以病而论，刺急脉宜深而留，刺缓脉宜浅而留少，刺涩脉宜随其逆顺而久留。以人而论，体质肥壮者，宜深而久留；消瘦者，宜浅而留短。以季节而论，春夏

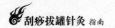

宜刺浅而留短，秋冬宜刺深而留长。留针时间，短则3~5分钟，长则1~2小时，如果有需要的话可用皮内针等留针1~2天，关键是根据病情、针下是否得气和补泻需要来决定留针时间。

（2）婴幼儿肉脆好动，可一日针刺数次，不宜留针。瘦弱如皮包骨，气血两虚者，留针宜浅，时间宜短，久留易引起气脱。

（3）留针期间要时刻注意患者的面色和表情，防治晕针等以外发生。

·出针法

出针法，又称拔针法。是针刺施术后，达到一定的治疗要求，将针拔出的操作方法。出针是整个针刺疗法过程的最后一个操作程序，标示针刺顺利结束。《灵枢·邪气藏府病形》载："刺缓者，浅内而疾发针，以去其热。刺大者，微泻其气，无出其血。刺滑者，疾发针而浅内之，以泻其阳气而去其热。"文中的"发针"就是出针。指出出针要根据病情，或疾出，或缓出，遵循一定法度而施行。《针灸大成》认为"凡持针欲出之时，待针下气缓不沉紧，使觉轻滑，用指捻针，如拔虎尾之状也。"《针灸大全》指出："出针贵缓，急则多伤"。

（一）操作方法

一般出针时，左手拇指用消毒干棉球或酒精棉球持针身底部，并压住穴位，右手捻针退出。退出用棉球微用力按压片刻，可防止皮下出血，消除针后不适感。若出针后用手按扪针孔，施以"扪法"，则有补的作用；反之，出针时，摇大针孔，不加按压，施以"摇法"，则有泻的作用。浅刺穴者，可一次快速出针；深刺穴者，宜先提针及浅部，再缓慢出针。出针时要注意出针和进针的数量是否一致，防止漏针，避免产生意外伤害。

出针的要求是减少疼痛，防止出血，消除针后的不适和配合补泻。目前临床上常用出针法有以下几种。

（1）快速出针法：用左手持棉球按压俞穴旁，右手快速拔针而出。具有不疼痛、出针快的优点，适应于浅刺的俞穴。

（2）缓慢出针法：先用消毒的干棉球轻轻压住针刺部位，然后将针退至浅部，稍待片刻后缓慢退出。适应于深刺的俞穴，具有防止出血，减轻针刺引起的麻、胀、重、痛等不适感，不伤气血的优点。

（3）出针补泻法：补时宜慢出针，急扪闭针孔；泻时宜急出针，摇大针孔，不扪闭针孔。可参考开阖补泻法。

（二）注意事项

（1）针下沉紧或滞针时，用力猛拔，不可急于出针，以免引起疼痛、出血、甚至折针。应留针以候邪气退，真气至，或按柔经络俞穴周围，使气血宣散。然后可稍退针少许，摇动针柄，待针下气缓不沉紧，觉得轻滑后出针。

（2）出针不可猛用暴力，无论快速出针，还是缓慢出针，用力都要柔和、均匀、遇有阻碍，调正后再予出针。

·晕针

晕针是针刺治疗中较常见的异常情况，是在针刺过程中病人发生的晕厥现象。这是可以避免的，医者应该注意防止。主要由于患者心理准备不足，对针刺过度紧张，或者患者在针刺前处于饥饿、劳累等虚弱状态，或患者取姿不舒适，术者针刺手法不熟练等。如患者在针刺或留针过程中突然出现头晕、恶心、心慌，面色苍白，出冷汗等表现，此时应立即停止针刺，起出全部留针，令患者平卧，闭目休息，并饮少量温开水，周围环境应避免嘈杂。若症状较重，则可针刺人中、内关、足三里、素髎等穴，促其恢复。经上述方法处理后如不见效并出现心跳无力，呼吸微弱，脉搏细弱，应采取相应急救措施。

为了防止晕针，如初次接受针刺治疗或精神过度紧张，身体虚弱者，应先做好解释，消除对针刺的顾虑，同时选择舒适持久的体位，最好采用卧位，选穴宜少，手法要轻。对于过度饥饿，体质过度虚弱者，应先饮少量水后再行针刺；对于刚从事重体力劳动者，应令其休息片刻后才针刺。若饥饿、疲劳、大渴时，应令进食、休息、饮水后再予针刺。医者在针刺治疗过程中，要精神专一，随时注意观察病人的神色，询问病人的感觉，一旦有不适等晕针先兆，可及早采取处理措施，防患于未然。

·滞针

在行针时或留针后医者感觉针下涩滞，捻转、提插、出针均感困难而病人则感觉痛剧时，称为滞针。滞针使针体不易被提插、捻转，不易起针。滞针的主要原因是针刺手法不当或者患者精神过分紧张，使患者的针刺处发生肌肉强直性收缩，致肌纤维缠裹在针体上。出现滞针后，不要强行行针、起针。医生用手指在滞针部位轻轻叩打，使紧张的皮肤和肌肉缓解，或在滞针的针柄上施灸，或在滞针附近的穴位另刺一针，即可缓解滞针现象。如因单向捻动幅度过大，可将针向相反方向捻转，待针体松动后即可出针。

为了防止滞针，针刺前应向患者做好解释工作，不使患者在针刺时产生紧张，并在针刺前将针体擦净，不可使用针体不光滑、甚至有锈斑或者弯曲的毫针。针刺时一旦出现局部肌肉挛缩造成体位移动时，应注意术者手不能离开针柄，此时可用左手按摩针刺部位，缓慢使患者恢复原来体位，轻捻针体同时向外起针，不得留针。另外，在行针时应注意不要大幅度向单方向捻转针体，捻转针时应注意和提插手法结合，避免在行针时发生滞针。

·弯针

针刺在穴位中的针体，于皮下或在皮外发生弯曲，称弯针。在皮外的弯针多是由于留针被其他物体压弯、扭弯。起针时应注意用手或镊子持住弯针曲角以下的针体，缓慢将针起出。发生在皮下的弯针，多在走针时被发现，是由于患者在留针，或行针时变动了体位，或肌肉发生挛缩，致使针刺在关节腔内、骨缝中、两组反向收缩的肌群中的针体发生弯曲。另是由于选穴不准确，手法过重、过猛，使针刺在骨组织上也会发生针尖弯曲或针尖弯成钩状。因针身弯曲在病人体内，可风针柄改变了原来的刺入方向，捻

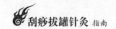

转和出针均感到困难，病人感觉疼痛。起针时发现在皮下的弯针，若由病人移动体位所致，应先令患者将变动的肢体缓慢恢复到原来进针时姿态，并在针刺穴位旁适当按摩，同时用右手捏住针柄做试探性、小幅度捻转，找到针体弯曲的方向后，顺着针体弯曲的方向起针，若针尖部弯曲，应注意一边小幅度捻转，一边慢慢提针，同时按摩针刺部位，减少疼痛。切忌强行起针，以免钩撕肌肉纤维或发生断针。

为防止弯针，针刺前应先使患者有舒适的体位姿势，全身放松。针刺时手法要轻，指力均匀；刺后嘱病人不要变动体位。留针时，针柄上方不要覆盖过重的衣物，不要碰撞针柄。这样就可以有效地预防弯针。

·断针

断针或称折针，是指针体部分或全部折断在针刺穴位内，常见原因是由于针根部锈蚀，在针刺时折断。如果自针根部折断时，部分针体仍暴露在皮肤外，可立即用手或镊子起出残针。另一个原因是因滞针、弯针处理不当或强行起针，造成部分针体断在皮下或肌肉组织中。此时应令患者肢体放松，不得移动体位，折针时，如果针身残端露于皮肤之外，应嘱病人不要变动体位，用镊子下压残针周围皮肤，使针体暴露，再用镊子夹出。如残针完全陷入皮肤，针尖到达对侧皮下，可揉按断端针孔，使针从另一端透出皮肤，随之拔出。若针体折断在较深的部位时，则需借助于X光定位，手术取针。

为了防止断针，应注意在针刺前仔细检查针具，对于针柄松动、针根部有锈斑、针体曾有硬性弯曲的针，应及时剔弃不用。折针最易发生在根部。如果针具的质量欠佳，可针体被腐蚀生锈，或针刺手法过重，病人因强刺激而肌肉突然收缩等，均可引起断针。针刺时，切忌用力过猛。留针期间患者不应随意变动体位，当发生滞针、弯针时，应及时正确处理。

·血肿

血肿是指针刺部位出现的皮下出血而引起的肿痛，皮肤隆起，也称皮下血肿。出现皮下血肿时，应先持酒精棉球压按在针孔处的血肿上，轻揉片刻。如血肿不再增大，不需处理。若微量的皮下出血而局部小块青紫时，可以自行消退。如经上述按揉血肿继续增大，可加大按压并冷敷，然后加压包扎，48小时后局部改为热敷，消散瘀血。

为了防止血肿的发生，针刺前应仔细检查针具，针尖有钩的不能使用。针刺时一定要注意仔细察看皮下血管走行，避开血管再行针刺。出针时应立即用消毒干棉球揉按压迫针孔。

·三棱针疗法

三棱针疗法是用特制的三棱形不锈钢针，刺破穴位或浅表血络，放出少量血液，以治疗疾病的一种方法。本疗法由古代砭石刺络法发展而来。传说最初使用砭石治病的是伏羲氏，晋皇甫谧《帝王世纪》中提到伏羲氏"尝百草而制九针"。《黄帝内经》所记载的九针中的"锋针"，就是近代三棱针的雏形，"络刺""赞针""豹文刺"等法，都属于刺络放血法的范围。目前临床应用三棱针疗法十分普遍。

现代对刺络的机理研究报道颇为丰富，如有学者认为针刺四缝穴，挤出少量血液放黄色液体，能使血清钙、磷上升，碱性磷酸酶活性降低，有助于小儿骨骼生长发育。又刺四缝可使肠胰蛋白酶、胰淀粉酶与胰脂肪酶增加，胆汁分泌量增加，而有助于食物的消化吸收。有人报道刺络通过微循环的变化能导致身体的应激反应，影响神经体液功能状态，达到抑制变态反应的目的。也有学者认为刺络疗法可以调整机体免疫功能。

本疗法简便、快速、安全有效，具有消炎、消肿、止痛、清热等作用，临床上有确切疗效。

（一）针具

三棱针用不锈钢制成，针长约6厘米，针柄较粗，呈圆柱形，针身呈三棱形，三面有刃，针尖锋利。针具使用前可用高压消毒，也可在75%的酒精内浸泡30分钟。

（二）刺法

根据病情及部位的需要，可选用下列各种刺法。

（1）点刺法：手持三棱针，对准所要放血的部位或络脉迅速刺入0.05~0.1寸，随后迅速退出，以出血为度。出针后不要按闭针孔，让血液流出，并可轻轻挤压穴位，以助排血。随后，以消毒干棉球压住针孔，按揉止血。

（2）挑刺法：用三棱针挑破治疗部位的小血管，挤出少量血液。

（3）丛刺法：用三棱针集中在一个较小的部位上点刺，使之微微出血。

（4）散刺法：用三棱针在病变局部的周围进行点刺，根据病变部位大小，可刺10~20针以上，针刺深浅须依据局部肌肉厚薄、血管深浅而定。由病变外围向中心环形点刺，达到祛瘀生新，疏经络的目的。

（5）泻血法：以橡皮管结扎于针刺部位上端，令局部静脉充盈，左手拇指按压于被刺部位到此为下端，局部消毒后，右手持三棱针对准被刺部位的静脉，迅速刺入0.05~0.1寸深，即将针迅速退出，使血液流出，亦可轻按静脉上端，以助瘀血排出。

（三）强度与疗程

三棱针疗法强度与点刺的深浅、范围以及出血的多少有关。病情轻的、范围小的、体质差的患者，宜采用浅刺、少刺、微出血的轻刺激。反之，病情重的、范围大的、体质好的患者，应采用深刺、多刺、多出血的强刺激。

疗程也要看出血多少和病情轻重而定。一般浅刺微出血，可每日2次或1次；如深刺多出血，每周可放血2~3次，可每隔1~2周放血1次。

（四）作用

三棱针疗法对急、热、实、瘀、痛证有很好的功效。传统认为其治疗机理是通过改善局部气血运行，以达到清热解毒、消肿止痛、通经活络、行瘀导滞、平肝息风、安神定志、醒脑开窍的作用。

（1）开窍醒神。对于热陷心包、痰火扰心、痰迷心窍，以及暴怒伤肝、肝阳上亢等所致的口噤握固，神昏谵语，不省人事，便闭不通等实证者，用刺络放血可收到开窍启闭、醒神回苏的作用。临床常用于治疗昏迷、惊厥、癫狂及中暑等危重证者。

（2）泄热祛邪。刺络放血法具有良好的清热泻火，宣畅气机的作用，尤其适用于外感发热和各种阳盛发热。临床上常用于治疗某些急性传染病及感染性疾病。

（3）化瘀通络。刺络放血法具有疏通经络，宣畅气血，祛除瘀滞的作用。适用于气血郁结经络或血瘀局部诸症。临床用于治疗血瘀所致的血管神经性疼痛、中风后遗症，以及各种因损伤引起的肿胀、疼痛等病症。

（4）调气和营。刺络放血能调和营卫，适用于因气血悖行、营卫逆乱而致的眩晕、头痛、胸闷胁痛、腹痛泄泻、失眠多梦等病症。

（5）解毒急救。对于一氧化碳急性中毒、酒精中毒、感染性中毒，以及虫蛇咬伤、疮疖痈疽等有较好的解毒功效，使毒邪随血出而得泄。

（五）禁忌症

有高热、急性炎症及心力衰竭等症时，慎用头针治疗。

（六）注意事项

（1）有自发性出血倾向者，不宜使用本法。

（2）身体瘦弱、气血亏虚的患者，不宜采用本疗法。

·皮肤针疗法

皮肤针疗法为丛针浅刺法，是以多支短针浅刺人体一定部位（穴位）的一种刺法。它是我国古代"半刺""浮刺""毛刺"等针法的发展。《灵枢·官针》："半刺者，浅内而疾发针，无针伤肉，如拔毛状"，"浮刺者，傍入而浮之，以治肌急而寒者也"，"毛刺者，刺浮痹皮肤也"。皮肤针可以疏通经络、调和气血，促使机体恢复正常，从而达到防治疾病的目的。

（一）针具

皮肤针有梅花针和滚筒式皮肤针两种。梅花针临床较常用。

（1）梅花针，由针组束、针头、针柄三部分组成。针柄是手握的部分，由塑料、胶木等富有弹性的材料制成。长28~30厘米。针头是嵌装针组束的部分。针组束由5~7枚不锈钢针嵌在针头上构成，针尖外露0.2厘米。

（2）滚筒式皮肤针，这种皮肤针外形呈滚筒样，由金属制成，筒上固定有若干排短针，针尖外露0.2厘米，有一个针柄。

（二）操作

（1）梅花针使用时医者手握针柄后段，食指压在针柄中段，用手腕之力进行弹刺，使针尖垂直叩打在经常规消毒后的皮肤上，并立即提起，反复进行。叩打部位，可沿经络循行路线，也可选择有关俞穴，亦可在患者的脊柱两侧或患部叩打。叩刺分为三种：轻刺、重刺和中等刺法。轻刺用力较小，针尖接触皮肤的时间愈短愈好。重刺用力稍大，针尖接触皮肤的时间可稍长。不论轻刺、重刺都应注意运用腕部弹力，使针尖刺到皮肤后，由于反作用力而使针弹起，这样可减轻针刺部位的疼痛。中等度刺法，用力介于轻刺、重刺之间。

（2）滚筒式皮肤针使用时以拇、食指捏住针柄中段，其余三指握于针柄末端，在皮肤一定部位上推行、滚动。

（三）主治病症

（1）皮神经炎、神经性皮炎、药物性皮炎、荨麻疹、湿疹。

用梅花针法，轻叩刺或重叩刺。病变部位平坦，范围较大者，可甩滚筒式皮肤针法。取脊柱两侧阳性物（指脊柱两侧结节、条索状等物，下同）处，患部或患部周围皮肤，配风池、大椎、曲池、血海、三阴交等穴。

（2）近视、远视、麦粒肿、急性结膜炎、共同性斜视、麻痹性斜视。

用梅花针法，轻叩刺。取脊柱两侧阳性物处（对麦粒肿者重叩刺肩胛区内小米粒大、高出皮肤、淡红色、压之不褪色的丘疹），配大椎、风池、百会、太阳、攒竹、四白、内关、光明、心俞、肝俞、脾俞、肾俞等穴。

（3）神经性耳聋、过敏性鼻炎、急性扁桃体炎。

用梅花针法，轻叩刺。取脊柱两侧阳性物处，耳聋配翳风、听宫、风池、百会、外关、肝俞、胆俞；鼻炎配肺俞、风池、迎香；急性扁桃体炎配大椎、翳风、大小鱼际处、合谷。

（4）头痛。

用梅花针法，轻叩刺。取脊柱两侧阳性物处，外感头痛配大椎、风池、太阳、大鱼际、小鱼际处；内伤头痛配风池、太阳、内关、足三里；后头痛配风池、天柱、后顶；前头痛及额痛配前顶、上星、印堂、合谷；偏头痛配取率角、太阳、外关；头顶痛配百会、三阴交、至阴；全头痛配足三里、合谷。

（5）肋间神经痛。

用梅花针法。轻叩刺支沟及患部肋间隙，并可重叩刺脊柱两侧阳性物处。

（6）感冒、急性支气管炎。

用梅花针法。轻叩刺大椎、风门、肺俞、风池、外关、合谷等穴处，并可重叩刺脊柱两侧阳性物处。

（7）急性胃炎、胃神经官能症、膈肌痉挛。

用梅花针法。轻叩刺胃俞、膈俞、中脘、内关、足三里等穴处，并可重叩刺脊柱两侧阳性物处。

（四）注意事项

（1）注意检查针具，发现针尖有钩毛或缺损，针锋参差不齐者，须及时修理。

（2）针具及需针刺的局部皮肤均应消毒。重刺后局部皮肤须用酒精棉球消毒，并应注意保持针刺局部清洁，以防感染。

（3）对局部皮肤有创伤及溃疡者，不宜使用皮肤针疗法。

·皮内针法

皮内针法又称"埋针法"，它是将一种特制的针具留置于皮内或皮下，进行较长时间刺激的一种方法。它是毫针留针法的发展，对提高某些疾病的临床效果有一定作用。针刺入皮肤后，固定留置一定的时间，给俞穴以长时间的刺激，可调整经络脏腑功能，达到防治疾病的目的。

（一）器具药物

目前用得比较多的皮内针针具为颗粒式（麦粒式）和揿钉式两种。麦粒型，一般长1厘米，针柄形似麦粒；揿钉型，长0.2~0.3厘米，针柄呈环形。前一种针身与针柄成一

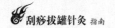

直线，而后一种针身与针柄呈垂直状。以撤钉式较方便而稳妥，故使用更广泛。针刺部位多以不妨碍正常的活动处俞穴为主，一般多选用背俞穴、四肢穴和耳穴等。

（二）操作方法

由于皮内针要在皮内留置较长的时间，选取的穴位应该不妨碍人体正常的活动，故多选用耳穴。具体操作有以下两法。

（1）颗粒型皮内针刺法：皮肤严格消毒后，以镊子夹住针柄，对准俞穴，沿皮下将针斜刺入真皮内，进针0.5~1.0厘米，再以长条胶布顺针身的进入方向粘贴固定。本法多用于体穴或耳穴透穴时。

（2）撤针型皮内针刺法：皮肤严格消毒后，用镊子夹住针圈，对准穴位直压刺入，使针圈平附于皮肤上，再以小块胶布粘贴固定。本法多用于耳穴。

皮内针可根据病情决定其留针时间的长短，一般为3~5天，最长可达1周。若天气炎热，留针时间不宜过长，以1~2日为好，以防感染。在留针期间，可每隔4小时用手按压埋针处1~2分钟，以强加刺激，提高疗效。

（三）适应病症

多用于易反复发作、久治不愈的慢性病症和某些需要久留针的疼痛性疾病，如神经性头痛、偏头痛、肋间神经痛、三叉神经痛、坐骨神经痛、胆绞痛、胃痛、心绞痛等。也适宜于高血压、哮喘、月经不调、遗尿等慢性病症。

（四）注意事项

皮内埋针一定要重视无菌消毒。皮内针针具最好用一次性针具，或浸泡于75%乙醇中，临用时以消毒镊子夹出。埋针后，如病人感觉刺痛或活动不便时，应取出重埋。夏天埋针，因出汗多而易发生感染，埋针局部如有疼痛不适，即应取出。

（1）关节附近不可埋针，因活动时会疼痛。胸腹部因呼吸时会活动，亦不宜埋针。

（2）埋针处不宜水浸泡。夏季多汗时，要检查埋针处有无汗浸皮肤发红等。如见发红、疼痛要及时检查，有感染现象立即取针。埋针发生疼痛可以调整针的深度、方向，调整无效时，可能有炎症发生，应取针。

（3）患者可以用手指间断按压针柄，以加强刺激量，提高效果。但应注意手的卫生。

（4）若埋针处已发生感染，应给予常规外科包扎处理。如有发热等全身反应时，适给予抗生素或中药清热解毒药治疗。

·耳针疗法

耳针疗法，是以毫针、皮内针、艾灸、激光照射等器具，通过对耳郭穴位的刺激以防治疾病的一种方法。

《金匮真言论》说："南方赤色，入通于心，开窍于耳，藏精于心"，《灵枢·脉度》说："肾气通于耳，肾和则耳能闻五音矣"；《千金方》说："心气通于舌，非窍也，其通于窍者，寄见于耳，荣华于耳"；《灵枢·五阅五使》说："耳者，肾之官也"；《证治准绳》说："肾为耳窍之主、心为耳窍之客"；《杂病源流犀烛》说："肺主气，一身之气贯于耳"。而《厘正按摩要术》在汇集前人经验基础上，提出了耳背与五脏的关系，指出"耳珠属肾，耳轮属脾，耳上轮属心，耳皮肉属肺，耳背玉楼属肝"的生理联系。与病理相关的如《素问·脏器法时论》说："肝病者，……虚则目无所视，耳无所闻"；《素问·玉机真脏论》说："脾为孤脏……其不及则令人九窍不通"；《证治准绳》说："肺气虚则少气……是以耳聋"。而察耳的形态、色泽等改变；可"视其外应，以知其内脏"的病变，如《灵枢·本脏》说：耳"黑色小理者肾小……耳薄不坚者肾脆"；《证治准绳》说："凡耳轮红润者生，或黄或黑或青而枯燥者死，薄而白、薄而黑者皆为肾败"。现代科学研究表明，耳与脏腑器官在生理上密切联系，不仅存在着相关性，而且具有相对特异性，这为耳针法诊治疾病提供了客观依据。

在手足六阳经经脉循行中，有的直接入耳中，有的分布于耳郭周围。手足六阴经经脉循行，虽不直接上行至耳，但通过各自的经别与阳经相合，间接地上达于耳。所以《内经》中所记述的经脉循行分布，充分说明耳与经络之间存在着密切的联系。《灵枢·口问》说："耳者，宗脉之所聚也"，可见耳与经络的关系在《内经》时期已奠定了基础。后世医著又多有阐述，如《医学真经》说："十二经脉，上终于耳，其阴阳诸经，适有交并"；《丹溪心法》说："盖十二经络，上络于耳"、"耳为诸宗脉客所附"；《类经国翼》说："手足三阴三阳之脉皆入耳中"；《奇经八脉考》一书还从奇经八脉角度，阐述了耳和经络的关系。

（一）耳郭与耳穴

耳郭是外耳的组成部分，位于下颌窝和颞骨、乳突之间，呈垂直方向生长。耳的前外面凹陷，后内面隆凸。主要结构有：

（1）耳轮：是耳郭外缘向前卷曲的部分。

（2）耳轮结节：是耳轮后上方的不太明显的小结节。是动物耳尖的遗迹，又称达尔文结节。有的人明显，有的人不太明显。

（3）耳轮尾：在耳轮末端，与耳垂交界处。

（4）耳轮脚：指耳轮深入耳腔的横形突起。

（5）耳轮棘：在耳轮与耳轮脚的交界处，因该处有软骨突起如棘状，故名。

（6）对耳轮：与耳轮相对，上部有分叉的隆起部分。上面的分叉称对耳轮上脚，下面的分叉称对耳轮下脚。

（7）三角窝：指对耳轮上下脚之间构成的三角形凹窝。

（8）耳舟：是耳轮与对耳轮之间的凹沟。

（9）耳屏：是耳郭前面的瓣状突起，又称耳珠。在外耳道开口的前缘。

（10）对耳屏：耳垂上部与耳屏相对的瓣状突起。

（11）屏间切迹：耳屏与对耳屏之间的凹陷。

（12）屏上切迹：耳屏上缘与耳轮脚之间的凹陷。

（13）屏轮切迹：耳屏与对耳轮之间的凹陷。

（14）耳垂：耳郭最下部无软骨的皮垂。

（15）耳甲腔：耳轮脚以下的耳甲部。

（16）耳甲：由对耳屏、弧形对耳轮体部与对耳轮下脚围成的凹窝。几乎占耳郭的大部分。

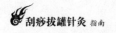

（17）耳甲艇：耳轮脚以上的耳甲部。

（18）外耳：外耳道的开口。是在耳甲腔内，被屏遮盖着的空窍。

（19）上耳根：指耳郭上缘与耳根附着处。

（20）下耳根：指耳郭下缘与耳根附着处。

（二）耳郭的组织结构

耳郭以弹性纤维软骨为支架，并附有韧带、脂肪、结缔组织和退化的肌肉，以及覆盖在外层的皮下组织和皮肤等结构。耳郭的神经分布极为丰富，有躯体神经的耳大神经、枕小神经、枕大神经；有脑神经的三叉神经、面神经、舌咽神经和迷走神经、副神经；还有交感神经的纤维参加。各类神经分支相互重叠、吻合，交织网状的神经丛，使耳郭与躯体神经、中枢神经有密切的联系。其中脊神经有来自颈丛的耳大神经和枕小神经，脑神经有来自三叉神经分支的耳颞神经、面神经耳支、迷走神经分支和舌咽神经分支合成的耳支及来自颈动脉丛的交感神经。耳郭的动脉，来自颈外动脉的分支颞浅动脉和耳后动脉，在耳郭深部沿软骨膜行走。颞浅动脉在外耳门前方分出三支主要供应耳郭前面，耳后动脉从下耳根沿耳郭背面上行，主要供应耳郭背面。耳郭静脉起于耳郭浅层，前面汇成2~3支较大静脉，经颞浅静脉注入颈外静脉。耳背小静脉亦汇成3~5支，经耳后静脉进入颈外静脉。耳郭的淋巴多成网状，主要流入耳郭周围的淋巴结。根据其流向分成前、后、下三组，前组流入耳前淋巴结和腮腺淋巴结，后组流入耳后淋巴结和乳突淋巴结，下组流入耳后淋巴结，三组淋巴结均汇入颈上淋巴结。

（三）耳穴的分布

耳穴在耳郭上的分布有一定的规律，一般与头脑、面部相应的耳穴多分布在耳垂和对耳屏；与上肢相应的耳穴多分布在耳舟；与躯体和下肢相应的耳穴多分布在对耳轮体部和对耳轮上下脚；与腹腔脏器相应的耳穴多分布在耳甲艇；与胸腔脏器相应的耳穴多分布在耳甲腔；与消化道相应的耳穴多分布在耳轮脚周围；与耳鼻咽喉相应的耳穴多分布在耳屏四周。由此看来，耳朵犹如一个倒置的胎儿，这为耳针疗法的临床应用提出了完整的理论依据。

（四）操作方法

（1）耳穴辅助诊断方法

人体有病时，往往会在耳郭上的一定部位出现各种阳性反应，如相关部位的耳穴电阻值下降、痛阈值降低、皮肤色泽、形态改变等。耳郭上耳穴部位的阳性反应，既是辅助诊断的依据，也是治疗疾病的刺激点，因而探查阳性反应点是正确使用耳穴诊治的重要操作内容。耳穴探查方法很多，常用的有：

肉眼观察法：用肉眼或放大镜在自然光线下，观察耳郭上变形、变色，如鳞屑、水泡、丘疹、硬结、软骨增生、色素沉着，以及血管的形状、颜色变异等。

压痛点探查法：用弹簧探针或毫针柄，以均匀的压力，在耳郭与疾病相应的部位，由中央向周围、自上而下、自外而内的探压，最痛的敏感点就是要找的穴位。

电测定法：采用目前常用的测定皮肤电阻的"良导点测定仪"或用耳穴电子探测仪器，测定耳穴的电阻，电阻低的耳穴可通过指示灯、音响、仪表反映出来，即是要找的穴位临床应用时，应互相参照，有机结合，才能全面了解阳性反应点的位置与变化，摒除假阳性，为耳针诊治提供依据。

（2）处方选穴原则

耳针法临床常用的处方选穴原则主要有：按部处方选穴法，即根据病人患病部位，选取相应耳穴，如胃病取胃穴、目病取眼穴，肩痹取肩关节穴等；辨证处方选穴法，根据藏象、经络学说，选取相应耳穴，如骨痹、耳聋耳鸣、脱发等取肾穴，因肾主骨，开窍于耳，其华在发，故取肾穴主之；又如偏头痛，属足少阳胆经的循行部位，可取胆穴治之。

此外还有根据现代医学理论取穴法，如月经不调取内分泌穴，消化道溃疡取皮质下、交感穴等。根据临床实践经验取穴法，如神门穴有较明显的止痛、镇静作用，耳尖穴对外感发热、血压偏高等有较好的退热、降压效果等。上述耳针处方选穴原则，既可单独使用，亦可配合互用。选穴时要掌握耳穴的共性和特性，用穴要少而精。

（3）操作程序

首先要定准耳穴。根据处方所列耳穴，在穴区内探寻阳性反应点，做好标记，为施治的刺激点。要严格消毒，耳郭组织结构特殊，使用耳针法时，必须实施两次消毒法，即除了针具与医者手指消毒外、耳穴皮肤应先用2%碘酊消毒，再用75%乙醇消毒并脱碘；正确选用刺激方法。耳穴的刺激方法较多，应根据患者、病情、穴位、时令等具体情况灵活选用。

（4）刺激方法

耳针法的刺激方法很多，目前临床常用的有下列几种：

毫针法：即用毫针刺激耳穴以治疗疾病的方法，一般采用0.5寸、1寸的28、30号毫针。进针时，医生用左手拇食两指固定耳郭，中指托着针刺部位的耳背，这样既可掌握针刺的深度，又可减轻针刺时的疼痛，用右手持针，在选定的反应点或耳穴处进针。进针的方法有捻入法和插入法两种。针刺的深度应视耳郭局部的厚薄、穴位的位置而定，一般刺入2~3分深即可达软骨，其深度以毫针能稳定而不摇摆为宜，但不可刺透耳郭背面皮肤。大多数耳穴垂直进针，以刺入软骨为度，个别穴位以水平位进针，如交感、耳迷根等。刺激强度应根据患者的病情、体质、耐痛度而灵活掌握。针刺手法以小幅度捻转为主。若局部感应强烈，可不行针。留针时间一般是20~30分钟，慢性病、疼痛性疾病可适当延长，小儿、老年人不宜多留。起针时，左手托住耳背，右手起针，并用消毒干棉球压迫针孔，以防出血，必要时再用2%碘酒棉球涂擦1次。一般来说，急性病症，两侧耳穴同用；慢性病症，每次用一侧耳郭，两耳交替针刺，7~10次为一疗程，疗程间歇2~3天。耳针疗效的高低与取穴的准确有关，为提高疗效，特别是对疼痛一类的急性病，可采用一穴多针法。

电针法：指将传统的毫针法与脉冲电流刺激相结合的一种方法。利用不同波形的脉冲电刺激，强化针刺耳穴的刺激作用，从而达到增强疗效的目的。凡适合耳针治疗的疾病均可采用。具体方法是将毫针分别刺入所选定的耳穴后，把性能良好的电针仪的电流输出调节旋钮拨至"0"位，然后将一对输出导线之正负极分别连接在两根毫针柄上，选择好所需的波形和频率，再打开电针仪的开关，慢慢调节电流输出旋钮，使电流强度逐渐增大至所需的刺激量。治疗完毕后可先将旋钮拨回"0"位，再关闭电源开关，撤

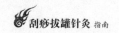

去导线，最后起针。一般每次通电时间以10~20分钟为宜，疗程与毫针法相同。治毕将电位器拨回零位，再关闭电源，撤走电线，然后起针。电针法临床常用于神经系统疾病、内脏痉挛病、哮喘，还应用于耳针麻醉等。

埋针法：指将皮内针埋于耳穴内，作为一种微弱而持久的刺激，达到治疗目的的方法。皮内针有颗粒式和揿钉式两种，具有持续刺激、巩固疗效等作用，适用于一些疼痛性疾病、慢性病，或因故不能每天接受治疗的患者，也可用于巩固某些疾病治疗后的疗效。操作方法是严格消毒局部皮肤，医者左手固定耳郭，绷紧耳针处的皮肤，右手用镊子夹住消毒的皮内针柄，轻轻刺入所选耳穴内，一般刺入针体的2/3，再用胶布固定。在用环形揿钉状皮内针时，因针环不易拿取，可直接将针环贴在预先剪好的小块胶布上，再按揿在耳穴内。一般仅埋患侧单耳，每次埋针3~5穴，每日自行按压3~5次，留针3~5天，10次为一个疗程。必要时也可埋两耳。若埋针处痛甚时，可适当调整针尖方向和深浅度，埋针处不要淋湿浸泡，夏季埋针时间不宜过长，埋针后耳郭局部跳痛不适，需及时检查埋针处有无感染；若有感染现象，起针后，针眼处红肿或有脓点，当立即采取相应措施。

压籽法：指选用质硬而光滑的小粒药物种子或药丸等贴压耳穴以防治疾病的方法，又称压豆法、压丸法，是在耳毫针、埋针治病的基础上产生的一种简易方法。此法适用于耳针治疗的各种病症，特别适宜于老人、儿童、惧痛的患者和需长期进行耳穴刺激的患者。不仅能收到毫针、埋针同样的疗效，而且安全、无创、无痛，且能起到持续刺激的作用，易被患者接受。压籽法所用材料可因地制宜，植物种子、药物种子、药丸等，凡是具有表面光滑，质硬无副作用，适合贴压穴位面积大小的物质均可选用，一般选用王不留行籽，其他的比如油菜籽、莱菔子、六神丸、喉症丸、绿豆、小米等也可使用。植物药物种子和小药丸操作方法是先在耳郭局部消毒，将材料黏附在0.5厘米×0.5厘米大小的胶布中央，然后贴敷于耳穴上，并给予适当按压，使耳郭有发热、胀痛感（即"得气"）。一般每次贴压一侧耳穴，两耳轮流，3天1换，也可两耳同时贴压。在耳穴贴压期间，应嘱患者每日自行按压3到5次，每次每穴1~2分钟。使用此法时，应防止胶布潮湿或污染；耳郭局部有炎症、冻疮时不宜贴压；对胶布过敏者，可缩短贴压时间并加压肾上腺、风溪穴，或改用毫针法；按压时，切勿揉搓，以免搓破皮肤，造成感染。临床应用中，也有根据病情需要选用一些药液将王不留行籽或其他压耳的种子浸泡，可起到压耳与药物的共同治疗作用以提高疗效。

温灸法：指用温热作用刺激耳郭以治疗疾病的方法，有温经散寒、疏通经络的功效，多用于虚证、寒证、痹证等，温灸的材料可用艾条、艾绒、灯心草、线香等。艾条灸可温灸整个耳郭或较集中的部分耳穴。艾炷灸时，先用大蒜汁涂在选好的耳穴上，然后将麦粒大小的艾炷粘附其上，用线香点燃施灸，当皮肤感到灼热即换炷再灸，一般每次灸1~3穴，每穴灸3~9壮，此法适用于面瘫、腰腿痛、痄腮、缠腰火丹、痹证等。灯芯草灸，即将灯芯草的一端浸蘸香油后，用火柴点燃，对准耳穴迅速点灸，每次1~2穴，两耳交潜，将一段蘸油的灯心草，竖置在患者耳穴上，点燃灯草，在燃尽时会发出轻微的爆声。灯草灸适用于痄腮、目赤肿痛、缠腰火丹等。若需对单个耳穴施灸时，可将卫生线香点燃后，对准选好的耳穴施灸，香火距皮肤约1厘米，以局部有温热感为度，每穴灸3~5分钟，适用于腰腿痛、落枕、肩凝症等。温灸耳穴，应注意不要烧燃头发和烫伤皮肤。

刺血法：用三棱针在耳郭皮肤上刺出血的治疗方法，有镇静开窍、泄热解毒、消肿止痛、去瘀生新等作用，用于实热、阳闭、瘀血、热毒等多种病症。操作方法是先按摩耳郭使其充血，常规消毒后，左手固定耳郭，右手持针具用点刺法在耳穴处放血3~10滴，然后用消毒干棉球擦拭、按压止血。一般隔日1次，急性病可1天2次。孕妇、出血性疾病和凝血功能障碍者忌用，体质虚弱者慎用。

水针法：即药物穴位注射法，是用微量药物注入耳穴，通过注射针对耳穴的刺激及注入药物的药理作用达到治疗疾病目的的方法。又称"耳穴封闭"法。根据病情选用相应的注射药液，所用针具为1毫升注射器和26号注射针头。将抽取的药液缓慢地注入耳穴的皮下或皮内，注入后，局部隆起药物肿泡，此时可产生痛、胀、红、热等反应。每次1~3穴，每穴注入0.1~0.3毫升，隔日1次，7~10次为一疗程。使用本法应注意严格消毒，做到无菌操作；凡能导致过敏反应的药物，如青霉素、普鲁卡因，需先做皮肤过敏试验、阴性者方可使用；要了解所选药物的药理作用、禁忌证、有效期，对有较大副作用和刺激性的及超过有效期的药物都不使用；注入前注意将针芯回抽，如无回血，才缓慢推注药液。

磁疗法：是用磁场作用于耳穴治疗疾病的方法，具有镇痛、止痒、催眠、止喘和调整植物神经功能等作用，适用于各类痛证、哮喘、皮肤病、神经衰弱、高血压等。如用直接贴敷法即把磁珠放置在胶布中央直接贴于耳穴上（类似压籽法），或用磁珠或磁片异名极在耳郭前后相对贴，可使磁力线集中穿透穴位，更好地发挥作用。间接贴敷法则是用纱布或薄层脱脂棉把磁珠（片）包起来，再固定在耳穴上，这样可减少磁珠（片）直接接触皮肤而产生的某些副作用。磁疗时，采用的磁体不宜过多过大，磁场强度不宜过强，约有5%~10%的患者在行磁疗时出现头晕、恶心、乏力、局部灼热或刺痒等不良反应，若持续数分钟不消失时，可将磁体取下，即可消失。

光针法：又称耳穴激光照射，是用对人体组织有刺激作用和热作用的激光照射耳穴以治疗疾病的方法，以小功率的气体激光器刺激耳穴，以获取治疗作用，是古老的耳针和现代激光技术相结合的一种新疗法。此法无痛无创，简便易行；适应证广，特别适宜于治疗高血压、哮喘、心律不齐、痛经、过敏性鼻炎、复发性口疮等。目前临床常用的是氦—氖激光治疗仪，使用时，应调节电压至红色激光束稳定输出时，即可顺序照射耳穴，每次照1~3穴，每穴照3~5分钟，10次为一疗程。如电压不稳定，激光束有闪烁现象，应随时调整，以免影响治疗效果。切忌眼睛直视激光束，以免损伤，必要时可戴防护镜。

按摩法：是在耳郭不同部位用手进行按摩、提捏、点掐以防治疾病的方法，常用的方法有自身耳郭按摩法和耳郭穴位按摩法。前者包括全耳按摩、手摩耳轮和提捏耳垂。全耳按摩，是用两个掌心依次按摩耳郭腹背两侧至耳郭充血发热为止；手摩耳轮，是两手握空拳，以拇食两指沿着外耳轮上下来回按摩至耳轮充血发热为止；提捏耳垂，是用两手由轻到重提捏耳垂3~5分钟。以上方法可用于多种疾病的辅助治疗和养生保健。耳郭穴位按摩法是医生用压力棒点压或揉按耳穴，也可将拇指对准耳穴，食指对准与耳穴

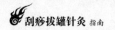

相对应的耳背侧，拇食两指同时掐按。此法可用于耳针疗法的各种适应证。

（五）适应范围

耳针在临床治疗的疾病很广，不仅用于治疗许多功能性疾病，而且对一部分器质性疾病，也有一定疗效。其适应证举例如下：

（1）各种疼痛性疾病如对头痛、偏头痛、三叉神经痛，肋间神经痛、带状疱疹、坐骨神经痛等神经性疼痛；扭伤、挫伤、落枕等外伤性疼痛；五官、颅脑、胸腹、四肢各种外科手术后所产生的伤口痛；麻醉后的头痛、腰痛等手术后遗痛，均有较好的止痛作用。

（2）各种炎症性病症如对急性结合膜炎、中耳炎、牙周炎、咽喉炎、扁桃体炎、腮腺炎、气管炎、肠炎、盆腔炎、风湿性关节炎、面神经炎、末梢神经炎等，有一定的消炎止痛功效。

（3）一些功能紊乱性病症如对眩晕症、心律不齐、高血压、多汗症、肠功能紊乱、月经不调、遗尿、神经衰弱、癔症等，具有良性调整作用，促进病症的缓解和痊愈。

（4）过敏与变态反应性病症如对过敏性鼻炎、哮喘、过敏性结肠炎、荨麻疹等，能消炎、脱敏、改善免疫功能。

（5）内分泌代谢性病症如对单纯性甲状腺肿、甲状腺功能亢进、经绝期综合征等，有改善症状、减少药量等辅助治疗作用。

（6）一部分传染病症如对菌痢、疟疾、青年扁平疣等，有恢复和增强机体的免疫防御功能，加速疾病的治愈。

（7）各种慢性病症如对腰腿痛、肩周炎、消化不良、肢体麻木等，有改善症状、减轻痛苦的作用。耳针除上述病症外，还可用于针刺麻醉中（耳针麻醉）。也可用于妇产科方面，如催产、催乳等。也能用于预防感冒、晕车、晕船，以及预防和处理输血、输液反应。还可用于戒烟、减肥，国外还用于戒毒等。

（六）注意事项

（1）严格消毒，防止感染。耳郭暴露在外，结构特殊，血液循环较差，容易感染，且感染后易波及软骨，严重者可致软骨坏死、萎缩而导致耳郭畸变，故应重视预防。一旦感染，应立即采取相应措施，如局部红肿疼痛较轻，可涂2.5%碘酒，每日2~3次；重者局部涂擦四黄膏或消炎抗菌类的软膏，并口服抗生素。如局部化脓，恶寒发热，白细胞增高，发生软骨膜炎，当选用相应抗生素注射，并用0.1%~0.2%的庆大霉素冲洗患处，也可配合内服清热解毒剂，外敷中草药及外用艾条灸之。

（2）耳郭上有湿疹、溃疡、冻疮破溃等，不宜用耳穴治疗。

（3）有习惯性流产的孕妇禁用耳针治疗；妇女怀孕期间也应慎用，尤其不宜用子宫、卵巢、内分泌、肾等穴。

（4）对年老体弱者、有严重器质性疾病者、高血压病者、严重贫血者，治疗前应适当休息，治疗时手法要轻柔，刺激量不宜过大，以防意外。

（5）耳针法亦可能发生晕针，应注意预防并及时处理。

（6）对肢体活动障碍及扭伤的患者，在耳针留针期间，应配合适量的肢体活动和功能锻炼，有助于提高疗效。

第三章

灸法的种类和应用

灸法是针灸医学的主要组成部分，指应用高温或低温，或者以某些材料直接接触皮肤表面后产生的刺激，作用于人体的穴位或特定部位，从而达到预防或治疗疾病的一种疗法。灸法有不同的种类，主要分为艾炷灸、艾条灸。此外，针对不同病症，还有灯火灸、天灸等可供选择。在具体应用时，不仅要掌握好操作方法，还要留意注意事项。

·艾炷灸

艾炷灸分为着肤灸（亦称直接灸）和隔物灸（亦称间接灸）二类。着肤灸是将艾炷直接放在皮肤上施灸的一种方法。古代还称明灸、着肉灸。是我国最早应用的灸疗方法。

所谓艾炷，是用纯净艾绒搓捏成一定形状的艾丸，供灸治用。古代，艾炷形状有圆锥形、牛角形和纺锤形等多种，现代以上尖下平的圆锥艾炷最为常用。分大、中、小三种，大艾炷高约1厘米，炷底直径亦为1厘米左右，可燃烧3~5分钟；中艾炷为大艾炷减半；小艾炷则如麦粒样。三种艾炷，形状相似。无论大小，其高度同它的底面直径大体相等。为加强治疗效果，古人往往在艾绒中掺进某些药品，多为芳香药物如麝香、木香、雄黄等。亦据所治病症而选加，如巴豆和艾作炷，灸疮、瘰疬；加铅粉治心痛等。后者，现代已很少采用。

1. 直接灸

（一）无瘢痕灸

无瘢痕灸，又称非化脓灸。从古文献考证，古代医家多主张用瘢痕灸，无瘢痕灸的兴起当是近现代的事。这是因为古代医家认为形成灸疮与否直接影响到疗效。如《针灸资生经》指出："凡着艾得灸疮，所患即瘥。"近现代随着生活水平的提高和西方医学的传入，瘢痕灸所带来的剧痛、体表损伤及影响美容的瘢痕等，难以为人们普遍接受。相比之下，无瘢痕灸可以避免这些缺憾，同时也可以起到类似瘢痕灸的作用。

【操作方法】

（1）点穴及置炷。参阅无瘢痕灸法。一般用小炷，艾炷如麦粒或绿豆大。

（2）燃艾。用火燃着艾炷后，医者应守护在旁边。待燃至患者感觉疼痛，医者用手轻轻拍打或抓爬穴区四周，分散患者的注意力，以减轻施灸时的疼痛，一般3~7壮，以皮肤充血红润为度。艾炷燃尽，用浸有生理盐水的消毒敷料，拭去艾灰。再灸第二壮。对惧痛患者，可先在穴区注入2%普鲁卡因注射液 1毫升作局部麻醉后再施灸，或涂以中药局麻液。中药局麻液配制法为：川乌、细辛、花椒各30克，蟾酥1.8克。用75%乙醇300毫升浸泡24小时。使用时，取棕红色上清液，以消毒棉球蘸后涂于施灸穴位，1~5分钟之后可达到局部麻醉。

（3）封护。于完成所灸壮数后，以上法拭去艾灰后，灸区多形成一焦痂。在灸穴上用淡膏药或根据灸口大小剪一块一般胶布，敷帖封口，淡膏药以称灸疮膏药。护封的目的是防止衣服摩擦灸疮，并促使其溃烂化脓。化脓后，每日换1次膏药或胶布。脓水多时可每日2次。经1~2周，脓水渐少，最后结痂，脱落后留有瘢痕。

【主治病症】

预防及治疗虚寒性疾病、癌症、哮喘、眩晕、慢性腹泻、慢性支气管炎、预防中风、治疗癫痫、溃疡病、脉管炎、瘰疬、痞块等。

【注意事项】

（1）无瘢痕灸艾炷的大小宜介于隔物灸与瘢痕灸之间，一般以花生米大至绿豆大为宜。具体治疗时须因人因病而选。

（2）一般情况下，无瘢痕灸后，灸处仅出现红晕，如出现小水泡，不需挑破，禁止抓瘙，应令其自然吸收；如水泡较大，可用消毒注射针具吸去泡液，用龙胆紫药水涂抹，均不遗留瘢痕。

（二）瘢痕灸

瘢痕灸法，又称化脓灸。系指以艾炷直接灸灼穴位皮肤，渐致化脓，最后形成瘢痕的一种灸法。瘢痕灸可以说是我国应用历史最长的一种灸法。晋唐时期最为盛行，不仅在医籍中有大量的记载，而且文学作品中也有反映，如唐代著名诗人白居易的诗中写道："至今村女面，烧灼成痕瘢"，韩愈还生动地描述了施灸的场面："灸师施艾炷，酷若猎火围"。当时的医家认为，化脓灸与疾病的疗效直接相关，如唐代医家陈延之的《小品方》中指出："灸得脓坏，风寒乃出；不坏，则病不除也。"《圣惠方》也说"灸炷虽然数足，得疮发脓坏，所患即差；如不得疮发脓坏，其疾不愈"。早用于急症灸治。《备急灸法》所载灸治的22类急症中，有对类系用直接灸疗，直接灸须出现灸疮，是许多医家追求的目标，如《针灸资生经》还记载了引发灸疮之法"用赤皮葱三五茎去青，于（火唐）灰中煨熟，拍破，热熨疮十余遍，其疮自发"。瘢痕灸到南宋时，由于较为疼痛，不受达官贵人的欢迎，闻人耆年的《备急灸法》中提到："富贵骄奢之人，动辄惧痛，闻说火灸，嗔怒叱去。"所以从金元时代起针法，特别是针刺手法重新受到重视。然而尽管如此，瘢痕灸仍然受到明清乃至近现代针灸医家的青睐。如清代李守先在《针灸易学》一书中形容说："灸疮必发，去病如把抓。"现代的临床实践也证实，在某些病症，主要是急难病症的治疗上，瘢痕灸与包括无瘢痕灸等在内的各种灸法相比，其疗效优势还是相当明显的。

【操作方法】

（1）点穴。施灸之前先要点定穴位。患者体位应保持平直，处于一种舒适而又能持久的位置。暴露灸穴，取准穴点，并作一记号。点定穴点后，嘱患者不可随意变动体位。

（2）置炷。用少许蒜汁或凡士林先涂抹于灸穴皮肤表面，然后，将艾炷粘置于选定的穴位上。多用中、小艾炷。近年来有贴敷艾炷的新型产品面世，可直接贴敷于穴区施灸。

（3）燃艾。用火点燃艾炷尖端。如为中等艾炷，点燃后直至艾炷燃尽，即用镊子去灰，另换一壮；如用小艾炷灸，至患者有温热感时，不等艾火烧至皮肤即持移去，再在其上安一艾炷，继续按上法施灸。对某些病程长和症情顽固者，亦可在患者感到灼热后，继续灸3~5秒钟。此时施灸部位皮肤可出现一块较艾炷略大一点之红晕，隔1~2小时后可出现水泡。

（4）每日或隔日1次，7~10次为一疗程。

【主治病症】

哮喘、慢性腹泻、肱骨外上髁炎、急性乳腺炎、皮肤疣等病症。

【注意事项】

（1）敷贴灸疮。不可采用护疮膏类及药纱布。也不可以一见到脓液用清疮消毒之法后再敷贴胶布，只需采用棉球擦干脓液后即敷贴胶布。

（2）护理灸疮。化脓灸要求灸后局部溃烂化脓，这是无菌性化脓反应，脓色较淡，多为白色。灸疮如护理不当，造成继发感染，脓色可由白色转为黄绿色，并可出现疼痛及渗血等，则须用消炎药膏或玉红膏涂敷。若疮久不收口，多因免疫功能较差所致，应做治疗。

（3）注意调养。为了促使灸疮的无菌性化脓反应，要注意调养。对此，《针灸大成》曾有论述，可做参考："灸后不可就饮茶，恐解火气；及食，恐滞经气。须少停一二时，即宜入室静卧，远大事，远色欲，平心定气，凡百俱要宽解。尤忌大怒、大劳、大饥、大饱、受热、冒寒。至于生冷瓜果亦宜忌之。唯食茹淡养胃之物，使气血流通，艾火逐出病气。若过厚毒味，酗醉，致生痰液，阻滞病气矣。鲜鱼鸡羊，虽能发火，止可施于初灸十数日之内，不可加于半月之后。"

2. 间接灸

（一）隔姜灸

隔姜灸，在明代杨继洲的《针灸大成》即有记载："灸法用生姜切片如钱厚，搭于舌上穴中，然后灸之"。之后在明代张景岳的《类经图翼》中提到治疗痔疾"单用生姜切薄片，放痔痛处，用艾炷于姜上灸三壮，黄水即出，自消散矣"。在清代吴尚先的《理瀹骈文》和李学川的《针灸逢源》等书籍中有亦有载述。现代由于取材方便，操作简单，已成为最常用的隔物灸法之一。灸治方法与古代大体相同，亦有略加改进的，如在艾炷中增加某些药物或在灸片下面先填上一层药末，以加强治疗效果。

【操作方法】

取生姜一块，选新鲜老姜，沿生姜纤维纵向切取，切成直径2~3厘米，厚0.2~0.3厘米厚的姜片，大小可据穴区部位所在和选用的艾炷的大小而定，中间用三棱针穿刺数孔。施灸时，将其放在穴区，置大或中等艾炷放在其上，点燃。待患者有局部灼痛感时，略略提起姜片，或更换艾炷再灸。一般每次灸5~10壮，以局部潮红为度。灸毕用正红花油涂于施灸部位，一是防皮肤灼伤，二是更能增强艾灸活血化瘀，散寒止痛功效。近年来，亦有针

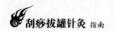

灸工作者采用隔姜行化脓灸法，对某些病症有较好的效果。其施灸方法及灸后护理可参照化脓灸法。

【主治病症】

一切虚寒性疾病，如虚寒性呕吐、泄泻、脘腹隐痛、阳痿、不孕症等。

【注意事项】

（1）隔姜灸用的姜应选用新鲜的老姜，宜现切现用，不可用干姜或嫩姜。

（2）姜片的厚薄，宜根据部位和病症而定。一般而言，面部等较为敏感的部位，姜片可厚些；而急性或疼痛性病症，姜片可切得薄一些。

（3）在施灸过程中若不慎灼伤皮肤，致皮肤起透明发亮的水泡，须注意防止感染，处理方法可参照无瘢痕灸法。

（二）隔蒜灸

隔蒜灸，又称蒜钱灸。本法首载于晋代葛洪的《肘后备急方》。而隔蒜灸一名，则最见于宋陈自明的《外科精要》。古人主要用于治疗痈疽，宋代医家陈言在所撰《三因极一病症方论》卷十四中有较详细的论述：痈疽初觉"肿痛，先以湿纸复其上，其纸先干处即是结痈头也……大蒜切成片，安其送上，用大艾炷灸其三壮，即换一蒜，痛者灸至不痛，不痛者灸至痛时方住。"该书还提到另一种隔蒜灸法，即隔蒜泥饼灸："若十数作一处者，即用大蒜研成膏作薄饼铺头上，聚艾于饼上灸之"。在明代《类经图翼》中又作进一步的发挥："设或疮头开大，则以紫皮大蒜十余头，淡豆豉半合，乳香二钱，同捣成膏，照毒大小拍成薄饼，置毒上铺艾灸之"，发展成隔蒜药饼灸法。

现代在灸治方法上基本上沿袭古代，有医者将其发展为铺灸（将作专节论述）；在治疗范围上则有所扩大，如用以治疗肺结核及疣等皮肤病症。

【操作方法】

分隔蒜片灸和隔蒜泥灸两种。

（1）隔蒜片灸：取新鲜独头大蒜，切成厚0.2~0.3厘米的蒜片，用针在蒜片中间刺数孔。放于穴区，上置艾炷施灸，每灸3~4壮后换去蒜片，继续灸治。

（2）隔蒜泥灸：以新鲜大蒜适量，捣如泥膏状，制成厚0.2~0.4厘米的圆饼，大小按病灶而定。置于选定之穴区按上法灸之，但中间不必更换。

【主治病症】

多用于痈、疽、疮、疖、疣及腹中积块等。近年来还用于肺结核等的辅助治疗。

【注意事项】

同隔姜灸。

（三）隔盐灸

隔盐灸，也是临床上常用的隔物灸之一。最早载于《肘后备急方》，主张用食盐填平脐窝，上置大艾炷施灸，用以治疗霍乱等急症。后世的医籍《备急千金要方》、《千金翼方》及元代危亦林的《世医得效方》等都有介绍。如《本草纲目》卷十一"霍乱转筋，欲死气绝，腹有暖气者，以盐填脐中，灸盐上七壮，即苏；小儿不尿，安盐于脐中，以艾灸之"。现代，在施灸的方法上有一定改进，如在盐的上方或下方增加隔物；治疗的范围也有相应的扩大，已用于多种腹部疾病及其他病症的治疗。

【操作方法】

令患者仰卧，暴露脐部。取纯净干燥之细白盐适量，可炒至温热，纳入脐中，使与脐平。如患者脐部凹陷不明显者。可预先在脐周围放一湿面圈，再填入食盐。如需再隔其他药物施灸。一般宜先填入其他药物（药膏或药末），再放盐。然后上置艾炷施灸，至患者稍感烫热，即更换艾炷。为避免食盐受火爆裂烫伤，可预先在盐上放了一薄姜片再施灸。一般灸3~9壮，但对急性病症则可多灸，不拘壮数。

【主治病症】

本法有回阳救逆之功，多用于急性寒性腹痛、吐泻、痢疾、淋病、中风脱症等。

【注意事项】

（1）施灸时要求患者保持原有体位，呼吸匀称。尤其是穴区觉烫时，应告知医生处理，不可乱动，以免烫伤。对小儿患者，更应该格外注意。

（2）万一脐部灼伤，要涂以龙胆紫，并用消毒敷覆盖固定，以免感染。

（四）隔附子灸

隔附子灸，隔物灸法之 一。此法的应用首见于唐代，孙思邈《千金翼方》载"削附子令如棋子厚、正着肿上，以少唾湿附子，艾灸附子，令热彻以诸痈肿牢坚。"古人在灸治时，附子多选用成熟者加以炮制后使用，且常以醇酢（指味汁浓厚的醋）或童便浸过。如唐代王焘的《外台秘要》载崔氏疗耳聋、牙关急不得开方："取八角附子二枚，醇酢渍之二宿，令润彻，削一头纳耳中，灸十四壮，令气通耳中即差。"清代顾世澄的《疡医大全》提到："用附子制过者，以童便浸透，切作二、三分厚，安疮上，着艾灸之。"以治疮久成瘘。除用附子片灸外，古人还采用将附子研末制成附子饼进行灸疗。如明代薛已《外科发挥》记载，治疮口不收敛者"用炮附子去皮脐，研末，为饼，置疮口处，将艾壮于饼上灸之。每日数次，但令微热，勿令痛"。明代汪机《外科理例》说得更为明确："附子为末，唾津和为饼，如三钱厚，安疮上，以艾炷灸之。"，清代《串雅外编》等对隔附子灸亦有载述。

【操作方法】

分隔附子片灸和隔附子饼灸两种。

（1）隔附子片灸：取熟附子用水浸透后，切片厚0.3~0.5厘米，中间用针刺数孔，放于穴区，上置艾炷灸之。

（2）隔附子饼灸：将附子切细研末，以黄酒调和作饼，厚约0.4厘米，中间用针刺孔，放于穴位上置艾炷灸之；亦可用生附子3份、肉桂2份、丁香1份，共研细末，以炼蜜调和制成0.5厘米厚的药饼，用针穿刺数孔，上置艾炷灸之。

若附子片或附子饼被艾炷烧焦，可以更换后再灸，直至穴区皮肤出现红晕停灸。

【主治病症】

附子辛温大热，有温肾壮阳之功，适宜治疗阳痿、早泄、遗精及疮疡久溃不敛、指端麻木等病症。近年来又用以治疗痛经、桥本甲状腺炎、慢性溃疡性结肠炎等。

【注意事项】

（1）施灸时要注意室内通风。

（2）附子饼灸须在医务人员指导监视下进行。

（3）应选择较平坦不易滑落的部位或穴位处施灸，灸饼灼烫时可用薄纸衬垫灸处下，以防灼伤皮肤。

（4）对阴盛火旺及过敏体质者、孕妇均禁用附子饼灸。

（五）隔豆豉饼灸

隔物灸法之一。首见于唐代《备急千金要方·卷二十二》，内载将淡豆豉末用黄酒调和成饼，隔饼灸以治发背。后世医家根据豆豉有发汗解表作用，在实践中发现此法对痈肿初起，效果颇佳。但须灸至疮部皮肤湿润汗出，这样，邪毒可随汗外出，使病获愈。

【操作方法】

取淡豆豉适量，研成细末，用黄酒调和成直径2~3厘米、厚0.5厘米的药饼，以粗针在饼上刺数孔。将饼置于穴区，上置中或大艾炷灸之。如果豉饼烧焦，可易湿饼再灸。每次施灸壮数，据病症而定，痈疽初起者，灸至病灶区处皮肤湿润即可；如脓肿溃后久不收口，疮色黑暗者，可灸7~15壮。每日1次。

【主治病症】

痈疽，初起或溃后久不收口。

【注意事项】

同隔姜灸。

（六）隔川椒饼灸

隔川椒灸，《肘后备急方》有安椒加灸治疗一切毒肿疼痛不可忍者的记载，"搜面团肿，头如钱大，满中安椒，以面饼子盖头上，灸令彻，痛即立止"，但临床上一般采用明代龚信《古今医鉴》所述之法"花椒为细末，醋和为饼，贴痛处，上用艾捣 烂铺上，发火烧艾，痛即止。"另外，《理瀹骈文》也有本法的记载。明朝张景岳在《类经图翼》一书中还提到另一种川椒隔物灸法，不孕症，"灸神阙穴，先以净干盐填脐中，灸七壮，后去盐，换川椒二十一粒，上以睛盖定，又灸十四壮，灸毕即用膏贴之，艾炷须如指大，长五、六分许。"

【操作方法】

（1）隔川椒饼灸法：取川椒适量，研为细末，用陈醋调制如糊膏状，摊成圆饼，厚约0.3厘米，敷于患处，上置艾炷灸之。患者觉烫即更换艾炷。每次5~10壮。

（2）隔川椒灸法：多取神阙穴。川椒20粒左右，置于穴区，另取新鲜老姜一片，厚约0.3厘米，盖在川椒之上，上置艾炷灸之。每次7~10壮。

【主治病症】

肿毒疼痛，扭挫瘀伤及腹满痞胀、不孕等症。

【注意事项】

同隔姜灸。

· 艾条灸

艾条灸又称艾卷灸。系指用纸包裹艾绒卷成长圆筒状，一端点燃后，在穴位或病所熏灼的一种灸治方法。艾条灸疗最早见于明朝朱权的《寿域神方》，后又在艾绒中加入某些药物，称"雷火神针""太乙神针"等。如《本草纲目》载有以"雷火针"治顽痹及闪挫肿痛；《种福堂公选良方》载"百发神针"治腰痛、疝气、痛疽、发背、对口等。现代遂演变为单纯艾条灸和药物艾条灸二类。纯艾条，亦称清艾条，指单纯用艾绒放在细棉纸中卷制而成，长20厘米，直径1.7厘米，每支重约30克（内有艾绒24克），可燃烧1小时左右。药物艾条又称药艾条，即在艾绒中加入药末（每支加6克）后卷制而成。药物处方颇多，比较常见的为：肉桂、干姜、丁香、木香、独活、细辛、白芷、雄黄、苍术、没药、乳香、川椒各等分研末。

1. 悬灸

（一）温和灸

温和灸，又称温灸法是指将艾条燃着端与施灸部位的皮肤，保持一定距离，对准穴位进行熏灼，在灸治过程中使患者只觉有温热而无灼痛的一种艾条悬起灸法。温和灸，一直为古人所倡导，如《旧唐书》提到："吾初无术耳，但未尝以元气佐喜怒，气海常温耳。" 当然这里所说的"常温"，指的是艾炷隔物灸，与艾条悬起灸有类同之处。温和灸，由于火力不强，古代医家也认识到起效较慢，多用于保健。现代，应用范围有较大的扩展。

【操作方法】

一般多用清艾条，亦有医者根据病症的要求加入某些药物，制成药艾条，但灸治的方法相同。

将艾条燃着一端，在所选定之穴位上空熏灸。先反复测度距离，至患者感觉局部温热舒适而不灼烫，即固定不动（一般距皮肤约3厘米）。每次灸10~15分钟，以施灸部位出现红晕为度。在胸腹及四肢穴区施灸时，可交由患者自行灸治。每日1~2次，一般7~10次为一疗程。

【主治病症】

可用慢性气管炎、冠心病、疝气、胎位不正等及其他多种慢性病症。还常用于保健灸。

【注意事项】

（1）灸治时，应注意艾条与皮肤之间既要保持一定距离。又要达到足够的热力。特别要注意不同病症与患者之间的差异。

（2）温和灸不宜用于急重病症或慢性病症的急性发作期。

（二）雀啄灸

雀啄灸法也是近代针灸学家总结出来的一种艾条悬灸法。是指将艾条燃着端对准穴区一起一落的进行灸治。施灸动作类似麻雀啄食，故名。此法热感较其他悬灸法为强，多用于急症和较顽固的病症。

【操作方法】

取清艾条或药艾条一支，将艾条燃着端对准所选穴位，采用类似麻雀啄食般的一上一下忽近忽远的手法施灸，给以较强烈的温热刺激。一般每次灸治5~10分钟左右。亦有以艾条靠近穴区灸至患者感到灼烫提起为一壮，如此反复操作，每次灸3~7壮。不论何种操作，都以局部出现深红晕湿润或患者恢复知觉为度。对小儿患者及皮肤知觉迟钝者，医者宜以左手食指和中指分置穴区两旁，以感觉灸热程度，以避免烫伤。雀啄法治

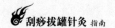

疗一般每日1~2次，10次为一疗程，或不计疗程。

【主治病症】

主要用于感冒、急性疼痛、高血压病、慢性泄泻、网球肘、灰指甲、疖肿、脱肛、前列腺炎、晕厥急救以及某些小儿急慢性病症等的治疗。

【注意事项】

（1）不可太接近皮肤，尤其是失去知觉或皮肤感觉迟钝的患者和中小儿患者以防烫伤。如灸后局部出现水泡，可参照前述的有关方法处理。

（2）临床上雀啄灸多可配合三棱针点刺或皮肤针叩刺。应注意穴区局部消毒。

（三）回旋灸

回旋灸法又称熨热灸法。是指将燃着的艾条在穴区上方作往复回旋的移动的一种艾条悬起灸法。本法能给以较大范围的温热刺激。回旋灸的艾条，一般以纯艾条即清艾条为主，近年来，临床上也有用药艾条施灸，取得较好的疗效。

【操作方法】

回旋灸的灸条分为清艾条（包括无烟艾条）和药艾条。回旋灸的操作法有两种：一种为平面回旋灸。将艾条点燃端先在选定的穴区或患部熏灸测试，至局部有灼热感时，即在此距离作平行往复回旋施灸，每次灸20~30分钟。视病灶范围，尚可延长灸治时间。以局部潮红为度。此法灸疗面积较大之病灶；一种为螺旋式回旋灸，即将灸条燃着端反复从离穴区或病灶最近处，由近及远呈螺旋式施灸，本法适用于病灶较小的痛点以及治疗急性病症，其热力较强，以局部出现深色红晕为宜。

【主治病症】

本法适于病损表浅而面积大者，如神经性皮炎、银屑病、股外侧皮神经炎、皮肤浅表溃疡、带状疱疹、褥疮等，对风湿痹症及周围性面神经麻痹也有效果。另可用于近视眼、白内障、慢性鼻炎，以及排卵障碍等。

【注意事项】

（1）灸治时，应注意艾条与皮肤之间既要保持一定距离。又要达到足够的热力。特别要注意不同病症与患者之间的差异。

（2）温和灸不宜用于急重病症或慢性病症的急性发作期。

· 实按灸

艾条按压灸法，又称实按灸，为传统的艾条灸法之一。本法与艾条悬起灸相对应，系指将艾条一端点燃后，隔布或绵纸数层按有穴位上，使热气透入肌肤的一种灸治方法。按压灸法是艾条最早应用的施灸方法，首见于明代朱权的《寿域神方》："用纸实卷艾，以纸隔之，点穴于隔纸上，用力实按之，待腹内觉热、汗出，即差。"当时，为单纯用艾绒。之后又在艾绒中加入某些药物，亦即在艾绒中加入复方中药药末后卷制而成。称之为药艾条。药物处方颇多，因处方不同，而又分别称之为"雷火神针"、"太乙神针"等。近现代在此基础上又有所发展。一方面是对原有方法的革新；另一方面出现了一些新的艾条按压灸法，诸如：隔布按灸法（运动灸）、灸笔灸等。在操作的方法上和应用的范围上有一定拓展。主要用于风寒湿痹，痿证和虚寒证的治疗。

·温针灸

温针灸法，又称温针、针柄灸及烧针柄等。是一种艾灸与针刺相结合的方法。温针之名首见于《伤寒论》，但其方法不详。本法兴盛于明代，明代高武《针灸聚英》及杨继洲之《针灸大成》均有载述："其法，针穴上，以香白芷作圆饼，套针上，以艾灸之，多以取效……此法行于山野贫贱之人，经络受风寒者，或有效。"近代已不用药饼承艾，但在方法也有一定改进。其适应证已不局限于以风湿疾患，偏于寒性的一类疾病为主，如骨关节病、肌肤冷痛及腹胀、便溏等。而扩大到多种病症的治疗。

【操作方法】

温针灸的主要刺激区为体穴、阿是穴。先取长度在 1.5 寸以上的毫针，刺入穴位得气后，在留针过程中，于针柄上或裹以纯艾绒的艾团，或取约 2 厘米长之艾条一段，套在针柄之上，无论艾团、艾条段，均应距皮肤 2~3 厘米，再从其下端点燃施灸。在燃烧过程中，如患者觉灼烫难忍，可在该穴区置一硬纸片，以稍减火力。每次如用艾团可灸 3~4 壮，艾条段则只须 1~2 壮。近年，还采用帽状艾炷行温针灸。帽状艾炷的主要成分为艾叶炭，类似无烟灸条，但其长度为 2 厘米，直径 1 厘米，一端有小孔，点燃后可插于针柄上，燃烧时间为 30 分钟。因其外形像小帽，可戴于毫针上，故又称帽炷灸。帽炷温针灸，既无烟，不会污染空气；同时，它的作用时间又长，是一种较为理想的温针灸法。

【主治病症】

风寒湿痹症、骨质增生、腰腿痛、冠心病、高脂血症、痛风、胃脘痛、腹痛、腹泻、关节痛等。

【注意事项】

（1）温针灸要严防艾火脱落灼伤皮肤。可预先用硬纸剪成圆形纸片，并剪一至中心的小缺口，置于针下穴区上。

（2）温针灸时，要嘱咐患者不要任意移动肢体，以防灼伤。

·温灸器灸

随着现代高科技对针灸学科的渗透，近年来在艾灸疗器中出现了一些科技含量较高、功能较多的灸疗器。如有的艾灸仪具有艾灸与磁疗同时进行，不燃烧，无污染，温度可调，自动控温等特点。当磁性灸头中的磁作用于艾绒及穴位时，可加速穴位局部的血液循环。而设在磁环中的加热部分在对艾绒加热的同时也对穴位进行了加热，使皮下毛细血管舒张，使磁化及加热后的艾绒的挥发物和有效成分，迅速渗透到穴位中即起到了磁疗和艾灸的目的。为充分体现传统艾灸的作用和功能，有的艾灸仪还设计有隔物灸槽，温针灸孔，在施灸的同时可进行隔物灸和温针灸。还可实施发泡灸和化脓灸，并可随时设定和检测被灸穴位温度，而不会无意灼伤患者。各种多功能艾灸仪的研制，是对传统艾灸的一次革新，为祖国传统医学灸疗的研究和总结，提供了现代化的仪器。常用的有温灸盒和温灸筒。

（一）灸具制备

多用灸具用优质木材、水牛角（具有清热解毒，凉血散血功效）等精加工而成。

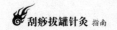

由灸罩、筒体、灸帽、螺杆、螺母、套箍，纸棒、艾条、按摩头、刮痧板等组成。可以多角度、多部位直拉施以灸疗和按摩。也可根据病症配合刮痧治疗。由于灸罩有接灰作用，灸帽有闭火功能，不会灼伤人体和烧坏衣物，使用安全。加之灸条与灸罩之距离由螺母、螺杆控制，温度可调节，从而实现灸疗的补与泻。手持筒体又可用按摩头或灸帽在人体体表进行点穴、扣击、按摩以及刮痧。医者可根据患者病情用于治疗疾病，患者也可在医师的指导下，实现自我治疗养身保健。

（二）具体操作

（1）颈肩痹病者。先用按摩头点按、推揉。扣击颈肩部疼痛点及肩井、风池、肩髃、肩贞、曲池、手三里等穴位10分钟，再灸治以上部位或穴位（灸疗以痛点为主）10~15分钟，每日一次，每隔2~4日加用刮痧板蘸上紫草油推刮颈椎两侧华佗夹脊穴及大椎与肩髎连线部位3~5分钟，见皮肤起紫红色瘀斑为度。

（2）风湿腰痛者：先用按摩头点按。压揉、推滚腰部华佗夹脊穴10分钟，再灸治关元俞、命门、秩边、环跳、承扶、委中穴及痛点10~15分钟，每日一次。每隔3~5日用刮痧板推刮大杼至白环俞足太阳膀胱经3~5分钟，以见推刮部位出现红色斑块为度。

（3）风湿性关节痛者：先灸治关节疼痛点，上肢关节痛加灸曲池、手三里、小海。内关、阳池、养老、合谷等穴10~15分钟，每日一次；下肢关节病加灸环跳、承扶、风市、委中、血海、足三里、阳陵泉、昆仑穴10~15分钟，再用按摩头在以上穴位施以点、按、揉、扣击等法10分钟，每日一次，不论上肢或下肢关节病，均可根据疼痛部位施以刮痧疗法3~5分钟，隔3日一次。

【主治病症】

适用于各类灸疗适应病症。目前，主要用于各种骨关节病、牙痛、胃痛、月经痛、腹泻、冠心病等。

【注意事项】

（1）多功能艾灸器的功能较多，医者应熟练掌握操作技术及适应病症。

（2）患者应用多功能艾灸器自我治疗或保健时，必须在医生指导下进行。

第四章

常见病的针灸治疗方法与操作

通过针灸，可以治疗一些常见的疾病。比如，内科有咳嗽、胃痛等，外科则有颈椎病、肩周炎等。通过了解他们的病因病机和临床表现，辅以适当的治疗，很快就能"药未到"、"病先除"了。

·内科疾病

1. 咳嗽

咳嗽既是独立性的病症，又是肺系多种疾病的一个症状。"咳"指有声无痰，"嗽"指有痰无声，临床一般声痰并见，故并称咳嗽。根据发病原因，可分为外感咳嗽和内伤咳嗽两大类。外感咳嗽是由六淫外邪侵袭肺系引起，内伤咳嗽则为脏腑功能失调，内邪干肺所致。

咳嗽多见于上呼吸道感染、急、慢性支气管炎、支气管扩张、肺炎、肺结核等。

【病因病机】

咳嗽的病因有外感、内伤两大类。外感六淫之邪，从口鼻、皮毛而入。肺合皮毛，开窍于鼻，肺的卫外功能减退或失调，肺气被郁，宣发、清肃功能失常，影响肺气出入，而致咳嗽。内伤咳嗽，多因脏腑功能失调，如肺阴亏损，虚热内灼，肺失清润；或过食肥甘，脾虚失运，聚湿生痰，上渍于肺，肺气不宣；或情志不遂，郁怒伤肝，肝气郁结，气郁化火，火盛灼肺，阻碍清肃；或肾虚而摄纳无权，肺气上逆，均可导致咳嗽。

咳嗽虽分内因、外因，但可互相影响而致病，外邪迁延日久，可转为内伤咳嗽；肺虚卫外不固，或肺阴亏损，则易受外邪引发咳嗽，故两者可互为因果。

【辨证】

（1）外感咳嗽

【临床表现】

主症：咳嗽病程较短，起病急骤，或兼有表证。

兼见咳嗽声重，咽喉作痒，咳痰色白，质稀，头痛，恶寒发热，鼻塞流清涕，形寒无汗，肢体酸痛，苔薄白，脉浮紧者，为外感风寒；咳嗽，兼见咯痰黏稠、色黄，喉燥咽痛，身热头痛，汗出恶风，鼻流黄涕，苔薄黄，脉浮数者，为外感风热。

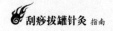

（2）内伤咳嗽

【临床表现】

主症：咳嗽起病缓慢，病程较长，可兼脏腑功能失调症状。

兼见咳嗽反复发作，痰多、色白、粘稠，因痰而嗽，痰出咳平，胸脘痞闷，神疲纳差，苔白腻，脉濡滑者，为痰湿侵肺；气逆咳嗽阵作，引胁作痛，痰少而黏，咳时面赤，咽干口苦，苔黄少津，脉弦数者，为肝火灼肺；干咳，咳声短促，以午后黄昏为剧，痰少黏白，或痰中带血，潮热盗汗，形体消瘦，两颊红赤，神疲乏力，舌红少苔，脉细数者，为肺阴亏虚。

【治疗】

（1）外感咳嗽

治法：疏风解表，宣肺止咳。以手太阴、手阳明经穴为主。

主穴：肺俞、列缺、合谷。

配穴：风寒者，加风池、风门；风热者，加大椎、曲池；咽喉痛者，加少商放血。

操作：针用泻法，风热可疾刺，只针不灸；风寒留针或针灸并用，或针后在背部俞穴拔火罐。

方义：肺主皮毛，司一身之表，肺与大肠相表里，列缺为肺之络穴，散风祛邪，宣肺解表。合谷为大肠之原穴，选合谷与列缺，原络相配，加强宣肺解表的作用。取肺之背俞穴使肺气通调，清肃有权。

（2）内伤咳嗽

治法：肃肺理气，止咳化痰。以手、足太阴经穴为主。

主穴：肺俞、太渊、三阴交。

配穴：痰浊阻肺者，加丰隆、阴陵泉、足三里；肝火灼肺者，加鱼际、行间；肺阴亏虚者，加列缺、膏肓；咯血者，加孔最。

操作：毫针平补平泻法，或加用灸法。

方义：内伤咳嗽，肺阴亏虚，肺失清肃，取肺俞润肺调气，清肃之令自行。太渊为肺经原穴，本脏真气所注，取之肃理肺气。三阴交疏肝健脾，化痰止咳。

【其他治疗】

皮肤针：

取穴：颈背部督脉、膀胱经、喉两侧。

方法：轻或中度叩刺，每日一次，10次为一疗程。

穴位注射法：选定喘、大杼、风门、肺俞，用维生素B_1注射液，或胎盘注射液，每次选1~2个穴位，每穴注入药液0.5毫升，选穴由上而下依次轮换。隔日1次。本法可适用于慢性咳嗽。

小提示

（1）咳嗽常见于多种呼吸系统疾病，临证必须明确诊断，必要时配合药物治疗。

（2）平时注意保暖、慎起居，避风寒。嗜烟、酒者，应戒绝。

2. 肺结核

肺痨是具有传染性的慢性虚损性疾患。以咳嗽、咯血、胸痛、潮热、盗汗及身体逐渐消瘦等为特征。由于劳损在肺，故称肺痨，历代有"痨瘵""骨蒸""传尸""虚劳"等之称。

西医学的肺结核属中医的"肺痨"范畴。

【病因病机】肺痨致病因素，一为外因感染，一为正气不足，内伤体虚，气血不足，阴精耗损。其病位在肺，其中与脾肾两脏关系密切，同时也可涉及心肝。病理性质主要为阴虚。本病多由禀赋不足，酒色劳倦，或常与肺痨病人接触，始则肺阴受损，久则肺肾同病，阴虚火旺，烁伤肺络，亦有肺病及脾，导致气阴两虚。

【辨证】

【临床表现】咳嗽，咯血，潮热盗汗，一般以阴虚多见。

初起咳嗽不已，精神疲乏，食欲减退，形体日渐消瘦，胸中隐痛，时见痰中带血，颜色鲜红；继则咳嗽加剧，干咳少痰，午后潮热，骨蒸，两颧红艳，盗汗，甚则咯血，心烦失眠，性情急躁易怒，男子遗精，女子月经不调，舌质红，脉细数，为阴虚火旺；如出现大肉削脱，声音嘶哑，口舌生糜，大便溏薄，面浮肢肿，舌质光绛，脉微细者，乃阴阳两虚之象，为重症。

【治疗】

（1）基本治疗

治法：养阴清热，扶正固本。以手太阴、足少阴、足阳明经穴及背俞穴为主。

主穴：太渊、肺俞、尺泽、膏肓、太溪、然谷、足三里。

配穴：肾阴亏虚者，加肾俞、三阴交；潮热、盗汗者，加合谷、复溜；咯血者，加鱼际、孔最；胸痛者，加内关；纳少者，加中脘、脾俞；遗精者，加关元、志室；月经不调者，加血海、三阴交。

操作：尺泽、然谷用毫针泻法，其余主穴用补法。

方义：本病为肺阴亏虚，阴虚火旺，虚火灼津，取肺之背俞穴肺俞以养阴益肺。膏肓为主治诸虚百损之要穴，具有理肺补虚之效。肺经合穴尺泽，配肾经荥穴然谷，可清虚热而滋阴津。补胃经合穴足三里，意在培补后天之本。

（2）其他治疗

穴位注射法：选穴参照上述穴位，用维生素B_1 100毫克注射液或链霉素0.2克，用生理盐水稀释到4毫升，每穴注射药液1毫升，每日1次（用前须做过敏试验）。

穴位敷贴法：选肺俞、百劳、膏肓、魄户，用五灵脂、白芥子、大蒜、醋化麝香等药组成肺痨膏，取绿豆样大，放在直径2厘米圆形橡皮膏中心，贴敷在穴位上，每次选1对穴位，贴30~60分钟后揭掉，有水泡者可挑破，涂龙胆紫处理。

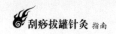

小提示

（1）给予合理膳食，忌食辛辣，戒烟限酒。

（2）针灸治疗的同时可配合中草药和抗痨药物。

（3）处理好患者痰液，消毒其餐具，防止疾病传播。

3. 胃痛

胃痛又称胃脘痛，是以上腹部反复性发作性疼痛为主的症状。由于疼痛位近心窝部，古人又称"心痛""胃心痛""心腹痛""心下痛"等。《医学正传》说："古方九种心痛……详其所由，皆在胃脘而实不在心也。"后世医家对胃痛与心痛，有了明确的区分。

胃痛常见于现代医学的急、慢性胃炎、胃和十二指肠溃疡、功能性消化不良、胃肠神经官能症、胃黏膜脱垂等病。

【病因病机】

胃痛发生的常见原因有外邪犯胃、饮食伤胃、情志不畅和脾胃虚弱等。胃主受纳、腐熟水谷，若寒邪客于胃中，寒凝不散，阻滞气机，可致胃气不和而疼痛；或因饮食不节，饥饱无度，或过食肥甘，损伤脾胃，气机受阻，胃失和降引起胃痛；或因情志不畅，气郁伤肝，肝失条达，横逆犯胃，亦可发生胃痛；若劳倦内伤，久病脾胃虚弱，或禀赋不足，中阳不足，胃失温养，中焦虚寒而痛；亦有气郁日久，瘀血内结，气滞血瘀，阻碍中焦气机，而致胃痛发作。总之，胃痛发生的总病机分为虚实两端，实证为气机阻滞，不通则痛；虚证为胃腑失于温煦或濡养，不荣则痛。

【辨证】

（1）实证

【临床表现】主症：上腹胃脘部疼痛暴作，痛势较剧，痛处固定不移，拒按，饥时痛减，纳后痛增。

兼见脘腹得温痛减，遇寒加重，恶寒喜暖，口淡不渴，喜热饮，或伴恶寒，舌淡苔薄白，脉弦紧者，为寒邪犯胃；胃脘胀满疼痛，嗳腐吞酸，嘈杂不舒，呕吐不消化食物，矢气或便后痛减，大便不爽，苔厚腻，脉滑者，为饮食停滞；胃脘胀满，痛连两胁，喜太息，嗳气后觉舒，吞酸，大便不畅，每因情志因素而诱发，心烦易怒，苔薄白，脉弦者，为肝气犯胃；胃痛拒按，痛有定处，如针刺，如刀割，食后痛甚，或有呕血便黑，舌质紫暗或有瘀斑，脉细涩者，为气滞血瘀。

（2）虚证

【临床表现】主症：上腹胃脘部疼痛隐隐，痛处喜按，按后觉舒，空腹痛甚，纳后痛减。

兼见泛吐清水，喜暖，大便溏薄，神疲乏力，劳累或受凉后发作或加剧，或手足不温，舌淡苔白，脉虚弱或迟缓者，为脾胃虚寒；胃脘灼热隐痛，似饥而不欲食，口燥咽干，五心烦热，消瘦乏力，大便干结，舌红少津，脉弦细或细数者，为胃阴不足。

【治疗】

（1）基本治疗

治法：和胃止痛。以足阳明、手厥阴经穴及募穴为主。

主穴：内关、中脘、足三里。

配穴：寒邪犯胃者，加神阙；饮食停滞者，加天枢、梁门；肝气犯胃者，加太冲、期门；气滞血瘀者，加膈俞；脾胃虚寒者，加气海、关元、公孙、脾俞、胃俞；胃阴不足者，加三阴交、太溪。

操作：足三里用平补平泻法，疼痛发作时，持续行针1~3分钟，直到痛止或缓解。内关、中脘均用泻法。余配穴按虚补实泻方法操作。寒气凝滞、脾胃虚寒者，可用灸法。

方义：足三里为足阳明胃经下合穴，"合治内腑"，可疏理胃腑气机，和胃止痛。中脘为胃之募穴，腑之所会，可健运脾胃，调理气机。内关宽胸解郁，行气止痛。

（2）其他治疗

拔罐疗法：拔罐部位以上腹部及背俞穴为主，可选用大、中型火罐，时间大约10~15分钟。适用于虚寒型胃痛。

耳针法：选胃、肝、脾、神门、交感、十二指肠。毫针刺用中等强度，或用撤针埋藏或用王不留行籽贴压。

小提示

（1）针灸对胃脘疼痛、上腹胀满不适、嗳气、恶心等症状效果较好。

（2）胃痛的临床表现有时可与肝胆疾患及胰腺炎相似，临床须注意鉴别诊断。

（3）溃疡病出血在穿孔等重症时，应及时采取急救措施或外科治疗。

（4）平时注意规律饮食，忌食辛辣刺激食物。

4. 胃下垂

胃下垂是指站立时，胃的下缘达盆腔，胃小弯弧线最低点降至髂嵴连线以下，称为胃下垂。以腹胀（食后加重、平卧减轻）、恶心、嗳气及胃痛（无周期性、节律性、疼痛性质与程度变化很大）等为主要临床表现。该病的发生多是由于膈肌悬吊力不足，肝胃、膈胃韧带功能减退而松弛，腹内压下降及腹肌松弛等因素，加上体形或体质等因素，使胃呈极底低张的鱼钩状，即为胃下垂所见的无张力型胃。以30~50岁患者多见，女性多于男性。

【治疗】

（一）芒针

（1）取穴

主穴：巨阙、剑突下1寸。

配穴：承满（右）、鸠尾。

（2）治法

仅取常用二穴，如主穴无效，则改用配穴。每次仅取一穴。选28~32号7~8寸之长芒针。患者平卧，腹肌放松，调匀呼吸。巨阙穴刺法：针尖快速入皮，使针体沿皮下直刺至左侧脐旁肓俞穴处。然后，手提针柄与皮肤呈45°角匀速缓慢上提，以术者感到针尖沉重，患者感到脐周与下腹部有上提感为佳。如无此针感，宜出针重新进针，或在剑突下1寸处进针。提针速度宜慢，第一次要求20分钟，以后可缩短为3分钟。剑突下1寸刺法：以28号8寸毫针，迅速入皮，与皮肤成30°角沿皮下刺至脐左侧0.5寸处，待出现上述针感后，改为15°角，不作捻转，缓慢提针40分钟，出针前行抖动手法10~15次。针后均平卧2小时。

右承满穴刺法：28号7寸芒针成45°角快速刺入皮下，直透针至左侧天枢穴。待有沉胀感，先大幅度捻转7~8次，然后再向同一方向捻转，使针滞住。边退针，边提拉。病人有上腹部空虚、胃向上蠕动感。此时医者可用手压下腹部，往上推胃下极。退针时宜慢，每隔5分钟将滞针松开，退出全程之1/3，再向同一方向捻转，使针滞住。如此，共分3次，将针退出，共提退15分钟。最后，将针柄提起成90°角，抖针7~8次后，出针。用胶布在髂嵴连线前后固定。嘱病人仰卧30分钟，再向右侧卧20分钟，最后复原位平卧2~3小时。每周1次，共治3次。一般不超过10次。鸠尾穴刺法：先令患者卧于硬板床上，在脐左下方相当于胃下弯部位找到压痛明显处，作为止针点。以32号8寸芒针，从鸠尾穴速刺进针，沿皮下边捻针，边进针，直达止针点。之后，右手持针作逆时针方向捻转，当针柄出现沉涩感时，缓慢将针退出，须使针下始终保持一定的紧张度。同时，左手虎口托住胃下极，用力缓慢上推。患者可有胃上升感，当提至离皮下约2毫米时，将针再作逆时针方向捻转，左手拇指按压住针尖，右手将针垂直抖提3~5次后出针，针刺提退过程10~15分钟。针后平卧3小时。20天左右治1次，3次为一疗程。

（3）疗效评价

疗效评判标准：痊愈，主要症状消失，钡餐透视检查，胃下极回到正常部位；显效，主要症状明显减轻，钡餐透视检查，胃下极较原上提3毫米以上；有效，主症好转，胃下极较原来有所上提；无效，治疗前后，症状、体征均无改善。

（二）电针

（1）取穴

主穴：胃上、提胃、中脘、气海。

配穴：内关、脾俞、足三里。

胃上穴位置：下脘穴旁开4寸。

提胃穴位置：中脘穴旁开4寸。

（2）治法

以主穴为主，每次选2~3次，年老体弱者加足三里、脾俞，恶心呕吐加内关。气海穴直刺1~1.5寸，中脘、胃上、提胃均向下呈45°角斜刺1.5~2寸。接通间动电疗机，负极接中脘穴，正极分5叉，分别接双胃上、双提胃及气海，用疏密波，通电量以病人腹肌出现收缩和能耐受为宜，每次约持续刺激20~30分钟。如无间动电疗仪，可用一般市售电针仪，采用断续波或疏密波。为加强疗效，可用维生素B_{12} 100微克（1毫升）或苯丙酸诺龙1/3支（25毫克/1毫升），穴位注射足三里（上述系每穴用量）。电针每日1次，穴位注射隔日1次。电针12次为1疗程（穴位注射6次），疗程间隔3~7日。

（3）疗效评价

疗效评判标准：痊愈：症状消失，X线钡餐透视，胃角切迹回复正常；显效：症状明显减轻，胃角切迹较治前上升大于2毫米；有效：症状减轻，胃角切迹较治前上升，但小于2毫米；无效：治疗前后症状、体征均无改善。

（三）头针

（1）取穴

主穴：胃区。

配穴：中脘、足三里（均为体穴）。

（2）治法

主穴每次必取，28号1.5寸毫针从发际快速刺入，沿皮下或肌层捻转进针2毫米，持续捻转3分钟，捻转频率为200次/分左右，留针15~30分钟，每隔5~10分钟以同样手法行针1次，每日针1次，配穴隔日针1次，2穴均取，针刺得气后施补法。12天为一疗程。疗程间隔3~5天。

（四）体针

（1）取穴

主穴：中脘、建里、天枢、气海、胃上、提胃、足三里。

配穴：内关、上脘、脾俞、胃俞、梁门、公孙。

（2）治法

主穴每次取1~2穴，配穴2~3穴。腹部穴采取仰卧位。建里穴宜双针同时刺入，进针直至得气，天枢穴用4寸毫针，针尖呈15°角向脐下之气海穴方向斜刺，捻转进针。所有腹部穴位，均采用由浅至深的三刺法：一刺法是针刺入5分左右，施雀啄法，促进经气流动，直至针下得气，然后再将针刺至8分左右，用同样手法，促使酸胀感强烈，并向上、下腹部扩散，然后三刺至所需深度（一般刺至1.2~1.5寸），手法同前，患者觉胃体有酸胀紧缩之感，再向左或右同一方向捻转3~4下，稍停半分钟，再捻转1次，针感强烈后出针。针背部穴时，患者俯卧，针尖斜向椎间孔方向进针1~1.5寸，采用补法。留针30分钟。四肢穴直刺，施补法，亦留针20~30分钟。每日或隔日1次。治疗后平卧1~2小时。10次为一疗程，疗程间隔5~7天。

（四）穴位埋植

（1）取穴

主穴：分2组。一组左肩井、脾俞、胃俞；二组右肩井、神阙、中脘。

配穴：足三里、气海、关元。

（2）治法

一般仅用主穴，每次一组，两组交替。疗效不显时可加配穴。均采用注线法，以0/2或0号肠线，预先剪成2~2.5毫米长，穿入12号腰穿针内。刺入穴内，至得气后，注入肠线。注意，肩井穴不可刺入太深，以防损伤肺尖，造成气胸。透穴时，肠线长度不够，宜作接力注线，或改用大号三角皮肤缝合针穿线。注线完毕，将针孔用小块消毒敷料覆盖。10~15天1次。

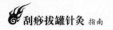

（五）穴位注射

（1）取穴

主穴：中脘、脾俞、肾俞、足三里。

配穴：提胃。

（2）治法

胃下垂2~4厘米者，选主穴，用维生素B₁100毫克加10％葡萄糖溶液至7毫升，每穴注入1毫升（主穴双侧均取）。胃下垂4.5~6厘米者，用维生素B₁100毫克加胎盘组织液至9毫升，取主穴加配穴（均双侧），每穴注入1毫升。采用快速进行，得气后迅速推药。每日1次，10次为一疗程，疗程间隔3~5日。

5. 呕吐

呕吐是临床常见病症，由于胃失和降，气逆于上引起的病症。古代文献以有声有物谓之呕，有物无声谓之吐，有声无物谓之干呕。因两者常同时出现，故称呕吐。

呕吐可见于现代医学的神经性呕吐、急慢性胃炎、胃扩张、贲门痉挛、幽门痉挛、胃神经官能症、胆囊炎、胰腺炎等。

【病因病机】

胃主受纳，腐熟水谷，以和降为顺，若气逆于上则发为呕吐。导致呕吐的病因主要有外邪犯胃，饮食不节，情志失调，病后体虚。如风、寒、暑、湿之邪或秽浊之气，侵犯胃腑，致胃失和降，气逆于上则发呕吐；或饮食不节，暴饮暴食，过食生冷肥甘，误食腐败不洁之物，损伤脾胃，导致食滞不化，胃气上逆而呕吐；或因恼怒伤肝，肝失调达，肝气横逆犯胃，胃气上逆，或忧思伤脾，脾失健运，使胃失和降而发为呕吐；或因劳倦内伤，中气耗损，中阳不振，津液不能四布，脾虚不能化生精微，积于胃中，饮邪上逆，也可发生呕吐。

【辨证】

（1）实证

【临床表现】 主症：发病急，呕吐量多，吐出物多酸臭味，或伴恶寒发热。

兼见呕吐清水或痰涎，胸脘痞闷，头身疼痛，喜暖畏寒，食久乃吐，大便溏薄，舌白，脉迟者，为寒邪客胃；食入即吐，呕吐酸苦热臭，口干而渴，喜寒恶热，大便燥结，苔黄，脉数者，为热邪内蕴；呕吐清水痰涎，脘闷纳差，头眩心悸，苔白腻，脉滑者，为痰饮内阻；呕吐多在食后精神受刺激时发作，嗳气吞酸，胸胁胀痛，平时多烦善怒，苔薄白，脉弦者，为肝气犯胃。

（2）虚证

【临床表现】 主症：病程较长，发病较缓，时作时止，吐出物不多，气味腐臭。

兼见饮食稍有不慎，呕吐即易发作，时作时止，食欲不振，脘部痞闷，大便不畅，倦怠乏力，舌淡苔薄，脉弱无力者，为脾胃虚寒。

【治疗】

（1）基本治疗

治法：和胃降逆，理气止呕。以手厥阴、足阳明经穴及相应募穴为主。

主穴：中脘、内关、足三里

配穴：寒吐者，加上脘、胃俞；热吐者，加合谷，并可用金津、玉液点刺出血；食滞者，加建里、天枢；痰饮者，加丰隆；肝气犯胃者，加阳陵泉、太冲；脾胃虚寒者，加脾俞、胃俞、三阴交；腹胀者，加天枢；肠鸣者，加脾俞、大肠俞；反酸干呕者，加公孙。

操作：足三里平补平泻法，内关、中脘用泻法。虚寒者，可加用艾灸。呕吐发作时，可在内关穴行强刺激并持续行针1~3分钟。

方义：内关为手厥阴经络穴，宽胸理气，降逆止呕。足三里为足阳明经合穴，疏理胃肠气机，和降胃气。中脘乃胃之募穴，理气和胃止呕。

（2）其他治疗

耳针法：选胃、贲门、交感、神门、脾、肝。轻刺激，留针20分钟。

穴位注射法：选穴参照基本治疗穴位，用维生素B_1或维生素B_{12}注射液，每穴注射0.5~1.0毫升，每日或隔日1次。

小提示

（1）针灸治疗呕吐效果良好，因妊娠或药物反应引起的呕吐，亦可参照本节治疗。但上消化道严重梗阻、癌肿引起的呕吐以及脑源性呕吐，有时只能作对症处理，应重视原发病的治疗。

（2）适寒温，节饮食，慎起居。

6. 呃逆

呃逆，又称膈肌痉挛，是指胃气上逆，膈肌痉挛，气逆上冲，喉间呃呃连声，声短而频，不能自止的一种病症。正常人有时也会发生呃逆，属于生理性的。但如呃逆为持续性，并与进食无关，则常为病理性。呃逆的病因分为反射性、中枢性、代谢障碍性和精神性四类，多与各种疾病有关。

【病因病机】

本病病因有寒邪蕴积，燥热内盛，气郁痰阻，脾胃虚弱。病位在膈，病变脏腑主要在胃，涉及肺，肝，肾。

【治疗】

理气和胃，降气平呃。

（一）针灸

（1）取穴

主穴：中魁。

（2）治法

取中魁一穴，可用针刺，亦可用灸法。刺法：患者平卧，解开衣裤，局部消毒后，用28号0.5~1寸之毫针，分别于左右中魁穴同时垂直进针，针深约0.2毫米，用捻转手法，施强刺激。在进针时，嘱患者深吸气一口，再作最大限度的憋气动作。行针期间令其连续憋气3~5次即可。一旦呃逆停止，即令患者作腹式深呼吸，留针30分钟，每隔5分

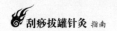

钟运针1次。灸法：适宜重症呃逆。可在中魁穴上涂少许凡士林，然后置麦粒大小艾炷点燃，连续5~7壮，每日1~2次，若灸瘢有渗液，可涂龙胆紫药水，并用消毒纱布覆盖。

（二）电针

（1）取穴

主穴：鸠尾、天鼎、膻中。

配穴：内关、天突、列缺、足三里。

（2）治法

主穴每次任选1穴，配穴可取1~2穴，配合应用。鸠尾穴，以5~6寸长之毫针，按25°角将针迅速刺入皮下，然后卧针，平透至建里或下脘穴，留针半小时。如无效，加刺天突；以2寸毫针直刺入天突，0.2~0.3寸深，然后将针转向下方，沿胸后壁刺1~1.5寸深（刺天突穴应特别注意安全，针尖忌偏向左或右），忌捻转提插。接通电针仪，负极接鸠尾，正极接天突，用连续波，先予高频率（3000~5000次/分）、强电流（强度以患者可耐受为宜），通电1分钟。然后将电流强度与频率调节至患者感到舒适为度，继续通电30分钟。天鼎穴，可令患者仰卧，取28号2寸针，先直刺入穴位0.2寸左右，然后向天突方向透刺。当毫针刺入一定深度，触及膈神经时（此时病人可出现反射性膈肌收缩现象），接通电针仪（双侧天鼎）。先以连续波，高频率及较强的电流（病人可耐受为度）刺激1分钟，随即调至病人感到舒适的低频及较弱强度的电流。膻中穴，令患者张口作深长呼吸，针尖向上沿皮刺入穴0.3~2寸。向肘部斜刺双侧列缺穴0.2~0.5寸深，先作强刺激手法，继而循上法通电针。内关、足三里，于呃逆停止发作后针刺，得气后平补平泻法均留针15分钟，每日1次，3~5次为一疗程。

（三）耳针

（1）取穴

主穴：耳中、胃。

配穴：肝、脾、神门、皮质下、交感、肾上腺。

（2）治法

主穴必取，每次据症酌加配穴2~3个。耳中，取0.5寸毫针浅刺泻法，持续捻转或括针柄半分钟，然后透刺至胃穴，提插行针至得气后，用胶布固定埋针。根据症情，埋针1~2天。配穴可针刺得气后留针30分钟。一般双侧穴均取。

（四）体针加耳针

（1）取穴

主穴：膈俞，耳中（耳穴）。

（2）治法

患者取侧卧位，膈俞穴双侧均取，医者以4根1寸毫针在该穴之上下左右约1.5厘米处斜向刺入，针尖均指向穴中，施小幅度捻转手法。同时用0.5寸毫针刺一侧的耳中穴至有胀痛感。均留20分钟后出针。每日1次。

（五）体针

（1）取穴

主穴：陷谷

（2）治法

令患者仰卧或取坐位，双侧均取，用2寸长毫针向足心方向进针1.5寸，行大幅度捻转5分钟，同时嘱患者深吸一口气后屏住，屏气时间越长越好，然后缓慢匀速呼出，留针30分钟。在留针过程中重复此屏气动作，每隔5分钟行针一次。每日1次，持续治疗10次为一疗程。

小提示

（1）针灸治疗呃逆疗效显著。

（2）呃逆停止后应积极治疗引起呃逆的原发病。

7. 腹痛

腹痛指胃脘以下、耻骨毛际以上部位发生疼痛症状，是临床上极为常见的一个症状。腹部内有肝、胆、脾、肾、大小肠、膀胱等脏腑，体表为足阳明、足少阳、足三阴经、冲任带脉所过，若外邪侵袭，或内有所伤，以致上述经脉气血等受阻，或气血不足以温养均能导致腹痛。

【病因病机】

感受外邪，饮食所伤，情志失调及素体阳虚等，均可导致气机阻滞、脉络痹阻或经脉失养而发生腹痛。外邪侵入腹中，邪滞于中，气机阻滞，不通则痛。若外感寒邪，或过食生冷，经脉受阻可引起腹痛。若感受湿热之邪，恣食辛热厚味，湿热食滞交阻，导致气机不和，腑气不通，亦可引起腹痛。或情志抑郁，肝失调达，气机阻滞，或因腹部手术后、跌仆损伤，导致气滞血瘀，络脉阻塞而引起腹痛。或素体阳虚，气血化生不足，脏腑经脉失于温养，发为腹痛。尤其是足太阴经、足阳明经别入腹里，足厥阴经抵小腹，任脉循腹里，因此，腹痛与这四条经脉密切相关。

【辨证】

（1）急性腹痛

【临床表现】

主症：胃脘以下、耻骨毛际以上部位疼痛，发病急骤，痛势剧烈，伴发症状明显，多为实证。

兼见腹痛暴急，得温则减，遇寒加剧，腹胀肠鸣，大便自可或溏薄，四肢欠温，口不渴，小便清长，舌淡，苔白，脉沉紧者为寒邪内积；腹痛拒按，胀满不舒，大便秘结或溏滞不爽，烦渴不欲饮，小便短赤，舌红，苔黄腻，脉濡数者为湿热壅滞；脘腹胁肋胀闷或痛，攻窜作痛，痛引少腹，得嗳气或矢气则腹痛酌减，遇恼怒则加剧，舌紫暗，或有瘀点，脉弦涩者为气滞血瘀。

（2）慢性腹痛

【临床表现】

主症：胃脘以下、耻骨毛际以上部位疼痛，病程较长，腹痛缠绵，多为虚证，或虚实兼夹。

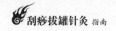

兼见腹痛缠绵，时作时止，饥饿劳累后加剧，痛时喜按，大便溏薄，神疲怯冷，胃纳不佳，面色不华，苔淡，薄白，脉沉细者为脾阳不振。

【治疗】

（1）基本治疗

治法：通调腑气，缓急止痛。以足阳明、足太阴、足厥阴经及任脉穴为主。

主穴：足三里、中脘、天枢、三阴交、太冲。

配穴：寒邪内积者，加神阙、公孙；湿热壅滞者，加配阴陵泉、内庭；气滞血瘀者，加曲泉、血海；脾阳不振者，加脾俞、肾俞、章门。

操作：太冲用泻法，关元用补法，其余主穴用平补平泻法。寒证可用艾灸。腹痛发作时，足三里用持续的强刺激1~3分钟。

方义：足三里为胃之下合穴；中脘乃腑会、胃之募穴；天枢位于腹部；三穴连用可通调腑气。三阴交调理足三阴经之气血。肝经原穴太冲，疏肝气而调气机，通则不痛。

（2）其他治疗

耳针法：选胃、小肠、大肠、肝、脾、交感、神门、皮质下。每次以2~4穴，疼痛时用中强刺激捻转，亦可用揿针或王不留行籽按压。本法适用于急慢性肠炎引起的腹痛。

皮肤针：选局部阿是穴2~3个，用皮肤针轻轻叩刺，适用于气滞血瘀腹痛。

小提示

（1）针灸治疗腹痛效果较好，止痛迅速。
（2）针灸治疗同时应结合其他检查，明确病因。

8. 痢疾

痢疾是夏秋季常见的肠道传染病，以腹痛腹泻，里急后重，痢下赤白脓血为主要临床表现。一般分为湿热痢、寒湿痢、疫毒痢、噤口痢、休息痢五种类型。

现代医学的急性细菌性痢疾、中毒性菌痢、阿米巴痢疾，均可参照本节论治。

【病因病机】

痢疾多由饮食生冷、不洁之物，或感受时令之邪所致。外邪与食滞阻碍肠腑，气机不利，大肠传导功能失职，湿热相搏，壅滞腑气，肠络受损，而致下痢脓血，形成湿热痢；寒湿困脾，脾失健运，邪留肠中，气机阻滞，形成寒湿痢；感受疫毒之邪，毒邪熏灼肠道，热毒内盛，引动内风，蒙蔽清窍，而成疫毒痢；若疫毒上冲于胃，使胃气上逆而不降，为噤口痢；若痢疾迁延日久，中焦虚弱，命门火衰，正虚邪恋，常因受凉或饮食不当而反复发作，成为休息痢。

【临床表现】

主症：大便次数增多，便中带有黏液脓血，腹痛，里急后重。

兼见下痢赤白相杂，腥臭，肛门灼热，小便短赤，或恶寒发热，心烦，口渴，舌红，苔黄腻，脉滑数者，为湿热痢；痢下赤白粘冻，或纯为白冻，脘腹胀满，喜暖畏寒，口淡不渴，头身困重，苔白腻，脉濡缓者，为寒湿痢；发病急骤，腹痛剧烈，痢下鲜紫脓血，里急后重甚，壮热口渴，烦躁不安，恶心呕吐，甚则神昏、惊厥，舌红绛，苔黄燥，脉滑数者，为疫毒痢；痢下时发时止，日久不愈，发则下痢脓血或黏液，临厕腹痛里急，饮食减少，神疲乏力，畏寒，舌淡苔腻，脉濡软或虚数者，为休息痢。

【治疗】

（1）基本治疗

治法：清热化湿，通肠导滞。以足阳明、任脉、手阳明经穴为主。

主穴：天枢、关元、上巨虚、合谷。

配穴：湿热痢者，加曲池、内庭、阴陵泉；寒湿痢者，加中脘、气海、阴陵泉；疫毒痢者，加大椎、中冲、十宣放血；噤口痢者，加内关、中脘；休息痢者，加脾俞、肾俞；久痢脱肛者，加百会、长强。

操作：关元用平补平泻法；其余主穴用泻法。急性痢疾者，每日治疗2次，每次留针30分钟；寒湿痢、休息痢可配合艾灸。大椎、中冲、十宣点刺放血。

方义：天枢为大肠募穴，关元为小肠之募穴，合谷为大肠原穴，三穴可通调大肠气血，"行血则脓血自愈，调气则后重自除"。上巨虚为大肠下合穴，合治内腑，可清理肠道湿热。

（2）其他治疗

耳针法：选大肠、直肠下段、胃、脾、肾、腹。每次3~4穴，用强刺激，留针20分钟，每日1~2次。

穴位注射法：选穴参照基本治疗，用黄连素注射液，或用10%葡萄糖注射液，或用维生素B$_1$注射液，每穴注射0.5~1.0毫升，每日1次。

小提示

（1）针灸治疗急性菌痢和阿米巴痢疾，临床有显著疗效。但中毒性菌痢，病情凶险，应采取综合疗法和抢救措施。

（2）病人应进行隔离，注意饮食。

9. 高血压病

高血压病是一种常见的慢性疾病，分为两类，少数患者的高血压继发于其他疾病，叫作继发性高血压。而在绝大多数患者中，高血压病因不明，称之为原发性高血压，主要以安静状态下持续性动脉血压增高为主要表现。本病发病率较高，且有不断上升和日渐年轻化的趋势。病因至今未明，目前认为是在一定的遗传易感性基础上由多种后天因素作用所致，与遗传、年龄、体态、职业、情绪、饮食等有一定的关系。

根据临床上的主要证候、病程转归以及并发症，本病可归属于中医"头痛"、"眩晕""肝风"等范畴。《素问·至真要大论》曰："诸风掉眩，皆属于肝"，"肾虚则头重高摇，髓海不足则脑转耳鸣"。认为本病与肾阴不足、肝阳偏亢有关，多因精神因素、饮食失节等诱发。

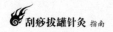

【临床表现】

高血压病早期约半数病人无明显症状，常在体检时偶然发现。如血压波动幅度大可有较多症状，常见头痛，头晕，头胀，眼花，耳鸣，乏力，心悸，失眠，健忘等。随着病情的发展，血压明显而持续性地升高，则可出现脑、心、肾、眼底等器质性损害和功能障碍。

（1）肝火亢盛。眩晕头痛，惊悸，烦躁不安，面红目赤，口苦，尿赤便秘，舌红、苔干黄，脉弦。

（2）阴虚阳亢。眩晕头痛，头重脚轻，耳鸣，五心烦热，心悸失眠，健忘，舌质红、苔薄白，脉弦细而数。

（3）痰湿中阻。眩晕头痛，头重，胸闷，心悸，进食减少，呕恶痰涎，苔白腻，脉滑。

（4）气虚血瘀。眩晕头痛，面色萎黄，心悸怔忡，气短乏力，纳差，唇甲青紫，舌质紫暗或见有瘀点，脉细涩。

（5）阴阳两虚。眩晕头痛，面色萎暗，耳鸣，心悸，动则气急，甚则咳喘，腰腿酸软，失眠或多梦，夜间多尿，时有水肿，舌淡或红、苔白，脉细。

【治疗方法】

（1）基本治疗

治则：肝火亢盛、阴虚阳亢者，滋阴降火、平肝潜阳，只针不灸，泻法；痰湿壅盛者，健脾化痰、清利头目，针灸并用，平补平泻；气虚血瘀者，益气养血、化瘀通络，针灸并用，补泻兼施；阴阳两虚者，滋阴补阳、调和脏腑，针灸并用，补法。

处方：百会、曲池、合谷、太冲、三阴交、风池。

方义：百会居于巅顶，为诸阳之会，并与肝经相通，针之泻诸阳之气，平降肝火；曲池、合谷清泻阳明，理气降压；太冲为肝经原穴，疏肝理气，平降肝阳；三阴交为足三阴经交会穴，调补脾肝肾，配伍应用以治其本。

加减：肝火亢盛加风池、行间平肝泻火；阴虚阳亢加太溪、肝俞滋阴潜阳；痰湿壅盛加丰隆、足三里健脾化痰；气虚血瘀加血海、膈俞益气活血；阴阳两虚加关元、肾俞调补阴阳；头晕头重加百会、太阳清利头目；心悸怔忡加内关、神门宁心安神。

操作：痰湿壅盛、气虚血瘀、阴阳两虚者，百会可加灸；太冲应朝涌泉方向透刺，以增滋阴潜阳之力；其他俞穴常规针刺。

（2）其他疗法

皮肤针：叩刺项后、腰骶部和气管两侧，力度依病情虚实和病人体质强弱而定。每日1次。

三棱针：取耳尖、百会、大椎、印堂、太冲、曲池等穴。每次选1~2穴，点刺出血3~5滴。2~3天1次。

耳针：取肾、神门、枕、内耳、皮质下。刺法：中等刺激。每次取2~3穴，留针20~30分钟，间歇捻针。每天一次，5~7天一个疗程。血压过高还可在降压沟和耳尖点刺出血。

小提示

（1）针灸对1、2期高血压病有较好的效果，对3期高血压可改善症状，但应配合降压药物治疗。高血压危象时慎用针灸。

（2）长期服用降压药物者，针灸治疗时不要突然停药。治疗一段时间，待血压降至正常或接近正常，自觉症状明显好转或基本消失后，再逐渐减小药量。

（3）高血压也可作为某些疾病的一种症状，如心脑血管疾病、内分泌疾病、泌尿系统疾病等发生的高血压，称为"症状性高血压"，或"继发性高血压"，须与高血压病相区别。

10. 冠心病

冠心病心绞痛（以下简称心绞痛）指因冠状动脉供血不足，心肌急剧的、暂时的缺血缺氧所引起的临床综合征。主要表现为突然发作的胸骨后和左胸前疼痛，呈压榨性或窒息性，可向左肩、左臂直至无名指与小指放射。疼痛持续1~5分钟，很少超过10~15分钟，休息或含用硝酸甘油可缓解。心绞痛多因劳累、饱餐、寒冷、情绪激动诱发，发作时，患者面色苍白，表情焦虑，甚至可出冷汗。

【治疗】

（一）体针（之一）

（1）取穴

主穴：分2组。一组心俞（或第五胸椎棘不旁开的夹脊穴）、内关；二组厥阴俞（或第四胸椎棘突旁开的夹脊穴）、膻中。

配穴：通里、间使、足三里、神门、巨阙。

（2）治法

主穴，二组交替；配穴，据症选1~2穴。

操作：背部穴，斜向脊柱椎体深刺，提插捻转至有酸麻感串至前胸，刮针柄2分钟；内关、间使等穴，以"气至病所"手法激发针感向上传导，能达侧胸或前胸最佳，然后施平补平泻法2分钟。余穴用泻法。均留针15~20分钟，每隔5分钟运针一次，亦为2分钟。每日1次，发作频繁者日可2~3次。

（二）体针（之二）

（1）取穴

主穴：神门、劳宫、后溪。

配穴：心俞、通里、郄门、内关、大陵、厥阴俞、膻中、至阳、涌泉、素髎。

（2）治法

主穴必取，根据病情酌选3~5个配穴。用毫针，以平补平泻法为主，急性期施泻法。每日1次，15次为一疗程。治疗期间，一般停服扩血管药。

（三）耳针

（1）取穴

主穴：分2组：一组心；二组小肠、交感、内分泌。

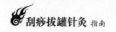

配穴：皮质下、肾、胸、神门、缘中。

（2）治法

一般取主穴，可二组穴位同时取，也可单取第一组。必要时酌加配穴。每次取3~5穴。症情较重时，心、小肠等主穴可刺两根针。

在穴区探得敏感点，毫针刺入作中等强度反复捻转，留针1小时，隔5~10分钟行针一次。亦可接通电脉冲治疗仪，刺激1小时，用疏密波或密波，强度以病人能耐受为宜。另外，在应用耳针同时，要配合体针治疗，以加强效果。体针的取穴与操作，同本病体针治疗部分。

（四）艾灸

（1）取穴

主穴：心俞、厥阴俞（或至阳）、膻中、内关。

配穴：心气虚加足三里，气阴两虚加三阴交、太溪，气滞血瘀加膈俞、三阴交。

（2）治法

包括灸器灸和艾卷灸。灸器灸法为：主穴每次取2~3穴，配穴据症而取。胸背部穴可用温灸盒或固定式艾条温灸器灸，四肢穴可用圆锥式温灸器灸疗。一般用补法，本虚标实者，施泻法。具体操作为：补法，将燃着的艾条置于灸器内，使艾条与穴位的距离3~5厘米，任其慢慢燃烧（如为温盒灸，将盖盖上），火力和缓，温灸20~30分钟，以局部皮肤出现红晕为度，停灸后，再用手指按压施灸的穴位，至患者感觉酸胀。泻法，施灸时，使艾条与穴位距离保持在2~3厘米，温盒灸，宜揭开盒盖，并用气吹火，促其燃烧火力较猛，灸5~10分钟，使局部皮肤出现红润潮湿并稍感灼烫，停灸后，不按其穴。每日或隔日1次，10次为一疗程。

艾卷灸一般仅取主穴，效不显时加配穴。患者取平卧位，充分暴露穴位。取市售药艾卷（如无可用清艾条）一支，点燃一端后先施灸一侧内关穴，灸火约距皮肤1.5~3厘米，采用温和灸法，使患者局部有温热感而无灼痛为宜，然后灸另一侧内关穴，再依次施灸膻中、心俞及至阳等，每穴均灸4分钟，以局部出现红晕为度。每日1次，6次为一疗程，休灸1天后再继续灸第二疗程。

（五）穴位敷贴

（1）取穴

主穴：分3组。一组心俞、巨阙、内关、上巨虚；二组厥阴俞、中脘、间使、足三里；三组神阙、至阳。

配穴：气滞加肺俞、气海，血瘀加膻中、膈俞，痰浊加丰隆、太白，寒凝加关元、命门。

（2）治法

以主穴为主，前两组交替使用，酌加配穴。将丹参等药物制成粟粒大小之药丸置于7×7毫米见方大之胶布上，再贴于穴位上。要求选穴准确，贴压时以局部有酸、胀、麻、痛感，或向上、下传导。每次贴敷6~12个。

第3组用宁心膏（丹参、当归、川芎、红花、羌活各10份，丁香5份，苏合香5份，氮酮1份，蜂蜜适量。制成稠膏）5克，涂于穴位，涂药直径2~4厘米，厚3~5毫米。每次敷贴1个穴位。

均隔日换贴1次，30次为一疗程。

（六）穴位埋线

（1）取穴

主穴：心俞（双）、天池（左）、巨阙。

配穴：有慢性支气管炎者加膻中。

（2）治法

皮肤常规消毒，在穴位上下方各1.5厘米处用2%普鲁卡因注射2个皮丘，然后用大三角针带Ⅱ号羊肠线（双），从一皮丘处进针，从另一皮丘处出针。用止血钳夹住羊肠线两末端，一手持止血钳，另一手持持针器，来加上下拉动数次，之后，松开止血钳，将羊肠线两末端拉入皮下，再沿羊肠线缝合处沿皮肤剪断。再用两手指将穴位捏起，转动一下，使羊肠线两残端均埋入皮下，然后无菌包扎。

（七）腕踝针

（1）取穴

主穴：上2。

配穴：神门。

（2）治法

主配穴同用，取左侧，均采用腕踝针刺法。进针点常规消毒，右手持针，左手拇、食指绷紧皮肤，针体与皮肤呈30度角，迅速刺破皮肤后，使针体与皮肤近于平行，紧贴真皮层，不能过深，进针要快，推针要慢，要表浅，要松弛，不引起酸、麻、胀、痛为宜，视病情进针深度为75~125毫米。留针60~120分钟，每日1次，10次为一疗程，可连续针刺10个疗程。

11. 心悸

心悸指患者自觉心中悸动、不安，甚则不能自主的一类证候。本病症可见于多种疾病过程中，多与失眠、健忘、眩晕、耳鸣等并存，凡各种原因引起心脏频率、节律发生异常，均可导致心悸。

西医学中某些器质性或功能性疾病如冠心病、风湿性心脏病、高血压性心脏病、肺原性心脏病、先天性心脏病、各种心律失常，以及贫血、低血钾症、心神经官能症等，均可参照本篇治疗。

【病因病机】

本证的发生常与平素体质虚弱，情志所伤、劳倦、汗出受邪等有关。平素体质不强，心气怯弱，或久病心血不足，或忧思过度，劳伤心脾，使心神不能自主，发为心悸；或肾阴亏虚，水火不济，虚火妄动，上扰心神而致病；或脾肾阳虚，不能蒸化水液，停聚为饮，上犯于心，心阳被遏，心脉痹阻，而发本病。

【辨证】

主症：自觉心跳心慌，时作时息，并有善惊易恐，坐卧不安，甚则不能自主。

兼见气短神疲，惊悸不安，舌淡苔薄，脉细数，为心胆虚怯；头晕目眩，纳差乏力，失眠多梦，舌淡，脉细弱，为心脾两虚；心烦少寐，头晕目眩，耳鸣腰酸，遗精盗汗，舌红，脉细数，为阴虚火旺；胸闷气短，形寒肢冷，下肢水肿，舌淡，脉沉细；心痛时作，气短乏力，胸闷，咳痰，爪甲唇舌紫黯，或舌有瘀点，脉沉细迟涩或结代，为心脉痹阻。

【治疗】

（1）基本治疗

治法：调理心气，安神定悸。以手厥阴、手少阴经穴为主。

主穴：内关、郄门、神门、厥阴俞、巨阙。

配穴：心胆虚怯者，加胆俞；心脾两虚者，加脾俞、足三里；阴虚火旺者，加肾俞、太溪；水气凌心者，加膻中、气海；心脉痹阻者，加膻中、膈俞；善惊者，加大陵；体虚多汗者，加膏肓；烦热者，加劳宫；耳鸣者，加中渚、太溪；水肿者，加水分、中极。

操作：毫针平补平泻法。

方义：心包经内关及郄穴郄门可调理心气，疏导气血。心经原穴神门，宁心安神定悸。心包之背俞厥阴俞配心之募穴巨阙，可益心气、宁心神，调理气机。诸穴配合以收镇惊宁神之效。

（2）其他治疗

穴位注射法：选穴参照基本治疗，用维生素B_1或维生素B_{12}注射液，每穴注射0.5毫升，隔日1次。

耳针法：选神门、心、皮质下、肾、肝、胆、胸、肺，毫针用轻刺激。亦可用揿针埋藏或用王不留行籽贴压。

【按语】

针灸治疗心悸效果较好。本病可发生于多种疾病，治疗必须明确诊断。

12. 癫病

癫病是由于大脑皮质突然发生过量放电引起的阵发性、短暂的功能失调，以精神抑郁、表情淡漠、沉默痴呆、语无伦次、静而少动为特征。属于中医学"郁证"的范畴，多见于西医学的忧郁症、强迫症、精神分裂症等。常因情志刺激、意欲不遂等因素而诱发，或有家族史。

中医学认为，癫病的发生乃阴气过旺（所谓"重阴则癫"），多因情志所伤、思虑太过、所愿不遂，以致肝气郁结，心脾受损，脾失健运，痰浊内生，痰气上逆，蒙蔽心神，神明失常，发为本病。

【临床表现】

精神抑郁，多疑多虑，焦急胆怯，自语少动，悲郁善哭，呆痴叹息等。

（1）痰气郁结。精神抑郁，神志呆钝，胸闷叹息，忧虑多疑。自语或不语，不思饮食，舌苔薄白而腻，脉弦细或弦滑。

（2）气虚痰凝。精神抑郁，淡漠少语，甚则目瞪若呆，妄闻妄见，面色萎黄，大便稀溏，小便清长，舌胖而淡，苔白腻，脉滑或脉弱。

（3）心脾两虚。神志恍惚，疲乏无力、言语错乱，心悸易惊，善悲欲哭，夜寐不安，食少，舌淡、苔白，脉细弱。

（4）阴虚火旺。神志恍惚，多言善惊，心烦易躁，不寐，形瘦面红，口干，舌红、少苔或无苔，脉细数。

【治疗方法】

（1）基本治疗

治则：涤痰开窍、养心安神，心脾两虚者针灸并用，补法；痰气郁结、气虚痰凝、阴虚火旺者以针刺为主，泻法或平补平泻。

处方：脾俞、丰隆、心俞、神门。

方义：脾为生痰之源，取脾之背俞穴脾俞、胃之络穴丰隆健脾胃、化痰湿以治其本；心为神之舍，取心之背俞穴心俞、心经原穴神门调养心神、醒脑开窍。标本同治，癫病当除。

加减：痰气郁结加中脘、太冲调气解郁；气虚痰凝加足三里、中脘益气健脾；心脾两虚加足三里、三阴交健脾养心、益气安神；阴虚火旺加肾俞、太溪、大陵、三阴交滋阴降火。

操作：所用俞穴均常规针刺；背俞穴必须注意针刺的方向、角度和深度，以防伤及内脏。

（2）其他疗法

耳针：取心、胃、脑、脑干、皮质下、肾、枕、神门。每次选用3~5穴，毫针浅刺、轻刺激，留针30分钟；也可用王不留行籽贴压。

电针：取百会、水沟、通里、丰隆。针后在四肢穴位接电针仪，用断续波强刺激15~30分钟。

穴位注射：取心俞、隔俞、间使、足三里、三阴交。每次选1~2穴，用25~50毫克氯丙嗪注入，每天注射1次。

小提示

（1）针灸对本病有一定疗效，但在治疗前应明确诊断，与癫病、脏躁相鉴别。

（2）在治疗过程中，家属应积极配合对患者加强护理，结合心理治疗，以提高疗效。

13. 坐骨神经痛

坐骨神经痛是指沿坐骨神经通路（腰部、臀部、大腿后侧、小腿后外侧及足外侧）以放射性疼痛为主要特点的综合征。

中医学对本病早有认识，主要属于"痹症"范畴，古代文献中称为"坐臀风""腿股风""腰腿痛"等。在《灵枢·经脉》篇记载足太阳膀胱经的病候中有"脊痛，腰似折，髀不可以曲，腘如结，端（立旁换成月旁）如裂……"，形象地描述了本病的临床表现。认为腰部闪挫、劳损、外伤等原因可损伤筋脉，导致气血瘀滞，不通则痛；久居湿地，或涉水、冒雨，衣着单薄、汗出当风，风寒湿邪入侵，痹阻腰腿部；或湿热邪气侵淫，或湿浊郁久化热，或机体内蕴湿热，流注足太阳、少阳经脉，均可导致腰腿痛。

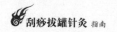

主要属足太阳、足少阳经脉及经筋病症。

【临床表现】

以腰部或臀部、大腿后侧、小腿后外侧及足外侧出现放射性、电击样、烧灼样疼痛为主症。通常分为根性坐骨神经痛和干性坐骨神经痛两种，临床上以根性坐骨神经痛多见。

根性坐骨神经痛的病位在椎管内脊神经根处，常继发于腰椎管狭窄、腰椎间盘突出症、脊柱炎、脊柱裂（结核）等。主要表现为自腰部向一侧臀部、大腿后侧、小腿后外侧直至足背外侧放射，腰骶部、脊柱部有固定而明显的压痛、叩痛，小腿外侧、足背感觉减退，膝腱、跟腱反射减退或消失，咳嗽或打喷嚏等导致腹压增加时疼痛加重。

干性坐骨神经痛的病变部位在椎管外沿坐骨神经分布区，常见于髋关节炎、骶髂关节炎、臀部损伤、盆腔炎及肿物、梨状肌综合征等疾患。腰痛不明显，臀部以下沿坐骨神经分布区疼痛，在坐骨孔上缘、坐骨结节与大转子之间、腘窝中央、腓骨小头下、外踝后等处有压痛，小腿外侧足背感觉减退，跟腱反射减退或消失，腹压增加时无影响。

腰椎X光片、肌电图、CT等检查有助于本病的诊断。

【治疗方法】

（1）基本治疗

治则：疏经通络、行气止痛，针灸并用，泻法。

处方：以足太阳、足少阳经俞穴为主。

足太阳经型：环跳、阳陵泉、秩边、承扶、殷门、委中、承山、昆仑。

足少阳经型：环跳、阳陵泉、风市、膝阳关、阳辅、悬钟、足临泣。

方义：由于坐骨神经痛有沿足太阳经、足少阳经放射疼痛两种情况，故循经取足太阳经穴和足少阳经穴以疏导两经闭阻不通之气血，达到"通则不痛"的治疗目的。环跳为两经交会穴，一穴通两经；阳陵泉乃筋之会穴，可舒筋通络止痛，故可通用。

加减：有腰骶部疼痛者，加肾俞、大肠俞、腰阳关、腰夹脊、阿是穴疏调腰部经络之气；与天气变化有关者，加灸大椎、阿是穴温经止痛；气滞血瘀者，加膈俞、合谷、太冲化瘀止痛。

操作：诸穴均常规针刺，用提插捻转泻法，以出现沿腰腿部足太阳经、足少阳经向下放射感为佳。

（2）其他疗法

刺络拔罐：用皮肤针叩刺腰骶部；或用三棱针在压痛点刺络出血，并加拔火罐。

电针：可按循经取穴原则配方施针，可按神经节段理论选用腰部夹脊穴，行较强的高频脉冲电刺激。

穴位注射：用10%葡萄糖注射液10~20毫升，加维生素$B_1$100毫克或加维生素B_{12}100微克混合，注射腰2~4夹脊及秩边等穴，在出现强烈向下放射的针感时稍向上提，将药液迅速推入，每穴5~10毫升。疼痛剧烈时亦可用1%普鲁卡因注射液5~10毫升，注射于阿是穴或环跳穴。

小提示

（1）针灸治疗坐骨神经痛效果显著。如因肿瘤、结核等引起者，应治疗其原发病；腰椎间盘突出引起的可配合牵引或推拿治疗。

（2）急性期应卧床休息，椎间盘突出者须卧硬板床，腰部宜束阔腰带。

（3）劳动时须采取正确姿势。平时注意防寒保暖。

14. 三叉神经痛

三叉神经痛系指三叉神经分布区内反复出现的阵发性短暂剧烈的疼痛，又称为痛性抽搐。其临床表现为：骤然发作闪电样、短暂的剧烈疼痛，性质如刀割样、钻刺样、火灼样或撕裂样。发作常无先兆，且严格限于三叉神经感觉支配区内。疼痛持续仅数秒至1~2分钟，并可引起同侧面部反射性抽搐。疼痛多为一侧性，常因面部动作或触碰面部某一点（称"板机点"或"触发点"）而诱发。本症多发生于成年人，并且女性略多于男性。

【治疗】

（一）穴位注射

（1）取穴

主穴：Ⅰ支痛加鱼腰、阳白，Ⅱ支痛加四白、迎香、翳风，Ⅲ支痛加地仓、颊车、迎香。

配穴：太阳、阿是、风池、合谷。

阿是穴：系指触发点（扳机点）。

（2）治法

药液：654-2注射液或当归注射液。

每次取患侧主穴为主，酌加1~2个配穴。用5号齿科针头刺入，待有触电样感或其他形式针感时，略退针，缓慢注射654-2注射液，每穴5~10毫克。或当归液6毫升。每日1次，发作不频繁者，隔日1次。10次为一疗程。

（二）体针（之一）

（1）取穴

主穴：鱼腰、四白、下关。

配穴：夹承浆。

（2）治法

Ⅰ支痛，取鱼腰。针法：从鱼腰斜向下方刺入0.3~0.5寸，待有触电样针感传至眼及前额时，提插20~50次。

Ⅱ支痛，取四白。针法：从四白斜向上方约45°角进针。刺入0.5~0.8寸，待有触电样针感传至上唇与上牙等处时，反复提插20~50下。

Ⅱ与Ⅲ支或Ⅲ支痛，取下关。针法：直刺进针1.5寸深左右，当有触电样针感传至舌或下颌等处时，提插20~50次。如下关治疗效果不明显可加取夹承浆。针法：从夹承浆斜向前下方约30°角进针，刺入0.5寸左右，待有触电样针感传至下唇时，提插20~50次。

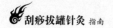

上述穴位，均取患侧。如未能获得所要求针感，应细心调节针刺方向及深度，直到满意为止。一般隔日1次，10次为一疗程。症情重者可根据情况每日1次。

（三）体针（之二）

（1）取穴

主穴：听宫、合谷。

配穴：眼支加鱼腰；上颌支加颧髎；下颌支加下关、颊车。

（2）治法

患者仰卧位，患侧向上，选用30号2寸毫针，先闭口取穴，快速直刺患侧听宫6~8分，提插平补平泻，使酸麻胀感向面部放射。嘱患者慢慢张口，在穴位四周斜刺或平刺3~5针，每针均有酸麻胀或触电感。留针30~60分钟，间隔10分钟运1次。余穴均每穴1针，捻转泻法，留针时间及间隔运针同上。每日1次，7次为一疗程，疗程间隔3日。

（四）电针

（1）取穴

主穴：Ⅰ支痛：鱼腰、攒竹，Ⅱ支痛：四白、下关，Ⅲ支痛：地仓、颧髎。

配穴：阳白、水沟、承浆、迎香。

（2）治法

据疼痛之神经支选穴，加取配穴2穴，均患侧。针刺得气后，接通G6805电针仪，采用可调波，频率150~600次/分，强度以病人耐受为度。留针通电20~40分钟。留针期间，根据病人感应，略增大电流量1~2次，以维持重、胀、麻针感。每日1次，重者日可2次。

（五）全息针

（1）取穴

主穴：第二掌骨桡侧近指掌关节处。

（2）治法

药液：当归寄生注射液。

取双侧穴区，先以拇指按压，在压痛最明显处，将当归寄生注射液作穴位注射。注射时用5号齿科针头，沿第二掌骨近指掌关节桡侧略斜刺入，待探测到有较强的得气感后，每穴注入药液2毫升，3天注入1次，10次为一疗程。

（六）刺血

（1）取穴

主穴：分2组。一组上星、百会、五处、承光、通天、络却。二组前顶、百会、（头）临泣、目窗、正营、承灵。

（2）治法

每次取1组穴，两组穴交替使用。局部消毒后，用三棱针点刺穴位出血，每次每穴出血1~5滴，如不出血可用两手拇、食指挤压局部出血。每周治疗2次，10次为一疗程。

（七）拔罐

（1）取穴

主穴：第Ⅰ支痛：太阳、阳白；第Ⅱ支痛：颧髎、四白；第Ⅲ支痛：夹承浆、口禾髎。

配穴：风池、合谷。

（2）治法

根据病变的分支，每次取1~2穴。以三棱针在穴位上快速点刺2~3下，以刺入皮下为度，继以闪火法或抽吸法在该部位拔罐，留罐5~10分钟，一般以每穴出血1~2毫升为宜。同时，应注意观察，拔罐处须出现红晕（但不现瘀斑）。起罐后，可针刺配穴。风池穴，针尖向对侧眼球方向刺入1寸，使针感向头顶或前额放散；合谷穴，针尖向心，刺入1寸，使针感向肘部放射。均用强捻转手法。上述操作，隔日进行一次。10次为一疗程。

有些人经常面部疼痛，似电灼样、针刺样、刀割样或撕裂样地剧烈跳痛。医生认为，这是三叉神经痛，指的是面部三叉神经分布区的发作性短暂性剧痛，又称痛性抽搐。日常生活中普通的刺激，如谈话、进食、咀嚼、咳嗽、洗脸、剃须、刷牙或冷风吹面均可诱发。因此，患者异常恐惧，行动极为小心，常不敢进食、谈话、洗脸和漱口，以致面容污秽、憔悴，精神抑郁，情绪低落。对患者生活造成了很大的影响。

15. 面神经炎

面神经麻痹，亦称Bell麻痹，是茎乳突孔内急性非化脓性炎症所引起的一种周围性面神经麻痹。其主要临床症状为一侧（极少可为双侧）面部表情肌突然瘫痪，眼睑闭合不全，泪液分泌减少，前额皱纹消失，眼裂扩大，鼻唇沟平坦，口角下垂，面部被牵向健侧等。本病确切病因迄今未明。面神经麻痹，有自愈倾向，约75%病人在几周内可获得恢复。但是，病情轻重程度和是否处理恰当及时，对预后有重要的影响。目前，西医学尚无特效药物治疗，一般采用理疗、体疗等法。

【治疗】

（一）体针（之一）

（1）取穴

主穴：地仓、水沟、颧髎、四白、太阳、丝竹空、翳风、睛明。

配穴：合谷、内庭。

（2）治法

每次选主穴4~5穴，配穴1穴。面部穴可用透刺法，据透刺之两穴间距离选针。并以针尖到达止穴后再刺入0.3寸左右为宜。进针时，宜迅速点刺破皮，然后慢慢送针，不可提插捻转，针身与皮肤成10°~15°交角，针尖指向止穴。可用左手拇指或食指贴附在皮肤上，感觉针尖和针身的位置、方向和深浅。最佳者应将针身置于肌纤维之间，但不可过深。配穴宜直刺，用小幅度振颤法，使得气明显后留针。均留针20~30分钟。在留针期间行针1~2次，施捻转法，平补平泻。每日或隔日1次，10次为一疗程，疗程间隔5~7天。

（二）电针

（1）取穴

主穴：牵正、地仓、水沟、阳白、鱼腰、翳风、下关。

配穴：合谷、行间、外关、后溪。

牵正穴位置：耳垂前方0.5寸处。

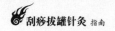

（2）治法

每次选2~3个主穴，配穴一般取1~2穴，如为后遗症，则宜取3~4穴。针刺前，先用左手指腹或手掌在患侧面部由轻到重向耳根方向推拿数次。针刺方法如下：额纹消失或变浅，眼裂增大，宜针阳白向下透鱼腰，迎香向上刺至眶下；鼻唇沟变浅，口角低垂歪斜，针地仓透颊车；太阳穴深刺。症候明显部位，接负极；正极可接于太阳穴，如为面肌麻痹后遗症可接双下关穴。采用慢波，电流强度以面部轻度抽动为宜。电针治疗，据观察在发病后15天应用效果较好。如早期用电针，通电时间须控制在5~10分钟，病程超过半月者，通电时间可延长至15分钟。亦可在得病后先针刺5~7次，再加用电针，以利恢复。电针每日1次，10次为1疗程，疗程间隔3~5天。

（三）穴位敷贴

（一）取穴

主穴：分3组。一组阳白、四白、牵正、地仓；二组下关、翳风；三组阿是穴。

配穴：颊车、太阳、大椎、大迎、瞳子髎。

阿是穴位置：共九个刺激点。第1点在患侧内颊膜部咬合线上，相当于第二臼齿相对区，在此点前后0.5厘米处各为1刺激点，然后在咬合线上下约0.5厘米的平行线上各选和前3点相应的刺激点6个。

（2）治法

贴敷药物：分2组。一组麝香2克，全蝎1.5克，白胡椒1.5克，白花蛇1克，蜈蚣1条。共研细末。二组川芎、当归各500克，黄连600克，植物油500克，同置煎枯去渣，炼至滴水成珠，加黄丹360克，搅匀，收膏，取膏用文火熔化后，加入天牛粉286克，搅匀，分摊于纸上，每帖膏重2克。

治疗时，第1组药物用于第1组穴位，每次取4穴，主穴为主，酌加配穴。皮肤常规消毒后，医者捏起穴区皮肤，右手持经严密消毒之手术刀片，在穴位上轻割皮肤，成"X"型，并挤出少量血，然后将撒有药粉之小块伤湿止痛膏（或胶布）贴在穴位上。注意不可割划太深，每周1次，穴位轮换。

第2组穴采用第2组药物贴敷，每次取主穴1个，酌加配穴1个。贴时将膏药加温融化，5天一换，穴位轮用。

第3组穴为点刺加芥末贴敷。先将芥末粉10克（小儿及少女用5~7克），用温水调成糊状，摊在纱布上，面积约2~3厘米，厚0.5厘米。先令患者以1.3%食盐水漱口，然后用消毒三棱针以雀啄式在阿是穴每个刺激点，迅速点刺10~20下，然后将芥末敷于面颊外侧相应部位，约相当于下关、颊车、地仓3穴。病情重者，可加敷太阳等穴。敷后12~24小时取下。局部红肿，起水泡，宜按烫伤治疗。敷药后如出现热痛或流泪等，系正常现象，多在4小时左右停止。

上述方法，可单用一种，亦可轮用。一、二两组穴位，可以互相交替应用。

（四）针罐

（1）取穴

主穴：分2组。一组阿是穴；二组地仓、颊车、太阳。

配穴：睛明、承浆、听会、大迎、丝竹空。

阿是穴位置：颧髎穴下后方1寸许。

（2）治法

主穴每次用1组，交替轮用。配穴为透针所到之止穴，据主穴需要而定。第一组阿是穴，以28或30号毫针进3针，分别自皮下透向睛明、地仓、颊车，施捻转手法，平补平泻，运针1~2分钟后，出针，然后在针处拔火罐10~15分钟。第二组，在患侧地仓进2针，沿皮透刺至承浆；再从颊车进针2支沿皮透刺到听会和大迎穴；太阳进针2支，沿皮透刺至丝竹空和四白穴，留针20分钟。上述2组均为隔日1次，15次为一疗程。平时嘱患者自行按摩患部。

（五）温针

（1）取穴

主穴：下关。

配穴：颊车、地仓、颧髎、太阳、四白、迎香、阳白、水沟、承浆、牵正。

（2）治法

主穴必取，酌加配穴3~4穴，交替轮用。下关穴取患侧，以28号毫针深刺得气后，针柄上置1寸长之艾条段，距皮肤约1寸左右，点燃灸灼，以病人感温热为度，待艾段燃尽出针。备用穴采用针刺或透刺之法。下关穴温针，也可用95%酒精中浸过之棉球，燃着后烧针，热度以病人能耐受为度。第一疗程每日一次，共针10次，停针3~5天，继续下一疗程，改为隔日1次。

（六）电针加穴位红外线照射

（1）取穴

主穴：阳白、下关、地仓、口禾髎、鱼腰。

配穴：翳风、合谷。

（2）治法

主穴每次取3~4穴，酌加配穴。先以毫针刺，提插结合捻转手法持续1分钟后，即接通电针仪，用疏密波，强度以面部肌肉出现轻微抽动为宜，刺激15~20分钟。取针后，用红外线灯照射，灯与皮肤距离为31~40厘米，照射时间15~20分钟。为防止红外线损伤眼睛，照射前，宜以3厘米×3厘米纱布数层将患者双眼盖住。在照射过程中，要调整灯距，以免灼伤皮肤。亦可电针后，留针照射。照射完毕出针，再按摩10~15分钟。隔日1次，5~7次为一疗程，停针3~5天再作下一疗程。

（七）综合法

（1）取穴

主穴：分3组。一组夹脊颈1~7，地仓、四白、阳白、下关；二组臼间、纠正；三组上2（腕踝针穴）。

配穴：攒竹、迎香、翳风、合谷、足三里。

臼间穴位置：口腔内后壁，上下臼齿咬合线上。

纠正穴位置：手小指尺侧指掌关节横纹头赤白肉际处。

（2）治法

主穴每次可取1组，亦可2组或3组综合取用。疗效不满意时，可酌加或改用配穴。

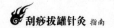

第1组穴操作法：先取体穴2~3个，行透刺法，法同前述。在留针期间，以皮肤针叩刺夹脊颈1~7，包括督脉及椎旁，反复以中等度手法叩刺3~5遍，然后用艾条温灸至穴区潮红。第2组穴，针尖朝向屏间切迹底水平线进针，针深约2寸，提插2~3次，得气后即予出针；纠正穴可用28号毫针深刺，透合谷穴，略作捻转，使针感强烈后出针。患侧颊内黏膜如有瘀血，可用消毒三棱针点刺出血。第3组上2区，相当于内关穴而稍低些。用32号毫针2寸长，成30°角速刺入皮内，进后，放平针体，使针尖向肘部并与前臂平行，在皮下缓缓送入1.5寸左右，患者应无疼痛或酸麻胀等感觉，留针30分钟。第一、二组穴宜隔日1次，第3组穴可每日1次。15次为一疗程，疗程间隔3~5天。

（八）刺血

（1）取穴

主穴：为口腔内黏膜刺区，共三个。后区：患侧大白齿对侧；中区：串侧小白齿对侧；前区：患侧上下犬齿对侧。

（2）治法

每次可选定一个刺区。上部病变较重者取后区，中部病变较重者取中区，下部病变较重者取前区。如病程短者，可探寻得口腔黏膜的麻痹区或硬结处。治疗时，先令患者用温盐水漱口，清洁口腔，再以消毒之铍针（如无铍针可用手术刀代替）在选好之刺区，对口腔黏膜划割，作斜切口，长1.0~1.5厘米，深0.1~0.3厘米（小儿酌减）。然后用拇指与食、中指按摩挤压，并以压舌板向下刮血，体壮多出，体弱少出，直至血色鲜红为止。术后以5%盐水棉块蘸少许白糖敷贴刺血处。上法每日或隔日施行1次。注意：操作时应严格消毒，有出血倾向者及孕妇禁用本法。

（九）苇管器灸

（1）取穴

主穴：阿是穴。

阿是穴位置：患侧耳道口。

（2）治法

先应制作苇管器这一灸具。施灸时，令病人取卧位，将纯艾制成半个花生米大小的艾炷，放在苇管器半个鸭嘴形处，用线香点燃后，将胶布封闭苇管器内端插入耳道内。施灸时，以耳部感到温热为宜，一般皮肤温度升高2~3℃，每次灸3~9壮。每日1次，10次为一疗程，疗程间隔3天。

（十）体针（之二）

（1）取穴

主穴：阳白透头维、阳白透攒竹、阳白透丝竹空、阳白透上星、太阳透地仓、颧髎透地仓、颧髎透迎香、颧髎透夹承浆、颊车透颧髎、下关透颧髎。

（2）治法

一般每次取三对穴，交替应用。按所透两穴之间的距离选取相应长度的毫针，以15°夹角的方向行沿皮透刺至预定穴区。透刺完毕，以食、拇指将针柄向一个方向捻转，直到针下出现阻滞而不能作单方向旋捻时，再行牵拉：紧握针柄，向透刺相反方向进行快速、轻柔、有弹性的牵拉，每组穴牵拉3分钟左右，每隔10分钟行上述方法一次。共3~4次。在最后一次时，将瘫痪肌群牵拉至与患侧基本对称的位置，并以胶布固定针柄，留针1小时后，反捻针柄取针。第一个月隔日针1次，第二个月隔2日针1次，第三个月隔3日针1次，一般须治3个月。

16. 急性心肌梗塞

急性心肌梗塞是冠状动脉骤然闭塞，血流中断，使部分心肌因严重的持久缺血而发生局部坏死。临床上表现为起病急剧，持续而剧烈的心前区的绞痛，恶心呕吐，大汗淋漓，发热，休克，白细胞增多，白细胞沉降率增加，血清酶活力增高及心电图进行性变化等。

【治疗】

（一）体针（之一）

（1）取穴

主穴：内关。

配穴：分2组。一组巨阙、心平，二组膻中、三阴交。

心平穴位置：位于心经线肘横纹下3寸处。

（2）治法

双侧内关每次必用，配穴二组交替，在内关效不明显时配用，或者同用。将针刺入内关后，快速提插捻转，频率每分钟120次左右，运针2分钟，留针15分钟刺激不宜过强，务使针感向前胸传导；亦可以上法快速捻转得气后，留针10分钟，再次捻针，至针感最强时出针。余穴亦用中强刺激，留针20分钟。留针期间，宜间断运针。

（二）体针（之二）

（1）取穴

主穴：分2组。一组巨阙、心平、足三里；二组膻中、内关、三阴交。

（2）治法

每次取一组主穴，二组交替。针刺得气症用中强刺激，留针20分钟，每日1次，12次为一疗程，疗程间隔1~2日，再针第二疗程。

（三）体针（之三）

（1）取穴

主穴：内关。

配穴：室性心律失常加三阴交、神门；慢速型心律失常加三阴交、人中、郄门；快速型心律失常加膻中、极泉、大陵。

（2）治法

主穴必取，据症加用配穴。内关穴针尖向上斜刺，施以中等度提插加捻转手法，持续1~2分钟。配穴针法：室性心律失常用平补平泻法；慢速型心律失常施以补法，以持续性弱刺激；快速型心律失常则采用强刺激泻。留针30分钟。每日1次。

17. 急性乳腺炎

乳腺炎是由于细菌侵入乳腺和乳管组织而引起的乳房急性感染，以乳房红肿疼痛为主要特征。好发于产后3~4周内的初产妇。属于中医学"乳痈"的范畴（发于妊娠期的称为"内吹乳痈"；发于哺乳期的称为"外吹乳痈"）。

中医学认为，本病与足阳明胃经和足厥阴肝经关系密切，因为足阳明经直接经过乳房，足厥阴经至乳下胃经贯乳房。凡忧思恼怒、肝郁化火、恣食辛辣厚味、湿热蕴结于胃络，乳房不洁、火热邪毒内侵，均可导致乳络闭阻，郁而化热，积脓成痈。

【临床表现】

以乳房红肿热痛为主要症状，同时伴有恶寒、发热、口渴、便秘等。患侧乳房可触及硬块、压痛，患侧腋下淋巴结肿大。实验室检查可见白细胞计数明显增高。

（1）气滞热壅（初期）。患侧乳汁瘀积，乳房局部皮肤微红，肿胀热痛，触之有肿块，伴有恶寒发热、胸闷恶心、口渴、纳差，苔黄，脉数。

（2）热毒炽盛（成脓期）。乳房内肿块逐渐增大，皮肤灼热掀红，触痛明显，持续性、波动性疼痛加剧，并伴有高热、口渴、小便短赤、大便秘结、舌红、苔黄腻，脉洪数。

（3）正虚邪恋（溃脓期）。约经10天左右，脓肿形成，触之有波动感，经切开或自行破溃出脓后寒热渐退，肿消痛减，疮口渐愈合；如脓肿破溃后形成瘘管，或脓流不畅、肿势和疼痛不减，病灶可能波及其他经络，形成"传囊乳痈"。伴有全身乏力、面色少华、纳差。舌淡、苔薄，脉弱无力。

【治疗方法】

（1）基本治疗

治则：初期清热散结、通乳消肿，成脓期泻热解毒、通乳透脓，均以针刺为主，泻法；溃脓期补益气血、调和营卫，针灸并用，补法或平补平泻。

处方：膻中、乳根、期门、肩井。

方义：膻中、乳根均位于乳房局部，膻中为气之会穴，乳根属于胃经，刺之可宽胸理气，消除患部气血之阻遏；期门邻近乳房，又为肝之募穴，善疏肝理气、化滞消肿；肩井清泻肝胆之火，为治疗乳房肿痛的经验效穴。

加减：气滞热壅加合谷、太冲、曲池以疏肝解郁、宽胸理气、清泻阳明之热毒；热毒炽盛加内庭、大椎清泻阳明之火毒壅滞；正虚邪恋加胃俞、足三里、三阴交补益脾胃之气血、扶正祛邪；乳房胀痛甚者，加少泽、足临位以通乳止痛；恶寒、发热加合谷、外关、曲池疏风清热；烦躁、口苦加行间、内关清心除烦。

操作：膻中向患侧乳房横刺；乳根向上刺入乳房底部，不可直刺、深刺，以免伤及内脏；期门沿肋间隙向外斜刺或刺向乳房，不能直刺、深刺，以免伤及内脏；肩井不可向下深刺，以免伤及肺尖，针尖应向前或后下方刺入；其他俞穴常规针刺。病情较重者每日针刺2次。

（2）其他疗法

挑治：在肩胛骨下部或脊柱两旁找压之不褪色的瘀血点，用圆利针或三棱针挑破，使之出血少许。若背部瘀血点不明显，可在患侧膏肓穴上2横指处挑治。

刺络拔罐：初期取大椎、第4胸椎夹脊、乳根（患侧）。在所取穴处用三棱针点刺出血，后闪火拔罐出血10~15毫升。每日1次。

耳针：取乳腺、内分泌、肾上腺、胸椎。毫针浅刺，捻转数分钟，留针20~30分钟。每日1次。

穴位注射：用维生素B₁注射液4毫升加维生素B₆注射液2毫升，每次选3~5穴，每穴注入1毫升。

18. 肛裂

肛裂是指肛管皮肤全层裂开并形成感染性溃疡。其形成与干硬的粪便引起肛管皮肤损伤，肛隐窝感染向肛管等蔓延，内括约肌痉挛等因素有关。好发于青壮年。

中医学认为肛裂为痔疮的一种，称"钩肠痔""裂口痔"。系血燥肠热、大便秘结、排便时暴力努张致肛门皮肤损伤，复因染毒而成慢性裂口。

【辨证】

肛裂多见于20~30岁青壮年，素有便秘史，大便时肛门剧烈疼痛，有时达数小时之久，常伴有少量出血，色呈鲜红，大便干燥时更甚。当牵开肛门皮肤，可见哨兵痔和裂口的下端。

【治则】

肛裂病位在肛，治宜清热润燥通便为主。佐以疏导局部经气。

主穴：会阳、腰俞、内庭、劳宫、孔最、承山、攒竹、二白。

配穴：习惯性便秘配用支沟、阳陵泉、上巨虚、太溪。

【注意事项】

（1）针灸对肛裂有镇痛、止血作用，尤以早期效果为佳。

（2）平时要注意多食新鲜蔬菜，少食辛辣等刺激食物，加强腹部功能锻炼，促进肠蠕动，并养成定时排便的习惯，保持大便通畅。

【针法】

方法1

选穴：长强，沿尾椎尖下缘下直刺，要用捻转强刺激，针深5~8分，留针10~20分钟，保持酸麻胀感觉。

方法2

肛门侧中位距肛缘1~1.5厘米处用火针扎一针孔，深达皮下层，再用特制的括约肌拉钩由火针孔呈45度角插入，徐徐挑出肛门内括约肌，用火针灼断（灼除哨痔、肥大乳头及裂口基底部）。

方法3

选穴：大肠俞、孔最、上巨虚。用G6805型治疗仪通电20~30分钟，频率每分钟100~120次，每日1次。

方法4

选穴：心区、脾区、肝区、大肠区、痔点，五区同时采用针刺2~3分深，留针20分钟，每日或隔日针1次。15次为1疗程。

方法5

选穴：大肠俞。俞穴常规消毒，用三棱针横行挑破皮肤2厘米，挑断皮下白色纤维3~4条，外敷无菌纱布固定，每3~5天挑治1次。

方法6

强穴伴埋线法：患者取右侧卧位，局部皮肤常规消毒，用1%利多卡因局麻，取一段

1.5~2.5厘米的肠线放置于12号穿刺针孔的前端，然后对准长强穴垂直刺入皮下层后，斜向尾骨方向进针，深度达2.5~3.0厘米时，即要顺穿刺针近端接上针管，将穿刺针后退0.1~0.2厘米，可边推针管，边退穿刺针，出针后使肠线末端置于皮下，针孔敷盖消毒纱布。

方法7

鍉铍针刺法：清洁肛周皮肤，局麻后，充分暴露肛裂部位。若创面出血，先用热鍉铍针点灼止血，继以热鍉铍针沿裂口两侧壁烙刺，使纤维化管壁脱水干燥，再用热鍉铍针沿裂甚底部向肛缘外延伸烙刺0.3厘米，其他肛裂用上法一同处理。术后放置引流条，便后用1：5000高锰酸钾溶液洗净、换药，5日内不坐浴，保证结痂完整。

方法8

于长强穴朝骶尾骨上方向斜刺进针，2~3寸，捻转酸麻胀感或电针感传出肛门，使肛门胀上提感，白环俞、八髎宜长针朝肛门深刺，使针感到肛门，6次为1疗程。

19. 失眠

失眠又称"不寐""不得眠""不得卧""目不眠"，主要是经常性入睡困难，睡眠时间不足。常见于西医学的神经衰弱、神经官能症以及贫血等疾病中。

中医学认为，本病的病位在心。凡思虑忧愁，操劳太过，损伤心脾，气血虚弱，心神失养；或房劳伤肾，肾阴亏耗，阴虚火旺，心肾不交；或脾胃不和，湿盛生痰，痰郁生热，痰热上扰心神；或抑郁恼怒，肝火上扰，心神不宁等均可导致失眠。

【临床表现】

轻者入寐迟缓、困难或寐而易醒，醒后不寐；重者彻夜难眠。常伴有头痛、头昏、心悸、健忘、多梦等症。

（1）心脾两虚。多梦易醒，伴心悸、健忘、头晕目眩、神疲乏力、面色不华，舌淡、苔白，脉细弱。

（2）心胆气虚。心悸胆怯，善惊多恐，夜寐多梦易惊，舌淡、苔薄，脉弦细。

（3）阴虚火旺。心烦不寐，或时寐时醒，手足心热，头晕耳鸣，心悸，健忘，颧红潮热，口干少津，舌红、苔少，脉细数。

（4）肝郁化火。心烦不能入睡，烦躁易怒，胸闷胁痛，头痛眩晕，面红目赤，口苦，便秘尿黄，舌红、苔黄，脉弦数。

（5）痰热内扰。睡眠不安，心烦，胸闷脘痞，口苦痰多，头晕口眩，舌红、苔黄腻，脉滑数。

【治疗方法】

（1）基本治疗

治则：宁心安神、清心除烦。心脾两虚者补益心脾，心胆气虚者补心壮胆，均针灸并用，补法；阴虚火旺者育阴潜阳，只针不灸，平补平泻。肝郁化火者平肝降火，痰热内扰者清热化痰，均只针不灸，泻法。

处方：神门、内关、百会、安眠。

方义：失眠一症，主因为心神不宁。治疗首选心经原穴神门、心包经之络穴内关宁心安神，为治疗失眠之主穴；百会穴位于巅顶，入络于脑，可清头目宁神志；安眠为治疗失眠的经验效穴。诸穴合用，养心安神，恰合病机。

加减：心脾两虚加心俞、脾俞、三阴交补益心脾、益气养血；心胆气虚加心俞、胆俞、丘墟补心壮胆、安神定志；阴虚火旺加太溪、太冲、涌泉滋阴降火、宁心安神；肝郁化火加行间、太冲、风池平肝降火、解郁安神；痰热内扰加中脘、丰隆、内庭清热化痰、和胃安神。

操作：所有俞穴常规针刺；背俞穴注意针刺的方向、角度和深度。以睡前2小时、病人处于安静状态下治疗为佳。

（2）其他疗法

皮肤针：自项至腰部督脉经线和足太阳膀胱经第一侧线上，自上而下，每隔1厘米叩刺一下，叩刺8~10分钟，皮肤潮红为度。每日或隔日治疗一次，10~15次为一个疗程。注意叩刺时用力宜轻，皮肤不要出血。

耳针：取心、脾、神门、皮质下、交感。每次选2~3穴，轻刺激，留针30分钟。每日1次。

小提示

（1）针灸治疗失眠有较好的疗效，但在治疗前应做各种检查以明确病因。如由发热、咳喘、疼痛等其他疾病引起者，应同时治疗原发病。

（2）因一时情绪紧张或因环境吵闹、卧榻不适等而引起失眠者，不属病理范围，只要解除有关因素即可恢复正常。老年人因睡眠时间逐渐缩短而容易醒觉，如无明显症状，则属生理现象。

20. 虚劳

慢性疲劳综合征是一种以长期疲劳为突出表现，同时伴有低热、头痛、肌肉关节疼痛、失眠和多种精神症状的一组症候群，体检和常规实验室检查一般无异常发现。目前，西医学对本病的确切发生机理尚不清楚，认为是以精神压力、不良生活习惯、脑和体力过度劳累及病毒感染等多种因素，导致人体神经、内分泌、免疫等多系统的功能调节失常而表现的综合征。

临床表现为原因不明的持续或反复发作的严重疲劳，并且持续至少6个月，充分休息后疲劳不能缓解，活动水平较健康时下降50%以上。次要症状为记忆力减退或注意力难以集中；咽喉炎；颈部或腋下淋巴结触痛；肌痛；多发性非关节炎性关节痛；新出现的头痛；睡眠障碍；劳累后持续不适。

本病属于中医学的"虚劳""五劳"等范畴。疲劳是人体气、血、精、神耗夺的具体表现，而气、血、精、神皆由五脏所化生。外感病邪，多伤肺气；思虑过度，暗耗心血，损伤脾气；体力过劳或房劳过度则耗气伤精，损伤肝肾；情志不遂，肝气郁结；各种因素导致五脏气血阴阳失调是本病发病的总病机。

【治疗】

（1）基本治疗

治法：补益气血，调理气机。

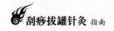

主穴：心俞、脾俞、肝俞、肾俞、肺俞、膻中、足三里、关元、中脘、百会。

配穴：脾气不足者，加太白、三阴交；失眠者，加神门、照海；健忘者，加印堂、水沟；肝气郁结者，加太冲、内关。

操作：主穴用补法。膻中、中脘、百会用平补平泻法。

方义：心俞、脾俞、肝俞、肾俞、肺俞为五脏背俞穴，用补法可调补五脏气血阴阳。膻中为气会，可调理气机。足三里、关元补益气血阴阳。中脘降浊而通腑，百会升清而宁神。

（2）其他治疗

拔罐法：选足太阳经背部第一、第二侧线，用火罐行走罐法或闪罐法，以背部潮红为度。

电针疗法：取穴脾俞、肾俞、膻中、关元、足三里、三阴交、太溪。每次选2~4穴，每次20~30分钟。

21. 昏迷

昏迷指由热、痰、湿、瘀血、疫毒阻闭清窍，扰乱神明而出现的神志不清或人事不省的证候，系临床常见危重病症之一。多种急性疾病均可出现此证。证名首见《症因脉治》。但早在《黄帝内经》中即有"暴露不知人"的记载。针灸治疗归属于本证的"不省人事"、"不识人"等症状，较早的记载见于《扁鹊心书》："邪气深入则昏睡谵语，足指冷，脉浮紧，乃死证也，急灸三百壮可生。"在明代的医籍中更有不少载述。

本证相当于现代医学中，流行性乙型脑炎、流行性脑膜炎、败血病、脑卒中、肝昏迷等所出现的昏迷阶段。

【病因病机】

其病因病机颇为复杂。多因外感时邪、卒冒秽浊之气，蕴结化热，或五志过极，肝阳暴亢、心火过盛，火热上扰神明；有因素体阳虚，饮食不节，痰浊内生，致闭阻清窍，神明不用；亦可系汗、吐、下太过或热邪久羁，伤津耗液而阴枯液竭，久病重病，元气虚损，清窍失养，神无所依。以上种种，均因损及神明而可呈闭证或脱证。

【辩证分型】

（1）闭证

为实证。症见人事不省，大小便闭结，牙关紧闭，双手紧固。如为热闭，身热面赤，烦躁谵语，脉细数或弦数，舌红绛或干绛，苔黄或焦黄；如为痰闭，胸闷气粗，痰声如拽，脉沉滑或滑数，舌苔白腻或黄腻。

（2）脱证

为虚证。症见神志不清，目合手撒，二便自遗，汗出。如为亡阳，面白肢厥。唇舌淡润，脉微欲绝；如为亡阴，面红身热，唇舌干红，脉象虚数。

（3）内闭外脱

闭、脱二证之症候俱见，但具体见症有主次之分，或以闭为主，或以脱为主。

【治疗】

（一）闭证

（1）治则：开窍通闭。

（2）处方：水沟、十二井、合谷、太冲；热闭加大椎，痰闭加丰隆。

（3）方义：水沟位于督脉，为手足阳明与督脉之会，有开窍泄热、醒脑宁神之功；十二井乃阴阳经交接之处，刺此冀经气接续，阴阳协调；合谷、太冲合称四关，分属大肠与肝两经，善解郁利窍，疏调一身气机。四穴合用，可达通调阴阳气机，开窍醒脑宁神之目的。如属热闭，取督脉之大椎以清泻邪热；如属痰闭，加胃络丰降以祛化痰浊。

（4）治法：以泻法为主。先取水沟，针芒向上，反复运计，强度宜适当加大。继用三棱针刺十二井，挤去恶血数滴。余穴均宜留针，留针期间，须间断作反复持续运针，施泻法。留针时间，一般应留至神志恢复。如疗效不显，即须改用其他中西医疗法。

（二）脱证

（1）治则：救阴敛阳固脱。

（2）处方：百会、关元、复溜、太渊；亡阴加太溪，亡阳加足三里。

（3）方义：百会位于巅顶，手足三阳与督脉交会于斯，灸之升阳固脱；关元乃足三阴与任脉之会，灸之滋阴扶本；复溜，足少阴之经，能调肾气而止汗敛阴；太渊，手太阴之原，可理肺气而摄纳浮阳。脱症多阴阳皆虚，故需滋阴升阳，敛阴摄阳同时并进。若为亡阴，加肾之原太溪滋养真阴；若为亡阳，取胃之合足三里资助元阳。

（4）治法：以艾卷取雀啄灸法重灸百会、关元穴，局部皮肤须现潮红，甚或起小泡。余穴宜用针刺，用补法，手法亦宜重。留针和薰灸的时间均须据症情而定，以脉回神清为度。如效不显，亦宜立即辅用他法或改用他法。

（三）内闭外脱证

（1）治则：开窍闭脱。

（2）处方：须依据所表现的闭、脱证的症候，分别自上述处方中灵活选穴；治法亦宜针灸结合，攻补皆施。

22. 感冒

感冒是常见的呼吸道疾病，因病情轻重不同而分为伤风、重伤风和时行感冒。四季均可发生，尤以冬、春两季或气候剧变时多发。

中医学认为，本病系感受风邪所致，与人的体质强弱密切相关。常因起居失常、冷暖不调、涉水淋雨、过度疲劳、酒后当风等导致机体抵抗力下降而发病，患有各种慢性病的体弱者则更易罹患。风邪多与寒、热、暑湿之邪夹杂为患，由皮毛、口鼻侵入，伤及肺卫，出现一系列的肺卫症状。秋冬多风寒，春夏多风热，长夏多暑湿；因患者机体有阴阳偏盛偏衰之别，故感受同一外邪亦有从寒而化和从热而化之分。若感邪深重或误治失治，体虚无力抗邪，则时邪病毒可由表入里，产生化火动风、逆传心包等变证。

【临床表现】

以鼻塞、流涕、咳嗽、头痛、恶寒发热、全身酸楚等为主症。

（1）风寒证。恶寒重，发热轻，鼻塞，流清涕，咳嗽，痰液清稀，咽喉微痒，喷嚏，恶寒重，发热轻，无汗，头痛，肢体酸重，口不渴或虽渴但喜热饮，舌苔薄白，脉浮或浮紧。

（2）风热证。身热较重，鼻塞而干，少涕或流浓涕，咳嗽声重，咯痰色黄而黏，咽喉肿痛，恶寒轻，发热重，有汗热不解，头痛或昏胀，面红目赤，口干渴欲冷饮，舌苔薄黄，脉多浮数。

（3）暑湿证。咳声重浊不扬，咯吐白色粘痰，身热不扬，微恶风寒，汗出不畅，肢体酸重，头昏重而胀，胸脘痞闷，纳呆，腹胀，大便溏泻，尿少色黄，舌苔白腻或淡黄腻，脉濡。

【治疗方法】

（一）基本治疗

（1）治则：风寒证祛风散寒、宣肺解表，针灸并用，泻法；风热证疏散风热清利肺气；暑湿证清暑化湿、疏表和里，均只针不灸，泻法。

（2）处方：风池 大椎 列缺 合谷 外关

（3）方义：风邪与寒、热、暑湿之邪夹杂伤表，故取风池、大椎、外关疏风祛邪解表；合谷祛风清暑、解表清热，列缺宣肺止咳，二穴相配乃原络配穴之法，加强宣肺解表作用。

（4）加减：风寒证加风门、肺俞祛风散寒；风热证加曲池、尺泽疏散风热；暑湿证加中脘、足三里和中化湿；邪盛体虚加肺俞、足三里扶正祛邪；鼻塞流涕加迎香宣肺通窍；头痛加印堂、太阳祛风止痛；咽喉肿痛加少商清热利咽。

（5）操作：风寒者大椎、风门、肺俞、足三里针灸并用；风热者大椎、少商用三棱针点刺出血：其他俞穴常规针刺。伤风每日1次，重伤风和时行感冒每日1~2次。

（二）其他疗法

（1）三棱针：取耳尖、委中、尺泽、太阳、少商。每次选1~2穴，点刺出血。适用于风热证。

（2）拔罐：取肺俞、风门、大椎、身柱。每次选2~3穴，留罐10分钟，或于背部膀胱经走罐。适用于风寒症。

（3）耳针：取肺、内鼻、气管、三焦、脾、耳尖：每次选2~3穴，毫针浅刺，留针30分钟；也可用王不留行籽贴压。

小提示

（1）本病须与流脑、乙脑、流行性腮腺炎等传染病的前驱症状作鉴别诊断。

（2）针灸治疗本病疗效明显，但若出现高热持续不退、咳嗽加剧、咳吐血痰等症时，宜尽快采取综合治疗措施。

（3）感冒流行期间应保持居室内空气流通，少去公共场所，并可灸大椎、足三里等穴进行预防。

· 外科疾病

1. 颈椎病

颈椎病又称"颈椎综合征"，是增生性颈椎炎、颈椎间盘脱出以及颈椎间关节、韧带等组织的退行性改变刺激和压迫颈神经根、脊髓、椎动脉和颈部交感神经等而出现的一系列综合征候群。表现为颈椎间盘退变本身及其继发性的一系列病理改变，如椎节失稳、松动；髓核突出或脱出；骨刺形成；韧带肥厚和继发的椎管狭窄等，刺激或压迫了邻近的神经根、脊髓、椎动脉及颈部交感神经等组织，并引起各种各样症状和体征的综合征。其病变好发于颈5~6之间的椎间盘，其次是颈6~7、颈4~5之间的椎间盘。好发于40~60岁中老年人。

西医学认为，本病是由于颈椎间盘慢性退变（髓核脱水、弹性降低、纤维环破裂等）、椎间隙变窄、椎间孔相应缩小、椎体后缘唇样骨质增生等压迫和刺激颈脊髓、神经根及椎动脉而致。

中医学认为，本病因年老体衰、肝肾不足、筋骨失养；或久坐耗气、劳损筋肉；或感受外邪、客于经脉，或扭挫损伤、气血瘀滞，经脉痹阻不通所致。

【临床表现】

发病缓慢，以头枕、颈项、肩背、上肢等部疼痛以及进行性肢体感觉和颈脖部位活动障碍为主症。颈椎病按其受压部位的不同，一般可分为神经根型、脊髓型、交感型、椎动脉型、混合型等。开始常以神经根压迫和刺激症状为主要表现，以后逐渐出现椎动脉、交感神经及脊髓功能或结构上的损害，并引起相应的临床症状。轻者头晕，头痛，恶心，颈肩疼痛，上肢疼痛、麻木无力；重者可导致瘫痪，甚至危及生命。

X线颈椎摄片可见颈椎体有唇状骨刺突出，小关节及椎间孔周围骨质密度增加，椎间孔狭小、椎节不稳、颈椎间盘突出，颈椎前突生理曲度消失。

中医上颈椎病根据症状来判断，属于"项强""颈筋急""颈肩痛""头痛""眩晕"等范畴。主要分为三种证型：

（1）风寒痹阻

夜寐露肩或久卧湿地而致颈强脊痛，肩臂冷痛酸楚，颈部活动受限，甚则手臂麻木发冷，遇寒加重。或伴形寒怕冷、全身酸楚。舌苔薄白或白腻，脉弦紧。

（2）劳伤血瘀

有外伤史或久坐低头职业者，颈项、肩臂刺痛，甚则放射至前臂，手指麻木，劳累后加重，项部僵直或肿胀，活动不利，肩胛冈上下窝及肩峰有压痛，舌质紫暗有瘀点，脉涩。

（3）肝肾亏虚

颈项、肩臂疼痛，四肢麻木乏力，病程较长。伴头晕眼花、耳鸣、腰膝酸软、遗精、月经不调，舌红、少苔，脉细弱。

【治疗方法】

（1）基本治疗

治则：祛风散寒、舒筋活络，针灸并用，泻法或平补平泻。

处方：以颈项局部取穴为主。大椎、天柱、后溪、颈椎夹脊、阿是穴。

方义：大椎是督脉穴，为诸阳之会，针灸能激发诸阳经经气，通经活络；后溪、天柱分别属手足太阳经，天柱为局部取穴，后溪又为八脉交会穴之一，与督脉相通，二穴配伍可疏调太阳、督脉经气，通络止痛；颈椎夹脊穴具有疏理局部气血而止痛的作用。诸穴远近相配，共奏祛风散寒、舒筋活络、理气止痛之功。

加减：风寒痹阻者加风门、风府祛风通络；肝肾亏虚加肝俞、肾俞、足三里补益肝肾、生血养筋；劳损血瘀者加膈俞、合谷、太冲活血化瘀、通络止痛；根据压痛点所在取肩井、天宗疏通经气、活络止痛；上肢及手指麻痛甚者加曲池、合谷、外关疏通经络、调理气血；恶心、呕吐加天突、内关调理胃肠；头晕、头痛、目眩者加百会、风池、太阳祛风醒脑、明目止痛。

操作：大椎穴直刺1~1.5寸，使针感向肩臂部传导；夹脊穴直刺或向颈椎斜刺，施平补平泻法，使针感向项、肩臂部传导；其他穴位按常规针刺。

（2）其他疗法

皮肤针：叩刺大椎、大杼、肩中俞、肩外俞，使皮肤发红并有少量出血，然后加拔火罐。

耳针：取颈椎、肩、颈、神门、交感、肾上腺、皮质下、肝、肾。每次选3~4穴，毫针强刺激，留针20~30分钟；亦可用王不留行籽贴压。

电针：取颈部夹脊穴、大椎、风池、肩中俞、大杼、大宗。每次选用2~4穴，针刺得气后，接通电针仪，刺激20分钟。

穴位注射：取大杼、肩中俞、肩外俞、天宗。用1%普鲁卡因2毫升或维生素B$_1$、维生素B$_{12}$各2毫升，每穴注射0.5毫升。

小提示

（1）针灸治疗颈椎病疗效非常明显，尤其可以非常明显的缓解颈项痛、肩背痛、上肢痛、头晕头痛等症状。可单用针灸，若配合按摩、外敷则疗效更佳。

（2）长期伏案或低头工作者. 要注意颈部保健。工作1~2小时后要活动颈部，或自我按摩局部，放松颈部肌肉。

（3）落枕会加重颈椎病病情，故平时应注意正确睡眠姿势，枕头要枕于颈项部，高低要适中。并注意颈部保暖，避免风寒之邪侵袭。

2. 腰椎间盘突出症

腰椎间盘突出症是腰椎间盘发生退行性变之后，多因外力使纤维环破裂，髓核突出，刺激或压迫神经根、血管或脊髓等组织而引起腰痛并且伴有坐骨神经放射性疼痛等症状为特征的一种病症。多见于男性。本病症患病率高，病程长，是影响人类健康的常见病之一。本病常给患者带来极大痛苦。

椎间盘是由髓核和纤维环及软骨板三部分组成的，人们步入30岁以后，椎间盘各部分都有不同程度的退行性和改变，其弹性和韧性都随之下降，当在劳动或体育活动腰部遭受扭闪和撞击，抬重物时用力过大、过劳等受伤而引起椎间盘纤维破裂，髓核组织从破裂口脱出。髓核一旦突出后就会刺激腰椎神经根，同时造成积液，局部循环机制受到影响，无法靠人体自身能力吸收代谢。

（一）电针法

（1）取穴

主穴：环跳、阳陵泉、夹脊穴（受压神经相应节段）、绝骨、关元俞、大肠俞。

配穴：分二组。一组肾俞、委中、八髎、秩边、承山；二组髀关、上巨虚、足三里、冲阳。

（2）治法

如主穴疗效不明显显添加配穴。单侧型腰突症取患侧穴，双侧型或中央型腰突症取双侧。用28号3寸针，环跳进针2.2寸；余穴进针1.2寸。得气后，用G6805-2电针仪平补平泻法，中强刺激。再以一组（单侧型）或二组（双侧型或中央型）电极分别连接环跳穴和夹脊穴。采用断续波，波宽0.1ms，固定电流以患者耐受为度，频率60Hz，留针20分钟。配穴治法相同。亦可于起针后10分钟，再在病变处贴敷"伤科一号膏"（由当归、红花、附子、黄芪、狗脊、生地黄、赤芍、生川草乌、生南星、生半夏、桃仁、生三七、雪上一枝蒿等组成的膏剂），每次贴敷5小时。

（二）丹灸法

（1）取穴

主穴：阿是穴1，患侧腰部椎间隙之督脉、夹脊穴、膀胱经上之深部压痛最敏感点。

配穴：阿是穴2，患侧臀上皮神经及下肢膀胱经、胆经上之深部压痛最敏感点。

（2）治法

以麝香、硫磺等药物按比例泡制成每枚75毫克的丹药备用。灸治时取治疗穴位朝上体位，将所选穴用碘酒、酒精常规消毒，皮内注射1%奴夫卡因1毫升，选穴1~3个。将灸药用火柴点燃进行熏烤，燃烧完后用消毒纱布敷盖，胶布固定。治疗部位，隔日更换敷料1次，用酒精消毒皮肤。每周治疗1次，2周为一疗程。

（三）浮针

（1）取穴

主穴：阿是穴（压痛点）。

（2）治法

病人取俯卧位，在其腰部病变的压痛点处做一记号，常规消毒后，在痛点旁开6~10厘米处，采用特制的中号浮针与皮肤呈15°~25°角快速刺入皮下（针尖向痛点），然后运针，单用右手沿皮下向前缓慢推进，可以以进针点为圆心，针尖划弧线运动，动作要柔和，不宜引起强烈刺激。当痛点消失或减轻后抽出不锈钢针芯，用胶布固定软套管，留置24小时后拨出。隔日1次，30日为一疗程。

（四）热针

（1）取穴

主穴：九宫穴。

配穴：气滞血瘀加委中、阳陵泉、大肠俞、环跳、绝骨；肝肾亏损加肝俞、肾俞、太溪、太冲；寒湿凝滞加三焦俞、气海俞、关元俞、足三里。

九宫穴位置：根据CT诊断和临床检查以病变最显著的腰椎棘突间定为中宫，其上下棘突间分别为乾宫、坤宫，从乾、中、坤三宫左右旁开0.5~0.8寸依次为巽宫、兑宫、坎宫、离宫、艮宫、震宫。

（2）治法

一般仅取九宫穴，如需要可加配穴。患者伏卧或侧卧，取1.5~2.5寸毫针，直刺或略

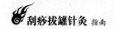

向上斜刺0.8~1.2寸，其进针顺序为先针中宫，再针乾宫、坤宫。然后，按巽、兑、坎、离、艮、震宫依次进针，刺入1.5~2寸，针尖斜向椎体。获得针感后，行捻转结合提插补泻手法，行针后，在坎宫、离宫加用热针，一般温度控制在41℃~45℃之间，常用GZH热针仪。入为寒湿凝滞，温度可控制在46℃~50℃，而肝肾亏损，则宜调节至37℃~40℃。配穴用常规针法。每次留针20分钟~30分钟。每日或隔日1次，10次为一疗程。

（五）拔罐

（1）取穴

主穴：阿是穴，既腰部及下肢部痛点或压痛点。

配穴：委中。

（2）治法

患者取俯卧位，裸露腰部及痛侧下肢。在裸露部位均匀涂上红花油，选适中口径的火罐，用闪火法拔罐，并在该区域行走罐法上下往返推拉3~5次，然后在腰部阿是穴及委中穴以三棱针点刺出血，并拔罐10分钟左右。3日1次。拔罐同时可配合牵引。患者采用仰卧位，胸、骨盆机械牵引，重量为体重的90%左右，牵引5分钟。在牵引状态下，先后以单双侧屈膝、屈髋压5次，接着直腿高举到90度，再使踝部作强烈背屈运动，左右各3次并行双膝髋屈曲下压。然后，医生一手从后托住患者臀部，使腰部前屈3次。最后以与患者体重相等的牵引力牵引5分钟。医生用双手抱住患者腰部用力于病变关节，向上端提5次，结束手法，解除牵引。

（六）其他措施

（1）耳穴疗法：取穴为腰骶椎、臀、坐骨神经、神门。毫针刺入后用强刺激，留针10~20分钟，也可用耳穴压丸法。

（2）穴位注射疗法：取局部压痛点，用10%葡萄糖10~20毫升加维生素$B_1$100毫克，在压痛点按一针多向透刺法，分别向几个方向注入药液。每3~4天治疗1次，10次为一疗程。

3. 截瘫

截瘫，是指脊髓损伤后，受伤平面以下双侧肢体感觉、运动、反射等消失和膀胱、肛门括约肌功能丧失的一种病症。分为完全性截瘫和不完全性截瘫，前者为上述功能完全丧失，后者为还有部分功能存在的。早期为弛缓性瘫痪，约3~4周后，逐渐转为痉挛性瘫痪。截瘫病因与脊髓外伤或本身病变有关。现代西医学除在脊髓损伤的急性期可采用手术治疗外，对本病症尚无理想的方法。本病症是重要的难治病之一。

目前，一般主张针灸早期应积极配合手术和闭合复位，解决脊髓损伤后的再生与恢复的条件，即解决必要的通路。现在报道的病例，多数是综合治疗的。在针灸方法上，以刺灸法为主，配合运用芒针、电针、穴位注射等，并内服中、西药物。针灸等穴位刺激，在一定条件下，对脊髓损伤有一定促进恢复和再生作用，并可在不同程度上恢复其功能障碍。故针灸对本病症的临床价值应予肯定。

【临床表现】

患者双下肢或四肢瘫痪痿软，筋脉弛缓，小便癃闭或失禁，大便失禁或排出困难，舌红苔白，脉弦细或沉细。兼有肺热者，则伴发热、咳嗽、心烦、口渴，舌红苔黄，脉细数。兼有湿热熏蒸者，则伴身重，胸脘满闷，小便赤涩热痛，尿混浊，或足发热，舌苔黄腻，脉濡数。兼有肝肾阴虚者，则伴腰背酸软，头晕目眩，下肢发凉，舌红，脉沉细或细数。

【治疗方法】

（一）体针加穴位注射

（1）取穴

主穴：分2组。一组断面九针穴、伏兔、足三里、阳陵泉、绝骨、解溪；二组肾俞、血海、次髎、三阴交、髀关。

配穴：调理二便加气海、中极、天枢、秩边、上、中、下。

断面九针穴位置：上穴为损伤平面上一个棘突，下穴为腰椎5棘突，中穴为上下穴连线之中点，加上、中、下三穴之两旁夹脊穴，共为九穴。

（2）治法

药液：丹参注射液、红花注射液、混合注射液（维生素$B_1$100毫克/2毫升加维生素B_{12}100微克/毫升）。

每次主穴两组分别取2~5穴。配穴据症取2~3穴。主穴第一组为毫针刺，第二组为穴位注射。毫针要求深刺1~3寸，用较大幅度提插捻转，中强刺激强度，使背部穴针感传向麻痹平面以下，腿部穴尽量激发针感。配穴则可针刺与穴注交替针刺可用中弱刺激。针刺每日1次，每次留针1小时。

穴位注射法：上述药液任选1种，亦可交替选用。上下各取1~2穴，用5号齿科针头，深刺并作反复提插后，以较快速度推入药液，每穴1~2毫升。隔日1次，穴位交替轮用。

体针10次为一疗程，穴位注射5次为一疗程，隔3~5天后继续下一疗程。

（二）体针

（1）取穴

主穴：损伤平面上（1~2个棘突）和下（1~2个棘突）的督脉穴和夹脊穴，膈俞。

配穴：分4组。一组关元、天枢中极；二组秩边、殷门、委中、昆仑；三组髀关、足三里、伏兔、冲阳；四组绝骨、环跳、阳陵泉、丘墟。

（2）治法

主穴每次均取，配穴第一组每次取2~3穴，余每次取一组。左手食指和中指固定所要针刺穴位的上、下两个棘突点间的皮肤，右手持针，针尖垂直刺入1.5~2.5寸，缓慢均匀提插，体会指下感觉，以测知针尖所遇之阻力。如因骨折或脱位使棘突间发生改变时，可按照损伤平面上下选取督脉穴的原则，加用其他督脉穴。当手下感到弹性阻力（为刺中黄韧带），局部胀、重、酸感时，仍可继续针刺。一旦指下有空虚感，且病人自觉针感向双侧下肢或会阴部放射，则不得深刺，稍将针外提。施平补平泻手法。配穴，应尽量使之得气，施平补平泻手法。留针20~40分钟。每日或隔日1次，10次为一疗程，疗程间隔3~5天。

（三）电针

（1）取穴

主穴：扶突（臂丛神经）、曲池（桡神经）、腰俞（马尾神经）、冲门（股神

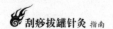

经）、阳陵泉（腓总神经）、阿是穴（脊柱正中线，损伤平面两端棘突间）。

配穴：中极、关元、会阴。

（2）治法

本法主要是通过刺激神经干的方法进行治疗。主穴可根据瘫痪部位选取，阿是穴每次均取。大小便障碍者加取2~3个配穴。针刺时务求刺中神经干。扶突穴针刺2~3厘米，使上肢有触电感，曲池深刺3~4厘米，使前臂有触电感。上肢亦瘫痪者选用以上两穴。冲门，刺入2~3厘米，肌四头肌出现收缩；阳陵泉进针2~3厘米，小腿外侧有触电感；腰俞，针尖向上，在骶椎与尾椎间向上深刺入6~8厘米，针感放射至会阴；阿是穴由上、下棘突间刺入，深约4~6厘米。下肢瘫痪选用上述穴位。配穴，任脉穴针感向会阴放射，天枢穴传至腹股沟。然后均通以电针，正脉冲不小于25伏，负脉冲不小于45伏，用连续脉冲波，每次通电5~10分钟，每日2次（背部和腹部穴各1次），每周12次，3个月为一疗程。

（四）综合法

（1）取穴

主穴：分2组。一组百会、前顶、夹脊（从受伤脊柱上2椎体至第5骶椎，旁开2寸）、环跳、承山、肾俞、承扶、殷门、昆仑；二组百会、前顶、曲池、外关、合谷、足三里、三阴交、大肠俞、阳陵泉、太冲、八风。

配穴：小便失禁加关元、气海、八髎，大便失禁加天枢、支沟。

（2）治法

以电针为主，每次取主穴一组，据症加配穴，分别在头部、四肢、背部穴通连续波，频率60~80次/分，刺激量以可耐受为度。留针30分钟。灸法：电针腹部时取关元、气海；针背部时取肾俞、大肠俞。在电针留针时用灸盒施灸30分钟，以局部潮红为度。腰及下肢穴位注射，每次取3~4穴，交替应用。药物为维生素B_1、B_{12}以及硝酸一叶秋碱，每穴0.5毫升。以上方法均每日1次，10次为一疗程，疗程间隔2~3日。

4. 肩周炎

肩关节周围炎简称肩周炎，为肩关节周围软组织退行性炎性病变，是以肩部酸重疼痛及肩关节活动受限、强直为主要表现的临床综合征。属于中医学的"肩痹"范畴。中医学根据其发病原因、临床表现和发病年龄等特点而有"漏肩风""肩凝症""冻结肩""五十肩"之称。女性发病率高于男性。

本病的发生与慢性劳损有关，患者可有外伤史。主要病理系慢性退行性改变，多继发于肱二头肌腱腱鞘炎、冈上肌腱炎或肩峰下滑囊炎。某些患者与感染性病灶或内分泌功能有关。如得不到有效的治疗，有可能严重影响肩关节的功能活动，妨碍日常生活。本病早期肩关节呈阵发性疼痛，常因天气变化及劳累而诱发。

中医学认为，本病的病变部位在肩部的经脉和经筋。五旬之人，正气不足，营卫渐虚，若局部感受风寒，或劳累闪挫，或习惯偏侧而卧，筋脉受到长期压迫，遂致气血阻滞而成肩痹。肩痛日久，局部气血运行不畅，气血瘀滞，以致患处肿胀粘连，最终关节僵直，肩臂不能举动。

【临床表现】

本病早期以剧烈疼痛为主，功能活动尚可；后期则以肩部功能障碍为主，疼痛反而减轻。

肩周炎病人早期以肩部酸楚疼痛为主，夜间或冬季尤甚；静止时疼痛剧烈，肩活动不灵活，有强硬感，局部怕冷，然后疼痛逐渐影响到颈部及上肢，肩部受到牵拉时，可引起剧烈疼痛。肩活动受限，甚至肩部耸起（扛肩现象），抬臂上举困难，也不能外展，不能做梳头、脱衣、叉腰等动作；掏衣裤口袋也感困难，有人甚至根本不敢活动。病初肩部肌肉常较紧张，后期则有萎缩现象。后期肩部的各种活动受到限制，肌肉萎缩明显，而疼痛反而不明显。病情迁延日久，常因寒湿凝滞、气血痹阻导致肩部肌肉萎缩，疼痛反而减轻。一部分患者经自己的活动和锻炼，有自愈趋势，大部分患者须经有效的治疗方能恢复。

本病若以肩前中府穴区疼痛为主、后伸疼痛加剧者属太阴经证；以肩后侧肩贞、臑俞穴处疼痛为主、肩内收时疼痛加剧者属太阳经证以肩外侧肩髃、肩髎穴处疼痛为主、三角肌压痛、外展疼痛加剧者属阳明、少阳经证。

【治疗方法】

（1）基本治疗

治则：疏筋通络、行气活血，针灸并用，泻法。风门，中渚，支沟，后溪，腕骨，委中。

处方：以肩关节局部取穴为主。

肩髃，肩前，肩贞，阿是穴，肩井，阳陵泉，中平穴（足三里下1寸）。

方义：局部近取肩髃、肩前、肩井、肩贞，配局部阿是穴，针刺泻法并加艾灸，可祛风散寒、疏经通络；循经远取阳陵泉能舒筋活络、通经止痛；中平穴系现代医学新发现的治疗肩周炎的经验效穴。诸穴远近相配，使病邪得祛，筋脉舒通，气血调和，疼痛自止。

加减：太阴经证加尺泽、阴陵泉；阳明、少阳经证加手三里、外关；太阳经证加后溪、大杼、昆仑；痛在阳明、太阳经加条口透承山。

操作：肩前、肩贞切忌向内斜刺、深刺；阳陵泉深刺或透向阴陵泉；条口透承山可用强刺激；肩部针后还可加拔火罐并行走罐；局部畏寒发凉可加灸；余穴均按常规针刺。凡在远端穴位行针时，均令患者活动肩部。

（2）其他疗法

芒针：取肩髃透极泉、条口透承山肩贞透极泉等。肩不能抬举者可局部多向透刺。条口透承山时用力不宜过猛，以免引起疼痛，边行针边令病人活动患肢，动作由慢到快。

刺络拔罐：用皮肤针中强度叩刺患部，使局部皮肤微微渗血，再用拔火罐对肩部肿胀疼痛明显而瘀阻浅表者效果明显；用三棱针点刺2~3针致少量出血，再加拔火罐，适用于瘀阻较深者，可使瘀血外出，邪去络通。刺络拔罐一般每周2次。

耳针：取肩、锁骨、神门、肩关节、对应点等。毫针强刺激，留针30分钟，每次选3~4穴；也可用王不留行籽贴压。

电针：取肩髃、肩髎、曲池、肩前、天宗、外关等。接通电针仪，早期用连续波、

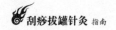

后期用断续波强刺激10~15分钟。每次选3~5穴。

穴位注射：在肩部穴位注射当归、元胡、川芎、红花等注射液或10％葡萄糖注射液、维生素B₁注射液，每穴0.5毫升。如压痛点广泛，可选择2~3个压痛最明显处注射。

小提示

肩周炎病人在调护方面应注意以下几点：

（1）肩部要保暖，不要受凉。

（2）经常地适当运动，可做柔软体操、太极拳、八段锦等，不仅使局部血液循环畅通，还可以加强肩部关节囊及关节周围软组织的功能，从而预防或减少肩周炎的加重。

（3）肩周炎发生后，最重要的是及早进行患侧主动的和被动的肩关节功能锻炼，自主锻炼和被动锻炼是配合针灸治疗、早日恢复肩关节功能不可缺少的环节。如弯腰垂臂摆动、旋转、正身爬墙、侧身爬墙、拉滑车等。

（4）要忍痛坚持锻炼。无论是主动的或被动的活动，病人都会感到疼痛，而且肩部功能的恢复不会很快，但只要坚持下去，是可以痊愈的。若因怕痛，肩关节长期不动，肩部的肌肉，特别是三角肌就会发生萎缩，对肩关节正常功能的恢复是不利的。

（5）针灸治疗肩周炎有较好的疗效。但必须明确诊断，排除肩关节结核、肿瘤、骨折、脱臼等其他疾病，并与颈椎病、内脏病等引起的牵涉痛相区别。由于骨折后而引起的肩周炎者，应待骨折完全愈合后，方能进行适量的手法治疗。

（6）有高血压、心脏病患者用力不可猛，需谨慎从事。

（7）把握针灸治疗时机，病程越短效果越好。对组织产生粘连、肌肉萎缩者，应结合推拿治疗，以提高疗效。

5. 腰肌劳损

慢性腰肌劳损是由于外力经常反复地牵拉或挤压，使腰部的肌肉、韧带、筋膜、椎间盘乃至椎骨发生组织结构、理化性能的微细病变，积久成疾而出现腰痛及运动障碍，又称功能性腰痛，其中包括了臀筋膜综合征、腰椎横突综合征、棘间韧带损伤，以及腰痛广泛、固定面活动基本正常的积累性腰肌劳损。

检查患部，除局部的压痛和叩击痛以外，一般无其他阳性体征。压痛点部位的不同可以鉴别具体不同性质的劳损。

X线检查多无明显的异常发现，有时偶见骨骼的先天性畸形、椎间盘椎体内突出、椎体楔形变形、椎骨退行性变等表现。

此外，慢性腰肌劳损还需与梨状肌综合征相鉴别，后者在梨状肌部位压痛明显，并伴有干性坐骨神经痛体征。

【临床表现】

本病的主要症状为腰痛，疼痛多弥散而不固定，轻者仅感腰部不适或隐痛，或长时间处于某一姿势而感腰痛发作，变换姿势，稍加活动或休息则立感轻松。按压、叩击腰部，其疼痛亦可减轻。重者则腰痛持续，时轻时重，甚至可向臀部及股后部放射。站立时间稍久则痛甚，需挺腰或两手撑扶臀部，或坐卧片刻，症状方可减轻，并感腰部僵硬，活动受限。过于疲劳、受寒着凉都可使症状加剧。

臀筋膜综合征在臀上部臀上皮神经出口处当有压痛，腰板横突综合征则于第三腰椎横突处有明显的压痛，局封可使之消失，棘间韧带损伤可在棘突间有压痛点，在前屈位时加重。

【治疗】

主穴：肾俞、大肠俞、腰阳关、上髎、委中、阳陵泉、昆仑。

配穴：臀筋膜综合征：环跳、居髎、压痛点；腰椎横突综合征：压痛点、气海俞；棘间韧带损伤：相应节段夹脊穴；梨状肌综合征：梨状肌中部之压痛点、秩边、居髎。

6. 急性腰扭伤

急性腰扭伤指腰部因过度劳损或外伤而引起的关节周围的肌肉、肌腱、韧带、血管等软组织损伤，受伤部位以肿胀疼痛、关节活动障碍为主要表现的病症。但无骨折、脱臼、皮肤损伤。一般症状于扭伤后数小时至数日内加重。

【治疗】

（一）体针（之一）

（1）取穴

主穴：水沟（或左右旁开1厘米处）、后溪（或睛明）、腰痛穴。

配穴：委中、命门、阳关、大肠俞、合谷。

腰痛穴位置：手背，指总伸肌腱两侧，腕背横纹下1寸处，一手两穴。

（2）治法

一般仅取主穴，效果不理想时加配穴，均按损伤部位选穴。腰脊正中损伤：水沟，直刺1~2分，反复捻转，持续2分钟；或水沟旁开1厘米处，左手拇、食指将患者上唇捏住，右手以2寸毫针，从左侧进针，对侧出针，来回拉动强刺激5~10秒。在上述针刺同时，医者站于患者身后，紧扶患者腰腹交界处（章门、京门穴附近），帮助其活动腰部20次，如前俯后仰，左右旋转等。腰软组织损伤（面积较小者）：后溪，取对侧或痛侧，往合谷方向进针，亦可由合谷透至后溪，深刺1~1.5寸，大幅度捻转提插，强刺激2分钟；或睛明，取痛侧，针入0.5~1.0寸（宜缓慢进针，防止损及血管），得气后轻轻捻转，不可提插捣针。同时，亦如上法活动其腰部。腰软组织损伤（面积较大，痛引胁肋者）：腰痛穴，取对侧，两针均向掌心斜刺，深0.8~1.0寸，得气后，大幅度捻转提插，强刺激2分钟。并按上法活动其腰部。上述均留针15分钟，运针1~2次。

如尚有余痛或疼痛减轻不明显，深刺大肠俞，激发针感放射至足根，委中刺血，命门、阳关及腰部压痛最明显处，针后加拔罐。

（二）体针（之二）

（1）取穴

主穴：委中、阿是穴。

配穴：华佗夹脊、肾俞、志室、腰眼。

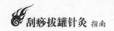

阿是穴位置：腰背部压痛点在腹部之对应处即是。如压痛点在督脉，即在任脉与痛点对应处取穴。

（2）治法

先嘱患者俯卧硬板床上，双手置于头上部，术者双右手拇、食指，在腰骶椎间及两侧腰肌逐一按压，查出压痛点。脊正中损伤：医者用右手掌根放于压痛点处，左手送于右手光背上，轻轻按揉，乘患者呼气时，用力猛按一至三下。然后先针委中，深刺至1.5寸，捻转提插使针感传至足；继针华佗夹脊（取痛点二侧之夹脊穴）和阿是穴，均泻法不留针。腰软组织损伤：委中，针法同上；阿是穴，施泻法；酌选配穴，深刺，平补平泻。亦不留针。每日1次。

（三）头针

（1）取穴

主穴：枕上正中线，枕上旁线。

配穴：阿是穴。

阿是穴位置：腰部压痛点（下同）。

（2）治法

上述穴位均取。先针主穴，用28~30号1.5寸长之毫针。正中腰痛以枕上正中线为主，两侧腰痛以枕上旁线为主，交叉取穴。针向下斜刺1寸左右，深度以达到帽状腱膜为主度，并要求产生一定针感（多为酸、痛、胀），然后持续捻针2~3分钟，捻转频率控制在100~150次/分之间，捻转角度控制在360°~720°。同时令病人作腰部前屈、后伸、左右侧弯及旋转运动，留针20~30分钟。如症状未完全缓解，可再捻针2~3分钟。并在阿是穴针刺，得气后提插捻转2分钟，使出现较强烈的针感，不留针或留针10分钟。为巩固疗效，头针可留1~2小时，或让病人带回家中自行取出。

（四）拔罐

（1）取穴

主穴：阿是穴。

配穴：委中、养老。

（2）治法

阿是穴必取，施拔罐法。可分三法：

一为针罐法：患者取坐位或俯卧位，在阿是穴直刺进针，得气后，再在其四周进针数枚，待得气后，将针缓缓拔出，仅留中心一针，采用架火法（即在针尾置一沾有95%酒精的棉团点燃），或用真空拔罐器抽气吸拔。留罐15~20分钟。每日一次，4次为一疗程。

二为拔罐法：在阿是穴及其附近，以闪火法吸拔2~3个，留罐30分钟，直至局部出现瘀斑。取罐后，在该部位用手掌面由轻—重—轻手法按摩数分钟。每日或隔日一次，不计疗程。

三为刺络拔罐法，其操作为：医者首先在压痛最明显之阿是穴，用手掌按压推揉片刻，使周围之络脉怒张。消毒后，用三棱针快速点刺3~5下，使之出血2~5毫升，即以投火法将罐具吸附其上，留罐10~15分钟，直至局部出现红晕。起罐后以药艾条施温和灸5~7分钟。隔日一次，不计疗程。

配穴每次取1穴，养老穴提插捻转强刺激不留针；委中穴以三棱针点刺出血6~8滴。一般须配合拔罐法。

（五）指针加艾灸

（1）取穴

主穴：阿是穴。

（2）治法

以拇指腹按压阿是穴，由轻渐重，患部有酸胀得气感后持续1~2分钟，并缓慢放松，反复5~7次后施以插法，亦由轻到重，得气后持续1/2~1分钟并缓慢放松，配合指揉法。然后施隔姜灸4~6壮，灸毕于局部回旋揉动片刻。每日1~2次。

（六）耳针

（1）取穴

主穴：腰痛点、阿是穴。

配穴：腰骶椎、神门、肾、交感、内分泌。

腰痛点位置：在对耳轮上脚与对耳轮下脚起始部的突起下方处。

阿是穴位置：对耳轮正中压痛点。

（2）治法

主穴取1穴以0.5~1寸28号毫针进针后迅速捻转，患部有酸胀、烧灼感时活动腰部，10~30分钟后起针。余穴用王不留行籽敷贴，嘱患者每日按压3~4次，每次每穴按压5~6下，隔日换药1次。

（七）腕踝针

（1）取穴

主穴：踝上6区、5区。

踝上6区位置：踝关节上3寸，跟腱外侧。

踝上5区位置：相当于绝骨穴。

（2）治法

腰部正中扭伤取6区，两侧扭伤取5区。单侧痛针一侧穴，双侧痛针两侧穴。以1.5寸30号毫针，速刺进皮后将针放平，紧贴皮肤表面向上进针，以患者不感到酸、麻、胀、痛感为度，否则为进针过深，应退出重针。针深1寸，留针30分钟。留针期间叮嘱患者适度活动腰部。

7. 踝关节扭伤

在外力作用下，关节骤然向一侧活动而超过其正常活动度时，引起关节周围软组织如关节囊、韧带、肌腱等发生撕裂伤，称为关节扭伤。轻者仅有部分韧带纤维撕裂、重者可使韧带完全断裂或韧带及关节囊附着处的骨质撕脱，甚至发生关节脱位。关节扭伤日常最为常见，其中以踝关节最多，其次为膝关节和腕关节，其病因多由剧烈运动或持重过度、跌仆、牵拉以及过度扭转，使受外力的关节超越正常活动范围而引起的关节周围软组织损伤，经气运行受阻，气血瘀滞而致局部肿痛，甚至关节活动受限。

【临床表现】

扭伤部位肿胀疼痛，皮肤呈现红、青、紫等色。新伤局部微肿、肌肉压痛，表示伤

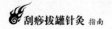

势较轻；如红肿、疼痛较甚，关节屈伸不利，表示伤势较重。陈伤一般肿胀不明显，常因风寒湿邪侵袭而反复发作。扭伤部位常发生于颈、肩、肘、腕、腰、髀、膝、踝等处。

【治疗方法】

（1）基本治疗

治则：通经活络、消肿止痛，针刺为主（陈伤者可灸），泻法。

处方：以局部和邻近取穴为主。

颈部：大椎、天柱、风池、后溪。

肩部：肩髃、肩髎、臑俞、肩贞。

肘部：曲池、小海、天井、少海。

腕部：阳池、阳溪、阳谷、外关、大陵。

腰部：肾俞、腰阳关、腰眼、委中。

髀部：环跳、秩边、居髎、承扶。

膝部：膝眼、鹤顶、梁丘、阳陵泉、膝阳关。

踝部：解溪、昆仑、申脉、照海、丘墟。

方义：以扭伤部位局部及邻近取穴为主，可有效地发挥疏通经络、行气活血、消肿止痛的作用，使患处损伤组织功能恢复正常。

加减：各部扭伤均可加阿是穴；颈部和腰脊扭伤可加相应夹脊穴。

操作：各俞穴按常规操作；在远端部位行针时，应配合作扭伤部位的活动；陈旧性损伤可在针刺的基础上加灸。

（2）其他疗法

刺络拔罐：取扭伤部位相俞穴或阿是穴。先用三棱针点刺，或用皮肤针重叩出血，然后再加拔火罐。适用于新伤局部血肿明显、陈伤瘀血久留、寒邪袭络等症。

耳针：取相应部位敏感点、神门、皮质下。毫针中度刺激，捻针时让患者同时活动受伤部位的关节，留针30分钟。

穴位注射：选用当归注射液、川芎注射液、红花注射液或5%~10%葡萄糖注射液、氢化可的松加入0.5%~1%普鲁卡因适量作穴位注射。隔日l次。

小提示

（1）针灸治疗软组织扭挫伤效果良好。受伤后适当限制扭伤局部的活动，避免加重损伤。

（2）扭伤早期应配合冷敷止血，然后予以热敷，以助消散。

（3）急性期不宜勉强活动或者的腰部而宜休息。

（4）病程长者要注意局部护理。运动宜适度，避免再度扭伤。局部要注意保暖，避免风寒湿邪的侵袭。

8. 落枕

落枕是指急性单纯性颈项强痛，活动受限的一种病症，系颈部伤筋。轻者4~5日自愈，重者可延至数周不愈；如果频繁发作，常常是颈椎病的反映。

落枕属于西医的颈肌劳损、颈项纤维组织炎、颈肌风湿病、枕后神经痛、颈椎肥大等病。

【病因病机】

睡眠姿势不正，或枕头高低不适，或因负重颈部过度扭转，使颈部脉络受损；或风寒侵袭颈背部，寒性收引，使筋络拘急；颈部筋脉失和，气血运行不畅，不通而痛。颈项侧部主要由手三阳和足少阳经所主，因此，手三阳和足少阳筋络受损，气血阻滞，为本病的主要病机。

【辨证】

主症：颈项强痛，活动受限，头向患侧倾斜，项背牵拉痛，甚则向同侧肩部和上臂放射，颈项部压痛明显。

本病属手三阳和足少阳经筋证；兼见恶风畏寒者，为风寒袭络；颈部扭伤者，为气血瘀滞。

【治疗】

（1）基本治疗

治法：调气止痛，舒筋通络。以局部阿是穴及手太阳、足少阳经穴为主。

主穴：落枕穴、阿是穴、肩井、后溪、悬钟。

配穴：风寒袭络者，加风池、合谷；气血瘀滞者，加内关及局部阿是穴点刺出血；肩痛者，加肩髃、外关；背痛者，加天宗。

操作：毫针泻法。先刺远端穴落枕、后溪、悬钟，持续捻转，嘱患者慢慢活动颈项，一般疼痛可立即缓解。再针局部的俞穴，可加艾灸。

方义：落枕穴是治疗本病的经验穴。手太阳、足少阳循行于颈项侧部，后溪、悬钟分属两经俞穴，与局部阿是穴合用，远近相配，可疏调颈项部经络气血，舒筋通络止痛。

（2）其他治疗

刺络拔罐法：取风池 肩井 阿是穴，以三凌针点刺穴位出血，再拔火罐10~15分钟即可。

耳针法：选颈、颈椎、神门。毫针中等刺激，持续运针时嘱患者徐徐活动颈项部。

小提示

（1）针灸治疗本病疗效极好，常立即取效，针后可配合推拿和热敷。

（2）睡眠时应注意枕头的高低要适度，避免风寒。

（3）中老年人反复出现落枕时，应考虑颈椎病。

9. 腰痛

腰痛又称"腰脊痛"，是以自觉腰部疼痛为主症的一类病症。本证常见于西医的腰部软组织损伤、肌肉风湿、腰椎病变及部分内脏病变。

【病因病机】

病因主要与感受外邪、跌扑损伤和劳欲太过等因素有关。感受风寒，或坐卧湿地，

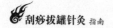

风寒水湿之邪浸渍经络，经络之气阻滞；或长期从事较重的体力劳动，或腰部闪挫撞击伤未全恢复，经筋、络脉受损，瘀血阻络；上述因素可导致腰部经络气血阻滞，不通则痛。素体禀赋不足，或年老精血亏衰，或房劳过度，损伐肾气，"腰为肾之府"，腰部脉络失于温煦、濡养，可产生腰痛。

腰部从经脉循行上看，主要归足太阳膀胱经、督脉、带脉和肾经（贯脊属肾）所主，故腰脊部经脉、经筋、络脉的不通和失荣是腰痛的主要病机。

【辨证】

主症：腰部疼痛。

疼痛在腰脊中部，为督脉病症；疼痛部位在腰脊两侧，为足太阳经证；腰眼（肾区）隐隐作痛，起病缓慢，或酸多痛少，乏力易倦，脉细者，为足少阴经证，即肾虚腰痛。

兼见腰部受寒史，值天气变化或阴雨风冷时加重，腰部冷痛重着、酸麻，或拘挛不可俯仰，或痛连臀腿者，为寒湿腰痛；腰部有劳伤或陈伤史，劳累、晨起、久坐加重，腰部两侧肌肉触之有僵硬感，痛处固定不移者，为瘀血腰痛。

【治疗】

（1）基本治疗

治法：活血通经。以局部阿是穴及足太阳经穴为主。

主穴：腰眼、阿是穴、大肠俞、委中。

配穴：寒湿腰痛者，加腰阳关；瘀血腰痛者，加膈俞；肾虚腰痛者，加肾俞、命门、志室。

操作：主穴均采用泻法。寒湿证加艾灸；瘀血证加刺络拔罐；肾虚证配穴用补法，肾阳虚加灸法。

方义：腰眼、阿是穴、大肠俞。可疏通局部经脉、络脉及经筋之气血，通经止痛。委中为足太阳经穴，"腰背委中求"，可疏调腰背部膀胱经脉之气血。

（2）其他治疗

皮肤针法：选择腰部疼痛部位，用梅花针叩刺出血，加拔火罐。适用于寒湿腰痛和瘀血腰痛。

耳针法：取患侧腰骶椎、肾、神门，毫针刺后嘱患者活动腰部；或用揿针埋藏或用王不留行籽贴压。

穴位注射：用地塞米松5毫升和普鲁卡因2毫升混合液，严格消毒后刺入痛点，无回血后推药液，每穴注射0.5~1毫升，每日或隔日1次。

小提示

（1）针灸治疗腰痛具有很好的疗效，但因脊柱结核、肿瘤等引起的腰痛，不属针灸治疗范围。

（2）平时常用两手掌根部揉擦腰部，早晚一次，可减轻腰痛和防止腰痛。

（3）对于椎间盘突出引起的腰痛可配合推拿、牵引等方法。

【附】坐骨神经痛

坐骨神经痛是指多种病因所致的沿坐骨神经通路的病损，腰、臀、大腿后侧、小腿后外侧及足外侧以疼痛为主要症状的综合征，通常分为根性坐骨神经痛和干性坐骨神经痛两种，临床上以根性坐骨神经痛多见，中医称"腰腿痛"。在《灵枢·经脉》中记载足太阳膀胱经的病候时有"腰似折，髀不可以曲，腘如结，腨如裂。"形象地描述了本病的临床表现。

中医认为因腰部闪挫、劳损、外伤等原因，可损伤筋脉，导致气血瘀滞，不通则痛。久居湿地，或涉水冒雨，汗出当风，衣着单薄等，风寒湿邪入侵，痹阻腰腿部；或湿热邪气侵淫，或湿浊郁久化热，或机体内蕴湿热，流注膀胱经者，均可导致腰腿痛。本病以腰或臀、大腿后侧、小腿后外侧及足外侧以放射性、电击样、烧灼样疼痛为主症，主要属足太阳、足少阳经脉和经筋病症。

治法：通经止痛。以足太阳、足少阳经穴为主。

主穴：水沟、大肠俞、腰夹脊、环跳、委中、阳陵泉、悬钟、丘墟。

有瘀血的加血海、膈俞。诸穴均用捻转提插的泻法，以沿腰腿部足太阳、足少阳经向下放射感为度，不宜多次重复。

小提示

急性期应卧床休息，椎间盘突出症者应睡硬板床。平时应注意保暖，劳动时注意正确姿势。

10. 腱鞘囊肿

腱鞘囊肿是发生于关节部腱鞘内的囊性肿物，一种关节囊周围结缔组织退变所致的病症。内含有无色透明或橙色、淡黄色的浓稠黏液，多发于腕背和足背部。以半球样隆起于皮下浅表，柔软可推动，多发于腕部中央为主要临床特征。触摸时皮下饱满并有波动囊样感，伴有腕部无力，不适或疼痛，多为酸痛或放射性痛，可有一定的功能障碍。

中医学中，本病症称为聚筋或筋瘤，认为系外伤筋膜，邪气所居，郁滞运化不畅，水液积聚于骨节经络而成。

【治疗】

（一）针灸

（1）取穴

主穴：阿是穴。

阿是穴位置：囊肿顶部（下同）。

（2）治法

先常规消毒阿是穴，如囊肿较小，直接针刺；囊肿较大者，可用注射器先吸尽囊内容物再针刺。针刺方法分为二种：①扬刺，正中刺入1针，从囊肿四周对称地向中央刺入囊内，用泻法；②恢刺，用28号1.5寸毫针，对准囊肿顶部直刺。针尖刺破囊壁达囊中后，呈45°及75°分别向四周来回点刺，针刺深度以刺破四周囊壁为度。留针20~30

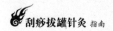

分钟。起针后用力挤压囊肿，使之破裂。部分病人在留针时用艾卷灸针柄，越热越好，但要避免烫伤；亦可起针后作回旋灸或用TDP灯照射15分钟。取针后，宜局部作加压包扎，每日1次，10次为一疗程。

（二）挑治

（1）取穴：阿是穴。

（2）治法：先令患者腕关节向掌侧屈，使囊肿暴露明显，术者以左手拇指和食指各压一消毒棉球在囊肿左右，压挟挤紧，使囊肿固定，然后用2%碘酒及75%酒精充分消毒。右手持消毒三棱针对准囊肿之最高点快速刺入，注意勿透过囊肿的下层，然后快速拔针，以掐持囊肿的左手用力掐挤囊肿（拔针与掐挤囊肿应同时进行），囊肿较大者，用双手拇指从囊肿周围向中心挤压，务使囊内的胶性黏液（呈透明糊状物）从针孔中全部排出。如囊肿部位大，时间久，黏液未能排净，针孔被阻塞的，可用消毒三棱针在原针孔处再刺入，并在囊内轻轻拨动数下，直至黏液排净。然后用消毒后的光滑小竹片（约20×15平方毫米），紧贴囊肿壁上，用绷带扎紧（不可太紧，以免影响局部血液循环），嘱患者勿沾生水及不可过度用腕力，三天后取下绷带及竹片。如有复发，可用同样方法治疗。

（三）火针

（1）取穴

主穴：阿是穴。

（2）治法

用2号火针或普通小号三棱针（亦可以大头针代替），用止血钳挟持后，在酒精灯上烧红，左手拇、食指挤住囊肿，将内容物推至一边，避开血管，使囊肿突起。将烧红之针具，对准囊肿迅速刺入深部（以达囊肿基底部为度），快速取出，根据囊肿大小可刺2~3针。然后，两手持干棉球在针孔周围挤压，放出胶状液体，挤压干净，用酒精棉球拭干消毒后，用消毒干棉球压迫包扎局部，3日内不沾水，4日后取下敷料。如1次未愈，可隔5~7天再行针1次。

（四）针刺加穴位注射

（1）取穴

主穴：阿是穴。

（2）治法

先按揉局部5分钟，使局部潮红，囊肿变软。局部常规消毒，用三棱针在囊肿边缘平等向中央快速进针，刺至囊肿中央即退针。退针时，用一手拇指按住与针眼相对的侧面，向针眼方向挤压，边挤压边退针，囊肿内容物即随针外溢，至溢尽为止。然后从原针眼进针，注入泼尼松12.5~25毫克、0.5%普鲁卡因2毫升，注完药液后，再向多方向刺破囊壁。出针后稍加按揉，加压包扎。一周后如仍有囊肿残留或复发，可重复使用上法。

（五）温针加拔罐

（1）取穴

主穴：阿是穴。

（2）治法

囊肿局部以26号或28号1寸毫针，直刺入1针，两旁各刺入1针的齐刺法，每一针上各加2厘米长之艾段，从下部点燃。燃尽起针后即以微型玻璃罐吸拔3~5分钟，以拔出黄色粘稠样液体为佳。拔后用消毒敷料加压固定。1次未愈，隔2~3日再针。

11. 溃疡病急性穿孔

胃、十二指肠溃疡急性穿孔是溃疡病的严重并发症之一。其典型的临床表现为突然发作的剧烈腹痛，腹式呼吸减弱，腹肌痉挛、强直、触痛明显及有反跳痛，恶心呕吐，烦躁不安，发热，甚至可出现早期休克。

【治疗】

（一）体针

（1）取穴

主穴：足三里（或阿是穴）、孔最、中脘、梁门、天枢。

配穴：内关。

阿是穴位置：在足三里下方压痛明显处。

（2）治法

每次取2~3穴（主穴），如腹痛、呕吐明显者加内关。深刺得气后，大幅度捻转提插，强手法运针1~2分钟。然后，留针1~6小时，每15分钟，以同样手法行针1次。亦可于第1次运针后，接通G6805电针仪，以疏密波持续电刺激1小时，强度宜强，以病人能耐受为度。日针3~4次，观察时间以10小时为宜。

（二）穴位注射

（1）取穴

主穴：足三里。

（2）治法

药液：维生素B$_1$注射液（含量100毫克/2毫升）。足三里取双侧，以5号齿科针头刺入，至强烈得气后，推入药液，每侧穴1毫升，3小时1次。症状缓解后改为每日2次。同时宜配合应用清热解毒，通里攻下的中药和西药。

（三）电针

（1）取穴

主穴：中脘、天枢、内关。

配穴：足三里、合谷。

（2）治法

患者取仰卧位，每次取2~4穴，采用低频电脉冲仪治疗。腹部穴用斜刺或横刺之法，使之得气，四肢穴宜直刺至有明显针感。连接电脉冲仪，腹部接阳极（有效极），四肢接阴极，频率180~200次/分，持续通电1~2小时，如疼痛未见缓解，可间隔4~6小时再行治疗。亦可针半小时，间歇15分钟，连续针8小时。

12. 痉挛性斜颈

痉挛性斜颈是一种以颈肌扭转或阵挛性倾斜为特征的锥体外系器质性疾患。临床表现为起病缓慢，头部不随意的向一侧旋转，颈部则向另一侧屈曲。可因情绪激动而加

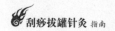

重，睡眠中完全消失。本病症以成年人多见，至今病因不明，患者可能有家族史，少数继发于脑炎、多发性硬化、一氧化碳中毒后，但大多数无明显病因。现代西医学尚无特效疗法，药物和手术疗效均不确切。

在古医籍中，尚未发现应用针灸治疗本病症的类似记载。

（一）电针

（1）取穴

常用穴：天容、容后、天窗、臂臑。

备用穴：阳白、合谷。

容后穴位置：下颌角后方，耳垂后凹陷直下1.5寸处。

（2）操作

每次取颈肌痉挛较突出之同侧颈部常用穴一个和双侧臂臑穴，另酌取备用穴一个（同侧）。颈部常用穴和备用穴，针刺入得气后，略作提插捻转，接通电针仪。其中，颈部穴接负极，备用穴接正极。具体要求如下：天容穴，直刺5~8分，电针时头向针刺侧转动并有同侧耸肩运动；容后：直刺0.5~1寸，电针时头向针刺侧转动；天窗：直刺5分或向上斜刺1寸，电针时针侧有仰头及耸肩动作。臂臑穴，向内下方斜刺1.5寸，待有酸胀等得气感后，作捻转结合小提插运针1分钟，留针，不接电针。通电或留针时间为20~30分钟。每日或隔日1次。15次为一疗程，未愈者停针3~5天后继续下一疗程。

【注意事项】

（1）本法取效的关键在于针刺部位的正确，通电后如不出现上述动作，应反复调整针刺的深度或方向，直到满意为止。

（2）本法在获效后，必须巩固治疗一个时期。

（二）穴位电疗

（1）取穴

常用穴：风池、肩井、扶突。

备用穴：百会、合谷、安眠。

（2）操作

主要采用共鸣火花和感应电进行穴位刺激。常用穴据痉挛性斜颈的不同症型而选取：水平旋转取全部3个穴；后屈型取扶突，前屈型取风池和肩井。先以感应电刺激。系采用普通电疗机的感应部分，输出为0~18伏交流电。其中1档为3伏，2档5伏，3档9伏，4档15伏，5档18伏；频率为60~80Hz，为不规则针形波。感应电治疗时，将两个手柄同时置于两个穴位上，用断续电进行治疗。刺激方法如下：水平旋转型痉挛性斜颈患者，先置于双风池穴，断续通电3分钟；向下滑至肩井穴，断续通电3分钟；然后，再放置于双扶突穴，断续通电1~2分钟，并指导患者作头部运动，再在该穴通电2分钟。后屈型患者，将两手柄同时置于扶突穴，断续通电5分钟，指导患者作头部运动，然后再按上法重复1次。前屈型患者，先将两手柄置于双风池穴，断续通电3分钟，向下滑动至双肩井穴，通电3分钟。断电后，指导病人作头部运动，之后再按上述方法重复1次。感应电穴位刺激，开始时先调到3伏，然后逐渐加大，直至肌肉出现明显收缩而患者又能耐受为止。

然后用共鸣火花进行治疗。以叉状电极或小圆电极接触穴位上。主要的刺激穴位为风池穴和备用穴。其剂量为成年人中等量，老人或儿童弱刺激。每穴刺激3分钟。上述穴位除风池选用双穴外，安眠、合谷均用单穴（对侧或同侧），如患者失眠，则改双安眠穴。

感应电和共鸣火花穴位刺激，每日1次，15~20次为一疗程。疗程间隔3~5日。

【注意事项】

（1）本法适用于畏针者，特别是老人和儿童。

（2）本法疗效较可靠，但操作较为复杂，应由一定经验者治疗。

· 男科疾病

1. 阳痿

阳痿是指青壮年时期，由于虚损、惊恐或湿热等原因，使宗筋失养而弛纵，引起阴茎萎弱不起，临房举而不坚的病症。

西医学的性神经衰弱，内分泌机制紊乱，生殖器官神经性损害，海绵体炎，睾丸炎以及某些慢性疾病表现以阳痿为主者，可参考本篇施治。

【病因病机】

本病由房事纵欲过度，久犯手淫，以致精气虚损，命门火衰，引起阳事不举；或思虑忧郁，伤及心脾，惊恐伤肾，使气血不足，宗筋失养而导致阳痿；亦有湿热下注，宗筋受灼而弛纵者，但为数较少。

【辨证】

主症：阳事不举，不能进行正常性生活。

阴茎勃起困难，时有滑精，头晕耳鸣，心悸气短，面色㿠白，腰酸乏力，畏寒肢冷，舌淡白，脉细弱，为虚证；如阴茎勃起不坚，时间短暂，每多早泄，阴囊潮湿、臊臭，小便黄赤，舌苔黄腻，脉濡数，为实证。

【治疗】

（1）基本治疗

治法：补益肾气。以任脉、足太阴经及背俞穴为主。

主穴：关元、三阴交、肾俞。

配穴：肾阳不足者，加命门、太溪；肾阴亏虚者，加复溜；心脾两虚者，加神门、脾俞、足三里；惊恐伤肾者，加志室、胆俞；湿热下注者，加会阴、阴陵泉；气滞血瘀者，加太冲、血海、膈俞；失眠或多梦者，加内关、神门、心俞；食欲不振者，加中脘、足三里；腰膝酸软者，加命门、阳陵泉。

操作：主穴用毫针补法。可用灸。针刺关元针尖略向下斜刺，使针感向前阴放散。

方义：本病主要为肾气虚衰，肾虚宗筋弛缓，阳事不举。关元为元气所存之处，补之使真元得充，恢复肾之作强功能。三阴交为足三阴经交会穴，补益肝肾，健运脾土。肾俞以培补肾气。

（2）其他治疗

耳针法：选精宫、外生殖器、睾丸、内分泌、皮质下、神门。每次以2~3穴，中等

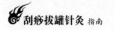

刺激，留针15分钟，每日或隔日1次。或用揿针埋藏或用王不留行籽贴压。

穴位注射法：选关元、三阴交、肾俞、足三里。可以鹿茸精、胎盘组织液、黄芪注射液、当归注射液、丙酸睾丸酮5毫克或维生素$B_1$50毫克，每次每穴注入药液0.5~1.0毫升，隔日1次。

小提示

（1）针灸对原发性阳痿可获满意疗效，对继发者，应治疗原发病。
（2）配合心理治疗，予以精神疏导，消除其紧张心理。

2. 遗精

遗精是指不因性生活而精液遗泄的病症，因梦而泄称"梦遗"；无梦或清醒时精液自行流出为"滑精"。梦遗多因相火妄动，其证属实；滑精多为肾虚，精关不固，其证属虚。青壮年偶有遗精，过后无其他症状者，多属精满自溢现象，不需治疗。

【病因病机】

本病多由情志失调，或劳伤过度，或饮食不节，湿热下注等，使肾气不能固摄而致遗精。若劳神太过，思慕不已，心火亢盛，肾阴暗耗，心肾不交，引动相火，扰动精室，可致遗精；若嗜食甘肥辛辣，蕴湿生热，湿热下移，淫邪发梦，精室不宁，导致遗精；若恣情纵欲，房室无度，或梦遗日久，或频犯手淫，以致肾气虚惫，阴虚则虚火妄动，精室受扰，阳虚则封藏失职，精关不固，均可导致遗精。

【辨证】

主症：每周两次以上，或一日数次，在睡梦中发生遗泄，或在清醒时精自滑出，并有头昏，耳鸣，精神萎靡，腰酸腿软等。

兼见少寐多梦，梦则遗精，小便短赤，精神不振，体倦乏力，善恐健忘，头晕目眩，心中烦热，心悸，口干，舌红，脉细数者，为心肾不交；遗精频作，或尿时少量精液外流，小便热赤混浊，或尿涩不爽，口苦或渴，心烦少寐，口舌生疮，大便臭溏，后重不爽，或见脘腹痞闷，恶心，苔黄腻，脉濡数者，为湿热下注；遗精频作，甚至滑精，头晕目眩，面色少华，腰膝酸软，耳鸣健忘，失眠，畏寒肢冷，舌淡苔薄，脉沉细者，为肾精亏损，精关不固。

【治疗】

（1）基本治疗

治法：益肾固摄。以任脉、足太阴及背俞穴为主。

主穴：关元、三阴交、志室

配穴：心肾不交者，加心俞、神门、内关、太溪；湿热下注者，加阴陵泉；肾精亏损者，加肾俞、太溪；失眠者，加神门、厉兑；头昏者，加百会；自汗者，加阴郄、足三里；少气者，加灸肺俞。

操作：主穴用毫针补法。

方义：关元为足三阴经与任脉交会穴，是人体元气的根本，用以振奋肾气。三阴交乃足三阴经之交会穴，补益肝肾。志室又名精宫，固精收涩。

（2）其他治疗

针法：选内生殖器、肾、心、神门、内分泌、皮质下，每次用3~5穴，毫针用轻刺激。或用撤针埋藏或用王不留行籽贴压。

穴位注射法：以关元、中极，用当归注射液，或维生素B_1，或维生素B_{12}注射液，每穴注射0.5毫升，隔日1次。

皮肤针法：取腰骶部、侧腰部、腹股沟、下腹部、百会、三阴交、气海，轻度或者中度刺激，重点叩打腰部、阳性反应点及小腿内侧。

小提示

（1）针灸治疗遗精效果较好，由于某些器质性疾病引起者，须同时治疗原发病。

（2）针灸治疗的同时，应指导患者消除心理负担，克服诱发遗精因素，讲究精神卫生，建立良好的生活习惯，坚持适当的体育锻炼。

3. 精子缺乏症

精液异常症，包括精子总数减少、精子活动力低下以及畸形精子数增高等。另外，精液量过多或过少，精液粘度过大，不液化和酸碱度异常等影响精子的运动和生存的症候，也包括在内。它是男性不育的主要原因。现代西医学，主要采用激素或某些药物治疗，但疗效并不令人满意。

【治疗】

（一）针灸（之一）

（1）取穴

主穴：分2组。一组大赫、曲骨、三阴交、中极、关元；二组八髎、肾俞、命门。

（2）治法

每次取1组，隔日交替轮用。第1组，先针大赫、曲骨、三阴交，得气后，施轻刺激补法，留针。即在关元、中极二穴行隔姜灸，灸3壮，艾炷大小以灸区出现红晕为度；第2组先针八髎，得气后，灸肾俞、命门，亦为3壮。留针15~20分钟，留针期间，每隔5~10分钟运针1次。15次为一疗程，未愈者停针5~7天后，继续下一疗程。

（二）针灸（之二）

（1）取穴

主穴：分2组。一组气海、关元、三阴交；二组肾俞、次髎、太溪。

配穴：中极、足三里、照海、命门。

（2）治法

主穴每次选一组，两组交替轮用。酌配辅穴。针下腹部穴，直刺或针芒略向下，提插为主，反复探寻，使针感下传；背部穴直刺0.8~1寸，以捻转为主施以补法，并插上2厘米长之艾条段，点燃，施温针。三阴交、太溪，针芒向上，以右手拇指按压该穴下方，使针感上传；足三里、照海，直刺施以平补平泻之法。留针15~20分钟。取针后，

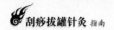

腹部及下肢穴可轮流用艾条按雀啄法薰灸，约15分钟，以局部潮红为度。每日或隔日1次，10次为一疗程，疗程间休息5~7天。

（三）针灸（之三）

（1）取穴

主穴：分2组。一组关元、足三里；二组肾俞、三阴交。

配穴：太溪、八髎、中极、血海。

（2）治法：

每日选一组，关元配足三里，肾俞配三阴交，交替轮用。关元直刺或向下斜刺1~1.5寸，肾俞向脊椎方向斜刺1.5寸。足三里、三阴交直刺1.5~2寸，各穴皆行提插捻转补法，留针15~20分钟，每隔5分钟左右运针1次。偏阳虚加灸肾俞、关元；偏阴虚者补太溪；痰湿瘀血加八髎、中极、血海，行泻法。每日针灸1次，连续治疗25日间歇5天，3个月为一疗程，一般治疗1~3个疗程。

4. 射精不能症

不射精症通常是指阴茎虽然能正常勃起和性交，但就是达不到性高潮和获得性快感，不能射出精液；或是在其他情况下可射出精液，而在阴道内不射精。两者统称为不射精症。由于这种病主要见于青壮年。目前，现代西医学对射精不能症，特别对功能性射精不能症除心理治疗外，尚无理想方法。

【治疗】

（一）针灸（之一）

（1）取穴

主穴：曲骨（或关元）、阴廉、大敦。

配穴：体虚加足三里、肾俞；失眠加三阴交、百会。

（2）治法

主穴每次取3穴，曲骨或关元穴，深刺以出现电击感至龟头为宜，阴廉以局部酸胀即可，留针30分钟（包括温针10~15分钟）。大敦穴采用雀啄灸法，灸5分钟。配穴，据症而取，快速进针，得气后施捻转1~2分钟，针感弱者可采取慢搓手法，促使感应强烈，针15~20分钟。每日针灸1次，10~15次为一疗程，停针3~5天后，再行下一疗程。

（二）针灸（之二）

（1）取穴

主穴：分2组。一组中极、太溪、关元；二组肾俞、次髎、命门。

（2）治法

每次一组，两组交替轮用。中极、太溪和肾俞、次髎，先予以针刺，轻刺激捻转补法，待病人有酸、胀、麻后，再灸关元穴或命门穴。用隔姜灸法，灸3壮。灸毕取针。每日1次，15次为一疗程。如疗效不显，可停3~5天后再针灸一疗程。

（三）电针加艾灸

（1）取穴

主穴：分2组。一组三阴交、中极、关元、曲骨；二组会阴、次髎、会阳、肾俞。

（2）治法

每次取一组穴，轮流交替。第1组穴用3寸毫针，刺关元、中极、曲骨，深刺约2.5寸，略作提插捻转，使酸麻感向下传导为度，然后刺三阴交，进针2寸，局部得气留针，接通电针仪，用疏密波，强度以患者能耐受为宜。留针20分钟。第2组，改用2寸毫针，进针1寸，刺会阴穴，然后取膝胸卧位，继刺会阳、次髎、肾俞。次髎应深刺，使针感朝会阴部放射，余穴局部酸、胀即可。接通电针仪，亦以上法通电20分钟。取针后，在上述穴位以艾卷薰灸，穴区潮红为度。2日为一疗程，每日1次，疗程间隔1天。

（四）穴位注射

（1）取穴

主穴：分2组。一组曲骨；二组命门、肾俞、膀胱俞。

（2）治法

药液：硝酸士的宁2毫克。

二组穴位任选一组，行穴位注射。第1组曲骨穴进针后，使针感向阴茎根部或会阴处放射，或局部有酸胀麻木感，然后缓缓推入药物。5天治疗1次，1个月为一疗程。第2组穴加注射用水10毫升，每穴注入2毫升，6小时内行房事。隔日注药1次，7次为一疗程。

5. 前列腺炎

慢性前列腺炎是前列腺长期慢性充血所造成的以症状复杂、病程迁延、顽固难愈、容易复发，且可造成男性不育、性功能障碍而严重影响患者生活质量，使其精神与肉体遭受极大折磨的一种发病率非常高且让人十分困惑的成年男性疾病。

慢性前列腺炎当属于中医学的"精浊"、"劳淋"、"白淫"、"淋"、"浊"、"遗精"、"早泄"等范畴。临床常表现为湿、毒、瘀、虚之症。其病因病机主要为外感毒热之邪留恋不去，或性事不洁，湿热留于精室，精浊混淆，精离其位；或相火旺盛，所愿不遂或忍精不泄，肾火郁而不散，精离之位；或房事过度，以竭其精，精室空虚，湿热乘机袭入精室，精被所逼，不能收藏，使湿热蕴结下注膀胱化为白浊；肾气亏虚，瘀血阻滞，肾火郁而不散，或湿热久滞不除，精道气血瘀滞故迁延难治。

患者一般有尿道炎、尿道梗阻、尿路感染以及前列腺炎病史。临床以尿频、尿急、尿痛，排尿时尿道不适或灼热等尿路刺激症状；排尿后和便后常有白色分泌物自尿道口流出；有时可有血精，性功能障碍，睾丸及腹股沟、腰骶、会阴疼痛酸胀不适，但查体又无其他异常发现的临床主症。通过肛诊可以摸到患者前列腺有轻度增大，表面软硬不均，有轻压痛；有的患者前列腺表面可触及硬节样凸起，但并不坚硬（这是纤维化的一种表现），中央沟存在。实验室作包括前列腺液常规检查、尿液和前列腺液的分段定位培养，前列腺液pH值测定对确诊有帮助。必要时可行尿道内窥镜检查、膀胱测压等，以进一步了解其他部位存在的病变。

采用针灸治疗慢性前列腺炎不但可大大减少西药内服给患者带来的诸多副作用、依赖性，以及由于前列腺本身的解剖、生理、病理的特殊性是药物极不容易渗透到腺体内致使前列腺感染得不到有效控制的不足，且效果显著。

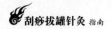
【治疗】

选取秩边、水道、关元、中极、曲骨。

令患者排空小便后取仰卧位将小腹部充分暴露，常规消毒后毫针直刺关元、中极穴各1寸，施小幅度捻转提插手法以患者龟头或尿道口出现酸胀感为度。每隔10分钟加强手法一次。

取新鲜生姜切成厚约5毫米的片，在其中间用粗毫针刺几个针眼，平放于曲骨穴上，将纯艾绒用手捏成如小花生米大小的艾柱放于姜片上，用线香从艾柱顶端点燃，令其自燃成艾灰后，换另一鲜姜片再放相同纯艾柱同法施灸（在灸治过程中，如果患者有灼烫感，马上换新的姜片，防止烫伤患者）。针灸50分钟后起针去掉姜片，患者换取俯卧位，取7寸长毫针从一侧秩边穴处针身与患者躯体矢状面呈20度角进针，水平面平行方向透刺至水道穴，施以小幅度提插捻转手法1分钟许，以患者觉会阴部、睾丸部、小腹部有酸麻胀感为度，留针30分钟，并隔10分钟加强手法一次。隔日针灸治疗一次，15次一疗程。

方中秩边为足太阳膀胱经穴，膀胱经与肾经互为表里，其内行线与前列腺有着密切的关联，针刺秩边可以激发经气，既有助于前列腺生精、藏精、泻精的作用，也可以疏通经脉、行气止痛。水道为足阳明胃经穴，《针灸甲乙经》言："三焦约，大小便不通，水道主之。"秩边透刺水道能是局部气血旺盛、脉络通畅。关元属任脉，别名三结交、下纪、次门、丹田、大中极，是足三阴、任脉之会穴；小肠募穴，有培补元气、导赤通淋、强壮的作用。中极属任脉，为足太阳膀胱经的募穴，《针灸甲乙经》载本穴是足三阴与任脉之会，擅长小便不利、遗溺不禁、阳痿、早泄、遗精、白浊等生殖器和泌尿系疾病。曲骨属任脉，系足厥阴肝经与任脉之会，有通利小便、调经止痛、补肾利水、理气活血之功效。诸穴共用再配合导气至病所的针刺手法，是患者自觉前列腺部、睾丸部、尿道部、会阴部均有发胀、发热、舒快感，更是提高疗效的关键。

·妇科疾病

1. 痛经

痛经系指妇女正值经期或经行前后，出现周期性的小腹疼痛，或痛引腰骶，甚至剧痛晕厥者。其主要临床表现为，月经期1~2天开始时疼痛逐步或迅速加剧，行经第1天达高峰，呈阵发性痉挛性下腹和腰骶部绞痛，重者可出现脸色发白、出冷汗、全身乏力，四肢厥冷乃至晕厥等。痛经可分继发性和原发性两类，针灸主要用于原发性痛经。

针灸治疗痛经方法颇多，而且疗效好，见效快、简便，病人治疗的同时不影响工作和生活，治疗用不仅有即时止痛效果，

而且能预防痛经发作，避免长期服用镇痛药所产生的毒副作用。

【治疗】

（一）体针

（1）取穴

主穴：分2组。一组承浆、大椎；二组十七椎下、阿是穴。

配穴：承山、三焦俞、肾俞、气海俞。

阿是穴位置：下腹部压痛点。

（2）治法

主穴每次取一组，效不显时加用或改用配穴。承浆穴，以28号1寸针向下斜刺5分，待患者有针感后，快速行提插捻转手法约30分钟，留针30分钟，每隔10分钟行针1次。大椎穴将针刺入皮下，向深部缓慢进针，使针感向背部下方传导，亦留针30分钟。十七椎下，以28号1.5~2寸针快速刺入皮下后，针尖定位于第五腰椎棘突下，向下斜刺捻转提插，针感要求向下达子宫，并朝会阴方向放射，待剧痛缓解后可根据症情，持续提插捻转行针5~10分钟，予以留针30分钟。阿是穴用艾卷作温和灸，距离以局部温热不灼烫皮肤为度。承山穴双侧均取，以6寸毫针速刺入皮，缓慢匀速捻转进针，以有强烈针感为度，留针15~30分钟。其他穴位，亦用提插捻转，使针感扩展到小腹部，留针15分钟。上法每日1次，不计疗程，以愈为期。

（二）体针（之二）

（1）取穴

主穴：按证型分3组。一组气滞血瘀：中极、气海、三阴交；二组气血两虚：血海、关元、足三里、脾俞；三组寒湿凝滞：命门、带脉、归来、地机。

配穴：肾俞、次髎、地机、天枢。

（2）治法

据所辨之证型取主穴，酌加配穴。用28号2寸长之毫针，迅速破皮，然后沿皮下刺入1.5寸。针刺的方向，四肢穴均向上，腹背部穴均向下。然后施行提插加小捻转的补泻行针手法，气滞血瘀型用泻法，寒湿凝滞型用平补平泻手法，气血两虚型用补法。但刺激手法宜轻。留针20~30分钟，每隔3~5分钟运针1次。针后，关元、足三里及归来可以艾卷作温和灸15分钟。每日1次，不计疗程，以愈为期。

（三）皮肤针

（1）取穴

主穴：行间、公孙、隐白、太冲、关元、三阴交。

（2）治法

主穴均取。常规消毒后，用七星针以腕力进行弹刺，刺时要求落针要稳、准，针尖与皮肤保持垂直。每分钟叩刺70~90次。每穴叩刺约1分钟，中等强度刺激，以局部微出血为度。于每次月经来潮前3天治疗，每日1次，3次为一疗程，观察3个疗程（3个月）。

（四）耳穴压丸

（1）取穴

主穴：内生殖器、肾、肾上腺、肝、胆、腹、内分泌、耳背沟、耳迷根、皮质下。

配穴：恶心呕吐加胃，心烦不安加心、神门。

（2）治法

主穴每次选3~4穴，据症加配穴。用王不留行子，以胶布固定于所选的耳穴上。每次选一侧穴位，双耳轮替治疗。嘱患者每日自行做不定时按压，每天按压10次左右，每次按压2~3分钟。耳穴出现发热效果更佳。每周换贴2~3次。治疗的起始时间及疗程，同毫针法。

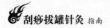

（五）冷灸

（1）取穴

主穴：中极、关元。

（2）治法

灸药制备：斑蝥、白芥子各20克，研极细末，以50％二甲基亚砜调成软膏配。

主穴每次取1穴，可交替使用，每次于经前5日贴敷第1次，月经来潮或始觉腹痛贴第2次，两个月经周期为一疗程。贴时，取麦粒大之药膏置于胶布上贴敷。一般贴3小时揭去药膏，可出现水泡并逐渐增大，2~3日后渐干瘪结痂。如水泡擦破，涂龙胆紫药水以防感染。

（六）穴位敷贴

（1）取穴

主穴：神阙、关元。

配穴：三阴交。

（2）治法

敷药制备：分为二方。Ⅰ号方为肉桂、细辛、吴茱萸、元胡索、乳没各10克，研极细末配；Ⅱ号亦为肉桂、丁香、元胡索、木香各等分，研末，过100目筛，和匀，备用。

神阙穴用Ⅰ号方，于月经前3日取本品2~3克置于5号阳和膏中粘匀，贴于穴区，2日1次，直贴至经行3日，3个月经周期为一疗程，另用苏叶100~150克煎水冲洗阴道。Ⅱ号方贴关元，疼痛剧烈时加三阴交，于月经来潮第一天或疼痛发作时取敷药2克置于胶布上贴穴，每日或隔日1次。每月贴6日为一疗程。上述二方，可任选一方应用。

（七）穴位激光照射

（1）取穴

主穴：内生殖器（耳穴）、三阴交。

（2）治法

主穴均取。用氦氖激光治疗器，进行照射。输出功率为2.5毫瓦，通过道光纤维功率减为1.5毫瓦。波长为6328埃。每穴照射5分钟。每次1侧穴，交替照射。自行经前10日开始治疗，隔日1次，5~6次为一疗程。

（八）温针

（1）取穴

主穴：太冲、足三里、三阴交、内关、肾俞。

配穴：关元、命门。

（2）治法

主穴每次取二穴，均双侧，配穴酌加1穴。以28号毫针针刺得气后留针，选一对主穴行温针。其方法为：用薄铁皮卷成高3~5厘米，直径2~4厘米圆筒，在筒壁上穿5~7排孔，每排8~10孔，在筒下端1.5厘米处作一铁箅内装满艾绒。先将鲜姜片中间穿孔套于针体贴于皮肤上，点燃筒下端艾绒套在针体上，并行固定，随时从底部用吸球打气助燃。当皮肤有灼热感时再加姜生片垫上，保持筒内一定温度。于月经来潮3~5日行第1次温针，以后每周1次，3次为一疗程。

（九）电针

（1）取穴

主穴：中极、关元、曲骨、三阴交、血海。

配穴：太冲、地机、商丘、足三里、合谷。

（2）治法

以主穴为主，如效果不显，加用或单纯改用配穴。主穴之前面四穴用28号毫针刺之得气后，连接电针仪，用连续波，频率为200次/分，强度以患者能耐受为度。红外线照射曲骨穴。每次均为30分钟。配穴亦施以电针，方法同上。每日1次。

（十）皮肤针加艾灸

（1）取穴

主穴：胸椎9~腰椎3之督脉段。

（2）治法

患者取俯卧位，常规消毒后用七星针作中等度叩刺，3~5遍，之后用艾条作温和灸10~15遍，最后用艾条雀啄灸法从上向下依次在主穴每一椎体棘突下各灸5分钟，以不烫伤皮肤为度。每日2次，6日为一疗程。

2. 子宫肌瘤

子宫肌瘤，又称子宫平滑肌瘤，是女性生殖器最常见的一种良性肿瘤。多无症状，少数表现为月经改变，多见月经量多，经期延长。下腹部中央可触及肿物以及压迫症状等，肿块一般较小，超过脐者少见。如发生蒂扭转或其他情况时可引起疼痛。以多发性子宫肌瘤常见。本病确切病因不明，现代西医学采取性激素或手术治疗，尚无其他理想疗法。

中医认为子宫肌瘤的病机主要是气滞血瘀，痰湿瘀结，湿热瘀阻，肾虚血瘀。

【治疗】

（一）体针（之一）

（1）取穴

主穴：子宫、曲骨、横骨。

配穴：皮质下（耳穴），次髎、血海、肾俞、三阴交、复溜。

（2）治法

主穴每次取1~2个，可交替使用，酌加配穴。子宫穴斜刺0.8~1.0寸，曲骨、横骨均直刺0.6~0.8寸，以得气为度，施平补平泻手法，配穴除耳穴用磁珠贴敷或埋针法外，余穴手法同主穴。体穴均取双侧，耳穴取单侧轮替。留针15~20分钟。针刺隔日1次，10次为一疗程。耳穴每周埋针或贴敷2次，15次为一疗程。

（二）体针（之二）

（1）取穴

主穴：内关、照海、阿是穴。

阿是穴位置：瘤体。

（2）治法

上穴均取、体穴选双侧。先令患者排空尿液，阿是穴针3~4针，直刺入0.6~0.8寸；

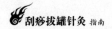

内关、照海用平补平泻手法，留针15~30分钟，隔日1次，7次为一疗程。疗程间隔5天。

（三）电针

（1）取穴

主穴：子宫、关元、秩边。

配穴：血海、气海、阳陵泉、三阴交。

（2）治法

穴位局部消毒，以32号毫针2寸直刺穴位。得气后，接通电针仪，连续波，输出频率为70Hz，每次刺激10分钟，每日1次，15次为一疗程，疗程间休息7天。

（四）火针

（1）取穴

主穴：中极、关元、水道、归来、痞根。

配穴：合谷、曲池、肾俞、足三里。

（2）治法

主穴及配穴肾俞用火针法，余用毫针法。主穴每次均取，配穴酌加。火针为长2寸，粗0.8毫米的钨锰合金针具，针尖在酒精灯火焰上1厘米处加热约5秒钟，以针体前3厘米处呈鲜红色为度，将针迅速地刺入穴位，再迅速出针，全过程应在1秒内完成。针刺深度：腹部穴为3厘米，肾俞和痞根为1.5厘米。腹部穴可加用温合灸15分钟。配穴中足三里、照海行提插捻转补法，余穴用泻法，留针15~20分钟。每周治疗3次，12次为一疗程，一般须三疗程。

3. 功能性子宫出血

急性功能性子宫出血（简称功血）是由于下丘脑–垂体–卵巢轴功能失调，并非器质性病变引起的异常子宫出血。功血可发生于月经初潮后至绝经间的任何年龄，属妇科常见急症。其临床表现为经血量多，其势如崩，不能自止，病人伴有不同程度的贫血。全身及妇科检查多未能发现明显的器质性病变。

【治疗】

（一）体针

（1）取穴

主穴：关元透中极、血海、地机。

配穴：三阴交、交信、合阳、隐白。

（2）治法

主穴用于急性出血期，配穴可用于恢复期治疗 。从关元进针，平刺向下透至中极，留针20分钟。地机、血海宜直刺进针1~1.5寸深，均行提插加小捻转手法，行针1~2分钟后留针10分钟，再提至皮下沿脾经线路向下刺一寸后用胶布固定，留针1天。配穴用常规针法，施平补平泻法，两种方法均留针15~30分钟。亦可用灸法。每日1次。7次为一疗程。

（二）电针

（1）取穴

主穴：子宫、耳中。

配穴：内分泌、卵巢、皮质下、神门、肝、脾、肾上腺。

（2）治疗

主穴必取，配穴每次取1~2穴。每次取一侧耳穴，双耳交替。以王不留行子贴压，贴压后嘱患者按压15~20分钟，每日3~4次。或在双侧主穴，每穴各注入维生素K注射液0.1毫升。耳穴压丸法，隔日1次，连续压丸15次为一疗程；耳穴注射法每日1次，连续注射3次为一疗程。

（三）艾灸

（1）取穴

主穴：分2组。一组大敦、隐白；二组关元。

（2）治法

第一组，每次取1~2穴。用麦粒壮作直接灸，每次灸5~7壮，为无疤痕灸。第二组穴为隔姜面饼灸。姜面饼制备：生姜60克捣烂与适量面粉调和成约1.5厘米厚，直径较艾绒球大3厘米的圆饼，先将姜面饼置于关元穴上（穴上宜先垫铺0.5厘米厚卫生纸或棉纸），取艾绒30克捏成椎形状，置于面饼正中点燃，约灸30分钟。第一组穴每日1次，第二组穴隔5日1次。

（四）皮肤针

（1）取穴

主穴：分2组。一组出血期：腰、骶部，带脉区，下颌三角区，小腿内侧，百会，三阴交，足三里；二组调理期：脊柱两侧，下腹部，腹股沟，带脉区，小腿内侧，中脘，期门，肝俞，胆俞，脾俞，胃俞。

配穴：腰痛，少腹痛重点叩打腰部、下腰部、三阴交；纳差便溏，重点叩打胸椎5~12两侧、腰部、上腹部、中脘、足三里；头痛目眩，重点叩打腰部、头部、太阳、风池、内关、三阴交；气虚乏力重点叩打腰、骶部、中脘、足三里。

（2）治法

首先检查胸椎9~11两侧，腰、骶部，多可摸到条索、结节和泡状软性物，即阳性反应物。三阴交穴亦多有压痛。其次，选穴时应根据出血与否，分别取第一或第二组。注意在出血期不可叩打腹股沟和下腹部。叩刺方法：以七星针叩打。穴区，可在0.5~1.5厘米直径内均匀叩打20~50下，脊柱两侧（包括颈、胸、腰、骶及尾部）由上而下各叩打3行；阳性反应物采取密刺重刺手法。头部呈网状形叩打若干行，带脉区可环形叩打沿带脉环绕腰腹部一周的体表区3圈；下腹部自上而下叩打8~9行，自左向右横排叩打4~5行；腹股沟从外向内下方叩打2~3行；小腿内侧，叩打3~4行，下颌三角区自上而下叩打4~5行，此区人迎穴作重点密刺。

刺激手法以中等强度刺激为宜，力求以腕力弹刺。体虚者开始宜用较轻刺激，然后逐步加重；体质壮实或急性者，可采用较重或重刺激手法。7次为一疗程，每日1次。疗程满后改后隔日1次，15次为一大疗程。疗程间隔半个月。

（五）穴位激光照射

（1）取穴

主穴：关元、气海、三阴交、足三里、肾俞、百会、命门、归来。

配穴：太冲、肝俞、中极、神门、心俞、脾俞、大赫。

（2）治法

将主配穴分成二组，每组4~6个穴位，治疗时患者取坐位或卧位。采用He-Ne激光治疗仪，波长632.8纳米，输出功率在2~30毫瓦内调节，光斑直径2毫米，功率密度32~318毫瓦/厘米。激光光纤头与穴区垂直进行接触性照射治疗，每穴5~10分钟。每日1次，两组穴位交替应用，5~10天为一疗程。

4. 闭经

经闭，俗称闭经。女子年逾16周岁，月经尚未来潮，或月经周期已建立后又中断6个月以上或月经停闭超过3个月经周期者，称闭经。前者称原发性闭经，后者称继发性闭经。至于青春期前、妊娠期、哺乳期以及绝经期的闭经都属生理现象。另一种分类法是根据闭经的原因，按部位分为全身性疾病所致的闭经、下丘脑—垂体性闭经、肾上腺皮质功能失调性闭经、甲状腺功能失调性闭经、子宫性闭经、卵巢功能失调性闭经，以及使用避孕药后所致的闭经。

中医学认为月经的产生是脏腑。气血、天癸、冲任协调作用于胞宫的结果。肾、天癸、冲任、胞宫是产生月经的主要环节，其中任何一个环节发生障碍都可导致闭经。

【病因病机】

经闭多由素体气虚，肾气未充，或多产堕胎，耗伤精血；或失血过多等均可导致血海空虚，而产生经闭。七情内伤，肝失疏泄，肝气郁结，气结则血滞，或脾失健运，痰湿内盛，阻于冲任；或饮冷受寒，血为寒凝，冲任阻滞不通，胞脉闭阻而致闭经。基本病理分为虚、实两类，实者主要有瘀滞与寒凝，虚者主要有血虚与肾虚。病位主要在肝，与脾、肾有关。

【临床表现】

主症：年过16周岁而月经尚未来潮，或以往有过正常月经，现在已停止月经在三个周期以上。

兼见月经超龄未至，或先经期错后，月经逐渐稀发，渐至经闭，属血枯经闭。头晕耳鸣，口燥咽干，腰膝酸软，五心烦热，潮热盗汗，舌红苔少，脉弦细者，为肝肾不足；头晕目眩，心悸气短，食欲不振，神疲肢倦，舌淡苔薄白，脉沉缓者，为气血亏虚。兼见已往月经正常，骤然经闭不行，伴有腹胀刺痛等实象，属血滞经闭。情志抑郁，或烦躁易怒，胸胁胀满，小腹胀痛拒按，舌质紫暗或有瘀斑，脉沉弦者为气滞血瘀；经闭，小腹冷痛，形寒肢冷，喜温暖，苔白，脉沉迟者为寒凝。形体肥胖，胸胁满闷，神疲倦怠，白带量多，苔腻，脉滑者为痰湿阻滞。

【治疗】

（一）基本治疗

（1）血枯经闭

治法：养血调经。以任脉、足阴明经穴为主。

主穴：归来、关元、足三里、脾俞。

配穴：气血不足者，加气海、血海、脾俞、胃俞；肝肾不足者，加肝俞、肾俞；心悸者，加内关；潮热盗汗者，加太溪；纳呆者，加中脘。

操作：毫针补法，可施灸。

方义：关元为任脉与足三阴经交会穴，可补下焦真元而化生精血。足三里、归来为胃经穴，补脾胃而化生气血。血海充盈，则月事以时下。

（2）血滞经闭

治法：活血调经。以任脉、足太阴经、足阳明经穴为主。

主穴：中极 三阴交 归来

配穴：气滞血瘀者，加血海、太冲；痰湿阻滞者，加阴陵泉、丰隆；寒凝者，加命门、腰阳关、神阙；胸胁胀满者，加内关。

操作：毫针泻法，寒湿凝滞者可施灸法。

方义：中极为任脉穴，能调补冲任，疏通下焦。三阴交、归来，通胞脉而调和气血。气调则血行，冲任调达，经闭自可通。

（二）其他治疗

（1）耳针法：选内分泌、内生殖器、肝、肾、皮质下、神门。毫针用中等刺激，或用揿针埋藏或用王不留行籽贴压。

（2）皮肤针法：用皮肤针轻度或中毒叩刺督脉、膀胱经腰骶部，隔日一次，10次为一个疗程。

小提示

（1）经闭首先要注意早期妊娠的鉴别。

（2）本病有功能性或器质性疾病所致，又有生殖系统疾病或全身性疾病，或先天发育不全所致之分，针灸效果各不一样。因此，必须进行认真检查，以明确发病原因，采取相应的治疗措施。

（3）保持心情舒畅，加强体育锻炼，增强体质，劳逸结合及生活起居有规律。

5. 不孕症

不孕症指育龄女性，未避孕，配偶生殖功能正常，婚后有正常性生活，同居两年以上而未怀孕者；或曾有过生育或流产，而又两年以上未怀孕者。前者称原发性不孕，后者为继发性不孕。造成不孕的原因，有男方因素（性功能障碍，精液异常等），但以女方因素为主。包括排卵障碍，以及输卵管、子宫、子宫颈因素等。其中排卵障碍，系各种因素引起卵巢功能紊乱导致的无排卵，为针灸治疗的主要对象。

导致不孕的原因很多，中医认为本证与肾精关系最为密切。如素体肾虚，精血不足，冲任虚衰，不能成孕；情志不畅，肝气郁结或恶血留内，气滞血瘀，或脾失健运，痰湿内生，痰瘀交阻，胞脉不通，均可导致不孕。

【治疗】

（一）体针

（1）取穴

主穴：子宫、中极。

配穴：肾虚型加肾俞、命门、关元、气海、然谷、三阴交、血海、照海；肝郁型加三阴交、照海、血海、曲泉、太冲；痰湿型加脾俞、肝俞、胞宫、曲骨、商丘、阴陵泉、丰隆、关元、足三里、中脘。

（2）治法

均用毫针刺法，在月经干净后进行治疗，每天一次，进针得气后肾虚型用补，肝郁型和痰湿型均用泻法，归来、子宫用平补平泻法。连续针刺15次为一疗程。

（二）电针

（1）取穴

主穴：子宫、三阴交、中极、关元。

配穴：足三里、大赫、血海、地机。

（2）治法

每次取主穴2~3穴，配穴1~2穴。于两次月经之间连续针灸3天，或在月经周期第12至14天开始（闭经者，在气腹造影或腹腔镜检查完毕后1个月），每日1次，连续针灸3天。进针后，先采用平补平泻手法，用中等强度刺激半分钟，腹部穴位要求针感向外生殖器放射。即通以电针仪，连续波，频率为60~120/分；或用疏密波，频率为16~18次。电流强度宜小于5毫安，或以病人感觉舒适为度。留针1小时。以电针2~7个周期为一疗程。如效不显，再继续下一疗程。

（三）综合疗法

（1）取穴

主穴：子宫、关元、水道、秩边。

配穴：卵巢、肾上腺、内分泌、缘中、三焦（耳穴）。

子宫穴位置：脐下4寸，旁开3寸。

（2）治法

以主穴为主，每次选2~3穴，酌加配穴。其中耳穴，采用埋针法，每周2次，每次选用一侧穴，双耳交替。在初诊时用腹部穴，二诊时用背部穴，可交替运用。体针于施手法后接通脉冲电针仪，频率为60次/分，电流强度以可耐受为度，通电时间据症情5~20分钟。开始每日1次，连续3次后，可改为每周2~3次，10~12次为一疗程，疗程间隔5~7天。

（四）穴位埋植法

（1）取穴

主穴：三阴交。

（2）治法

一般于病人月经干净后3~7天进行治疗，闭经患者则在确诊不排卵后开始。每次取双侧三阴交，用注线法作穴位埋植。以2厘米长之0号肠线，塞入腰穿针针孔内。穴位消毒局麻后，腰穿针垂直刺入，待得气后，将羊肠线注入穴内。针眼贴以消毒敷料。埋线后，基础体温双相而显示黄体功能不足者，于下次月经后，肌内注射绒毛膜促性腺激素（HCG）1000单位，每周2次。基础体温上升后，每日肌注1000单位，共2天，以维持黄体功能。埋植1次无效者，可于1个月后，待穴区肠线全部吸收后，再埋植。

（五）穴位激光照射法

（1）取穴

主穴：气海、关元。

配穴：子宫、水道、归来、大赫、气穴。

（2）治法

主穴为主，酌加配穴。每次选4~5穴，均取患侧。以氦氖激光治疗仪照射，光纤末端输出功率为5毫瓦，光斑直径2毫米，每日照射5分钟，每日1次，于患者月经干净3~5日后照射，与月经同期同步，15~20日为一疗程。连续治治疗1~3个疗程。

（六）微波针法

（1）取穴

主穴：归来。

配穴：子宫、中极、关元。

（2）治法

主穴必取，加1~2个配穴，须能配对成双。以28号2~3寸毫针针刺得气后，套上线圈，接通微波针灸仪，电量开至25~28伏，留针20分钟。每日或隔日1次，10~15次为一疗程，疗程间隔5天。

6. 外阴白色病变

外阴白色病变，亦称慢性外阴营养不良，系指一组女阴皮肤、黏膜营养障碍而致的组织变性及色素改变的疾病。临床通常分增生型、硬化苔藓型及混合型三型。以外阴干痒，出现白色斑片并逐渐表面角化、粗糙变硬乃至皲裂为主要临床表现。以中年以上女性多见，是妇科常见而难治的疾病之一。本病病因不明，晚期少数可发生癌变。

【治疗】

（一）穴位激光照射法

（1）取穴

主穴：会阴、横骨。

配穴：血海、神门。

（2）治法

以主穴为主，酌加配穴，每次取双侧2~3穴位。用激光针灸治疗仪，波长6328埃，功率3~5毫瓦，光斑直径2毫米左右，照射距离为2~5厘米，每穴照射5分钟。每日或隔日1次，12次为一疗程，疗程间隔5~7天。

（二）电热针

（1）取穴：

主穴：分2组。一组会阴、曲骨；二组阿是穴。

配穴：中极。

阿是穴位置：病损区。

（2）治法

每次仅用1组主穴，如效果不显再加中极，或两组主穴同时应用。进针时，均采取平刺或斜刺法，针体与皮肤呈15°~45°。进针方向，俞穴均朝病变部位，阿是穴不论。

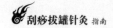

进针深度为1.5~2.0厘米。其中萎缩型者皮肤表层菲薄，皮下血管少，宜深刺其病变处；而增生型皮肤增厚或皮下水肿，皮下血管较前者丰富，可浅刺。体穴每穴进1针，阿是穴进针数量根据病损面积大小而定。针毕后开动电热针机，电流强度为50~70毫安。进针后5~10分钟，测皮肤温度，控制在37℃~42℃。留针30~40分钟。治疗初期宜每日1次，7~10日后改为隔日1次，30次为一疗程。

（三）艾灸加耳针

（1）取穴

主穴：三阴交、足三里、阿是穴。

配穴：外生殖器、神门、皮质下、内分泌（均为耳穴）。

（2）治法

主穴用艾灸，配穴用耳针。先针一侧耳穴，以5分毫针选择压痛明显处刺入，得气后留针30分钟。另一侧耳穴，可贴敷磁珠（380高斯）。在针耳针时，可艾条灸主穴，阿是穴用回旋灸，余穴用雀啄灸，每穴10~15分钟，以局部皮肤潮红为度。以上方法，每日或隔日1次，10次为一疗程，疗程间隔3~5天。

（四）综合法

（1）取穴

主穴：阴阜穴、三阴交、曲骨、横骨、肾俞。

配穴：外生殖区、皮质下、神门（均为耳穴）。萎缩型加脾俞、血海、坐骨点；瘙痒型加太冲、阴廉。

阴阜穴位置：阴蒂上方旁开1横指处。

坐骨点位置：坐骨棘处。

（2）治法

主穴，每次取4~5穴，要用毫针刺法。阴阜穴，沿皮顺大阴唇向下刺，达阴道口水平，以两侧大阴唇有膨胀感为度。三阴交，针尖略向上进针，用提插探寻法，使针感上传，用平补平泻法。曲骨、横骨，直刺2~2.5寸深，使针感放射至会阴部。可在针柄上加1寸长之艾段施温针。肾俞，斜刺向脊柱，成75度角，局部得气后，施捻转补法。均留针20~30分钟。

配穴据症选用。耳穴，用毫针刺法，得气后留针30分钟至1小时，亦可用埋针法，每周换2次。耳针双侧同用，埋针法只选用一侧穴位，双侧交替。脾俞、血海、坐骨点，采用穴位注射法，药液为维生素B12（含量100微克/毫升）或丹参注射液，每穴注入1~2毫升，每次选1~2对穴。其中坐骨点宜选用长针头，针向阴道口方向呈45度角刺入，刺入1.5~2寸，当患者有向阴道口上下放射性针感时，匀速缓慢推入药液。其他配穴，用针刺法，得气后用平补平泻法，留针20~30分钟。上述方法均为隔日1次（耳穴、埋针除外），10次为一疗程。停针5~7日后，继续下一疗程。

（五）麻线灸法

（1）取穴

主穴：阿是穴。

（2）治法

药麻线制备：将元麻（黄麻）搓成棉线粗细一条，放在20%雄黄酒中浸泡8~10天，取出阴干，放入瓶内，再加少许雄黄、麝香、艾绒，密闭瓶口备用。

操作法：清洁外阴后，先以消斑洗剂熏洗外阴部，然后将点燃之药麻线快速点状触灼阿是穴。灸毕以香油调搽剂敷于患处；如干痒甚者，可用软膏涂敷。麻线灸每日2~3次。配内服药，每日1剂。30日为一疗程。

消斑洗剂：苦参、蛇床子各15克，黄柏、荆芥各9克，白藓皮30克，蜂房、花粉各6克，水煎成3000毫升药液。

搽剂制备：硫黄、青黛各15克，黄柏粉3.5克，冰片0.6克，研成粉末。用时以香油调敷。

软膏制备：生石灰9.5克，硫黄7.5克，雄黄、麝香各0.5克，苦麻菜根粉0.4克，巴地草灰0.2克，共研成粉末，用生猪板油70克调成软膏，以备用。

内服药：当归、苍术、白术各9克，茯苓、蒲公英黄柏、丹皮各15克，白藓皮、薏苡仁、泽泻各12克，蜂房、生甘草各6克。水煎：每日一剂，分2次服用。

（六）穴位埋植法

（1）取穴

主穴：曲骨、横骨、血海。

配穴：阿是穴1、阿是穴2。

阿是穴1位置：大阴唇上端。

阿是穴2位置：坐骨结节内上1寸。

（2）治法

主穴均取，配穴选阿是穴1。将消毒过的3厘米长的3号肠线插入腰穿针内，对准穴位，快速刺入皮下，再缓慢送至适当深度，避开血管，待病人有酸、胀、麻的感觉时，将肠线轻轻推出，出针时用无菌纱布轻压针孔。其中，横骨透曲骨，横刺；阿是穴1从大阴唇两侧的上端，直刺到下端；血海穴要顺经斜刺，深0.5寸，此穴一般线长只需1厘米。20天1次，3次为一疗程。

7. 缺乳

产后乳汁分泌甚少，不能满足婴儿需要称为"缺乳"，亦称乳少。本证不仅可出现于产后，在哺乳期亦可出现。

【病因病机】

乳汁由气血化生，赖于肝气的疏泄与调节。缺乳的主要病机为乳汁生化不足或乳络不畅。常见病因有气血虚弱，肝郁气滞，痰浊阻滞。素体气血亏虚，或孕期、产后调摄失宜，则乳汁化生乏源；或产后情志不遂，肝气郁滞，则乳汁不通；或素体肥胖，痰湿内盛，或产后膏粱厚味，脾失健运，痰湿阻滞乳络，遂至缺乳。从经络循行上讲，胃经过乳房，中医有"乳头属肝，乳房属胃"之说，因此，本病主要与肝、胃有关。

【辨证】

【临床表现】主症：产后没有乳汁分泌，或分泌量甚少，或在产褥期、哺乳期乳汁正行之际，乳汁分泌减少或全无。

兼见乳汁清稀，乳房柔软无胀感，面色苍白，唇甲无华，神疲乏力，食少便溏，舌

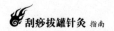

淡，苔薄白，脉虚细者，为气血不足；兼见产后乳汁不行或乳少，乳房胀满疼痛，乳汁质稠，甚至身有微热，情志抑郁，胸胁胀闷，脘痞食少，舌红或正常，苔薄黄，脉弦者，为肝气郁滞。

【治疗】

（1）基本治疗

治法：调理气血，通络下乳。以足阳明经及任脉穴为主。

主穴：乳根、膻中、少泽。

配穴：气血不足者，加脾俞、胃俞、足三里；肝气郁结者，加太冲、内关、肝俞；食少便溏者，加天枢、足三里；失血过多者，加肝俞、膈俞；胸胁胀满者，加期门；胃脘胀满者，加中脘、足三里。

操作：少泽点刺出血，其余主穴用平补平泻法。

方义：乳房为足阳明经所过，乳根可调理阳明气血，疏通乳络。膻中为气会，可调气通络。少泽为通乳的经验要穴。

（2）其他治疗

皮肤针：背部从肺俞至三焦俞及乳房周围，叩刺强度根据证候的虚实决定轻重，一般多用轻刺激或中等刺激。背部从上而下每隔2厘米叩打一处，并可沿肋间向左右两侧斜行叩刺，乳房周围作放射状叩刺，乳晕部作环形叩刺，每次叩刺10分钟，每日1次。

耳针法：选乳腺、胸、内分泌、肾上腺、肝、脾。找敏感点，毫针用中等刺激，捻针数分钟，或埋针1~7天。

小提示

（1）应积极早期治疗，在乳少发生最迟不超过1周，缺乳时间越短针灸疗效越好。

（2）哺乳期应保持心情舒畅，避免过劳，保证充足睡眠，掌握正确哺乳方法，可多食高蛋白质流质食物。

8. 胎位异常

胎位异常一般指妊娠30周后，胎儿在子宫体内的位置不正，多见于经产妇或腹壁松弛的孕妇，产妇本身多无自觉症状，经妇科检查后才能明确诊断。胎位异常包括臀位、横位、枕后位、颜面位等。以臀位多见，而横位危害母婴最剧。由于胎位异常将给分娩带来程度不同的困难和危险，故早期纠正胎位，对难产的预防有着重要的意义。

应用针灸纠正胎位预防难产在我国古籍早就有记载。如《类经图翼·十一卷》指出："至阴，三棱针出血，横者即转直"。尤其是灸法更用于分娩过程中的转胎："一治横逆难产，危在顷刻……急于本妇右脚小指尖灸三壮，炷如小麦，下火立产如神"（《类经图翼》）。

【病因病机】

妇人以血为本，孕妇气血充沛、气机通畅则胎位正常；若孕妇体虚，正气不足，无力安正胎位，或孕妇情志不畅，气机不通，也可使胎位难以回转或正位。

【治疗】

（一）艾灸（之一）

（1）取穴

主穴：至阴。

配穴：三阴交、隐白、京门。

（2）治法

选用双侧至阴穴，如效不显酌加或改用1~2个配穴。用艾卷两支（长30厘米），直径1.2厘米，点燃后，操作者双手执住艾卷分别在两侧穴位行温和灸，艾火距离穴位约为2~3厘米，以不产生灼痛而皮肤有明显的温热感为度。每次施灸10~15分钟，每日灸治1次，连续4次一疗程。

施灸时，孕妇可选取坐位，脚踏凳上，并解开裤带，亦可取仰卧位，两腿伸直。嘱孕妇灸治当晚睡眠时解开腰带，并卧向胎儿背之对侧。接受灸治之后，每日复诊，胎位转正后即停灸，但仍须继续复查。

（二）艾灸（之二）

（1）取穴

主穴：至阴。

（2）治法

选取双侧穴位。将纯艾绒制成麦粒大之圆锥形艾炷，直接置于至阴穴上点燃，至局部皮肤灼热难忍时，即另换1炷，每穴每次灸4~5壮。如局部起小水泡，可涂以龙胆紫药水并用消毒敷料包扎，以防感染。每日1次（如有水泡，下次灸时应避开该点），3次为一疗程。

（三）电针

（1）取穴

主穴：至阴。

（2）治法

患者取仰卧屈膝体位，解开腰带，用1寸毫针刺入穴位2~3分，接通电针仪，连续波、密波，通电30分钟，电流强度以患者可耐受为度。每日1次，3次为一疗程。

（四）针灸

（1）取穴

主穴：至阴。

（2）治法

选取双侧至阴，以5分毫针斜刺向上，进针1~2分，平补平泻，留针30~60分钟。可用艾条灸针柄亦可取针后于睡前灸，每次灸10~15分钟。每日1次，3~7次为一疗程。

（五）耳穴压丸

（1）取穴

主穴：转胎穴、内生殖器、交感、皮质下。

配穴：肝、脾、腹、肾。

转胎穴位置：在内生殖器穴下方。

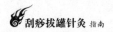

（2）治法

主穴可仅取转胎穴、内生殖器，亦可均取，效不显时，酌选配穴。如仅取内生殖器及转胎穴，内生殖器双侧均用，转胎穴独取右侧；如全部取用，则每次选一侧，两耳交替轮用。以王不留行子贴压，贴压前必须用探棒或耳穴探测仪仔细找到所选穴区中的敏感点。并嘱孕妇每日早、中、晚自行按压穴丸各100次，按压时要注意姿势：如胎位为横位，可取坐位；如胎位为臀位，则取臀高头低仰卧位，下肢屈曲，臀部抬高20~30厘米，或平卧。注意转胎宜在空腹时进行。贴压4天为一疗程，如异常胎位仍未矫正者，可继续换贴耳穴。

（六）穴位敷贴法

（1）取穴

主穴：至阴。

（2）治法

取新鲜老姜捣烂成泥状，于睡前贴敷于双侧至阴穴，以塑料袋包好，防止干燥，每晚更换1次，7日为一疗程。

（七）穴位激光照射法

（1）取穴

主穴：至阴。

配穴：会阴。

（2）治法

先仅取主穴，采用氦氖激光治疗仪照射，输出功率2~6毫瓦，波长6328埃。治前孕妇先排空尿液，取坐位，松开腰带，脱去鞋袜。管口距离穴区30厘米，光斑直径3毫米，双侧穴位同时照射，每次照射10~20分钟，每日1次，连续治疗3次为一疗程。如3次无效者可加用配穴，方法同上。

（八）穴位电疗法

（1）取穴

主穴：至阴。

（2）治法

孕妇取坐位或卧位，将生理盐水涂至双侧至阴穴（起导电作用）。用脉冲电疗仪，调至工作电压6~9伏，将固定夹分别夹在双侧至阴穴，一侧正极，一侧负极，使电源接触点对准穴区，然后调整频率至1~2次/秒，电流强度以孕妇有感觉即可，每次通电15~25秒。每日1次，3次为一疗程。

（九）指切加艾灸法

（1）取穴

主穴：至阴。

（2）治法

治疗时间选在下午申时（4时左右），嘱患者空腹及排空二便，全身放松并将注意力集中于小腹部。医者在双侧至阴穴行指切数十下，至局部有胀痛感，每隔5分钟重复1次。然后以艾条作温和灸，每穴15分钟，若出现热感沿经络上行，并觉胎位有转动为佳。每日1次，连续7次为一疗程。

9. 习惯性流产

凡妊娠不到20周，胎儿体重不足500克而中止者，称流产。习惯性流产是指连续自然流产三次及三次以上者，中医称为"滑胎"。中医学认为滑胎多系肾气不足，冲任不固所致，主张在未发病前予以防治，主补肾健脾，固气养血之法。西医学认为习惯性流产多与孕妇黄体功能不全、甲状腺功能低下、先天性子宫畸形、子宫发育异常、宫腔粘连、子宫肌瘤、染色体异常、自身免疫等有关。其临床症状以阴道出血，阵发性腹痛为主。本病以连续性、自然性和应期而下为特点。

在中医古籍中，都有关于针灸治疗本病的记载。如《针灸资生经》《类经图翼》及《神灸经纶》等医学著作。

【病因病机】

中医学认为导致滑胎的机理有二。其一为母体冲任损伤；其二为胎元不健。胎儿居于母体体内，全赖于母体肾以系之，气以载之，血以养之，冲任以固之。若先天肾气不足，或孕后不节房事，冲任虚衰，系胎无力而致滑胎；或肾中真阳受损，命门火衰，宫寒以致胎元不固；或久病及肾，冲任精血不足，胎失濡养，而致滑胎。

【治疗】

（一）体针（之一）

（1）取穴

主穴：分2组。一组中极、归来、漏谷、足三里；二组子宫、曲骨、地机、三阴交。

配穴：内关。

（2）治法

二组主穴，怀孕不足5个月者，针第一组穴位；怀孕时间超过5个月者，胎位下坠至临盆者针第二组穴位。腹痛甚者加内关。下腹部穴位，进针得气后用补法；下肢穴位平补平泻法。留针15~30分钟。每日1次，连续治疗15次为一疗程。

（二）体针（之二）

（1）取穴

主穴：分9组。一组曲泉、太冲；二组阳陵泉、带脉；三组神门、少海；四组支沟、阳池；五组阴陵泉、地机；六组天枢、足三里；七组尺泽、太渊；八组曲池、臂臑；九组太溪、石关。

（2）治法

上述9组穴位，按妊娠或流产好发的不同月份选用不同的穴组，如妊娠或流产好发于1月，取第1组，妊娠或流产好发于2月，取第2组，依次类推。在防治时，具体取法为：预防性针灸，据其流产好发的月份选取，隔日1次，10次为一疗程，治疗三个疗程。治疗性针灸，在妊娠出现流产的先兆症状时，选与妊娠月份相应组的经穴针刺，隔日一次，不计疗程，当症状缓解后停止治疗，继续观察。上述均用补法，留针30分钟。

（三）温针灸法

（1）取穴

主穴：百会。

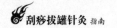

配穴：三阴交、血海、关元、外关、足三里、行间。

（2）治法

主穴必取，配穴酌情交替选用。用银、铜合成的银针，粗细约20号，向前横刺百会穴，施以捻转手法，行针得气后留针，在针尾装艾卷，点燃加温，每段长约3寸；三阴交、血海、关元、足三里、外关等穴均直刺，施以提插手法，行间穴向上斜刺，得气后加强刺激。

10. 慢性子宫颈炎

慢性子宫颈炎是妇科疾病中最为常见的一种。经产妇女较为多见。临床主要表现为白带增多，呈乳白色或微黄色，或为黏稠状脓性，有时为血性或夹杂血丝。一般通过妇科检查不难诊断。宫颈局部多表现为糜烂、子宫颈肥大、子宫颈管炎、子宫颈腺体囊肿及子宫颈鳞状上皮化生等。

【病因病机】

中医学认为本病的主要病机是湿邪伤及任带二脉，使任脉不固，带脉失约。湿邪是导致本病的主要原因，但有内外之别。脾肝肾三脏功能失调是产生内湿之因，外湿多因久居湿地，或涉水淋雨，或不洁性交等，以致感受湿热毒邪。

【临床表现】

（1）白带增多：有时为慢性子宫颈炎的唯一症状。通常为黏稠的黏液或脓性黏液。有时分泌物中可带有血丝或少量血液，也可有接触性出血。由于白带的刺激可引起外阴瘙痒。

（2）疼痛：下腹或腰骶部经常出现疼痛，有时疼痛可出现在上腹部、大腿部及髋关节，每于月经期、排便或性生活时加重，尤其当炎症向后沿子宫骶韧带扩展或沿阔韧带底部蔓延，形成慢性子宫旁结缔组织炎，子宫颈主韧带增粗时疼痛更甚。每触及子宫颈时，立即引起髂窝、腰骶部疼，有的患者甚至可引起恶心，影响性生活。

（3）膀胱及肠道症状：慢性子宫颈炎可通过淋巴道播散或直接蔓延波及膀胱三角区或膀胱周围的结缔组织，因而膀胱一有尿液即有便意，出现尿频或排尿困难症状，但尿液清澈，尿常规检查正常。有些病例，炎症继续蔓延或经过连结子宫颈及膀胱三角区、输尿管的淋巴径路，发生继发性尿路感染。成年妇女的慢性肾盂肾炎发生率比男性多数倍，可能与此情况有关。

肠道症状的出现较膀胱症状为少，有的患者在大便时感到疼痛。

（4）其他症状：如月经不调、痛经、盆腔沉重感、不孕等。

【治疗】

（一）腕踝针加体针法

（1）取穴

主穴：下1穴。

配穴：气海、关元、归来。

下1穴位置：内踝尖上3寸，跟腱前1横指。

（2）治法

一般仅取主穴，效不显时加配穴1~2穴。下1穴刺法：取30号毫针长1.5寸，针尖向穴位近心端成30度角快速刺皮，随即将针柄放平，使针体紧贴皮下，匀速缓慢进针约1~1.5寸，患者应感到无任何针感。留针20~30分钟。配穴，宜直刺，使会阴部具放射感，施平补平泻手法，亦留针同样时间。每日1次，连续治疗10次为一疗程，停针3~5天，继续下一疗程。

11. 子宫脱垂

子宫脱垂是指女性子宫下脱，甚至脱出阴户之外，或阴道壁膨出，统称为子宫脱垂。中医学称为"阴挺"。子宫脱垂多与分娩时产伤等有关，现代西医学对此尚乏理想的治疗方法。

【病因病机】

子宫脱垂与分娩损伤有关，产伤未复，中气不足，或肾气不固，带脉失约，日渐下垂脱出。亦见于长期慢性咳嗽、便秘、老年体衰之体，冲任不固，带脉提摄无力而导致子宫脱垂。

【临床表现】

（1）腰骶部酸痛。尤以骶部为甚，劳动后更加明显，卧床休息后可缓解。此外，患者感下腹、阴道、会阴部下坠，也以劳累后加重。

（2）阴道脱出肿物。患者自述有球形物自阴道内脱出，于行走、体力劳动时更加明显，卧床休息后自行还纳。脱垂严重者，终日掉在外面，不能自行还纳，由于行走活动，与衣裤摩擦而感不适，久经摩擦而发生溃疡、感染、分泌物增多，甚至出血，日久局部组织增厚角化。

（3）泌尿道症状。多数子宫脱垂患者，当其大笑、剧烈咳嗽、体势用力时，腹腔压力突然增加，引起尿失禁而尿液外溢。子宫脱垂往往伴有不同程度的膀胱膨出，但是否出现压力性尿失禁，取决于膀胱与尿道的解剖关系是否改变。少数子宫脱垂患者，排尿困难，导致尿潴留，需用手指将膨出的膀胱向前推举后，方能排尿。其原因为膀胱膨出严重，胀大的膀胱位置低于尿道。

（4）月经改变、白带多。由于盆腔脏器脱垂，导致血循环障碍，局部瘀血，影响正常月经，可使月经过多。此外，由于血循环障碍脱出脏器并发溃疡、感染，致使白带增多，并伴有血性分泌物。

【治疗】

（一）芒针法

（1）取穴

主穴：维道、维胞、维宫、环上。

配穴：百会、曲骨、三阴交、关元、阴陵泉。

维宫穴位置：维道下2寸。

环上穴位置：自尾骶骨至大转子连线上2寸为环中穴，其外上5分即是穴。

（2）治法

主穴每次选1穴，配穴酌取2~3穴。维道、维宫、维胞之操作如下：用26号6寸长芒针，嘱病人取仰卧位，双腿并屈，快速进针，针尖沿腹股沟向耻骨联合方向透刺，深度在肌层与脂肪层之间。双侧同时进针，至得气后，进行捻转，捻转幅度和频率均由小到

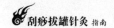

大，由慢渐快，强度则以病人可耐受为度，连续行针至会阴部有抽动感，自觉子宫体徐徐上升。环上穴操作法：嘱病人取侧卧位，下腿伸直，上腿屈曲，上身稍向前倾，用26号7寸芒针，针尖朝子宫体方向直刺4~6寸，用雀啄式点刺手法进行提插，使局部产生触电式针感，并向前阴或少腹部放射，持续行针至脱出子宫有上提之感。在针刺本穴时不作捻转，每次只针一侧。上述穴位，针前均应嘱患者排空二便，针时手法不宜过重，以免引起疼痛或不适。均不留针，每日1次，穴位可交替轮换。百会穴平刺，针后加艾条熏灸15~20分钟；曲骨、关元直刺，使针感向会阴部放射；三阴交、阴陵泉针尖略朝向心方向直刺，使针感向上传。均用平补平泻手法，留针30分钟。亦为每日1次。芒针法连续10次为一疗程，疗程间隔5~7天。

（二）体针法

（1）取穴

主穴：百会、子宫、气海、关元、三阴交、大赫、维道、曲骨、横骨。

配穴：脾俞、肾俞、足三里、太溪。

（2）治法

主穴每次选4个，轮替使用，百会穴每次必取。配穴酌取2个。子宫、气海、维道向耻骨联合方向呈45°角斜刺，关元、曲骨、横骨、大赫均直刺。腹部诸穴深度为1.5~2寸，得气后，以捻转补泻为主，当病人自觉阴道或子宫有上提感时，嘱其收紧小腹，同时深吸气，医者随即把运针之大拇指向前一推，以增强针感，促使子宫上提。下肢穴微向上刺，背部穴宜向脊椎方向刺，施以补法。百会穴用艾条作雀啄法熏灸15~20分钟。本法留针要求2~3小时，（背部穴不留针），病情轻，病程短者，留针1~2小时，每日或隔日1次。久留针者，一般治疗1~2次，如疗效不满意，可持续治疗。

（三）电针

（1）取穴

主穴：子宫、横骨。

配穴：中极、曲骨、三阴交、大赫、气海、足三里、照海。

（2）治法

主穴每次取1个，交替轮用；配穴加用2~3穴。主穴进针时，针尖向耻骨联合方向成45°角斜刺，配穴直刺。得气后通以电针仪，用慢波或疏密波，腹部穴刺激宜重，以病人能耐受为度；四肢穴刺激宜轻。电针时间为20分钟。关元、气海可在取针后用艾条灸15分钟，以局部皮肤出现潮红为度。针灸每日1次，连续10次为一疗程。疗程间隔5~7天，第二疗程起，可改为隔日1次。

（四）穴位埋线法

（1）取穴

主穴：提宫穴、三阴交、足三里。

配穴：子宫、关元、长强、中闸。

提宫穴位置：骨盆闭孔耻骨下5分。

中闸穴位置：中极穴旁开2分。

（2）治法

嘱患者排空二便，作妇科检查，还纳子宫于正常位置后，每次可选2~3个穴位，交替使用。选准穴位后，常规消毒，局部皮内麻醉，将3号线1~1.5厘米放入20号骨穿针内，垂直刺入穴位，当患者自觉针感后，将肠线推入并拔出针，用无菌敷料覆盖针孔，胶布固定，半个月一次。可连续埋线2~3次，埋线后第一天开始，根据患者的病症随证加服补中益气丸、龙胆泻肝丸等。直至症状明显改善，同时艾灸长强穴，每日一次，每次15分钟。

12. 慢性盆腔炎

慢性盆腔炎是指女性内生殖器及其周围结缔组织、盆腔腹膜的慢性炎症，部分为急性盆腔炎未能彻底治愈，或患者体虚，病成迁延所致。起病缓慢，病情反复顽固不愈。其主要临床表现为月经紊乱、白带增多、腰腹疼痛及不孕等，如已形成慢性附件炎，则可触及肿块。

【病因病机】

本病的主要病机为湿热瘀结，气滞血瘀，寒湿凝滞，气虚血瘀。

【临床表现】

下腹部疼痛，痛连腰骶，可伴有低热起伏，易疲劳，劳则复发，带下增多，月经不调，甚至不孕。

【治疗】

（一）穴位注射法

（1）取穴

主穴：维胞、关元、中极、归来。

配穴：足三里、三阴交。

（2）治法

药液：胎盘组织液、当归注射液、维生素B_1注射液100毫克/2毫升加5毫升生理盐水。每次任取一种药液注射，亦可用不同药液在不同穴位注射。

选主穴2个，配穴1个，每穴注入0.5毫升药液。穴位可轮用。注射时，进针不可过深，以得气为度，匀速缓慢推入药液。每日或隔日1次，6~10次为一疗程。

（二）穴位激光照射法

（1）取穴

主穴：子宫。

配穴：分3组。一组肾俞、关元俞、中极、气海、血海、关元、足三里、三阴交；二组八髎；三组子宫、内分泌、盆腔、卵巢（均为耳穴）。

（2）治法

主穴每次必取，如为附件炎、输卵管不通等症，加取第1组配穴，每次照射共4穴；如为盆腔内肿块，加第2组配穴。效不显时，酌加第3组。

用氦氖激光治疗仪，波长6328埃。主穴加第1组配穴，输出功率为3~5毫瓦，子宫穴照射10分钟，配穴每穴照5分钟；主穴加第2组配穴，输出功率为25毫瓦，每次共照射20分钟。耳穴用导光纤维直接接触皮肤，输出功率为7毫瓦，光斑直径4毫米，面积

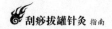

为12.56平方毫米。每次选2~3穴，每穴照射大约5分钟。均为每日1次，连续治疗15次为一疗程。

（三）艾灸法

（1）取穴

主穴：中极、气海、归来。

配穴：大肠俞、次髎。

（2）治法

以主穴为主，效不显时加配穴。每次取2~3穴。操作可用传统法隔姜灸，亦可用经穴灸疗仪灸照。传统法为：取纯艾做成直径1.5厘米，高1.8厘米的艾炷，置于0.4厘米厚之鲜姜片上点燃，每穴灸3壮，每壮需6~7分钟。灸照法为：用经穴灸疗仪，灸头固定在穴位上，穴上置0.2厘米厚之鲜姜片，每次灸照20分钟，温度以病人感到舒适为度。上述均为每日1次，10次为一疗程，疗程间隔3~5天。需2~3个疗程。

（四）体针法

（1）取穴

主穴：关元、归来、水道、足三里、三阴交、蠡沟。

配穴：腰酸加肾俞、腰阳关、次髎、委中；白带多加地机、阴陵泉、丰隆；月经不调加照海、行间；腹胀加带脉、气海；炎性肿块加府舍。

（2）治法

每次选主穴2~3穴，据症酌加配穴。关元穴针感要求放射至阴道，水道、归来宜往附件部放散，手法要求提插轻匀，并配合小幅度捻转，重在激发得气。以停针时，患者感到腹内有一阵阵如发病时的腹痛感为佳。余穴得气后，作平补平泻手法。均留针15~20分钟，腹部穴留针时可加用温针。针刺时，不宜直接刺炎症部位和包块区。月经期暂不用温针。每日或隔日1次，连续治疗10次为一疗程。疗程间隔3~5天。

（五）拔罐法

（1）取穴

主穴：关元、肾俞、第十七椎下、三阴交。

配穴：气海、腰眼、大椎、八髎。

（2）治法

主穴为主，效欠佳时加取或改取配穴。每次选用2~3穴，先按摩穴位，待周围络脉显露后，即用三棱针点刺，按症情轻重而决定点刺数量及深浅，再以投火法或抽吸法拔罐5~10分钟。出血量少则3~5毫升，多可达数十毫升。并可先取罐具以闪火法吸拔，留罐15~20分钟，再以三棱针迅速点刺十数下，散刺轻刺，以微出血为度。之后可用艾条熏灸15分钟。

上穴方法每日或隔日1次，穴位交替轮用，连续治疗10次为一疗程。

（六）穴位敷贴

（1）取穴

主穴：下腹痛：归来、水道，腰痛：命门、肾俞、气海俞、腰阳关；腰骶痛：关元俞、膀胱俞、上髎、次髎；炎性包块：阿是穴。

（2）治法

敷药制备：炮姜30克，肉桂15克，草红花24克，白芥子、胆南星各18克，麻黄、生半夏、生附子各21克，红娘子、红芽大戟各3克。用香油5斤将上药炸枯去渣，按每斤油加入樟丹240克，1.5斤油加麝香4克、藤黄面30克，摊成大膏药每张重6克，小膏药每张重3克，制好备用。

使用时将所选穴区洗净拭干，把膏药加温烘烊后贴穴，除阿是穴用大膏药，余穴均用小膏药。夏季12小时换药1次，冬季2日换药1次。月经期停用，12次为一疗程。

（七）温针法

（1）取穴

主穴：关元、归来、足三里。

（2）治法

先让患者排空尿液，以1.5~2寸毫针刺入穴区，得气后，采用中等刺激1~2分钟。然后在针柄上套一根2~3厘米长的艾段，点燃。为防烫伤，可在穴区放一纸垫，待艾段燃尽针冷后出针。每日一次，10次为一疗程，疗程间隔3天。一般要三个疗程。

13. 崩漏

崩漏是指经血非时暴下不止或淋漓不尽，是月经的周期、经期、经量发生严重失常的病症。其发病急骤，暴下如注，大量出血者为"崩"；病势缓，出血量少，淋漓不绝者为"漏"。崩与漏出血情况虽然不同，但两者病因病机基本相同，且两者在发病过程中两者常互相转化，如崩血量渐少，可能转化为漏，漏势发展又可能变为崩，故临床多以崩漏并称。青春期和更年期妇女多见。

崩漏可见于西医学的功能性子宫出血及其他原因引起的子宫出血。

【病因病机】

崩漏的发生是肾-天癸-冲任-胞宫轴的严重失调。本病发生的主要机理，是由于冲任损伤，不能固摄经血，以致子宫藏泻功能失常，经血从胞宫非时妄行。若素体阳盛，外感热邪，过食辛辣，致热伤冲任，则迫血妄行；若情志抑郁，肝郁化火，可致藏血失常；若七情内伤，气滞血瘀，或崩漏日久，离经之血成瘀，瘀血阻滞冲任，血不归经发为崩漏。忧思劳倦过度，损伤脾气，统摄无权，而致冲任不固；肾阳亏损，失于封藏，使冲任不固，或肾阴不足致虚火动血，而成崩漏。本病病变涉及到冲、任二脉及肝、脾、肾三脏，证候有虚有实。

【辨证】

（1）实证

【临床表现】

主症：崩漏下血量多，或淋漓不断，血色红。

兼见经来无期，血色深红，质黏稠，气味臭秽，口渴喜饮，便秘溺黄，舌红苔黄，脉滑数者，为血热；出血量多，色紫红而黏腻，带下量多，色黄味臭秽，伴阴痒，苔黄腻，脉濡数者，为湿热；血色正常，或色暗带有血块，烦躁易怒，时欲叹息，胁肋胀痛，小腹胀痛，苔薄白，脉弦者，为气郁；漏下不止，或突然下血甚多，色紫红而黑，有块，小腹疼痛拒按，下血后疼痛减轻，舌质紫暗有瘀点，脉沉涩者，为血瘀。

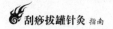

（2）虚证

【临床表现】

主症：暴崩下血，或淋漓不净。

兼见血色淡，质清稀，面色萎黄，神疲肢倦，面水肿，气短懒言，纳呆便溏，舌质淡而胖，苔白，脉沉细无力者，为脾虚；出血量多，日久不止，色淡红，少腹冷痛，腰酸肢冷，喜温喜按，大便溏薄，舌淡苔白，脉沉细而迟者，为肾阳虚；下血量少，色红，头晕耳鸣，心烦不寐，五心烦热，腰膝酸软，舌红少苔，脉细数者，为肾阴虚。

【治疗】

（一）基本治疗

（1）实证

治法：通调冲任，祛邪固经。以任脉、足太阴经穴为主。

主穴：关元、三阴交、公孙、隐白。

配穴：血热者，加血海；湿热者，加阴陵泉、丰隆；气郁者，加太冲；血瘀者，加地机。

操作：毫针泻法。

方义：关元为任脉穴，公孙通冲脉，二穴配合可通调冲任，固摄经血。三阴交为足三阴经交会穴，可清泻湿、热、瘀等病邪，又可疏理肝气，邪除则脾可统血。隐白为脾经的井穴，是治疗崩漏的经验要穴。

（2）虚证

治法：调补冲任，益气固经。以任脉、足太阴经、足阳明经穴为主。

主穴：气海、足三里、三阴交。

配穴：脾气虚者，加百会、脾俞、胃俞；肾阳虚者，加肾俞、命门、腰阳关；肾阴虚者，加然谷、太溪；盗汗者，加阴郄；失眠者，加神门。

操作：毫针补法，可施用灸法。

方义 气海可益气固本，调补冲任。三阴交可健脾益气，促进脾之统血作用。足三里可补益气血，使经血化生有源。

（二）其他治疗

（1）耳针法。选内生殖器、皮质下、内分泌、肾、肝、脾。毫针刺用中等刺激，或用埋针法，左右两耳交替使用。找寻敏感点，可间歇行针。

（2）穴位注射法。选气海、关元、中极、肾俞、关元俞。用维生素B_{12}或黄芪、当归等注射液，每穴可注药液2毫升。每日1次，10次为1疗程。

小提示

（1）绝经期妇女反复多次出血，需作妇科检查以明确诊断，警惕肿瘤。

（2）大量出血，出现虚脱时，应及时采取抢救措施。

14. 异常分娩

由于产力、产道和胎儿等任何一个因素异常，造成分娩过程受阻碍，胎儿娩出困难，称为异常分娩，中医称为"难产"。

【病因病机】

难产病因归纳起来主要有产力异常，产道异常，胎位异常。产力是促使胎儿从宫内分娩出的动力，包括子宫收缩力，腹肌及肛提肌收缩力等。针灸催产主要适用于子宫收缩无力，而无明显骨盆狭窄，头盆不称或软产道异常分娩。关于针灸催产的机理，研究尚不够深入，一般认为可能是通过调节神经体液的功能活动（如促使垂体后叶素分泌增加等）而实现的。

【治疗】

（一）体针

（1）取穴

主穴：三阴交、合谷、足三里。

配穴：次髎、秩边、曲骨、横骨、中脘、太冲、阴陵泉。

（2）治法

以主穴为主，如催产效果不满意，据症加配穴，如血压偏高加太冲，小便不利加阴陵泉，饮食不进加中脘等。合谷、足三里施以捻转提插之补法，中等量刺激；三阴交用泻法，宜用较强刺激，能引导针感向上放射为佳。秩边，以2~28号3~4寸长毫针，刺入2.5寸左右（不可超过3寸深），以捻转结合小提插之泻法，使针感向前放射至小腹部；曲骨、横骨，直刺8分~1寸，令针感达外阴部或整个小腹部呈重胀感。余穴采用平补平泻法。留针20~30分钟，甚至至1小时，间断予以行针。

（二）电针法

（1）取穴

主穴：背部方穴、腹部方穴、肩井。

（2）治法

三穴可同用，亦可仅取肩井或单用腹、背方穴。腹部方穴针法：以10厘米长毫针2根，一针自左外陵透右外陵穴，另一针自右归来透左归来穴，皮下平刺，二针平行相对；背部方穴针法：以7.5厘米长毫针4根，于上、中、下髎穴三对穴中任取二对，从髎孔进针深刺1~1.5寸；肩井穴，取双侧，直刺进针0.8寸左右，不可过深，以免造成气胸，以得气为度。然后，将上述穴位，接通G6805电针仪，电流强度一般为15~30毫安，频率40~60次/秒，留针30分钟至1小时。

（三）耳针

（1）取穴

主穴：子宫、内分泌、皮质下、腰骶椎。

配穴：神门、肾。

（2）治法

主穴为主，根据情况加配穴。首次取3~4穴。探得敏感点后，进针行捻转强刺激，留针直至分娩第三产程结束，或继续延长1小时后出针。每隔3~5分钟捻转强化行针1次。亦可以在其他穴针刺的同时，于子宫穴（双侧）各注入0.2毫升催产素（每毫升含10单位）。

（四）穴位注射

（1）取穴

主穴：合谷。

（2）治法

以催产素2单位，于一侧合谷穴位注射。针头刺入至患者觉酸麻胀感后，推入药液。观察5分钟，如仍不见宫缩明显改善时，同侧或对侧合谷重复注射1次。

15. 引产

引产是指妊娠12周后，因母体或胎儿方面的原因，须用人工方法诱发子宫收缩而结束妊娠。

【治疗】

（一）体针

（1）取穴

主穴：合谷、三阴交。

配穴：秩边、次髎、至阴、血海、足三里。

（2）治法

以主穴为主，次髎配合电针，血海可止引产后腹痛，余穴加强效。体针操作：合谷、足三里，用补法，施中强度刺激；三阴交用泻法，强刺激，均宜激发针感放射至腹部；秩边深刺，使针感向前放射至小腹。持续捻转结合提插2~5分钟，留针20~30分钟，并行间断刺激。至阴用艾卷温灸，热力以不产生灼痛为度，灸15分钟。每日2次，连续3天为一疗程。电针操作：已破膜者，选用一侧主穴；未破膜者加双侧次髎。进针得气后，即接通电针仪，用连续可调波，中强刺激。通电时间15~30分钟。每日1~2次。引产后腹痛，取三阴交和血海，慢进快出，以中等强度捻转提插1~2分钟后出针。

（二）电针

（1）取穴

主穴：合谷、至阴、三阴交、足三里。

（2）治法

产妇取仰卧位。合谷直刺，深1寸，施捻转补法；三阴交直刺，深1.5寸，施提插泻法，以穴位局部产生酸麻胀感为佳；足三里直刺，深约2寸，施捻转补法；至阴穴直刺或针尖稍向足心偏斜，进针深约3分。足三里及至阴穴针柄上各接G6805电针仪，连续波，频率为300~600次/分，电流强度以产妇适宜为度，均留针30分钟。

·皮肤科疾病

1. 白癜风

白癜风是一种后天性局限性皮肤色素脱失的皮肤病。中医学称为白驳风，但在隋唐时期，亦称"白癜"或"白癜风"。如《诸病源候论》中描述："白癜者，面及颈项身体皮肉色变白，与肉色不同，亦不痒痛，谓之白癜"。目前认为，其病因病机较复杂，外因为感受风邪，跌仆损伤；内因为情志内伤，亡血失精，致气血失和或气滞血瘀，血不滋养皮肤而成本病。在治疗上采用调和气血，驱风通络，滋补肝肾，养血祛风等法，尚有一定疗效。

本病的主要临床表现为：局限性大小不等的边缘清楚的色素脱失斑病损，病损处毛发可变白，无任何自觉症状，日晒后可有灼痒感。

针灸治疗本病，首见于《备急千金要方》和《千金翼方》，倡用灸法。后世医著，如《针灸资生经》《普济方》虽有载述，但内容与上述二书基本类似，未见明显发展。至明清针灸医籍有关记载更为鲜见。

【治疗】

（一）耳穴压丸

（1）取穴

主穴：肺、肾上腺、内分泌、神门。

配穴：阿是穴、膈、皮质下、缘中、交感。

阿是穴位置：即白斑皮损区（下同）。

（2）治法

每次选主穴3~4穴，配穴1~2穴。寻得敏感点后，开始可用埋针法，将图钉形揿针刺入所选穴位，外用胶布固定，留针3~5天，再换贴，5次为一疗程。从第二疗程起改为以王不留行子或磁珠置于0.7厘米×0.7厘米小方块胶布上贴敷耳穴，每日按压数次，以加强刺激。症属虚寒者，手法轻，症属实热者，手法可重，每周贴换1次。以上均为贴敷一侧耳穴，两耳交替进行。在治疗过程，可在白斑处用梅花针轻度叩刺，并艾条灸至局部皮肤潮红，以加强疗效。

（二）综合法

（1）取穴

主穴：侠下、癜风。

配穴：阿是穴。

侠下穴位置：肱二头肌外侧缘中1/3与下1/3交界处稍上方。

癜风穴位置：中指末节指腹下缘，指间关节横纹中点稍上。

（2）治法

一般仅取主穴，如效欠佳，加配穴。侠下穴，以三棱针点刺出血，未出血者可于点刺处拔罐。每次取一侧，两侧交替进行，每周点刺1次。癜风穴，施无疤痕性着肤灸，麦粒大艾炷，灸3壮（不宜起水泡）。所用为药艾，灸药处方：五倍子、当归、川芎、桑叶、威灵仙、白蔻仁各100克，石菖蒲、白芥子各30克，全蝎10克，共研细末。亦为每周灸1次。

配穴用艾条灸法。先将白纸剪一与皮损等大之洞，以遮住周围正常之皮肤，将艾条点燃后，对准白斑处，以患者能耐受的距离为宜，可由外向内作回旋灸，逐渐缩小范围。开始时，每次将白斑灸至呈粉红色（高度充血），每日1次，连灸7~8日。以后每次灸至白斑部呈红色或接近正常肤色，改为每日灸1~2次，直至与正常肤色相同。再灸3~5次，以巩固效果。有条件者，可于灸后用电磁波治疗器（TDP灯）对阿是穴照射20分钟。

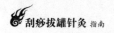

（三）穴位埋植

（1）取穴

主穴：曲池、阳陵泉。

配穴：膈俞、肺俞、胃俞、肾俞、脾俞、膻中、关元、外关、三阴交。

（2）治法

以主穴为主，酌配穴。每次取2~3对穴，穴位可轮流取用，采用埋线针埋植法。取0/2~1号肠线，剪成4~5厘米长小段，消毒配。选好穴后做标记，在穴位下0.6寸处消毒并局麻埋植。局麻用1~2%普鲁卡因注射液1~2毫升，首先打出皮丘，然后在穴位中心边注药边进针，出针后再消毒1次。埋线时，左手持镊夹住肠线段，将线中央置于皮丘上，右手持埋线针，缺口向下压线，以15度角向穴位中心推入，直至线头全部进入皮内，再埋入0.5厘米，针孔盖以消毒敷料。1~3月埋植1次，见效者按期治疗。如埋植3次无效者，改用他法。

（四）隔药灸

（1）取穴

主穴：阿是穴。

（2）治法

先用酒精消毒阿是穴，上涂一层薄薄金黄膏，再用艾条作回旋灸30分钟，泛发者可分区施治。灸后擦净患部，每日1次，12次为一疗程。加服还原丹，大于15岁，每日3次，每次1丸；小于15岁，每日2次，每次1丸。忌食辛辣、海鲜。

（五）拔罐

（1）取穴

主穴：阿是穴。

配穴：孔最、足三里、三阴交。

（2）治法

药液制备：以川芎、木香、荆芥各10克，丹参、白蒺藜、当归、赤芍、丹皮各15克，鸡血藤20克，灵磁石30克，投入适量95%酒精中浸泡10天，去渣取汁200毫升贮于玻璃瓶中密封备用。

阿是穴白斑范围小者1只火罐于皮损处拔之，白斑范围较大，取2~5只火罐于皮损边缘处拔罐。配穴，每次取一侧穴，每侧穴位连续拔罐10次，再改取另一侧，交替进行。操作方法：以指头大小脱脂棉球放到药液中浸透，将其贴于火罐之中段，用火点燃吸拔。每次拔15~20分钟。皮损处起罐后涂以中药酊剂（红花、白蒺藜、川芎各等分，用适量30%酒精浸泡），并在日光下晒5~20分钟。每日1次，30次为一疗程。

（六）火针

（1）取穴

主穴：阿是穴。

配穴：阳虚体弱者，加夹脊穴；脾胃虚寒者，加章门、脾俞、胃俞、中脘；肝气不舒者，加内关、公孙、足三里、太冲。

（2）治法

局部常规消毒，并注射1％利多卡因局部麻醉，用26号火针，将针尖在酒精灯上烧红后，迅速点刺白色病损区，烧一次点一下，一针接一针，直到整个患部布满针点为止。配穴中，公孙、内关、足三里、太冲用毫针刺，其余配穴均用火针点刺。治疗后用消毒纱布包扎，7~10天后结痂脱落，进行第2次治疗，一般10次为一疗程，直到白色病区全部消失，皮色恢复正常即可停止治疗。开始治疗时往往看不到出血点，经过2~3次治疗后，局部毛细血管出现充盈，色素开始增多。如果边点边有血点出现，即是接近痊愈的佳兆。

2. 带状疱疹

带状疱疹系由病毒引起的一种急性炎症性皮肤病，同时累及皮肤和神经。中医称为"缠腰火龙""缠腰火丹"。民间俗称"蛇丹""蜘蛛疮"。

其临床表现为病发突然或患部先有灼热感，皮损初起为规则片状红斑，迅速形成群集性丘疹和发亮的水疱。水疱排列成带状，各群之间皮肤正常。皮损多沿肋间神经和三叉神经走向分布，常伴有神经痛症状，严重者可发热。

【治疗】

（一）体针

（1）取穴

主穴：阿是穴、支沟、夹脊穴、阳陵泉。

配穴：腰以上病灶：曲池、合谷、外关；腰以下病灶：太冲、三阴交、血海。

阿是穴位置：系指皮损周围（离疱疹0.5~1寸处）。

夹脊穴位置：取与皮损相应之夹脊穴。

（2）治法

一般仅需取主穴，疗效不明显时酌加1~2个配穴。阿是穴针法：以1.5~2寸毫针，呈25度角朝疱疹方向斜刺，按皮损范围，在周围进4~8针，略加捻转提插，有轻度得气感即可。相应夹脊穴，斜向脊柱深刺，使针感循神经分布线路传导。余穴均施提插捻转泻法，留针20~30分钟，5~10分钟运针1次。每日1~2次。

（二）耳针

（1）取穴

主穴：肺、敏感点。

配穴：皮质下、交感、内分泌、肾上腺。

敏感点位置：指耳郭上，与病灶相应位压痛明显处。

（2）治法

主穴必用，配穴据症情酌取1~2穴，每次一侧。采用捻转手法，持续运针2~3分钟，刺激宜强，留针1小时。每日1~2次。另可把100克干净的墨汁和5克雄黄粉调匀，搽在患处周围的边缘上。每日一次。

（三）穴位注射

（1）取穴

主穴：曲池。

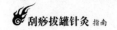

（2）治法

药液：维生素B₁₂注射液（含量100微克/毫升）。

每次取双侧，以5号针头，深刺得气后，每侧穴注入1毫升。每日1次。皮损有渗出者，可外敷呋喃西林氧化锌软膏。

（四）皮肤针

（1）取穴

主穴：分2组。第一组脊柱两侧旁开2厘米之平行线；第二组距病灶边缘1厘米之环状区。

（2）治法

取第一组作整体治疗，第二组作局部治疗，一般宜同时取。先依皮损所在部位和范围，定平行线长度和环状区大小。如在胸胁部，取相当于胸段长度；皮损在下肢，取腰骶段长度。然后，以较强手法叩刺平行线和环周线，皮肤针针尖方向与皮肤表面垂直，针尖接触皮面应短暂（约每秒2次），针间距离0.5~1.0厘米。每条刺激线连叩三遍，每日1~2次。注意不可叩刺病灶，以防感染。

（五）艾灸

（1）取穴

主穴：阿是穴。

（2）治法

一为艾炷灸。于阿是穴之二处（一处为先发之疱疹，一处为疱疹密集处）各置一麦粒大之艾炷，点燃后，觉灸痛即吹去未燃尽之艾炷。再以同样的方法，延伸至远端疱疹密集处各灸一壮。1次即可，如不愈，隔5天再灸1次。

二为艾卷灸，取纯艾卷或药艾卷，点燃一端后熏灸阿是穴。其熏灸方法有三种：一为用2支艾卷同时作广泛性回旋灸，以病人感觉灼烫但能耐受为度，灸治时间据皮损面积大小酌情掌握，一般约30分钟。

三为用一支艾卷在阿是穴均匀缓慢地向左右上下回旋移动。应注意艾火宏壮，集中于疱疹顶部，以有灼热麻酥酥的特殊感觉沿肋间隙或经脉循行路线感传为佳。

四为"围灸法"，用艾卷在病损处由中心向周围围灸，直灸至局部潮红，患者自觉舒适，不知痛为度，通常需时30~40分钟。上述三法，可任选用，每日1次，4~7次为一疗程。

（六）火针

（1）取穴

主穴：肺俞、脾俞、胆俞、阿是穴。

配穴：病变在腰以上加支沟，在腰以下加阳陵泉。

阿是穴：皮损区周围。

（2）治法

主穴均取，据病变部位加配穴。将针在酒精灯上烧灼，至针尖红而发亮，迅速刺入穴位，直刺3毫米，快针疾出。阿是穴则采用疱疹周围围刺之法。每3日1次。一般1~3次。注意针孔清洁，勿用手抓挠。

（七）拔罐

（1）取穴

主穴：阿是穴。

（2）治法

令病人选好体位，一般取坐位。然后充分暴露病灶区。用闪火法，接着沿带状分布，先在皮损两端吸拔，将罐依次拔在疱疹密集簇拥之处。罐具大小，依部位而选，但必须拔紧。如松弛不紧者，一定要重新吸拔。罐数，按病灶范围而定，以排满为度，留罐约15分钟。留罐期间，如罐内出现水泡，不必介意。拔罐后如有破溃者，外涂龙胆紫药水，局部感染重者，可撒氯霉素粉。一般每日1次，不计疗程，直至痊愈。

（八）刺血

（1）取穴

主穴：阿是穴。

（2）治法

常规消毒皮损部位，用三棱针沿疱疹周围转划一圈，以皮肤轻微出血为度。然后用毛笔或棉签蘸雄黄酒（雄黄少许研成细末，装入瓶内，罐入酒水各半调和而成）少许，外涂于疱疹之上，每日3~5次，不计疗程。老年或体虚病久者，同时服人参败毒散，加黄芪30克，丹皮、赤芍各10克，每日1剂，早晚分服。

（九）灯火灸

（1）取穴

主穴：分2组。一组内关、委中；二组列缺、合谷。

配穴：四肢取阳陵泉，腹部取足三里、三阴交，臀部取环跳。

（2）治法

穴位均根据皮损部位选取，主穴第一组用于胸胁腰背部皮损，第二组用于头面部。每次取一穴，以灯心草一根，约3寸长，一端蘸植物油，点燃后迅速将燃着端接触穴位的皮肤，一点即起，听到啪的一声响，施灸处可出现绿豆大的水泡，不必处理，会自行消退。每日1次（注意，第二天灸灼时，宜在原灸点之旁边），4次为一疗程。

3. 湿疹

湿疹是一种常见的由多种内外因素引起的表皮及真皮浅层的炎症性皮肤病，一般认为与变态反应有一定关系。其临床表现具有对称性、渗出性、瘙痒性、多形性和复发性等特点。也是一种过敏性炎症性皮肤病以皮疹多样性，对称分布、剧烈瘙痒反复发作、易演变成慢性为特征。可发生于任何年龄任何部位，任何季节，但常在冬季复发或加剧有渗出倾向，慢性病程，易反复发作根据其发作情况，可分为急性湿疹、亚急性湿疹和慢性湿疹三类。

【治疗】

（一）穴位注射（之一）

（1）取穴

主穴：分2组。一组足三里、曲池；二组长强。

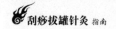

（2）治法

药液：第一组穴用氰钴胺素（0.1毫克）注射液；第二组穴用非那根（12.5毫克）加氰钴胺素（50毫克），主要用于阴囊湿疹。

以5号针头，刺入穴位得气后。第一组穴每穴注射入药液1毫针，每日1次，10次为一疗程；第二组穴，将药液全部注入长强穴，3日1次，2次为一疗程。

（二）体针

（1）取穴

主穴：湿疹点。

（2）治法

在患者背部仔细寻找出低于皮肤，灰色发亮，针头大，散在的小点，此即湿疹点。找到后，用左手拇、食、中指捏提皮肤，右手持一寸长的毫针，直刺该点，进针七、八分，小儿可浅刺，进针后提插二、三下，快速出针不留针，每次可针10~15个湿疹点。每日或隔日1次。另可配合服用维生素C200毫克，异丙嗪50毫克，泼尼松10毫克（小儿酌减），每日3次。

（三）电针

（1）取穴

主穴：阿是穴。

阿是穴位置：皮损区（下同）。

（2）治法

以酒精消毒皮损区后，毫针由皮损边缘刺入皮下组织，针的方向与皮面平行，针刺数目按每块皮损大小不同，用2~6根不等。然后接通电针仪，用疏密波，频率20次/分，强度可逐渐增大，至病人感觉适度为止。每次电针20分钟，每日或隔日1次，10次为一疗程，疗程间隔3~5天。

（四）穴位注射（之二）

（1）取穴

主穴：分2组。一组曲池、足三里、肺俞、三阴交、血海；二组箕门。

（2）治法

第1组穴用于治疗全身性湿疹，每次选2穴，交替按顺序轮用。用10毫升注射器，先抽2.5％枸橼酸钠注射液0.6毫升，再抽患者自身静脉血液6毫升，立即摇匀，得气后注入所选穴位。每周1次为一疗程。第2组穴用治阴囊湿疹，双箕门穴交替选用，以当归注射液于得气后注入，注毕艾灸15分钟。每日1~2次，20次为一疗程。

（五）耳针

（1）取穴

主穴：分2组。一组肺；二组对耳轮（耳郭区域）。

配穴：神门、内分泌、交感。

（2）治法

第1组穴和配穴用毫针刺法，每次取1~3穴。先将浸湿3％硫酸锌的衬垫紧贴于皮上，依次接电极板，盖以塑料布并用胶布固定。术者将毫针刺入耳穴，接通直流电针仪，负极接耳针，正极接极板；治疗15分钟后，交换极性，再治疗5分钟，1日1次，6次为一疗程。第2组用刺血法，双侧均取，用左手固定施治之耳郭，使对耳轮部充分暴露，用右手持钢笔式紧握，按对耳轮弧形切线的垂直方向，用针头于对耳轮轻轻划割，长度小于5毫米，划痕间距2毫米，使之微微出血，再用消毒棉覆盖创面，约3~4小时后去掉，血痂待其自然脱落。

（六）刺血

（1）取穴

主穴：肺俞、委阳。

（2）治法

令患者取俯卧位，暴露后背上部和双腿。先以三棱针点刺肺俞，然后挤压穴区出血，即在其上拔罐。之后，再点刺委阳出血加罐。每穴留罐10~15分钟。隔日1次，3次为一疗程。

（七）皮肤针

（1）取穴

主穴：大椎、膀胱经线（大杼至白环俞段）。

配穴：血海、风市、阿是穴。

（2）治法

主穴必取，配穴酌加，慢性患者应加阿是穴。令患者取俯卧位或端坐位，以皮肤针自上而下弹刺，重点为背腰段，叩刺强度中等，至皮肤潮红为度。穴区可在直径1厘米内反复叩刺至潮红。阿是穴可从外向内围刺，法同上。每日1次，5~10次为一疗程。

4. 银屑病

银屑病又叫银屑病，为一种无传染性的红斑鳞屑性皮肤病。

根据皮损和全身症状，可分为寻常型、关节病型、红皮型及脓疱型。以寻常型多见，针灸主要用于本型。其临床表现为：皮损系钱币大或更大的覆有银白色鳞屑之淡红色浸润斑，境界清楚，鳞屑剥除后呈硬脂样光泽，继续剥刮则见筛状出血。发于全身，四肢伸侧多见，反复发作，与季节有关。本病病因尚未完全弄清，可能与感染、遗传或变态反应有关，现代西医学尚乏特效疗法。

【治疗】

（一）刺络拔罐

（1）取穴

主穴：大椎、陶道、阿是穴。

配穴：头部皮损加四神聪、上星、头维；颈项加翳明；背部加天宗、肝俞、脾俞；上肢加肩髎、曲池；腰部加肾俞；下肢加新环跳、血海、梁丘、阳陵泉。夹脊胸5~6，夹脊腰2~3。

阿是穴位置：皮损区。

新环跳位置：尾骨尖旁开3寸。

（2）治法

一般仅用主穴，如效不佳可加配穴。在选配穴时应视皮损分布及消退情况按顺序

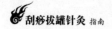

自上而下选择，如背部皮损未退或未退净，不宜取腰以下穴位。选穴宜少而精，主穴大椎、陶道，每次选1个，交替轮用，阿是穴仅在残留皮损时用，配穴取1~2个。刺络拔罐操作如下：选定穴位常规消毒后，先以三棱针点刺，要求轻浅快，以拔出0.3~0.4毫升血液为宜，留罐10~15分钟，头顶部穴位可点刺不拔罐。残留少数皮损，可沿皮损四周和中间点刺数下，然后拔罐。如上法疗效不显，则可在夹脊胸5~6，腰1~2，以2寸毫针成45°斜向脊柱刺入，得气留针20分钟。刺络拔罐每日或隔日1次，15次为一疗程，间隔3~5天，再行下一疗程。

（二）穴位注射（之一）

（1）取穴

主穴：肺俞、大椎、曲池、血海。

配穴：头项皮损加安眠、风池；背部加膈俞；下肢加次髎、风市、绝骨；上肢加外关、合谷；腰部加肾俞。

（2）治法

药液：当归注射液、混合注射液（维生素B_{12}500微克/1毫升加盐酸异丙嗪25毫克/1毫升）。

上述药物每次任选一种，取主穴1~2个，配穴1~2个，轮流选用。常规消毒后，用5号针头垂直或斜入穴位，得气后，略作提插使针感明显时猛推药液，使针感更为显著。每穴注入量：当归注射液为0.5毫升，混合注射液为0.1~0.2毫升。然后迅速出针。隔日或隔2日注射1次，10次为一疗程。疗程间隔为7天。

（三）穴位注射（之二）

（1）取穴

主穴：肺俞。

配穴：心俞、足三里、曲池、肝俞。

（2）治法

此法为穴位注射法。

以主穴为主，加配穴1~2穴。先在耳郭作常规消毒，用1%普鲁卡因局麻，手术刀切开耳背1/3处的小血管1~2毫米。用内装有2.5%枸橼酸钠0.5~1毫升的注射器于切口处抽取血液2~5毫升，并迅速注于所定的穴位内。进针深度以局部感到酸胀麻等感觉为宜。注射完毕后，应令病人休息5~10分钟。15~20天1次，3次为一疗程。病情顽固者隔2个月再作一疗程。可在易发季节前做预防性治疗1~2次，以避免复发。

（四）体针

（1）取穴

主穴：分2组。一组大椎、膈俞、肺俞；二组曲池、血海、足三里。

配穴：头部皮损加风池；面部加迎香、素髎；下肢加三阴交、阳陵泉；上肢加支沟、合谷。

（2）治法

主穴每次取1组，两组交替轮用，据皮损严重部位，加配穴。进针得气后，运用行针手法，使感应强烈，运针约1分钟，留针20~30分钟，并施以间断行针。起针后，可在主要皮损部位，以皮肤针叩至微微出血，加拔火罐15分钟。每日或隔日1次，10~15次为一疗程，疗程间隔3~5天。

（五）穴位埋植

（1）取穴

主穴：一组阿是穴（脊中线旁开2寸，自第7颈椎至第2骶椎分为5个等分，即5个埋线点，两侧共10点。）；二组心俞、肾俞、风门、肝俞、膈俞；三组肺俞、灵台。

配穴：曲池、足三里。

（2）治法

第1、3组穴属首选，如效不佳改用第2组穴，每次选1组。配穴据症情酌加，上肢皮损明显加曲池，下肢明显加足三里。采用注线法埋植。用带芯腰穿针1支，将0~2号肠线剪成2厘米长装入针孔内，穴位消毒局麻后，针尖顺脊柱方向斜刺入肌层约2.5厘米左右，然后将肠线注入，针眼盖以无菌纱布。每2周埋线1次，第1次埋线时可不加配穴。夏天不宜用此法，以免引起感染。配穴尚可用自血疗法，即从耳背静脉，用装有1毫升枸橼酸钠抗凝剂的注射器取3~5毫升血注入。10天1次，3次为一疗程。

（六）刺血

（1）取穴

主穴：自大椎至腰阳关间督脉段各穴点。

（2）治法

在穴线上先进行消毒，用三棱针或粗毫针，在诸穴点刺，出血少许，如出血不畅，可加以按压。每日1次，10次为一疗程。

（七）贴棉灸

（1）取穴

主穴：阿是穴。

阿是穴位置：皮损区。

（2）治法

先以皮肤针在阿是穴呈中等强度叩刺，至微出血，然后用脱脂棉少许摊开展平如皮损部大小的极薄片，贴于皮损部，火柴点燃后，急吹其火，使其迅速燃完，随即再换一张薄棉，如法再灸，共3~4次，以皮肤潮红为度。3天1次，5次为一疗程。

5. 神经性皮炎

神经性皮炎是一种常见的慢性皮肤病，以剧烈瘙痒和皮肤苔藓样变为主要特征。皮损好发于颈部、肘关节伸侧、腘窝、股部及腰骶等处，多为局限性，亦可分布比较广泛。本病多见于青年和成年人，其病因不明，但与神经精神因素有明显关系。现代西医学多采用镇静或抗组织胺药物及封闭疗法，但缺乏根治的方法。

【治疗】

（一）艾灸

（1）取穴

主穴：阿是穴。

阿是穴位置：皮损区（下无另作说明者，相同）。

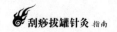
（2）治法

采用着肤灸法。先用麦粒大小之艾炷，置于阿是穴周围施灸，灸前可于灸点上先涂以蒜汁，以增加粘度，灸点之间相距1.5厘米。待艾炷燃尽后，扫去艾灰，用生理盐水轻轻拭净，盖以敷料。如为惧痛者，可于未燃尽前用压舌板压灭，并可在灸点周围以手轻拍减痛。每次只灸1壮，每周2次，更换灸点，不计疗程，至皮肤正常为止。此法不化脓，如出现水泡，可穿刺引流并用龙胆紫抹涂。化脓者，用消炎软膏，痊愈后不会留下疤痕。

（二）皮肤针

主穴：脊椎两侧、阿是穴（皮损区及压痛点或有条索状阳性物处）。

配穴：头面颈部皮炎加曲池、内关、太渊、合谷；上肢加内关、曲池、肺俞、心俞；会阴及腹部加脾俞、胃俞、关元、三阴交；播散型加风池、曲池、血海、足三里；下肢加血海、足三里、肾俞；巩固调理加肺俞、心俞、脾俞、太渊。

脊椎两侧位置：从颈椎至尾椎两旁离正中线约4厘米处。据皮炎的部位和性质而选用不同节段：头面颈部皮炎选颈椎两侧，上肢皮炎选颈椎4至胸椎5之两侧，下肢皮炎选腰骶椎两侧，腹及会阴部皮部皮炎选胸椎3~12及腰骶椎两侧。播散型皮炎选胸椎3~12作为重打叩刺区。

阿是穴位置：皮损区及压痛点或有条索状阳性物处。

（三）围刺法

（1）取穴

主穴：阿是穴。

配穴：合谷、曲池、足三里、血海、三阴交。

（2）治法

主穴每次必取，配穴每次取2~3穴。取28号1.5寸长毫针，从阿是穴（即皮肤区）周围沿皮向中心进针，深度0.5~1寸。每次据皮损大小，进10~30针，使针尖均集中于皮损区中心，不留针。亦可将余针拔去后仅留四周4根针，接通电针仪，频率500~600次/分，连续波，强度以病人能耐受为度，电针15~20分钟。上法每日或隔日1次，10次为一疗程，疗程间隔3日左右。配穴采用平补平泻手法，留针15~20分钟。

（四）针灸

（1）取穴

主穴：风池、大椎、曲池、血海、阿是穴。

配穴：合谷、委中、足三里、承扶、天柱。

（2）治法

主穴每次取3~4穴，其中阿是穴必取，配穴1~2穴。一般穴位，毫针刺入得气后，捻转提插施平补平泻法，留针25~30分钟。阿是穴用围刺法，据皮损大小进针数支至十数支不等，不断捻转，使胀感向四周放散，留针30分钟。或采用艾灸法，用艾条点燃后在距灸处的皮肤约3厘米处，围绕皮损区边缘缓慢向中心移动进行熏灸，直至皮色转红，表皮发热，据皮损大小每次施灸时间约20~60分钟。在开始施灸前几分钟，痒感可能增剧，但继续施灸即可消失。也可嘱家属与病人自灸。阿是穴围刺或艾灸可同时进行，亦可隔日交替使用。上法为每日1次，10次为一疗程，疗程间隔3~5天。如针灸欠佳者，可用皮肤针在皮质区叩刺后拔罐。

（五）耳针

（1）取穴

主穴：分2组。一组肺、内分泌、皮质下、三焦；二组耳背静脉、膈、阿是穴。

配穴：痒甚者加神门，热甚者加耳尖，因情志不畅者加心，病久不愈者加枕，热甚瘙痒剧烈者加耳尖放血。

阿是穴位置：皮损的耳郭相应部位。

（2）治法

主穴任选1组，配穴仅与第1组穴配合，第1组穴操作：取主穴2~3穴，配穴1~2穴，均取双侧。先以毫针刺一侧耳，获胀痛等得气感后，留针1小时，留针期间可间断运针，平补平泻，每日1次，10次为一疗程。第2组穴用放血法，以消毒三棱针点刺出血，每次选1~2穴。刺血时，以左手固定耳郭，将针速刺入约2毫米深，挤出血数滴，然后用消毒棉球按揉片刻，隔日1次。上述均7次为一疗程。

（六）穴位注射

（1）取穴

主穴：肺俞、心俞、脾俞、至阳。

配穴：曲池、血海。

（2）治法

药液：维生素B_1注射液（100毫克/2毫升）、当归注射液。

每次选2~3主穴，疗效欠佳时配配穴。先在背部穴位周围仔细按压，寻找出棱形或条索状阳性反应物。然后任选上药1种，吸入注射器后，用5号齿科针头刺中阳性物，待有酸胀感，即作雀啄状提插以加强针感，然后注入药液。每穴注入0.3~0.5毫升，每次总量在2毫升左右；配穴采用泻法或平补平泻法，留针20分钟。隔日1次，7~10次为一疗程，疗程间隔5~7天。

（七）刺血

（1）取穴

主穴：颈1~骶4督脉循行线、膀胱经第1和第2侧线。

配穴：耳背静脉。

（2）治法

一般仅取主穴，用28号1寸或2寸毫针5~7根撮合在一起，自上至下对经脉线进行点刺，使轻微出血，每次2~3遍，每日或隔日1次，10次为一疗程，疗程间隔7日。急性期加配穴，点刺耳背静脉，放血2~3滴，每周2次。

（八）电针

（1）取穴

主穴：大椎、灵台。

配穴：皮损在头颈部、双上肢者，加曲池；皮损躯干及双下肢者，加委中；皮损泛发全身者，曲池、委中轮换取之。

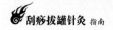

（2）治法

以主穴为主，根据皮肤损害部位选取配穴。治疗时病人取俯卧位，得气后，接G6805电针仪，每一导线负极接主穴，正极接配穴，频率用密波，400次/分以上，强度以患者右耐受为宜。留针20分钟，每日1次，10次为一疗程。每疗程结束后，休息1周，再行第2疗程治疗。一般需治疗2~3个疗程。治疗期间不用其他任何治疗方法。

6. 黧黑斑

黧黑斑是一种皮肤色素沉着性皮肤病，以面部出现瘙痒、潮红继而发生黑色素沉着斑为临床特征，尤以额及面颊部多见。常见于青年和中年妇女。本病虽然报道尚不多，但确是一种有损美容的疾病，现代西医学迄今无治疗良药。

中医学亦称之为黧黑斑，首见于《太平圣惠方》，指出其病因："由脏腑有痰饮，或皮肤受风邪，致令气血不调。"明朝陈实功最早命名为黧黑斑，"黧黑斑者，水亏不能制火，血弱不能华肉，以致火燥结成黑斑，色泽不枯"。近年来发现，劣质化妆品的刺激及日光照射过度，多可诱发本病。

【治疗】

（一）综合法

（1）取穴

主穴：分3组。一组大椎、曲池、三阴交、血海、足三里、风岩。二组神门、内分泌、交感、肾上腺、皮质下、肺、肝、肾（均为耳穴）。三组肺俞、肝俞、心俞、肾俞。

配穴：头痛目眩，心烦易怒加行间；悸气促、食少纳减加内关；形寒肢冷，腰酸耳鸣加太溪、命门、神门、内关；月经不调、性功能减退加乳根、中极；皮肤瘙痒加夹脊穴上下透针。

风岩穴位置：耳垂下端与后发际中央连线的中点微前五分处。

（2）治法

本法采用体针、耳针和穴位注射相结合的综合治疗。第1组穴及配穴用于体针。主穴每次必取，配穴据症酌加。直刺得气后，行提插加小捻转之法，提插幅度3~4毫米，捻转频率60次/分，平补平泻为主，配穴可按症之虚实行补或泻法。运针1~2分钟后即予取针，不留针。第2组穴用于耳针，以5分毫针刺之，每次每侧取2穴，找得敏感点后刺入直至得气，令病人带针回家，嘱其隔半小时自行按压针柄1次，以增强刺激，留针4小时后取下。第3组穴行穴位注射。药物为当归、丹参、川芎之单味针剂。据症情选用；偏血虚用当归注射液，偏血瘀用川芎注射液，偏肝郁而兼血瘀用丹参注射液，另为偏虚患者可注射胎盘注射液、维生素B_{12}。每次选用二穴（均为双侧），每穴注入0.5~1毫升药液。注射时必须按肌肉注射常规操作，注射针头刺入穴位后要有酸、胀、重等感觉后，始可缓缓推入药液。如皮肤瘙痒明显者，可改用维丁胶性钙4毫升，分别注入于大椎、曲池、血海穴。体针、耳针及穴位注射法宜同日进行，隔日1次，10次为一疗程。疗程间隔3~4天，5~6个疗程后停治半月，一般需坚持20~25个疗程。

（二）耳针加体针

（1）取穴

主穴：内分泌、交感、皮质下、肝、脾、肾。

配穴：颞部加太阳、丝竹空，前额加上星、阳白，面颊加颊车、颧髎，鼻梁加地仓、水沟，颈部加大椎。

（2）治法

主穴均取，配穴据部位而加。耳穴在严密消毒后以28号毫针刺入，刺至软骨但不刺透为度，略作运针，使有明显胀痛感。配穴用30号毫针以15°角平刺，进针长度依皮损部位而定，一般宜稍超过病灶区域，作捻转平补平泻法。留针30分钟，其间运针3次。出针时耳穴可挤出血少许。隔日1次，15次为一疗程。针刺期间配合服用六味地黄丸，每日2~3次，每次9克。

7. 冻疮

冻疮是由于寒冷引起的局限性炎症损害。冻疮是冬天的常见病，主要是儿童、妇女及老年人。冻疮一旦发生，在寒冷季节里常较难快速治愈，要等天气转暖后才会逐渐愈合以局部出现水肿性红斑、水疱，甚至溃疡，并伴搔痒、疼痛，遇热更甚为主要临床表现。患者多具有冻疮素质，每年冬季发病，且多在原病灶处。

中医学亦名冻疮，认为系肌表阳气不达，加之寒邪侵袭，致气血运行不畅，经脉被阻，气血凝滞肌肤而成。

【治疗】

（一）体针

（1）取穴

主穴：阿是穴、周围经穴。

阿是穴位置：病灶区（下同）。

（2）治法

先将穴区充分消毒，在冻疮周围穴位浅刺，再从冻疮周围皮肤（约距冻疮边缘0.2厘米之健康皮肤）开始，围绕冻疮用28号1寸毫针缓慢刺入皮内，急出针，不宜出血。然后，在冻疮边缘，每隔0.2~0.5厘米刺1针，浅刺成一圈，再在距0.25~0.5厘米的病灶上，复刺一圈，如此逐渐向冻疮中心围刺，刺点也逐渐减少，最后在中心用粗毫针点刺1针出血。隔日1次，不计疗程。

（二）艾灸（之一）

（1）取穴

主穴：阿是穴。

（2）治法

艾卷点燃后，以雀啄灸法，直接将燃着端接触阿是穴，以每秒钟快速点灸2~3次为宜，患处有轻度灼痛或灼热感，但不会留下疤痕。每次5~10分钟，每日或隔日1次，7次为一疗程。

（三）刺血

（1）取穴

主穴：阿是穴。

（2）治法

选取红、肿、胀、痛最显著的部位，常规消毒，用三棱针迅速点刺，放血3~5滴。

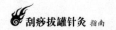

每次根据症情，取3~5处放血，每日或隔日1次，6次为一疗程，一般只需治一疗程。

（四）体针加穴位紫外线照射

（1）取穴

主穴：阳池、阳溪、外关、合谷。

（2）治法

上穴均取，以1.5寸毫针进针后提捻转，得气后留针20分钟，行针3~4次。用U型管功率为500瓦紫外线治疗灯，以平均生物剂量（MED）照射双手30秒，灯距50厘米，首次剂量5MED，以后每次递增2MED，每日1次，6次为一疗程。

（五）艾灸（之二）

（1）取穴

主穴：阿是穴。

（2）治法

视冻疮大小，将生姜切成约2毫米薄片，置于疮面上。再将艾绒做成小指腹大的艾炷，安放于姜片上施灸，当患者感到灼痛时，医者可略略来回移动姜片（注意不可离开疮面）。每处灸3~5壮，每日1次，5次为一疗程。

8. 酒渣鼻

酒渣鼻，又称酒渣性痤疮、玫瑰痤疮、酒糟鼻等。中医别名赤鼻、酒齄鼻，俗称红鼻子或红鼻头，是一种发生于面部中央的慢性皮肤炎症。其确切病因不明，目前大多数学者认为毛囊虫感染是发病的重要因素，但不是唯一的因素。嗜酒、辛辣食物、高温及寒冷刺激、消化、内分泌障等也可促发本病早期表现为在颜面中部发生弥漫性暗红色斑片，伴发丘疹、脓疱和毛细血管扩张，晚期出现鼻赘。本病常并发脂溢性皮炎。可能是在皮脂溢的基础上，由于机体内外各种有害因子的作用，使患者面部血管运动神经功能失调，引起血管长期扩张所致，临床上以红斑持久不退，出现散在性红色丘疹、脓疱，至后期鼻部组织肥厚、增生如瘤状为主要特征。其病损以鼻尖和鼻翼两侧最为显著，常发于中年人，且以妇女多见，故亦为有损美容的病症之一。目前，西医学对此尚无特效疗法。

中医学早在2000多年前就有关于本病的记述，《素问·生气通天论》云："劳汗当风，寒薄为皶。"后世多有发挥，《外科大成》指出："酒皶鼻者，先由肺经血热内蒸，次遇风寒外束，血瘀凝结而成"。阐明了本病的病因病机。

【治疗】

（一）体针

（1）取穴

主穴：迎香、地仓、印堂、素髎、承浆。

配穴：口禾髎、大迎、合谷、曲池。

（2）治法

主穴可均取，配穴据皮疹分布情况而取。令患者取坐位，采取轻度捻转的进针方式，至患者有酸麻感为度，留针20~30分钟。每2~3日针刺1次，10次为一疗程。

（二）穴位激光照射

（1）取穴

主穴：四白、迎香、素髎、颧髎。

（2）治法

每次取2~3穴，以波长为6328埃的低功率氦–氖激光器照射，功率5毫瓦，照射距离30~50厘米，每次7~15分钟，每日或隔日1次，10次为一疗程，疗程间隔3~5天。

（三）刺血

（1）取穴

主穴：阿是穴、印堂、迎香。

配穴：上星、百会、列缺、支沟、合谷、曲池。

阿是穴位置：典型皮损处。

（2）治法

主穴为主，配穴在效不显时酌加。先以1寸毫针点刺鼻部阿是穴，深度以微量出血量为宜，密度为每平方米20个刺点。针毕拭去血点（不易出血点可轻轻挤捏），再用酒精消毒，不必包扎。然后针印堂、迎香并留针30分钟，病程长者可以轻捻转提插的强化手法，配穴针法相同。均平补平泻。15次为一疗程，疗程间隔10日。

（四）耳针

（1）取穴

主穴：外鼻、肺、肾上腺、内分泌、内鼻、面颊。

配穴：耳根部位。

（2）治法

以主穴位为主，早期仅取外鼻、内鼻、肺，用轻刺激手法；症候较重者，上穴可均取，毫针刺入，用捻转法行强刺激法，留针15~30分钟，重症宜延长至1小时，隔日1次，10次为一疗程。疗效不佳时，可配合取配穴行耳根环状注射，将维生素B$_6$，或生理盐水2~4毫升，从耳前皮下开始，自前向后沿耳根作环状注射一圈，两耳交替进行，隔日或每周2次，5~10次为一疗程。亦可采用刺血法，以5号注射针头，在外鼻穴点刺放血，面颊区雀啄刺放血，用直径约1厘米的消毒棉球拭去，每次用6~8个。每次1耳。余穴则可贴压王不留行子。每周2次，10次为一疗程。

（五）穴位注射

（1）取穴

主穴：上迎香、迎香。

上迎香穴位置：又称鼻通穴，在鼻骨下凹陷中，鼻唇沟上端尽处。

（2）治法

双侧穴位均取。以5毫升注射器吸入复方丹参注射液4毫升（相当丹参、降香4毫克），每穴注入1毫升。注射完毕，每穴局部按摩10分钟左右。隔日1次，5次为一疗程，疗程间隔5天。可配合服用灭滴灵0.2克，每日3次。

9. 荨麻疹

荨麻疹是一种变态反应性皮肤病，为真皮局限性暂时性水肿。其临床表现为皮肤突

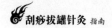

然发生水肿性风团损害，呈淡红色或白色，大小不一，皮损的发生和消退均甚迅速，伴有搔痒或烧灼感。部分患者可有发热、恶心呕吐以及腹痛等全身症状。本病多为急性。慢性的可反复发作数月乃至数年。

【治疗】

（一）体针

（1）取穴

主穴：曲池、血海、三阴交、中脘。

配穴：后溪、委中、尺泽、大椎透身柱，神道透至阳。

（2）治法

选取2~3个主穴，配一组透穴或1个配穴。主穴进针得气后，以捻转提插之泻法，强刺激运针1~2分钟，留针20分钟，其间可反复行针2~3次；透穴，采用26号5寸长的毫针，沿皮透刺，据症情留针1~2小时。后溪、委中、尺泽均以三棱针点刺出血。

（二）拔罐

（1）取穴

主穴：神阙。

（2）治法

患者仰卧，将酒精棉球燃着迅速于火罐内停留偏科，随后取出，即对准穴位拔上。3~5分钟后取罐，稍俟片刻复拔。如此连续数下，直至皮肤潮红或现瘀斑。每日1次。

（三）耳针

（1）取穴

主穴：肺、风溪、肾上腺。

配穴：心、神门、内分泌、肝。

（2）治法

一般仅取主穴，效不明显时再酌加配穴。探得敏感点进针后，以重手法行持续捻转刺激，直至耳郭发热潮红，留针30分钟。剧痒者每日2~3次，普通1日1次。每次选用一侧耳穴，二侧交替轮用。如反复发作者，可在上述耳穴行王不留行子或绿豆压丸治疗。

（四）针刺加拔罐

（1）取穴

主穴：大椎、肺俞、肾俞。

配穴：曲池、足三里、血海。

（2）治法

先针刺配穴，得气后施泻法，留针20分钟。然后针刺主穴，大椎必取，余二对穴交替轮用。至得气后（注意肺俞、肾俞不可深刺），用闪火法或用真空拔罐器抽吸法在针上拔罐（有肺气肿病史者，应慎拔罐），留罐10分钟。抽吸时，罐内负压不可过高，以局部出现红晕为度。每日一次，6次为一疗程。

（五）穴位激光照射

（1）取穴

主穴；血海、曲池、三阴交。

配穴：伴胃肠症状加内关、足三里；喉头水肿加膻中。

（2）治法

一般取主穴1~2穴，据症加配穴。以低功率氦—氖激光器照射。功率5~7毫瓦，输出电流4~7毫安，照射距离10~20厘米，光斑直径1~2毫米。每穴照射10分钟。每次一侧穴，左右交替。亦可采用激光内灸仪，输出电流8毫安，功率同上，用75%酒精消毒光纤头部，插入高压消毒的空心针前端，将此针直接刺入穴位照射，留针10~15分钟。每日一次，5~6次为一疗程。

（六）穴位注射

（1）取穴

主穴：曲池、血海、三阴交。

（2）治法

药液：5%当归注射液。

每次交替选用2穴。以5毫升注射器抽吸4ml药液并摇匀，在所选穴区直刺入1~1.5寸，至有满意针感且回抽无血，每穴注入2毫升药液。体质虚弱者，轻刺激缓慢推入；强壮，重刺激快速推入。每日1次，10次为一疗程，疗程间隔3天。

10. 痤疮

寻常痤疮是一种毛囊、皮脂腺的慢性炎症性疾病。其临床表现为：好发于颜面及胸背部，可形成黑头粉刺、丘疹、脓疮、结节、囊肿等损害。多发于青年男女。痤疮为多因素性疾病，其发病机理至今尚未阐述清楚。现代西医学目前尚无理想的治疗方法，一般以药物内服外用为主。

寻常痤疮在中医学中相当于"肺风粉刺"、"面疮"等。

【治疗】

（一）针灸

（1）取穴

主穴：分2组。一组曲池、合谷；二组后溪、劳宫。

配穴：大椎、下关、足三里、迎香、颊车。

（2）治法

主穴每次作1组，配穴酌取2~3个。穴位可轮流选用。曲池、合谷，进针得气后宜以中等度强度之平补平泻手法，留针30分钟。后溪穴透劳宫穴，施平补平泻手法，留针20分钟，出针后，从针眼中挤出血数滴。配穴用轻到中等度刺激，然后，通以电针，用断续波，强度以病人能耐受为宜，电针20分钟，取针后，面部穴和足三里穴，以艾条回旋灸10~15分钟，局部潮红为度。每日或隔日1次（后溪透劳宫每周1次）。

（二）耳穴埋针

（1）取穴

主穴：内分泌。

配穴：膈、肺。

（2）治法

单用主穴，仅埋一侧，如效不显加配穴。耳郭严格消毒后，将揿针对准穴位，稍捻

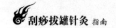

一下刺入，然后用小方块胶布固定，用手指按压10分钟。并嘱患者每日自行按压3次，每次3~5分钟。埋针3~5天，再另换1侧。5~7次为一疗程。

（三）耳穴刺血

（1）取穴

主穴：交感、热穴、内分泌、皮质下、脑点。

配穴：肾上腺、神门。

热穴位置：与对耳轮上脚内侧缘同一直线的对耳轮部。

（2）治法

每次取2~3主穴，轮流取用。疗效不显时，加配穴。用消毒三棱针快速点刺，以刚好出血为宜，不可穿透软骨，挤出血1~3滴。隔日1次，10次为一疗程。

（四）耳穴割治

（1）取穴

主穴：肺。

配穴：神门、内分泌、交感、皮质下。

（2）治法

主穴取双侧，酌加配穴。常规消毒后，用手术刀尖将穴位割破，使出血少许，然后外敷药粉少量。隔日一次，穴位可轮流选用，10次为一疗程。

药粉为：雄黄、冰片、硼酸、滑石粉各等分，研粉。

（五）穴位注射

（1）取穴

主穴：足三里。

（2）治法

先抽取患者静脉血液3~6毫升，然后，迅速注入其双侧足三里，30日治疗1次。亦可抽血2毫升，每穴注入1毫升，每周2次，7次为一疗程。

（六）挑治

（1）取穴

主穴：反应点。

配穴：大椎、陶道、身柱、至阳、夹脊胸1~7。

反应点位置：反应点为类似丘疹而稍高于皮肤、呈灰白色、棕色或暗红色之阳性点，压之不褪色。位置以接近背部膀胱经输穴为佳。

（2）治法

以主穴为主，如效不显可改用配穴。令病人反坐在靠背椅上，暴露背部，在充足光线之下寻定挑治点。然后消毒并作一皮丘局麻，以消毒三棱针刺破皮肤，将皮下白色纤维样物逐一挑断，至挑净为止。可据症情，对较重且体格壮实者，加拔火罐，出少量血。创口敷以消毒敷料，胶布固定。第一次挑治，仅挑1点，复诊可挑2点。5~7天挑1次，10次为一疗程。

（七）穴位激光照射

（1）取穴

主穴：内分泌、肾上腺、肺。

（2）治法

每次取一侧耳穴，两耳交替。用氦–氖激光仪治疗，波长6328埃，功率2~3毫瓦，光导纤维芯径小于200微米，光纤数值孔径小于0.25，光纤长1米，末端输出功率2.5~1.3毫瓦。每穴照射3分钟，隔日1次，10次为一疗程，疗程间隔5~7日。

（八）穴位埋藏

（1）取穴

主穴：肺俞。

（2）治法

双侧穴位均取，皮肤常规消毒，局部浸润麻醉，取9号空心针，将0.5~1.0厘米长的羊肠线直接推入穴位皮下，针孔用消毒干棉球覆盖，胶布固定24小时，7~10天治疗1次，5次为一疗程。

（九）耳穴冷冻

（1）取穴

主穴：轮1、轮2。

配穴：肺、睾丸（或卵巢）、内分泌、面颊。

（2）治法

主穴均取，配穴加1个，每次均取双侧。穴位常规消毒后以自制直径为1.5毫米铜质冷冻头浸足液氮，立即按压所选耳穴，每穴4~5秒。每周1次，治疗4次为一疗程。

11. 黄褐斑

黄褐斑又名肝斑，为颜面部出现的局限性淡褐色或褐色皮肤改变。在妇女分娩前后多见，也是一种影响美容的病症。中医学中把本病称作"面尘"。清代《外科证治全书》云："面尘，面色如尘垢，日久煤黑，形枯不泽，或起大小黑斑与面肤相平。由忧思抑郁，血弱为华"所致。其病机系肾阴不足，肾水不能上承，或肝郁气结，肝失条达，郁久化热，灼伤阴血，致使颜面气血失和而发病。

本病病因不明，一般认为与内分泌失调有关。现代西医学对其尚无理想疗法。

【治疗】

（一）耳穴刺血

（1）取穴

主穴：热穴、疖肿穴、皮质下。

配穴：内分泌、脾、胃。

热穴位置：与对耳轮上脚内侧缘同一直线的对耳轮部。

疖肿穴位置：位于耳后上部。

（2）治法

采用耳穴刺血之法。以主穴为主，再根据全身症状用配穴。令患者端坐，常规作穴位消毒，用眼科15号小手术刀片或三棱针，刺破表皮0.1厘米，出血后以75%酒精棉球

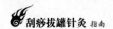

3个，挤干后连续拭净血迹。再用消毒干棉球压盖刺孔，防止感染。每次只刺一穴，隔日刺血1次，穴位交替使用，15次为一疗程，疗程结束后进行复查，如不愈者则可继续治疗2~3个疗程，疗程间可休息7~10天。施术前应向病人说明治疗方法，以取得患者合作。在用75%酒精棉球拭耳血时要轻轻活动外耳轮，避免用力挤捏，造成出血不畅。刺孔敷盖的干棉球嘱患者要保持24小时不脱落，此期间避免着水，遇有刺孔愈合欠佳者，避免重复在原处刺血，防止感染或延误愈合。

（三）耳穴压丸

（1）取穴

主穴：面颊、内分泌、子宫、皮质下。

配穴：肺、脾、大肠、肾、肝、外鼻。

（2）治法

采用耳穴敷贴之法。先以耳穴探测仪找到穴区敏感点，每次主穴必贴，配穴根据症情酌加。用王不留行子或磁珠（强度为380高斯）作为压物，置于0.7×0.7平方厘米的小方胶布上，敷贴于敏感点。即予按压2~3分钟，使耳郭潮红发热。每日自行按压3~4次。每次敷贴一侧耳，隔日换贴1次，15次为一疗程，两耳输换交替贴敷。一般需3个疗程。

（四）耳针加体针

（1）取穴

主穴：肾、肝、脾、内分泌。

配穴：均为体穴，按色素沉着部位选加：鼻梁配印堂、迎香；前额区配上星、阳白；颧颊区配颊车、四白；上唇配地仓。

（2）治法

每次主穴均取。采用耳穴毫针刺及贴敷相结合。即一侧耳穴针刺，方法为，以5分长之28号不锈钢毫针，在敏感点刺入，不宜过深透过耳软骨，有胀痛即可。另一侧耳以王不留行子或磁珠贴敷。隔日1次，两耳交替轮用。配穴用针刺法，以28~30号毫针（长1.0~1.5寸），均采用向色素沉着区方向斜刺，得气后，予小幅度捻转轻刺激。耳针和体针均留针30分钟，其间行针2~3次。体针亦隔日1次，和耳针同步进行，15次为一疗程，疗程间隔7天。

（五）针灸

（1）取穴

主穴：阿是穴、迎香。

配穴：肝俞、肾俞、气海。

阿是穴位置：病灶区（下同）。

（2）治法

上穴均取。先针配穴（双侧），进针后平补平泻，然后在针柄上置1~3厘米艾条施灸5~10分钟。针双侧迎香，待针下得气后留针15~30分钟，并在黄褐斑中央施无瘢痕灸3~7壮。每日1次，7次为一疗程，疗程间隔2~3日。

（六）拔罐

（1）取穴

主穴：背三角区。

配穴：耳背部静脉。

背三角区位置：位于背部，在大椎穴和两侧肺俞穴点所组成的三角形之区域内。

（2）治法

背三角区，用皮肤针叩刺，每次选择1~2个叩刺点形成15个左右出血点即可，叩刺后用2号玻璃罐闪火法拔罐，出血量掌握在1毫升以内。耳背部静脉，挑选显露者，以手术刀尖点刺，出血3滴即可。上述方法隔日1次，10次为一疗程。

（七）刺血

（1）取穴

主穴：耳背沟、胃、热穴。

配穴：均为体穴，分3组：一组大椎、至阳；二组身柱、筋缩；三组神道、命门。

（2）治法

采用刺血之法。耳穴刺血法：每次选1个穴区（一侧），严格消毒后，用手术刀或三棱针快速刺划出血，注意不可过深伤及软骨，只可刺破表皮，用挤干之酒精棉球轻轻吸去渗出之血，直至血液凝固为止，随后用消毒敷料按压。出血量以每次使用2~4个棉球为宜。体针法：每次选1组穴，可用左拇、食指捏紧穴区皮肤以防痛，右手执皮肤针（梅花针）行重度叩刺，直至局部明显渗血，用闪火法拔上大号玻璃罐，每次吸拔15~20分钟，以出血3~5毫升，局部皮肤出现瘀紫或深红为度。耳体针法，同时进行，开始隔日1次，穴位轮流使用，显效后，每周1次，2~3个月为一疗程。女性月经期间不宜治疗。

（八）综合法

（1）取穴

主穴：分2组：一组耳尖、面颊、额、颞、外鼻；二组阿是穴。

配穴：内分泌、肾、脾、肺、缘中、内生殖器。

（2）治法

主穴为主。第一组采用刺血法，耳尖必取，按揉至耳郭充血后用消毒三棱针迅速刺入1~3毫米，出针后，用双手拇食轻挤四周，每次放血10~15滴；余穴按病灶相应部位取之，以三棱针点刺破皮为度，以渗出血珠为佳。第二组以0.5~1寸毫针直接刺在皮损区，或包围皮损区针刺。一般正中直刺一针（皮下），四周斜向中心横刺四针（皮内），留针30分钟。

配穴用王不留行籽贴压，每天按压耳穴3~4次，按压至耳郭发热或有烧灼感。

上法均每周1~2次，10次为一疗程。

（九）皮肤针加罐

（1）取穴

主穴：华佗夹脊、督脉大椎至命门段、膈俞、肺俞。

（2）治法

上穴均取，让患者俯卧于床，常规消毒穴区后，以皮肤针先叩刺华佗夹脊，手法由轻到重，由慢到快，以局部皮肤潮红为度。再以同法叩刺大椎到命门段。接着用小号玻

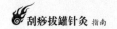

璃罐（罐口涂润滑油），用闪火法在上述穴区拔走罐1~2遍，不留罐。肺俞和膈俞，先以皮肤针叩刺至局部潮红，分别拔罐，留15分钟。每日1次，10次为一疗程。

·五官科疾病

1. 老年性白内障

白内障是晶状体混浊的疾病。其中老年性白内障约占所有白内障病人的50%以上。随着人类平均年龄的增长，老年性白内障的发病率有逐渐增长之势。老年性白内障，为50岁以上者，双眼同时或先后逐渐发生。分皮质性和核性两类。皮质性多见，据临床发展过程分为初发期、未成熟期、成熟期和过熟期4期。老年性白内障病因不明。现代西医学在疾病早期虽可用药物治疗，但疗效未肯定，仍以手术为主。

【治疗】

（一）耳穴埋针

（1）取穴

主穴：眼、肝、肾。

配穴：内分泌、神门、交感。

（2）治法

主穴每次必用，配穴酌配1~2穴。采用埋针法。对耳郭常规消毒后，用镊子夹住经严格灭菌之图钉形揿针，选准穴位刺入，约1毫米深。用胶布固定，并予按压3~5分钟，使患者感胀痛及耳郭发热潮红。每次贴1侧耳，3~5日换贴1次，5次为一疗程。疗程间隔1周。

（二）体针加耳穴压丸

（1）取穴

主穴：睛明、球后、健明、承泣。

配穴：分2组。一组翳明、合谷、足三里、肝俞、肾俞、脾俞、光明；二组心、肝、眼、目、肾、皮质下1、目2（耳穴）。

（2）治法

主穴每次取1~2穴，配穴第1组为针刺，取2~3穴；第2组耳穴压丸，取4~5穴。操作如下：眼区穴，针刺时嘱病人闭目，以左手拇指固定眼球，针缓缓刺入0.5~1.0寸，得气（针感扩散至眼球）为度，不作提插捻转。配穴，得气后用补法。留针20~30分钟。取针后，在耳穴上以王不留行籽一粒置于0.7×0.7厘米2小方块肌肤宁贴膏或普通胶布上，予以贴敷。并让患者每日指压2~3次，每次10分钟。体针，每日或隔日1次，双侧均针，15次为一疗程；耳穴压丸，3日1换，5次为一疗程，每次贴一侧耳，双侧交换。疗程间隔5~7天。

（三）挑治

（1）取穴

主穴：颈椎6、颈椎7、胸椎1、挑治点。

挑治点位置：上述3椎，以每椎棘突为1挑治点，其周围0.5厘米处取6个挑治点。此7点（即棘突1点和周围6点）成梅花形分布。3椎共21点。

（2）治法

器械：特制不锈钢针1根（长5厘米，直径1毫米）、手术刀1把、小火罐1个。

患者正坐，头向前倾，充分暴露穴位。开始3次，分别挑治颈椎6、7和胸椎1棘突挑治点，第4至12次，分别在棘突周围左右上下相对称两点挑治。选定挑治点，常规消毒，局麻后，挑破皮肤，挑出白色纤维物数十根，直至白色纤维挑净为止。挑治后有少量出血，擦干并拔火罐，吸出少量血液，即起罐，再将血擦干，盖以消毒敷料。第1~4日，每天挑治1次，第5次起，每周挑1次，12次为一疗程。疗程间隔1周。

（四）穴位注射

（1）取穴

主穴：光明、三阴交、养老、曲池、足三里、内关、合谷。

配穴：肾俞、肝俞、血海。

（2）治法

药液：当归注射液、维生素C注射液、维生素B_1注射液、氰钴胺素注射液。

以主穴为主，每次取1穴（双侧），体弱者可酌加配穴1穴（双侧）。第一疗程，用当归注射液2毫升，加维生素C注射液500毫克混合；第二、三疗程取维生素B_1注射液50毫克、氰钴胺素注射液100微克、当归注射液1毫升，三者混合。用5毫升注射器吸入药液，在针管中临时混匀，刺入选定穴位，获得针感后，快速推入药液，每穴注入1.5毫升。主穴轮流取用，每日1次，7次为一疗程，疗程间隔5~7天。

（五）穴位电刺激

（1）取穴

主穴：承泣、晴明、攒竹、瞳子髎。

配穴：后溪、阿是穴。

阿是穴位置：鼻根部。

（2）治法

令患者取仰卧位，将直径8毫米的圆形铜片贴于主穴，用盐水纱布8层覆盖并固定，再将信息治疗仪的阴极置鼻根部，阳极置后溪穴。然后接通电源，输出高频电流脉冲信号，强度为10-7-10-10量级。每次治疗1小时，每日或隔日1次，30次为一疗程。

（六）核桃壳灸加耳穴压丸

（1）取穴

主穴：阿是穴

配穴：皮质下、肝、肾、眼（均为耳穴）。

阿是穴位置：患眼。

（2）治法

药液配制：升麻6克、谷精草10克、党参12克、川芎10克、黄芪10克、夜明砂10克、石斛10克、枸杞子12克、山萸肉10克、石菖蒲10克、白菊花10克、密蒙花10克，用纱布包在一起，放入药锅内，倒1000毫升温开水浸泡1小时，过滤去渣。将核桃壳（壳须是完整的两半，有裂痕者不用）在药液中浸泡30分钟取出。

用细铁丝制成一幅眼镜形架子，镜框外方分别用铁丝弯一直角形的钩，高和底长均

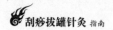

约2厘米，其上插一根1.5寸长的药艾炷，点燃。在镜框上套上浸泡过之核桃壳，戴在患眼前，病人取端坐位，每次灸30分钟，灸时以眼前有温热感为宜，每次灸毕嘱患者自行按摩睛明、攒竹、太阳、四白等穴10分钟。并眼球向上、向内、向外旋转16次。配穴酌取3~4个，以王不留行籽贴敷，每日自行按压3~4次，每次每穴按压2~3分钟。每次仅取一侧耳，左右交替。隔核桃壳灸每日1次，耳穴压丸每周换贴2次。灸15次为一疗程。

2. 单纯性青光眼

慢性单纯性青光眼，又称开角性青光眼。本病多无自觉症状，少数可感头痛、眼胀、视物模糊等。其基本证候为眼压升高、视野缺损和视乳头凹陷。多累及双眼，以20~60岁常见，男性略多。本病与房水排出系统病变有关，但确切原因不明。现代西医学多采取药物控制眼压或手术治疗。

【治疗】

（一）头针

（1）取穴

主穴：枕上线、额中线、额旁一线、顶颞前斜线下2/5。

（2）治法

上穴每次取2~3个，交替应用。以直刺快速进针，用捻转手法运针，频率为180次/分，或接通电针仪，频率为240次/分。留针30分钟，如为手法运针，其间可行针3~4次，每次持续1分钟；如为电针仪刺激，可持续用连续波，强度以患者可耐受为度。每日或隔日1次，7次为一疗程，疗程间隔3~5天。

（二）体针加耳穴压丸

（1）取穴

主穴：睛明、行间、还睛。

配穴：分2组。一组颊车、下关，头痛加头维或太阳，眠差加神门或内关，眼压过高加阳白或水泉；二组眼、目1、目2、肾、肝、内分泌、皮质下、交感、太阳。

还睛穴位置：上臂三角肌下端前沿，臂3穴前5分处。

（2）治法

一般仅取主穴，如效不显，加针刺配穴第1组。无明显自觉症状，配颊车、下关，症状显著时加他穴，每次加1穴。睛明穴，用30号毫针，进针0.5~1寸，得气即可，刺激宜轻；行间用28号毫针，进针后，针芒略斜向踝部，以提插加小捻转之法，使针感明显，刺激宜重，运针半分钟；还睛穴以28号3寸长毫针，直刺，体质强者用一进三退之透天凉手法，年老体弱者用平补平泻手法。余穴均采用平补平泻手法。行间不留针，其他穴位留针30分钟。取针后，在第2组配穴中选3~5穴，用王不留行籽或磁珠贴敷，每次1侧耳，左右交替。嘱患者每日自行按压3次，每次按压5分钟。针刺每日1次，12次为一疗程。耳穴贴敷为3日1次，4次为一疗程，疗程间隔5天。

（三）体针

（1）取穴

主穴：分2组。一组目窗；二组曲池、人迎、百会。

配穴：神门、肝俞、肾俞、太冲。

（2）治法

主穴每次取一组，配穴酌加。目窗穴，用1寸毫针向眼部方向沿皮刺入0.5寸，使针感向眼区放射。人迎穴垂直进针，深3~5分，平补平泻，中等强度手法，曲池穴亦垂直进针，深1~1.5寸，行强刺激手法，百会穴平刺进针，深2~3分，亦用强刺激手法。配穴常规刺法。均留针20~40分钟。每日1次，10次为一疗程。

（四）穴位冷冻针灸

（1）取穴

主穴：印堂、太阳、风池、鱼腰。

配穴：内关、光明、太冲、肾俞。

（2）治法

每次以主穴为主，酌加配穴1~2个。采用半导体冷冻针灸治疗仪治疗。第一疗程，灸柄温度为-15~-20℃，每次治疗20分钟；第二、三疗程，灸柄温度为-5~-10℃，每次30分钟。每个疗程10次，每日1次，共治三个疗程。

（五）电针

（1）取穴

主穴：睛明、行间、三阴交。

（2）治法

睛明取单侧，余取双侧。先针刺得气后，再通以低频电脉冲刺激，连续波，频率120次/分，轻刺激，留针15分钟。隔日一次，15次为一疗程。

3. 急性结膜炎

急性结膜炎系细菌或病毒所致的急性流行性结膜炎症，为常见的外眼病。临床表现为睑结膜及穹隆部明显充血，眼有发热感及轻度异物感，黏液性或粘脓性分泌物大量产生。严重者眼睑水肿。

【治疗】

（一）刺血

（1）取穴

主穴：耳尖、耳背静脉、压痛点。

配穴：太阳、睛明、攒竹（均体穴）。

压痛点位置：以毫针柄或火柴棒，在患者双耳垂上均匀按压，寻得相互对称压痛明显之点。此点与周围皮肤略异，肤色稍深且呈粟粒大小之结节；如测不出，可以眼点代替。

（2）治法

主穴可单取1穴，亦可结合应用。疗效不明显时再加用配穴1~2个。主穴操作：手指反复揉捏耳尖至充血，将耳前折，以三棱针挑破，或在耳背隆起最明显之血管、耳垂压痛点刺血，并用拇食指挤压，一般出血4~5滴，重者7~10滴。太阳、攒竹点刺并挤出绿豆大血珠。睛明浅刺约4~5分，不作提插捻转，留针15分钟。每日1~2次，双耳交替轮用。

（二）穴位激光照射

（1）取穴

主穴：目1、目2、眼。

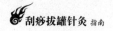

（2）治法

主穴均用。氦–氖激光器，功率7毫瓦，波长6328埃，以光导纤维直接照射穴位，光斑直径3毫米。每穴照射5分钟，每天1次，7天为一疗程。

（三）体针

（1）取穴

主穴：睛明、太阳、风池、合谷。

配穴：四白、攒竹、瞳子髎、丝竹空。

（2）治法

以主穴为主，收效不明显加用或改取配穴。以28~30毫针，太阳直刺1.5~2寸深，风池穴向同侧眼球方向直刺，轻微提插捻转，使针感向前放射至眼部，合谷穴针尖向上轻刺，促使针感向上传导。睛明穴用30~32号2.5寸毫针，深刺至1.5~2寸，送针宜轻宜慢，不提插捻转，以眼球感酸胀为度，令患者闭目静坐。余穴宜轻刺慢刺。留针15~20分钟。太阳穴出针后挤去几滴血。每日1次，不计疗程。

（四）拔罐加刺血

（1）取穴

主穴：大椎。

配穴：少泽、太阳、攒竹（上为体穴），耳尖、肾上腺、眼（上为耳穴）。

（2）治法

令患者正坐，先取配穴刺络，每次取2~3穴，对准穴区，用三棱针点刺，挤压出血数滴，然后以消毒棉球压迫穴位止血。接着，嘱其头略前倾，暴露穴区，取三棱针迅速刺入大椎穴，深0.5~0.8厘米，即去针，略作挤压，使之血出，用贴棉法或真空拔罐器吸拔，留罐15~20分钟。每次出血量，成人以不超过10毫升为宜，皮肤最好能显现瘀斑。效不佳者，可呈梅花针样点刺即在大椎穴点刺一针，然后在大椎上、下、左、右5分处，各点刺一针，再用闪火法或抽吸法拔罐，留罐5分钟，出血15~20毫升。每日一次，不计疗程。亦可配合滴25%氯霉素眼药水或醋酸可的松眼药水。

（五）穴位注射

（1）取穴

主穴：眼（耳穴）、太阳。

（2）治法

药液：维生素B$_{12}$（0.1毫克/毫升）。上穴任取1穴，双侧均取。太阳穴注入药液每次每侧0.5毫升，眼穴0.2~0.3毫升。每日1次，3天为一疗程。可配合0.25%氯霉素眼药水点眼，每天4~6次。

4. 电光性眼炎

电光性眼炎是指因紫外线过度照射所致的结膜和角膜浅层的急性炎症反应。临床表现为突然发病，双眼有异物感，剧烈疼痛，怕光流泪，并可出现眼睑肿胀、结膜混合充血等症状。

（一）体针

（1）取穴

主穴：风池、合谷、睛明。

配穴：攒竹、阳白、四白、太阳。

（2）治法以主穴为主，效不佳时取配穴。每次取2~3穴。均用30号毫针，风池针尖略斜向下，朝鼻尖方向斜刺，合谷垂直深刺，得气后，都施以捻转提插强刺激，泻法；睛明，紧靠眶缘直刺0.5寸~1寸，作轻微捻转提插，以得气为度。余穴均用泻法。留针15分钟~20分钟。可作间断刺激。太阳也可以用三棱针点刺出血。每日1次。

（二）皮内针

（1）取穴

主穴：攒竹、合谷。

（2）治法选揿针式皮内针四枚，手指夹住针圈，分别揿入2主穴（双侧），每穴一枚。治法时，可先稍捻转一下再揿入。外以小方块胶布固定。然后每穴揿压1分钟，攒竹穴可以双手拇指或单手食、中指指腹按压。合谷穴以双手拇指指腹同时按压。留针数小时至1日，待症状明显减轻或消失时取出。

（三）刺血

（1）取穴

主穴：太阳、攒竹。

配穴：内迎香。

内迎香位置：位于鼻孔内上端黏膜上。

（2）治法

取患侧之主穴为主，效不佳时加配穴。先针太阳穴，直刺5~7分，用捻转泻法，使针感传至眼部之后，稍作停留，即出针，摇大针孔，并挤压出血少许。攒竹穴，用同一型号之毫针，针尖向下以45°角刺入2~3分，用捻转结合小提插之法，使针感向目内眦扩散，稍作留针，即摇大针孔出针。挤出血液少许。内迎香穴，用消毒之小号三棱针轻轻点刺，各放血数滴。上述方法，每日1次，不计疗程，以愈为期。

5. 慢性咽炎

慢性咽炎是指慢性感染所引起的弥漫性咽部病变，多发生于成年人，常伴有其他上呼吸道疾病，常因急性咽炎反复发作、鼻炎、鼻窦炎的脓液刺激咽部，或鼻塞而张口呼吸，均可导致慢性咽炎的发生。慢性咽炎与吸烟有一定的关系，治疗应先从戒烟开始。

慢性咽炎是一种咽黏膜慢性炎症。以咽部不适，发干、异物感，或轻度疼痛、干咳、恶心，咽部充血呈暗红色，咽后壁可见淋巴滤泡等为主要临床表现。慢性咽炎患者，因咽分泌物增多，故常有清噪动作，吐白色痰液。

【治疗】

（一）穴位电疗

（1）取穴

主穴：风池、扶突、天突、大椎。

配穴：阿是穴（双颈三角区）。

（2）治法

先用电疗机取主穴。将电极板置双风池穴，向下向外侧移动至双颈三角区，逐渐

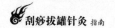

加大电量。至整个咽部有流水样麻木感及咽部紧缩感、舒适感，再点状送电2~4分钟。其感应电量为5~7伏。然后，以3~4伏电量负极置天突穴，正极置大椎穴，点状送电2~4分钟，将负极分别移至双侧扶突穴点状送电1~2分钟。上法每日1次。如治疗5次无明显疗效，取配穴，外敷中药（山豆根、威灵仙各10克，共为粗粉，以温盐水湿润纱布包裹），用直流电导入10~20分钟。亦每日1次。上述方法10次为一疗程。

（二）穴位敷贴

（1）取穴

主穴：天突。

（2）治法

每次仅取1穴。用市售之伤湿止痛膏剪成直径2厘米之圆片，局部用75％酒精消毒后贴敷。每日换贴1次，10次为一疗程。

（三）穴位注射

（1）取穴

主穴：扁桃体穴。

扁桃体穴位置：下颌角下缘颈总动脉转动前方。

（2）治法

药液：当归注射液2毫升。

患者取坐位，头略仰，用5号齿科针头快速进针，进针得气，使针感放射到咽喉部，回抽无血，将药液推入双侧穴位各1毫升。隔日1次，10次为一疗程，疗程间隔5天。

（四）耳穴压丸

（1）取穴

主穴：咽喉、缘中、肾上腺、神门、肺、对屏尖。

配穴：心、皮质下、枕、肾、支气管。

（2）治法

主穴每次取3~5穴，酌加1~2个配穴。探测到敏感点后，以王不留行子或磁珠（180~380高斯磁场强度）贴敷，每次1侧耳，双侧交替。令患者每日自行按压3~4次，每次每穴1分钟。隔日换贴1次，5~10次为一疗程。

（五）体针加穴位注射

（1）取穴

主穴：分2组。一组太冲、太溪、行间，二组人迎、合谷、扶突、天鼎、照海。

配穴：异物感明显加天突，舌根僵硬加廉泉，心烦恶心加内关。

（2）治法

药液：注射用水或复方丹参注射液，任选一种。

主穴第1组用于穴位注射，第2组及配穴用于针刺。先针刺，合谷、照海取双侧，余取单侧。行常规刺法，平补平泻，留针20分钟，其间行针2~3次。除合谷继续留针，余穴届时均取针。然后在主穴第组中选1~2穴，均仅取一侧穴。以配有5号齿科长针头之注射器，抽吸1~2毫升药液，快速刺入缓慢提插至得气（太冲穴最好能引出肢体有轻度热感）后，回抽无血，再缓缓注入药液，每穴1毫升，使有明显胀憋感。可令病人休息数分钟，再出合谷穴之针。3~5日1次，5次为一疗程。

6. **鼻出血**

鼻出血又称鼻衄，是临床常见症状之一，多因鼻腔病变引起，也可由全身疾病所引起，偶有因鼻腔邻近病变出血经鼻腔流出者。鼻出血多为单侧，亦可为双侧；可间歇反复出血，亦可持续出血；出血量多少不一，轻者仅鼻涕中带血，重者可引起失血性休克；反复出血则可导致贫血。多数出血可自止。

【治疗】

（一）体针

（1）取穴

主穴：上星、迎香。

配穴：大椎、合谷、行间、口禾髎。

（2）治法

主穴为主，取1~2穴。如效不显，可加用或用配穴，亦取1~2穴。上星穴用28号1.5~2寸毫针，沿头皮向囟会方向进针1.2~1.5寸，得气后频频捻转1分钟~3分钟，待血止后停用手法，如3分钟后血仍不止，宜加用其他穴位。迎香穴，针患侧，针尖向内上方斜刺3~4分深。大椎穴用1.5寸毫针先直刺5分深，再将针尖斜向前方进针1寸，得气后施捻转泻法，以促使针感向前头顶部传导为佳。行间，左侧鼻孔出血针右侧，右侧出血针左侧，双侧出血针双侧，针刺得气后，施提插加捻转泻法，刺激宜强。合谷、口禾髎刺法同行间。均留针15~20分钟，隔5分钟行针1次。每日1次。

（二）耳穴压丸

（1）取穴

主穴：内鼻、外鼻。

配穴：耳中、肾上腺、神门、肺、脾、胃、肾。

（2）治法

主穴每次必取，配穴可酌加2~3穴。以王不留行子或白芥子置于0.7×0.7厘米之胶布上，贴敷所选耳穴。每次每穴1~2分钟，每日按压5~10次。3~5日换贴1次。双耳可同时贴压亦可轮流贴压。

（三）耳穴埋针

（1）取穴

主穴：神门、交感。

配穴：内鼻、外鼻、肺、脾、肝。

（2）治法

主穴每次必取，配穴中，内鼻、外鼻交替取用，肺、脾、肝据症而取。一般而言，鼻衄量多色鲜红，急躁易怒者加肝；量少、鼻腔干燥者加肺；鼻衄色淡，面色萎黄者加脾。严格消毒耳穴后，用揿钉型皮内针刺入，以胶布固定，并嘱患者每日按压3次，每次按压10~20下。多选用患侧耳穴，隔日埋针1次，7次为一疗程。

（四）火柴灸

（1）取穴

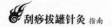

主穴：少商、身柱。

（2）治法

少商取一侧，两侧轮用。每次主穴均取。划燃火柴后迅速点灸穴区，瞬时离穴，以听到"啪"的一声即可，灸后局部出现米粒大疤痕，一般不需处理。每日1次，3次为一疗程。

（五）其他措施

（1）针灸效果不显，如出血部位居中或渗血面较大者，可采用鼻腔填塞法治疗。

（2）反复出血，而出血点已看清的病例，可用烧灼法，破坏出血部组织，使血管封闭，达到止血的目的。

7. 过敏性鼻炎

过敏性鼻炎又称变应性鼻炎，是鼻腔黏膜的变应性疾病，并可引起多种并发症。以发作性鼻痒、鼻塞、喷嚏、流清水样鼻涕，及鼻黏膜水肿、苍白、鼻甲肿大等为主要临床表现。

另有一型由非特异性的刺激所诱发、无特异性变应原参加、不是免疫反应过程，但临床表现与上述两型变应性鼻炎相似，称血管运动性鼻炎或称神经反射性鼻炎，刺激可来自体外（物理、化学方面），或来自体内（内分泌、精神方面），故有人看作即是变应性鼻炎，但因在机体内不存在抗原–抗体反应，所以脱敏疗法、激素或免疫疗法均无效。

【治疗】

（一）冷灸（之一）

（1）取穴

主穴：分3组。一组大杼、膏肓；二组风门、脾俞；三组肺俞、肾俞。

（2）治法

灸药制备：按白芥子50%、细辛30%、甘遂20%的比例称取药物，共研细末，用鲜生姜汁调和，分做成直径1厘米大小的药饼备用。

于每年初伏、二伏、三伏进行治疗。每次选一组穴。贴敷时，先将麝香少许撒于药饼面上，用4×2厘米大的胶布，将药饼贴于穴位上。可敷贴1~3小时，如病人感觉灼热难忍，宜提前将药饼除去。小儿贴药半小时即可。部分病人贴药后出现水疱，可涂以龙胆紫药水并盖上消毒敷料。上述三组穴位，轮流选用，3次为一疗程，每年完成一疗程。本法孕妇及实热症明显者慎用。

（二）冷灸（之二）

（1）取穴

主穴：印堂。

配穴：内关。

（2）治法

灸药制备：斑蝥一味（南方大斑蝥或黄黑小斑蝥）。生用，去头、翅研末，亦可炒酥研末过筛，装瓶备用。

一般仅取印堂穴，效不佳时改用内关穴。令病人取仰坐或仰卧位，常规消毒穴位，待干燥后，用一块1厘米见方之胶布，中间剪一黄豆大小孔，贴在穴位上。以斑蝥粉适量，加水、蜂蜜、醋调为糊状（不宜太稀，以免流溢他处），将药物直接涂于小孔内的皮肤上。亦可用干斑蝥粉置于孔内。然后再取1平方厘米之胶布覆盖在原胶布上。24小时后去掉。每周1次。注意：斑蝥为剧毒药品，有强烈发泡作用，外贴面积不宜过大，尤其不可误入眼内。贴后出现水疱，小者不须处理，大者用消毒针穿刺后涂以龙胆紫药水。

（三）针灸

（1）取穴

主穴：印堂、鼻通（鼻骨下凹陷中，鼻唇沟上端尽处）。

配穴：百会、迎香、合谷、风池。

（2）治法

主穴为主，酌加配穴1~2穴。印堂穴用1.5寸30号毫针，以提捏法进针，刺入2分，得气后针尖向下，沿皮下慢慢刺入1寸，用捻转结合提插，使针感到达鼻准头，内及鼻腔。鼻通穴，以1寸30号毫针，先刺入2分，得气后针尖朝向印堂方向沿皮斜透刺，至鼻腔有发胀感为宜。留针20分钟，每隔5分钟行针1次。百会穴用艾卷作雀啄灸，灸15~20分钟。余配穴得气后，施平补平泻之法，继而接通电针仪，连续波，强度以患者可耐受为宜。持续30分钟。上述方法，针刺每日1次，灸疗日可2次。10天为一疗程。

（四）穴位激光照射

（1）取穴

主穴：迎香、合谷、足三里、风池。

配穴：流涕加上星，鼻塞加鼻通，嗅觉减退加通天。

（2）治法

以主穴为主，每次取2~3穴，据症加配穴。以氦-氖激光仪照射，波长为6328埃，出功率5毫伏，照射方向可与传统针刺方向一致，如迎香穴以患者平卧时，与水平面成45°~55°为宜，风池穴向对侧眼，合谷、足三里取垂直方向。光斑直径1.5~2毫米。一般每穴照射4~5分钟。每日1次，10~12次为一疗程。

（五）指针

（1）取穴

主穴：分2组。一组鼻通、迎香；二组合谷、少商。

（2）治法

每次取一组穴，两组交替应用。第一组穴操作：令病人取仰卧位，医生位于病人之右侧，以右手拇指桡侧缘（预先敷以脱脂棉，防止切伤病人皮肤），切按选定的穴位。切按时，拇指伸直，其他手指自然弯曲呈半握拳状，逐渐向下用力，使局部产生酸、胀等得气感。第二组穴位操作：用双手拇指指腹（或偏峰）上敷脱脂棉，切按在选定的穴位上，缓缓用力切按，使病人得气，产生酸胀感。上述每个穴位，均需切按5分钟。每日1次，10次为一疗程，停治一月，再巩固治疗5次。

（六）耳穴压丸

（1）取穴

主穴：内鼻、外鼻。

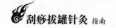

配穴：咽喉、肺、肾上腺、内分泌。

（2）治法

主穴必取，酌加1~2个配穴。以王不留行籽或磁珠（磁场强度380高斯），置于0.7×0.7厘米见方的胶布上，贴压于预先消过毒的耳穴上。每次贴一侧耳。贴完后即行按压，直至耳郭充血。嘱患者自行按压，每日3次以上，力度适中，每次按压30次。3~4日换贴1次，两耳交替进行。4次为一疗程，疗程间停治3天。

（七）耳针

（1）取穴

主穴：分2组。一组肺、肾上腺、内鼻；二组肾、内分泌、皮质下。

（2）治法

主穴每次取1组。用28~30号5分毫针针刺。在穴区探得敏感点后做好标记，进行严格消毒，然后予以针刺，双侧均针。得气后留针30分钟，每隔10分钟行针1次。每日1次，7~10次为一疗程。

（八）艾灸

（1）取穴

主穴：分为2组。一组大椎、肺俞；二组足三里、三阴交、合谷、曲池。

配穴：脾虚加脾俞；肾虚加肾俞。

（2）治法

主穴每次取1组，用艾条灸法。令患者取仰卧位，两手平放，两眼微闭，全身放松，自然呼吸。医者将点燃之纯艾卷对准穴位熏烤，并将艾卷上、下移动。其距离以患者能忍耐、感舒适为宜。施灸时间30~40分钟，局部应出现红晕。然后取灸药适量，用新鲜姜汁调成糊状，做成直径为1厘米的圆饼贴于各穴，上盖敷料，并用胶布固定24小时取下。第一疗程，每隔10天灸贴1次，共3次。第二疗程每隔1个月贴1次，亦为3次。一般治二个疗程。

灸药制备：取苍耳子、辛夷花、徐长卿、细辛、甘遂、沉香、肉桂各等量研细末备用。

8. 慢性鼻窦炎

慢性鼻窦炎，亦称慢性化脓性鼻窦炎。常因急性化脓性鼻窦炎反复发作未能得到适当治疗所致。以多黏液或脓性鼻涕、鼻塞、头痛及嗅觉减退或消失为主要临床症状。现代西医学除穿刺冲洗、手术疗法外，尚无理想的治疗措施。

慢性鼻窦炎多继发于急性鼻窦炎。它与变态反应体质、鼻窦引流受阻、人体抵抗力弱或病菌毒力强都有密切关系，多数病人无明显的全身症状，一般有不同程度的头昏、精神不振、易疲倦、记忆力下降等，最常见的症状是鼻塞、流脓、流鼻涕、嗅觉不灵等，并可分肺气虚寒型和脾气虚弱型。

【治疗】

（一）体针（之一）

（1）取穴

主穴：迎香、印堂、百会、合谷。

配穴：风池、通天、上星、尺泽、列缺、攒竹。

（2）治法

以主穴为主，效不显时酌加配穴。每次取3~4穴。迎香穴用28号2寸毫针，直刺0.2~0.3寸深时，再以35°~40°角斜向上刺，直刺至下鼻甲前上端，针深约1.5寸深，鼻腔可能出血数滴，但不必止血，同时有大量分泌物流出及打喷嚏等。不提插捻转，留针40分钟。印堂穴，先嘱患者正坐，前臂置于桌上或膝上，术者左拇、食指捏紧患者鼻根，微向上提，右手持针，针芒略朝下刺入穴位，然后沿鼻背中线斜行向下，进针6~7分深，针尖宜刺中鼻骨，患者感明显酸胀感。百会，针向前方平刺，至有胀重感；合谷，针向食指方向斜刺，以有明显酸、胀感为度。通天、列缺、攒竹穴，均用平补平泻法。配穴，得气后，亦施平补平泻或泻法，留针20~30分钟。每日或隔日1次，10次为一疗程。疗程间隔3~5天。

（二）电针

（1）取穴

主穴：合谷、内关、足三里、内庭。

配穴：分为2组。一组风池，二组第一、二颈椎下。

（2）治法

主穴每次均取，配穴任取一组。主穴针刺，手法宜轻，针刺宜浅，不一定要有得气感。然后接通电针仪。方法为用一负极导线，四正极导线。负极导线连接铅板，外包绒布衬垫，并以盐水浸渍以导电，置于配穴上；正极导线，接通四肢穴位。使用密波，频率为280~320次/分，通电后以患者感舒适为宜，电流强度中等。通电后患者即感四肢各穴麻木，约10分钟后四肢末梢发凉，手足心汗出。随后头部出现潮红、发热感，咽唇发干，鼻内分泌物减少。每次通电1~1.5小时，停止通电后，鼻腔内仍无分泌物，呼吸通畅，四肢发凉和出汗症状消失。每日或隔日1次，10次为一疗程，疗程间隔7~10天，一般进行2~3疗程。

（三）耳穴压丸

（1）取穴

主穴：内分泌、肺、脾、肾、外鼻。

（2）治法

上穴均取，仅选一侧，两耳交替，用胶布各贴压1粒白芥子于穴上。并嘱患者用手按揉各穴，每次每穴按揉20圈以上，以局部胀而微痛为度，日行4次。每日换贴1次，7日为一疗程。

（四）艾灸

（1）取穴

主穴：分2组。一组阳白、攒竹、鱼腰；二组四白、迎香。

配穴：足三里、阳陵泉；头顶痛加百会、太冲，额痛加内庭、行间，枕痛加玉枕、后溪、昆仑、风池。

（2）治法

主穴每次取一组，两组交替运用，用隔蒜灸法。配穴据症酌取，用常规针刺之法。灸法操作为：选独头大蒜2个，切成厚度为0.7厘米之蒜片，置于穴区，将艾绒搓成

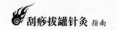

如花生豆大的锥形艾柱放在蒜片上，用线香点燃施灸，灸时不宜太热，以患者感舒适能耐受为度，并嘱患者闭上双眼。病属急性者每穴灸3~5壮，慢性者灸5~7壮，每日灸1次，7~10次为一疗程。

（五）体针（之二）

（1）取穴

主穴：阿是穴。

阿是穴位置：耳屏前约3~3.5厘米，即下关穴前1~1.5厘米处。

（2）治法

患者取坐位或侧卧位，以28号或30号2寸长毫针垂直进针5~5.5厘米，即可刺到蝶腭神经节，如刺中该神经节，病人局部即刻有放电、喷水或齿痛感并向周围放射。有此针感后，即可起针，不留针。每次一侧，交替选用，症情重者亦可取两侧。每4~7天1次，5次为一疗程。此法进针深，针区在颅底，血管神经丰富，故医者须熟悉解剖部位，针具要严密消毒。

9. 急性扁桃体炎

急性扁桃体炎是咽部淋巴组织的急性感染，病变以扁桃体最为显著。其临床表现为起病急骤，恶寒发热（38℃~40℃），咽痛，扁桃体充血肿大，上有黄白色渗出物，并伴全身酸痛乏力，头痛，以及白细胞增高等。中医称为"乳蛾""喉蛾"或"莲房蛾"。

【治疗】

（一）体针

（1）取穴

主穴：分2组。一组颊车、少商、合谷、少商；二组扁桃穴、内庭。

配穴：天柱、鱼际。

扁桃穴位置：双侧下颌角前下0.5寸处。

（2）治法

主穴为主，每次选用一组，可单独应用，亦可交替轮用，据症情酌加配穴。每次选穴2~3个。第1组穴，头面部仅取患侧，四肢针双侧。少商、鱼际以三棱针点刺出血，余穴行提插加捻转，强刺激泻法。第2组穴，双侧均取，扁桃穴宜快速进针，针尖指向咽部，使针感达到咽部且有酸困胀之感觉。内庭用泻法。均留针15~20分钟，小儿可不留针。每日1~2次。

（二）耳针

（1）取穴

主穴：分2组。一组咽喉、扁桃体；二组耳轮4、6耳背静脉。

配穴：少商、商阳（体穴）。

（2）治法

主穴每次选一组，二组可单独用亦可交替轮用，效不佳改配穴。第一组，先寻得两穴的压痛点，毫针刺入，以捻转法行强刺激，留针30分钟到1小时；或者每穴注入0.1毫升注射用水或10单位青霉素（须先做皮肤过敏试验）；第二组，在耳轮4、6及耳背静脉明显处，以三棱针或毫针（小儿）刺破，挤出血2~3滴。少商、商阳亦可刺血。上法均每日1次。

（三）穴位注射

（1）取穴

主穴：合谷、翳风、足三里。

配穴：曲池、大椎、行间、照海。

（2）治法

药液：生理盐水、维生素B$_1$（含量50毫克/毫升）、鱼腥草注射液，任选一种。

主穴为主，效不佳时改配穴。每次取2~3穴（头面部取患侧，四肢可取一侧或双侧），根据穴位区肌肉丰厚情况，每穴注入0.3~1.0毫升药液。应在注射针头得气的条件下推药。每日1次，重者2次。

（四）灯火灸

（1）取穴

主穴：角孙。

（2）治法

先将角孙穴（患侧）处的头发自然分开，暴露出皮肤。取一缠线之灯芯草，一端浸入食油内约2厘米长，点燃后迅速点烧穴位皮肤，一点即起，此时可闻得"叭"的声响，火灸部位即呈微红。火灸穴位1次即可，个别效不满意者次日再作1次。

（五）刺血（之一）

（1）取穴

主穴：阿是穴。

阿是穴位置：病灶区。

（2）治法

令患者取坐位，头稍向后倾，助手将其头部固定。术者右手持消毒之三棱针，左手持压舌板。患者张嘴，用压舌板按压舌体，暴露病变之扁桃体。消毒后，即快速进针，刺向扁桃体，每侧用针尖点刺2~4处（如扁桃体有脓性分泌物时，则向该处刺入），刺出血即可，让患者将血性分泌物吐出，并漱口。每日1次，2次为一疗程。

（六）拔罐

（1）取穴

主穴：大椎。

（2）治法

嘱病人正坐，略低头，暴露穴区。行常规消毒后，快速进针至皮下，缓缓直刺，至得气后，行捻转结合小提插1~2分钟之后，即予拔针。然后取不易传热之橘皮或大片姜片、青链霉素瓶盖，置于大椎穴上，上放一团浸有95%酒精之棉球，点燃后即扣上玻璃罐具或直接用真空拔罐器吸拔，留罐15~20分钟，至局部出现深红色或瘀斑后，去罐。每日1~2次，连续治疗，不计疗程。

（七）刺血（之二）

（1）取穴

主穴：少商。

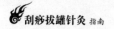

配穴：合谷。

（2）治法

主穴二侧均取，用三棱针点刺约1分深，挤出1~2滴血，用消毒棉球压迫针孔。可配合以28~30号毫针直刺合谷，亦取双侧，施中强刺激，留针20分钟。每日1次，3~5次为一疗程。

10. 慢性化脓性中耳炎

本病系细菌进入中耳所致的急性化脓性感染。其临床表现为中耳黏膜，甚至骨膜、骨质的慢性化脓性炎症，其特点是鼓膜穿孔，反复耳漏。慢性化脓性中耳炎多以急性化脓性中耳炎开始，如急性炎症消退2~3个月后仍继续流脓，则示病变已进入慢性，祖国医学将本病归属于"脓耳"范畴，又称聤耳、底耳、耳湿等。《灵枢·厥病》说："耳痛不可刺者，耳中有脓。"与本病的临床表现相似初期为耳内胀痛、灼痛或刺痛，并放射至枕、颞部，鼓膜积脓及穿孔前可发热、食欲减退；重者有恶心呕吐，甚至抽风等中毒症状。

【治疗】

（一）体针（之一）

（1）取穴

主穴：听会、翳风、丘墟、外关。

配穴：曲池、耳门、足三里、合谷、太溪。

（2）治法

主穴为主，如发热、疼痛不能控制可酌配穴。局部穴位取患侧，远端穴位取对侧或双侧，每次取3~4穴。均采取捻转加提插法，中强刺激，留针20~50分钟，其间行针2~3次。急性期每日1次，缓解后隔日1次，5~7次为一疗程（慢性中耳炎急性发作者可延长到10次）。

（二）艾灸（之一）

（1）取穴

主穴：翳风。

（2）治法

艾卷悬灸。施灸前，先用消毒棉签蘸双氧水将外耳道擦拭干净，然后燃着艾卷，在距翳风穴（患侧）皮肤约3厘米高度处，以雀啄法熏灸，直灸至穴区皮肤潮红，按之有灼热感即止，时间一般1分钟左右。灸毕放入引流条，以利脓液排出。每日1次，5次为一疗程。

（三）艾灸（之二）

（1）取穴

主穴：阿是穴。

（2）治法

治疗前用消毒棉签清除外耳道脓液，然后用3%双氧水拭洗，以不见脓液为止，再以消毒棉签拭净。用一硬纸卷成一圆锥体型纸筒，锥尖留一个比火柴头大的空隙，锥体能容纳燃着的艾条着火端，治疗时使病人患耳朝下，左手持纸筒，尖端插入外耳道，右手持着的艾条送入纸筒（注意勿燃着纸筒）以艾烟进入耳道，热气以患者能忍受为佳，每次15~30分钟，整个过程也可使患者自己掌握，以后家庭治疗，一经发现流脓或疼痛即灸，不限次数。

11. 耳鸣

耳鸣是指人们在没有任何外界刺激条件下所产生的异常声音感觉，常常是耳聋的先兆。机制不清。目前多认为其为听觉紊乱所致，是听觉系统中的一种异常的神经自发性放电活动，并被错误地感知为某种声音，其可能机制包括听觉核团过度放电，神经网络回路对信号的处理、躯体感觉与知觉的交叉调制作用及神经可塑性与皮层的功能重组现象等。当耳蜗的兴奋性提高，任何机械压迫使盖膜与毛细胞的相对关系有稍微但持久性位移即可引起耳鸣。

值得注意的是，耳鸣是发生于听觉系统的一种错觉，是一种症状而不是疾病。有些人常感到耳朵里有一些特殊的声音如嗡嗡、嘶嘶或尖锐的哨声等，但周围却找不到相应的声源，这种情况即为耳鸣。耳鸣使人心烦意乱、坐卧不安，严重者可影响正常的生活和工作。

祖国医学认为其病因分虚实两类：实证多由暴怒惊恐、肝胆火旺而致少阳经气闭阻，或痰热郁结，壅遏清窍；虚症多因肾精亏耗，精气不能上达于耳窍而致。临床上常分为客观性耳鸣和主观性耳鸣，主观性耳鸣为多见，精神状态、注意力分配、全身状态、用药情况、睡眠质量、疲惫、噪声、饮酒和情绪紧张等对耳鸣的发生和轻重均有影响。

基于耳鸣发病机制莫衷一是，治疗耳鸣时应综合考虑到病程、病位、严重程度、全身疾病等病因治疗和对症治疗，如药物治疗、掩蔽治疗、心理学习服治疗、生物反馈等。然药物多是通过血液循环作用于全身，而真正进入听觉系统的药物相对很少，故疗效常不佳，直至目前仍无公认的治疗耳鸣的特效药，而祖国医学中的针灸治疗以副作用小，标本兼治，方便易行，价格经济等诸多优点在临床上取得了良好疗效，尤对后天引起的神经性耳鸣疗效显著。

（一）体针（之一）

一般取手足少阳经穴为主，结合辨证循经取穴，以针感传至内耳者佳。常规取听宫、翳风、中渚、颊溪等穴为主，肝胆火旺者配太冲、丘墟；外感风邪配外关、合谷；肾气亏虚配太溪、关元；痰热郁结配丰隆、劳宫。

（二）体针（之二）

取主穴百会、人中、听宫、下关、翳风；肝胆火盛配太冲、外关；外感风热配合谷；肾气亏虚配颊溪、肾俞。

（三）腕踝针

取腕踝针上1区，上4区为主，配风池、率谷、听宫、听会。

（四）灸法

灸法可使艾火热力沿耳道直达鼓膜及鼓室，对中耳炎引起的耳部痛及堵塞感等症状亦有明显改善作用。

（五）电针（之一）

用电针听宫、听会、翳风、风池为主穴，配合磁珠耳压耳穴神门、肝、肾、脾、皮

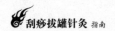
质下、内耳等及听宫穴。

（六）电针（之二）

采用电针治疗耳鸣，取听宫、听会、翳风并在听宫、听会用G6805电针治疗仪，连续波，40Hz，电流以耐受为度。

（七）穴位注射

一般取听宫、听会、翳风、完骨、肾俞等，用维生素B_1、维生素B_{12}、丹参注射液、黄芪注射液、盐酸普鲁卡因等行穴位注射，每次两侧各选一穴，耳周穴可交替使用，隔日一次。

（八）耳穴治疗

一般取耳、内耳、神门、肾、屏间、枕等，中等刺激，敷贴、埋线能持续刺激穴位，疗效稳定，不易引起耳软骨膜炎，操作简单易行，乐为患者接受。

（九）头针治疗

一般选取两侧晕听穴，毫针刺，间歇运针，留针20分针，每日或隔日一次。

12. 复发性口疮

复发性口疮，又称阿弗它性口疮。是口腔黏膜中最常见的溃疡性损害。其主要临床表现为：以口腔浅表黏膜损害为主，反复发作，以有红（溃疡边缘色红）、黄（假膜色黄）、凹（溃疡内陷）、痛（灼热疼痛）为特征。本病病因，至今未明。现代西医学亦乏特效疗法。

【治疗】

（一）体针

（1）取穴

主穴：承浆、地仓、阿是穴（局部溃疡面）。

配穴：合谷、足三里、曲池、三阴交；舌部口疮加金津、玉液；唇及两颊加迎香。

（2）治法

主穴均取，配穴酌加或据症而取。阿是穴、金津、玉液均为点刺。点刺前先嗽口，阿是穴用毫针或三棱针点刺，小的溃疡面只需刺一下，大于0.3厘米（疮面直径），点刺2~4下；金津、玉液用消毒三棱针点刺出血。余穴针刺得气后，施平补泻手法，留针15~20分钟。每日或隔日1次，10次为一疗程。一般治疗两个疗程，如果没有效果，可改用他法。

（二）穴位注射

（1）取穴

主穴：分3组。一组天容；二组三阴交、极泉；三组曲池、足三里。

（2）治法

药液：一组盐酸利多卡因注射液100毫克加地塞米松注射液4毫克；二组转移因子（TF），以2毫升注射用水稀释；三组维生素B_1注射液、维生素B_6注射液各50毫克。

每次取1组主穴，3组穴位可单独用1组治疗，亦可互相交替轮用。每组穴使用相对应的药液组。操作方法如下：天容穴，以第1组药液，等量注入两侧穴位，要求得气后缓缓注入，隔日1次。第2组穴，每次选1穴，将转移因子1支，用注射用水稀释后，吸入注射器内，以5号齿科长针头，刺入穴位，提插捻转，当针感强烈后，留针3分钟，缓慢注入药物，每侧穴1毫升。每周注射2次。第3组穴，每次亦选1穴，将第3组药液，于得气明显后注入，2穴交替，每次取双侧，每穴1毫升，每日1次。上述穴注，4~6次为一疗程，疗程间隔3~7日。

（三）穴位激光照射

（1）取穴

主穴：耳甲腔、阿是穴（病灶区）

耳甲腔：为耳郭部位名，内有心、肺、三焦、口等穴位。

（2）治法

每次取1主穴，可单用1穴，亦可交替使用。以氦氖激光治疗仪进行扩束散照。患者距离约1米，光斑直径1.5厘米，输出功率为20毫瓦，每耳照射5分钟，双侧皆照。每日1次，5次为一疗程，疗程间隔3天。

（四）穴位敷贴

（1）取穴

主穴：涌泉。

（2）治法

敷药制备：吴茱萸3克，研为细末，以适量陈醋调和，揉制成小圆饼。

然后敷贴于双侧涌泉穴，上盖以塑料薄膜，贴上胶布固定之。可于睡前敷贴，第2天清晨取下，亦可24小时换贴1次。10次为一疗程。

（五）耳针

（1）取穴

主穴：口、舌、肺、神门。

配穴：交感、肝、心、脾、肾、肾上腺、大肠。

（2）治法

每次以主穴为主，取2~3穴，酌加配穴。在取配穴时，可按舌诊辨证法，舌尖溃疡取心、肺，舌边溃疡取肝、胆等。寻得敏感点后，速刺进针，得气后，再捻转数下，以加强刺激，留针30分钟，每隔10分钟行针1次。亦可采用埋针法或磁珠压丸法。针刺取双侧穴，埋针或压丸取单侧穴，前者每日1次，后者每周2次。6次（埋针或压丸）~12次（耳针）为一疗程，疗程间隔3~7天。

13. 耳聋

耳聋是指听力减退，明显低于正常的一种病症。多是由于先天性或后天性原因引起的耳蜗、听神经和听中枢的病变，使传入内耳的声波不能感受而致。因聋致哑，所以称为聋哑。

【治疗】

（一）体针（之一）

（1）取穴

主穴：耳门、听宫、听会、翳风、瘛脉。

配穴：百会、合谷、中渚、外关、足临泣；哑者加哑门、廉泉。

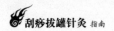

（2）治法

以主穴为主，酌加配穴。耳门，针尖斜向耳道下方，进针3~4厘米。听宫，针尖斜向后下方缓缓进针，深度同上。听会穴，针尖略向后斜，深度同上。翳风，针尖向前略朝上；瘈脉，针尖斜向前下方，二穴深度同上。均以局部和耳道有明显酸胀感为度。百会，针尖略朝后斜，针0.3~0.5厘米。合谷，针尖指向食指，进针2~2.5厘米。中渚垂直刺入1.5~2厘米。外关，垂直刺入同样深度。临泣针尖略斜向踝部，刺入2~2.5厘米。哑门垂直刺入3~4厘米。廉泉，针尖向后上方针3~4厘米。以局部酸胀重为度。然后均施行输刺法，要求如下：进针时快速捻入，待针尖入皮肤后即停止旋捻，直刺到应有的深度，使之产生得气感。然后用平补平泻手法捻针数次，留针30分钟。在留针期间，可作轻微捻针。出针时不捻转，每日1次，穴位轮流选用，每10次为一疗程。停针3~5天。

（二）体针（之二）

（1）取穴

主穴：完骨。

配穴：听宫、瘈脉、翳风、角孙、耳门、厉兑、商阳、关冲、百会。

（2）治法

以完骨穴为主，酌加配穴2~3个。完骨穴，取聋耳同侧穴位。嘱病人正坐，头略向前倾，用28~30号针，长2~2.5寸。进针时，针体与颈部呈60°夹角，向同侧眼眶外缘进针，深达1.5~1.8寸，至患者自觉耳内有麻、胀、痒、热感或耳内有鸣响感、豁然开朗的通气感为得气，用平补平泻快速捻转加小提插法0.5~1分钟，待针感强烈后，即出针，翳风穴，取30号2.0寸毫针，斜向内上进针1.5寸，使耳内发胀，如有风行。商阳、关冲、厉兑，以三棱针点刺出血，百会以皮肤针作中度叩打5分钟，余穴用常规针刺法，留针30分钟，手法为平补平泻或补法。如为小儿患者，均不留针。每日或隔日1次，10次为一疗程，停针3天，再进行下一个疗程。

在治疗期间，可内服下述药方：金银花30克，连翘15克，牛蒡子15克，菊花15克，生地黄15克，白蒺藜15克，桔梗15克，甘草15克，每日1剂，煎服2次。

（三）电针

（1）取穴

主穴：听宫、耳门。

配穴：翳风、听会、外关、中渚、合谷。

（2）治法

以主穴为主，效不显时可酌加配穴。主穴每次取1穴，进针深度：小于9岁，为1~1.2寸；10~15岁，1.3~1.5寸；16岁以上，1.6~2.2寸。至得气后，视合作情况，接通电针仪，连续波，频度为100次/分左右，强度则以病人可耐受为度。通电25~30分钟。配穴可采用速刺法，进针后待有酸麻、胀等针感，并向四周放射时停止捻针。留针时如无针感，可捻转捣针1~2次。一般用中等强度手法，如患者感觉迟钝，可适当加重手法。如患者年龄小，不合作，可缩短留针时间，或不留针。每日或隔日1次，15次为一疗程，停针7天，继续下一个疗程。

（四）穴位注射

（1）取穴

主穴：听宫、翳风、完骨、瘈脉。

（2）治法

药液：当归注射液、丹参注射液，这些药物有补气活血的作用。西药如维生素B$_{12}$、654-2也可用。每次2毫升，每天或隔日1次，10次为一疗程，疗程间隔1周。

（五）头针

（1）取穴

主穴：声记忆区、语言形成区、晕听区。

配穴：颞3针、胸腔区、附加运动区、语言区。

声记忆区位置：位于大脑皮层的颞上回和颞中回后部及缘上回和角回下端。在头皮的投影为顶骨结节的下方和后方。

语言形成区位置：声记忆区下方，乳突后方长3厘米。

颞3针位置：以大脑外侧裂的表面标志为翼点（自外眦向后3.5厘米再向上1.5厘米处）至顶骨结节的连线。共分3区。第1区：自顶骨结节下缘前方约1厘米处向后，长3厘米；第2区：耳尖上1.5厘米处向后，长3厘米；第3区：耳尖下2厘米处向后，长3厘米。以上3区皆与水平线成15°~20°角。

附加运动区位置：位于运动区前3~4厘米的菱形地区，在运动区上点向前4厘米之两侧。

（2）治法

以主穴为主，酌加配穴。均取双侧，用28号1.5~2寸长的毫针，其中，声记忆区较广泛，在该区交叉进2针，余每区进1针。选准穴后迅速刺入皮下，深度最好至帽状腱膜下，不捻转，不强刺激，将针体渐与皮肤平行，送至要求达到之长度。留针1.5~2小时。隔日针1次，10次为一疗程。疗程间隔3~5天。

（六）耳针加穴位注射

（1）取穴

主穴：神门、交感、肾、肝、外耳、心、脑、皮质下、额枕。

配穴：翳风、风池（均体穴）

（2）治法

主穴每次取6~7穴，酌加体穴。均用针刺法。耳穴常规消毒后垂直进针，勿刺透软骨，进针后施以强刺激捻转手法，肾穴用双针刺法，即在耳穴先直刺1针，再于周围找一敏感点以45°角刺向肾穴中心。每日2例，留针2~4小时，中间捻针2~3次。配穴用穴位注射法，取维生素B$_1$注射液1毫升，快速刺入穴位，翳风、风池穴各注入0.5毫升。每2天治疗1次，15次为一疗程。

14. 面瘫

本病是以口眼歪斜为主要症状的一种病症。本病可发生于任何年龄，20~50岁最多，男性略多于女性。春秋两季发病率较高。常发生在单侧，极少数发生在双侧。起病急，常于晨起刷牙、洗脸时发现口角流涎和歪斜。发病初期可伴有麻痹一侧耳后乳突

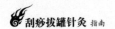

区、耳内或下颌角的疼痛，也可无自觉症状。症状一般在1~3天内达到高峰。

本病在临床分为中枢性面瘫和周围性面瘫两类。

中枢性面瘫是由大脑或脑干的病变（如肿瘤、脑卒中）引起的，通常表现为一侧眼裂以下面肌瘫痪，常伴有肢体偏瘫及其他神经症状，这种面瘫须治疗原发病，这里不作详细介绍。

周围性面瘫也叫特发性面神经麻痹，是由茎乳孔内面神经非特异性炎症所导致的。损伤部位发生在同侧下运动神经元，临床表现为单侧或双侧全面肌瘫痪，额纹消失，不能完成蹙额皱眉动作，眼睑闭合不全比较明显，角膜反射减退或消失，但不伴有肢体和其他神经症状。

临床上，周围性面瘫较为常见。

【预防】

中医认为本病病因以风邪为主，由于正气不足，脉络空虚，风邪与痰瘀相杂，乘虚侵袭手足阳明、少阳络脉，致使气血痹阻，经筋失养而发病。病久因痰瘀不去，新血不生，可成抽搐挛缩的内风征象，最终可导致面部肌肉萎缩。

我们在临床上较常见的是面瘫患者在发病前曾连日熬夜，之后又汗出当风，次日晨起便发现唇周麻木，洗漱时一侧口角流涎，有漏水现象。随后症状会急速加重，可在数小时内发生全面肌瘫痪，额纹消失，口角向一侧歪斜，眼睑闭合不全等。部分患者在发病初期表现为麻痹一侧耳根后疼痛，还有些患者在急性鼻咽部感染或带状疱疹等病毒感染后起病，这说明当人体正气不足的时候，出汗后又受风感寒，就可能诱发本病。即使是因病毒感染而起病，也是由于自身抵抗力下降所致。所谓"正气内存，邪不可干""邪之所凑，其气必虚"。可见，发病的关键在于人体正气的强弱。如果我们能够保持充足的睡眠，多运动，提高正气抗病能力，出汗时注意避免风寒，面瘫是完全可以预防的。

【治疗】

在治疗方面，中西医存在着分歧。西医认为，面瘫的早期病理改变为神经的水肿和脱髓鞘。因此有"面瘫急性期不宜针灸"之说，认为针灸后易加重神经水肿病变，主张用激素控制水肿，并结合维生素B_1、维生素B_{12}等一些神经营养药物给予治疗。中医认为，神经的水肿和脱髓鞘的病理改变是由于风邪与痰瘀相杂乘虚侵袭手足阳明、少阳脉络，致使经气阻滞，气血痹阻，经筋失养所致。若病情迁延日久则因痰瘀不去，新血不生，造成肌肉萎缩，反成难治之证。

针灸治疗面瘫，是依据经络学原理，采取局部近端取穴与循经远端取穴相结合，针对本病发展的不同时期分别施以不同的辩证取穴方法给予恰当治疗。

（1）急性期发病7~10天。

循经远端取穴，以针刺肢体远端穴位为主，如太冲、合谷、丰隆、阴陵泉等及颈后的风池、翳风穴等近端穴，面部则以热敷、拔罐、手法按摩为辅助治疗。一般不在面部直接取穴针刺。治疗主要为逆转期打基础。症状一般不会有明显改善，要耐心等待。

（2）逆转期急性期之后的1~3天，即发病第8~13天。

以面部透穴为主，多针浅刺为原则，远端辩证取穴为辅。如果在急性期能够及时得到针灸治疗，在这一时期症状可迅速逆转，得到基本康复。但要注意观察有无联动症出现，要注意辨证取穴施治。

（3）恢复期是相对漫长过程，余下的一点尚未痊愈的症状在此期要慢慢地恢复，半个月到两个月不等。

治疗一般以健脾益气生血为主，取穴足三里、血海、脾俞等。

由此可见，面瘫急性期不是不可以针灸，而是不能针灸什么部位的问题。并且针灸治疗对于面瘫急性期的神经水肿的病理改变完全有驾驭的能力，针刺阴陵泉、丰隆等穴不但可以利水消肿，还可避免激素对人体产生的副作用。

15. 目赤肿痛

目赤肿目赤肿痛，为多种眼疾中的一个急性症状，属中医学风热眼、天行赤眼、暴风客热范畴。与现代医学的急性结膜炎、流行性角膜炎等相似。

本病多因外感风热阻滞经气，火郁不宣，或因肝郁气滞，郁久化热，致使肝胆二经火旺；或因过食辛辣之品而致胃火上冲。肝胆胃火旺盛，循经上扰，经脉闭阻，血壅气滞而成。

【辨证治疗】

外感风热

【症状】

目赤肿痛，眼涩难睁，畏风流泪，视物不清，或生目翳，重则羞明，身热头痛，脉浮而数。

【处方】

主穴：风池、合谷。配穴：少商、太阳、上星。

【操作】

毫针刺用泻法，或点刺出血。

肝胆胃热

【症状】

目赤肿痛，视物不清，迎风流泪，眼涩难睁，烦热口渴，两胁胀痛，大便秘结，脉弦数或滑数，舌质红，苔黄。

【处方】

主穴：行间、侠溪、内庭。配穴：瞳子髎、太冲、头临泣、太阳。

【操作】

毫针刺，用泻法。

16. 针眼

麦粒肿是指眼睑处生小疖肿，形状似麦粒，易于溃脓的眼病，又称"针眼"、"眼丹"等。

西医学认为本病是指眼皮脂腺受感染而引起的一种急性化脓性炎症，可分为内、外麦粒肿。凡睫毛所属皮脂腺的化脓性炎症为外麦粒肿，而睑板腺的化脓性炎症为内麦粒肿。

【辨证】

主症病起始则睑缘局限性红肿硬结，疼痛和触痛，继则红肿渐形扩大；数日后硬结顶端出现黄色脓点，破溃后脓自流出。

兼见局部微肿痒痛，伴头痛发热，全身不舒，苔薄白，脉浮数，为外感风热；局部红肿灼痛，伴有口渴口臭，便秘，苔黄，脉数，为脾胃蕴热。

【治疗】

（1）基本治疗

治法：疏风清热，解毒散结。以局部穴及足少阳经穴为主。

主穴：太阳、鱼腰、风池。

配穴：脾胃蕴热者，加曲池、承泣、三阴交、四白；外感风热者，加攒竹、合谷、丝竹空、行间。

操作：毫针泻法。

（2）其他治疗

挑刺法在两肩胛间，第1~7胸椎两侧，探寻淡红色疹点；用三棱针点刺，挤出少量血液，可反复挤3~5次。

耳针法选眼、肝、脾；毫针刺，留针20分钟，间歇运针。

【注意事项】

（1）本病初起至化脓切忌挤压，以免细菌挤入血液，造成严重后果。

（2）上述方法适用于红肿硬结，可促其消退，如已成脓应由眼科处理。

17. 鼻渊

鼻渊是因邪犯鼻窦，窦内湿热蕴积，酿成痰浊所致，以鼻流浊涕量多为特征的鼻病，又名脑渗或脑漏。

本病主要包括现代医学的急、慢性鼻窦炎和某些鼻炎。肺开窍于鼻，鼻渊的发生与肺受邪有关；或因腿经郁热，上犯情奔而引起。

【辨证治疗】

（一）肺经风热

【症状和体征】

多见于发病初期或慢性鼻渊因外感而急性发作，鼻塞，涕多白粘或微黄，伴头痛、咳嗽、有痰，苔薄白，脉浮数。检查见鼻黏膜充血，鼻甲肿大。

【治法】

疏风清热，宣肺通窍。以手太阴肺经、手阳明大肠经大为主。

【处方】

尺泽、会谷、迎香、印堂、风池。

随证配穴：眉棱骨痛者，加攒竹。咳嗽频者，加天突、风府。

（二）胆经郁热

【症状和体征】

多见于急性鼻渊或慢性鼻渊急性发作，鼻塞头痛，涕黄粘稠如脓样，量多，有臭味，伴身热口渴、大便干燥，舌红，苔黄腻，脉弦数。检查可见嗅觉缺失，鼻黏膜充血明显，且肿胀，鼻腔内可见较多脓性分泌物。

【治法】

泻热利胆，疏通鼻窍。以足少阳肥经穴为主。

【处方】 风池、侠溪、上迎香、上星、印堂。

随证配穴：兼有目眩头痛者，加头临泣、百会。头昏头沉挟湿者，加三阴交、阴陵泉。鼻渊日久不愈者，可用小艾炷灸印堂、卤会、上星、百会、迎香等穴。

【操作】

针用泻法。上迎香、上星、印堂可用三校外点刺出血。

【其他疗法】

（1）耳针：内鼻、肾上腺、额、肺、屏间。每次选取2~3穴，重刺激，留针20~30分钟，或埋揿针3~5日。

（2）穴位注射：肺俞、印堂、迎香、未施。每次选2穴，注入血腥草注射液0.5毫升，或复合维生素B注射液 0.3~0.5毫升，隔日 1次。

（3）三校外：上星、迎香、巨髎、少商。用三校针点利，挤压出血数滴，隔日1次。用于实证。

（4）头针：取额中线或额旁一线，沿皮刺1寸，隔日1次。

18. 牙痛

牙痛是由龋齿、牙髓炎、根尖周围炎及冠周炎等引起一个共同症状。当急性发作时，疼痛十分剧烈。其中，急性牙髓炎表现为间歇性的阵痛，夜间加重，病人不能明确指出患牙；急性根尖周围炎则为持续性疼痛，患牙的位置病人不能正确指出；急性冠周炎有明显的牙龈红肿。

针灸治疗牙痛，主要目的在于镇痛，故一旦疼痛缓解，即应积极治疗病因。

【治疗】

（一）体针（之一）

（1）取穴

主穴：分2组。一组冲阳、颊车；二组合谷、下关。

配穴：太阳、内庭、昆仑、太冲。

（2）治法

主穴为主，上牙痛针第一组，下牙痛针第二组，止痛不理想时加配穴1~2穴。颊车、下关直刺深刺，使针感向齿根传导，太阳以45°角向齿根缓慢捻转进针，深至1.5~1.8寸；合谷、冲阳、内庭、针尖向上，以"气至病所"手法，促使针感往病所方向传导；昆仑穴，针尖斜向外踝前缘刺入，深3~5分；太冲捻转进针，深0.8~1寸。上述穴位得气或感传后，均采取捻转结合提插法运针2~3分钟。捻转频率100~140次/分，角度150°~180°，提插幅度0.5厘米，强度以患者能耐受为宜。然后留针20~40分钟，每5~10分钟运针1次。每日1~2次。

（二）体针（之二）

（1）取穴

主穴：液门。

（2）治法

一般仅取患侧，效不显时加取对侧。令患者正坐，自然握拳放于治疗桌上，在手背四、五指缝尖上方约0.5厘米处，避开可见静脉，取28号1.5寸针，顺掌骨间隙刺入0.5~1寸，捻转提插以得气为度：局部酸、胀及有触电感向臂肘放射。先刺患侧穴，留针15分钟，如疼痛仍未显减时，加刺对侧，留针20~60分钟，每15分钟行针1次。出针后稍压针孔片刻。每日1次。

（三）体针（之三）

（1）取穴

主穴：手陷谷

手陷谷位置：在手背第二、三指掌关节后的掌骨间，二、三掌骨小头后方陷中，握拳取之。

（2）治法

选患侧穴位，局部消毒，以1寸毫针，针尖向腕斜刺入穴位，进针3~5分，针刺手法用重提轻插，配合吸气时针，呼气时提针用泻的手法，留针20~30分钟，中间行针1次，每日1次，一般治疗1~2次。

（四）耳针

（1）取穴

主穴：屏尖、面颊（或牙痛点）、三焦。

配穴：神门、口。

（2）治法

一般仅取1~2个主穴，效不明显时酌加余穴。找准压痛敏感点后，刺入反复捻转，强刺激，留针30分钟，其间刺激2~3次。

（五）指针

（1）取穴

主穴：肩井。

（2）治法

患者用对侧手按在肩部，食指贴颈，中指按压凹陷处是穴。取患侧，用右拇指按压，逐渐加力以患者能忍受为度，30秒后放松压力，再压再放松直至牙痛缓解或消失。

（六）刺血

（1）取穴

主穴：阿是穴。

（2）治法

先找阿是穴，系痛点。可于背部第7颈椎下，第5胸椎以上，背中线旁开1~2寸处，找出有色泽粉红的点，直径约0.3厘米。每次找2~4个，在其中心点刺放血，每点刺1针，直刺0.3~0.5寸深，点刺后拔罐5~10分钟。每日1次，2次为一疗程。

（七）全息针

（1）取穴

主穴：头穴、胃穴。

头穴位置：第二掌骨远心端桡侧。

胃穴位置：第二掌骨两端连线中点桡侧。

（2）治法

先以指压法在第二掌骨桡侧找准穴位，以30号1寸毫针自桡侧边缘向手心刺入8分左右，反复探寻至有强烈的针感。留针45分钟，每隔10~15分钟行针一次，每日1~2次。

19. 咽喉肿痛

咽喉肿痛是口咽和喉咽部病变的主要症状，以咽喉部红肿疼痛、吞咽不适为特征，又称"喉痹"。

咽喉肿痛多见于西医学中的急性扁桃体炎、急性咽炎和单纯性喉炎、扁桃体周围脓肿等。

【辨证】

主症：咽喉肿痛。

兼见咽喉赤肿疼痛，吞咽困难，咳嗽，伴有寒热头痛，脉浮数，为外感风热；咽干，口渴，便秘，尿黄，舌红，苔黄，脉洪大，为肺胃实热。咽喉稍肿，色暗红，疼痛较轻，或吞咽时觉痛楚，微有热象，入夜则见症较重，为肾阴不足。

【治疗】

（一）基本治疗

（1）实热证

治法：清热利咽，消肿止痛。以手太阴、手足阳明经穴为主。

主穴：少商、合谷、尺泽、陷谷、关冲。

配穴：外感风热者，加风池、大椎；肺胃实热者，加内庭、鱼际。

操作：毫针泻法。

（2）阴虚证

治法：滋阴降火，养阴清热。以足少阴经穴为主。

主穴：太溪、照海、鱼际。

配穴：入夜发热者，加三阴交、复溜。

操作：太溪、照海用补法，鱼际用泻法。

（二）其他治疗

耳针法：选咽喉、心、下屏尖、扁桃体、轮1~6；毫针刺，实证者强刺激，每次留针1小时。

【注意事项】

（1）针刺治疗咽喉肿痛效果好。如扁桃体周围脓肿，不能进食者应予补液，如已成脓则转科处理。

（2）烟、饮酒以及进食酸辣等刺激性食物。

·儿科疾病

1. 生长痛

儿童生长痛，亦称"生长性骨痛、发育性骨痛"，是指四肢不定期的间歇性发作性疼痛，持续数分钟至数小时，少数亦可见有整日整夜疼痛。发作时全身和患肢无明显阳性体征，疼痛消失后，生活和学习上一切正常。

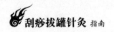

【取穴】

常用穴：四渎（前臂背侧，阳池与肘尖连线上，肘尖下5寸，尺骨与桡骨之间）。

【操作】

选好穴位，常规皮肤消毒，患儿仰卧位为佳，针刺深度0.5寸，一般均有胀感，手法为平补平泻，留针30~60分钟，留针期间，间隔10分钟做手法1次。每日或隔日针刺均可，10次为一疗程，每疗程之间休息5天。

治疗结果：全部病例经过针刺3次，均有明显的改善，发作次数减少，疼痛减轻。经过持续1~3疗程的治疗，均获临床痊愈。

2. 小儿腹泻

小儿腹泻（也称消化不良），是由不同病因引起的临床综合征。主要发生在2岁以下的婴儿，急性可分二型。轻型腹泻：每天数次至十余次，粪便呈蛋花汤样，偶有溢乳及呕吐，轻微腹胀等；重型腹泻：每天十次以上，多达数十次，水样便，呕吐，发热、面色发灰，烦躁不安，甚则昏迷、惊厥，并有失水、电解质紊乱等症状。

【治疗】

（一）体针

（1）取穴

主穴：足三里、四缝、长强。

配穴：天枢、关元、曲池、神阙、三阴交。

（2）治法：

一般仅取一主穴，如效不显可加用或改用配穴。以30号1寸长毫针，针足三里，直刺5~6分，施以捻转提插或震颤（雀啄）之法，约运针30秒~1分钟后起针。四缝以毫针（26号）或三棱针点刺，挤去黄白色黏液。长强，取俯卧位，于尾骨端下缘进针，沿尾与直肠之间刺入5~8分，小幅度快速捻转2分钟后出针。神阙穴在肚脐下缘进针6~8分，捻转5~7次出针。天枢、关元、三阴交针法同足三里。热度较高时，曲池穴宜点刺出血。

（二）艾灸

（1）取穴

主穴：中脘、天枢、神阙、止泻。

配穴：足三里、上巨虚；呕吐加内关、公孙；发热加大椎、曲池。

止泻穴位置：前正中线，脐下2.5寸。

（2）治法

主穴为主，如效果不显著或某些症状明显时，加取配穴1~2穴。主穴用灸法：以神阙穴为中心，向上下左右之穴位，用艾卷盘旋施灸15~30分钟，每日2~3次。配穴用刺法，得气后略作提插捻转即去针，每日1次。

（三）穴位注射

（1）取穴

主穴：足三里（或上巨虚）、天枢。

配穴：止泻。

（2）治法

药液：氯霉素注射液、维生素B₁注射液（含量50毫克/毫升）、654-2注射液中任选一种。

主穴为主，每次选1~2穴。双侧注射，每穴0.1~0.2毫升。每日1次，连续治疗3~5天。

（四）穴位敷贴（之一）

（1）取穴

主穴：足三里、天枢、中脘、关元。

配穴：呕吐加内关，发热加大椎。

（2）治法

代针丸组成：吴茱萸、五倍子、公丁香、灵磁石、白芥子各等分，冰片或麝香少许。各药研末过筛取粉，混匀加入冰片或麝香，再调以油膏，制成黄豆大小之丸粒配。

主穴均选，据症情加配穴。选定穴位后，用酒精擦净穴区皮肤，将代针丸一粒置于1/4张伤湿膏上，贴敷穴位，松紧适中，每日换药1次，5次为一疗程。

（五）穴位敷贴（之二）

（1）取穴

主穴：足三里、合谷、大肠俞、神阙、长强。

（2）治法

将舒康贴膏（主要成分为山楂核精）剪成3.5×3.5厘米大小，贴于上述穴位，每日1次，每次贴12~24小时，3次为一疗程。

另外配合用庆大霉素每日3000~5000单位/千克，分1~2次静滴，并根据症情给予输液、降温等措施。

（六）耳穴压丸

（1）取穴

主穴：大肠、直肠下段、胃、交感。

配穴：盆腔、小肠、脾、神门。

（2）治法

一般仅取主穴，效不显酌加配穴。用王不留行籽贴敷上穴，由家长协助行压丸刺激。每日3~4次，每次3分钟。

（七）体针加捏脊

（1）取穴

主穴：天枢、止泻、足三里。

配穴：发热加曲池，呕吐加内关，腹泻重加长强。

（2）治法

主穴必取，配穴据症而加。以30号1寸针直刺，捻转提插半分钟后即出针。针毕，令患儿俯卧，用常规捏脊法沿长强至大椎的督脉段提捏3~6遍，着重提捏关元俞和大肠俞。再由膀胱俞至风门的膀胱经线边捏边提放3~6遍，双拇指同时揉双脾俞、胃俞各1分钟。上法每日1次。

3. 小儿遗尿

遗尿，俗称尿床，系指3周岁以上小儿，睡眠中小便自遗，至醒后方觉的一种疾病，并反复出现的一种儿科疾病。轻者数日遗尿1次，重者可每夜1~2次或更多，其特点是膀胱一次排空。常伴有倦怠、面色㿠白、形瘦等症状。本病病因多与各种因素所致大脑功能紊乱有关，但确切原因尚不清楚。现代西医学亦无理想疗法。

【治疗】

（一）体针

（1）取穴

主穴：分2组。一组关元（或曲骨）、三阴交；二组阴三角。

配穴：百会、睛明、箕门，夜尿点（手针穴）。

阴三角位置：共分3穴。穴1：阴茎正面根部上0.5厘米；穴2：阴茎背面根部右侧0.5厘米；穴3：阴茎背面根部左侧0.5厘米。三穴成等腰三角形。如为女孩，穴1可选耻骨联合正中线上1厘米，穴2、穴3分别为穴1之左右旁开2厘米。

夜尿点位置：掌面，小指第二指关节横纹中点。

（2）治法

主穴每次仅取1组，2组穴位可单独选用，亦可交替轮用。如效不显，加用或改用配穴。每次一般取2~3穴。各穴操作法如下：关元穴直刺，深度约0.5~1寸，反复提插探寻，使针感达到外生殖器；曲骨穴，取28号毫针，先以15°角向下斜刺，得气后行刮针法（即以拇指甲轻刮针柄）20~30次，将针退至皮下，再分别向左右成35°角刺入肌层，行同样手法后出针。三阴交，针尖略朝上进针，得气后，行提插结合小捻转之补法，并力求针感向膝部方向放散。阴三角3穴，均直刺，进针深度约0.5厘米，以产生局部沉胀麻木针感为度。百会穴，沿头皮向前平刺，有沉胀感即可，进针0.5~1寸。夜尿点，直刺0.2~0.3寸。箕门穴，注意避开动脉，直刺1寸，得气后，作捻转补法。睛明穴，嘱患者仰靠或卧，闭目，快速破皮后，沿眼眶内缘慢慢刺入0.5~1寸，得气后留针，不作捻转提插。上述穴位，均留针半小时。每隔5分钟运针1次，睛明和夜尿点用指甲轻轻刮针，余穴除标明补法外，都采取平补平泻手法。每日1次，7~10次为一疗程，疗程间隔3~5天。

（二）电针

（1）取穴

主穴：分2组。一组百会旁；二组气海、关元。

配穴：足三里、三阴交、中极、曲骨。

百会旁穴位置：百会穴旁开0.5寸。

（2）治法

主穴每次用1组，另加配穴1对（任脉穴则为2个）。操作为：嘱病人取卧位，百会旁穴用28号1.5寸毫针，向后刺1.2寸，至有麻胀感即可，两侧均针。腹部穴，要求直刺至针感放射到会阴部。下肢二穴，直刺进针得气后，平补平泻手法运针2分钟。然后接通电针仪，连续波，频率为200次/分以上。中等量刺激，以病人能耐受为限。通电30分钟。每日1次，10次为一疗程，疗程间隔3~5天。

（三）耳针

（1）取穴

主穴：肾、膀胱、脾、缘中。

配穴：尿道、肺、腰骶。

（2）治法

以主穴为主，酌加配穴。每次取3~5穴。开始的前5次，可用毫针刺，选5分长之毫针，速刺入耳穴，以不穿破耳软骨为度，得气后留针30分钟，每日1次。第6次开始以王不留行籽贴敷，用手捻1~2分钟，使患者感到胀痛方可。每次1侧穴，两侧交替，每周2次。嘱患者每日按压2次，另加睡前1次，每次按压5分钟，以耳郭发热潮红为宜。5次为一疗程。

（四）穴位注射

（1）取穴

主穴：分2组。一组三阴交；二组肾、膀胱（均耳穴）。

（2）治法

药液：①阿托品注射液0.5毫克加生理盐水2毫升；②维生素B_{12}（100微克/1毫升）。

每次取一组穴，两组可单独治疗，亦可交替轮用。第1组穴用第1组药液，以5号齿科针头，刺入一侧三阴交，待得气后，回抽无血，注入1毫升药液，然后以同法注入另一侧。注射后观察3~5分钟。第2组穴用2组药液，取4号针头，找准耳穴敏感点后，刺入皮下，待刺抵耳郭软骨，回抽无血，每穴推入药液0.2毫升，双侧耳穴均取。上法隔日1次，5次为一疗程，间隔1周后，续治。

（五）头针

（1）取穴

主穴：足运感区（或顶中线）。

配穴：气海、关元、中极、阴陵泉、足三里。

（2）治法

以主穴为主，酌加配穴。足运感区，以2.5~3寸长之28号毫针，取准穴后，快速刺入肌层，向前平刺1.5寸，以拇食指快速捻转，频率200次/分，持续3分钟，留针5分钟，如此反复2次后起针。顶中线，取同样毫针，从百会穴，向前顶穴沿肌层透刺1.5寸，以上法快速捻转1次后，留针4~8小时。配穴，每次可配2个腹部、1个下肢穴。腹部穴操作为气海透关元，或关元透中极。下肢穴直刺得气。均以快速捻转加提插手法，运针1~2分钟，待感应强烈后出针。每日或隔日1次，10次为一疗程，疗程间隔3~5天。

（六）腕踝针

（1）取穴

主穴：下1穴。

（2）治法

取30号2寸毫针，以30°角斜刺进穴点后，即将针放平，使针体基本上保持与表皮平行，缓缓向上送针1.5寸，患者应无疼痛和得气感觉。双侧均针，留针30分钟。亦可采取注线法埋植肠线，以0/2号肠线2厘米，置入腰穿针中，用与上述针刺法相同方法，进

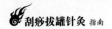

针1.5寸，然后，一面推针芯，一面缓缓取出针管。注意埋线不可过深，以肉眼能观察到皮下针影为佳。退针后，压迫针孔30~40秒，以防出血，盖以消毒敷料。每次埋1侧，15日埋1次。针刺每日1次，10次为一疗程，埋线3次为一疗程。

（七）艾灸

（1）取穴

主穴：关元、气海、中极、三阴交、膀胱俞。

配穴：肾俞、神门、足三里。

（2）治法

药艾制备：将丁香3克、虫草3克、硫黄5克共研细末，取麝香0.5克与上药末共研，然后和艾绒20克拌匀，制成黄豆大艾炷。

每次选3~5穴，先以1％普鲁卡因注射液0.5毫升局麻，将药艾炷放在穴位上点燃，待灸完1壮后，用棉棒将余灰拭净，再更换艾炷，共灸5~7壮。随即在灸处贴淡水膏，以促化脓。灸后一般3~15天化脓。脓汁多者每日换贴2次，少者1次。20~35天灸疮愈合，而留有疤痕。10~15天灸1次，一般不超过4次。